中医师承学堂
一所没有围墙的大学
五运六气书系

田合禄 著

通俗五运六气

U0194296

全国百佳图书出版单位
中国中医药出版社
·北京·

图书在版编目（CIP）数据

通俗五运六气 / 田合禄著 . –– 北京：中国中医药
出版社 , 2024.8
（中医师承学堂）
ISBN 978-7-5132-8724-1

Ⅰ . ①通… Ⅱ . ①田… Ⅲ . ①运气（中医）Ⅳ .
① R226

中国国家版本馆 CIP 数据核字 (2024) 第 070382 号

中国中医药出版社出版

北京经济技术开发区科创十三街 31 号院二区 8 号楼
邮政编码　100176
传真　010-64405721
廊坊市佳艺印务有限公司印刷
各地新华书店经销

开本 710×1000　1/16　印张 32　字数 538 千字
2024 年 8 月第 1 版　2024 年 8 月第 1 次印刷
书号　ISBN 978 – 7 – 5132 – 8724 – 1

定价　128.00 元
网址　www.cptcm.com

服 务 热 线　010-64405510
购 书 热 线　010-89535836
维 权 打 假　010-64405753

微信服务号　zgzyycbs
微商城网址　https://kdt.im/LIdUGr
官 方 微 博　http://e.weibo.com/cptcm
天猫旗舰店网址　https://zgzyycbs.tmall.com

如有印装质量问题请与本社出版部联系（010-64405510）
版权专有　侵权必究

作者简介

田合禄，1942 年出生，"中医太极三部六经体系"创始人，北京中医药大学特聘学科建设带头人（北京中医药大学建立田合禄名医工作室），国家中医药管理局"北京中医药大学高层人才培养基地"特聘专家，河南中医药大学客座教授，中医核心基础理论探源工程专家委员会委员，长春中医药大学五运六气研究所特聘专家，北京针灸学会五运六气专家委员会顾问，澳大利亚中医五运六气学会名誉 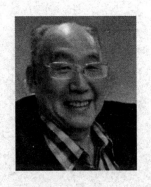 会长。将《黄帝内经》《伤寒杂病论》《脾胃论》三位一体研究，以中医临床三联证将三者贯穿起来。曾去美国、法国、日本、澳大利亚等国以及中国香港、澳门等地讲学。

内容提要

　　本书认为五运六气理论是研究日月五星视运动规律的，"天以六为节""天以六六为节"阐述日地相互运动产生寒暑燥湿风火六气，"地以五为制""地以九九制会"阐述月地相互运动形成木火土金水五行，六气与五运相结合则是阐述日月地三体系相互运动所产生的复杂变化对自然界生物的各种影响，如五运六气同化是研究日月地三体系相互运动所产生日食、月食而形成自然灾害对自然界生物的影响。日月地相互视运动关系的模型有"日月二十八宿天纲图"、阴阳鱼太极图、"七衡六间图"、月体纳甲图、河图、洛书等。本书破解了《周易》《黄帝内经》上古时期1年360日和365—366日两部太阳历，并加以还原。在此基础上解决了五运六气许多悬而未决的问题，读之一目了然。

上古时期人们坐地观天，认为天是圆的，地是方的。《灵枢·邪客》说："天圆地方，人头圆足方以应之。"这是古老的盖天说。天道天圆者"天以六为节"，这是讲太阳南北回归线视运动有6个月，6个月称作"六节"，六节在《易经》就是六爻卦。《乾·象传》说"大明终始，六位时成，时乘六龙以御天"，大明即太阳，将六节称作"六位时成，时乘六龙以御天"。《周髀算经》设置为"七衡六间图"。"天以六六为节"，《周易》以错综两卦表示，如乾坤是一对错综卦、屯蒙是一对错综卦等。太阳从南回归线运行到北回归线有6个月，从北回归线运行到南回归线有6个月，两个"天以六为节"，故称作"天以六六为节"。三爻卦表示太阳南北回归线三线四点视运动，故《周髀算经》说这是伏羲"周天历度"。《说文》引《秘书》说："日月为易，象阴阳也。"《周易参同契》也说："坎戊月精，离己日光，日月为易，刚柔相当。"可知《易经》就是研究日月运动规律的书。《黄帝内经》也有研究日月运动规律的内容。地道地方者"地以五为制"，即地有东南西北中五方，五方加四维就是"地以九九制会"，从而古人创建了"天六地五"的公理。这个"天六地五"公理来源于立竿测日影，于此可知五运六气理论来源于立竿测日影科学考察实践活动中。

五运六气，简称运气，是中国古代研究天时气候变化规律及其对人体生命**健康**和**疾病**影响的一门科学。《国语·周语下》说："天六地五，数之常也，经之以天，纬之以地。"原来"天六"是经天道、"地五"是纬地道的，并是古代公理"常数"。那如何经天道、纬地道呢？《素问·天元纪大论》说："寒暑燥湿风火，天之阴阳也，三阴三阳上奉之。木火土金水，地之阴阳也，生长化收藏下应之。"并将其概括为"天以六为节，地以五为制"。"天之阴阳"三阴三阳就是"天以六为节"的"天六"，"地之阴阳"木火土金水五行就是"地以五为制"的"地五"。

《管子》说："虙戏作造六峜以迎阴阳，作九九之数以合天道，而天下化之。"这说明"天以六为节""天以六六为节""地以五为制"地以九九制会"是观天察地得出的总结。虑戏即伏羲，说明观天察地开始于伏羲。

"天以六为节"乃据立竿测日影"因天之序，盛衰之时，移光定位，正立而待之"所获得的（《素问·六微旨大论》《素问·八正神明论》），**其模型是立竿测日影获得的阴阳鱼太极图**（图序 -1）、**七衡六间图**（图2-17）。

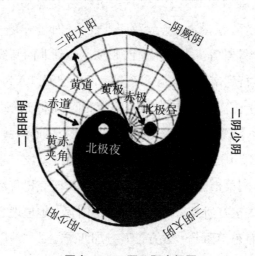

图序 -1　三阴三阳太极图

"天以六为节"的六节周期是子午（少阴）、丑未（太阴）、寅申（少阳）、卯酉（阳明）、辰戌（太阳）、巳亥（厥阴），用十二地支标记，称为太阳运动规律的六气，还有太阳4年闰1日的岁气会同周期。

在立竿测日影过程中获得了"地中"，如《周礼》中说："以土圭之法测土深，正日景，以求地中，日至之景尺有五寸，谓之**地中**：天地之所合也，四时之所交也，风雨之所会也，阴阳之所和也。"地有五方四维，称之为"地以五为制""地以九九制会"。脾居"地中"中央以临制四方而不主时。"地中"建筑物是明堂，在明堂面南确定了五方位，**其模型是河图、洛书、月体纳甲图、九宫八风图**。"地以五为制"的五方用十天干标记10年周期，称为朔望月运动规律的五运，有**岁运会同年**的十天干化五运的周期——甲己化土、乙庚化金、丙辛化水、丁壬化木、戊癸化火。五运有太过、不及、平气之分。

"地以五为制"的地道公理深深扎在古人思想里，并创造出五方神。唐代丘光庭《兼明书·五行神》是"（东方）木神曰勾芒，（南方）火神曰祝融，（中央）土神曰后土，（西方）金神曰蓐收，（北方）水神曰玄冥；土神独称后者，后，君也，位居中，统领四行，故称君也"。不约而同，佛家创造出五方佛，中央的毗卢遮那佛（大日如来）、东方阿閦佛（不动如来）、西方阿弥陀佛、南方宝生佛、北方不空成就佛。

《黄帝内经》则将地道"地以五为制"的公理配应五脏，《素问·金匮真言论》以五脏和自然界阴阳四时相应的情况构建为天地人三才之道的大整体系统，谓：

东方青色，入通于肝，开窍于目，藏精于肝，其病发惊骇。其味酸，其类草木，其畜鸡，其谷麦，其应四时，上为岁星，是以春气在头也，其音角，其数八，是以知病之在筋也，其臭臊。

南方赤色，入通于心，开窍于耳，藏精于心，故病在五脏。其味苦，其类火，其畜羊，其谷黍，其应四时，上为荧惑星，是以知病之在脉也，其音徵，其数七，其臭焦。

中央黄色，入通于脾，开窍于口，藏精于脾，故病在舌本。其味甘，其类土，其畜牛，其谷稷，其应四时，上为镇星，是以知病之在肉也，其音宫，其数五，其臭香。

西方白色，入通于肺，开窍于鼻，藏精于肺，故病在背。其味辛，其类金，其畜马，其谷稻，其应四时，上为太白星，是以知病之在皮毛也，其音商，其数九，其臭腥。

北方黑色，入通于肾，开窍于二阴，藏精于肾，故病在溪。其味咸，其类水，其畜彘，其谷豆，其应四时，上为辰星，是以知病之在骨也，其音羽，其数六，其臭腐。

《素问·阴阳应象大论》和《素问·五常政大论》也阐述了自然界与人体相应的关系，并且进一步说明了人体脏腑五体五志等相互之间的关系。现据《素问·金匮真言论》和《素问·阴阳应象大论》列表说明天人相应关系（表序-1）。

表序 -1 "地以五为制"天地人三才整体系统

人与自然统一	自然界	天	五方	东	南	中	西	北
			五时	春	夏	长夏	秋	冬
			五气	风	热	湿	燥	寒
			五化	生	长	化	收	藏
			五星	岁星	荧惑星	镇星	太白星	辰星
		地	五畜	鸡	羊	牛	马	彘
			五谷	麦	黍	稷	谷	豆
			五色	青	赤	黄	白	黑
			五味	酸	苦	甘	辛	咸
			五音	角	徵	宫	商	羽
			五臭	臊	焦	香	腥	腐
	易		卦象	震	离	坤	兑	坎
			生成数	八	七	五	九	六
			五行	木	火	土	金	水
人	人体		五脏	肝	心	脾	肺	肾
			五官	目	舌	口	鼻	耳
			五体	筋	脉	肉	皮	骨髓
			五华	爪	面	唇	毛	发
			五声	呼	笑	歌	哭	呻
			五志	怒	喜	思	忧	恐
			病变	握	忧	哕	咳	栗
			病位	颈项	胸胁	脊	肩背	腰股

《灵枢·经别》说："人之合于天道也，**内有五脏**，以应五音、五色、五时、五味、五位也；**外有六腑**，以应六律，六律建阴阳诸经而合之十二月、十二辰、十二节、十二经水、十二时，十二经脉者，此五脏六腑之所以应天道也。"《灵枢·邪客》说："天有五音，人有五脏；天有六律，人有六腑。"《灵枢·九针论》说："六者，律也。律者，调阴阳四时而合十二经脉。"于此可知，天道"天以六为节"的公理配应六腑，主五运六气的司天在泉六气。

"地以五为制"的地气为什么用天干标记，"天以六为节"的天气为什么用地支标记？《素问·六微旨大论》说："岐伯曰：初者地气也，中者天气也。帝曰：其升降何如？岐伯曰：气之升降，天地之更用也。帝曰：愿闻其用何如？岐伯曰：升已而降，降者谓天；降已而升，升者谓地。天气下降，气流于地；地气上升，气腾于天。故高下相召，升降相因，而变作矣。"地阴气上升，天阳气下降。"地气上升，气腾于天"而用十天干标记，"天气下降，气流于地"而用十二地支标记。"天六"与"地五"的结合就是"日月二十八宿天纲图"（图序-2）。

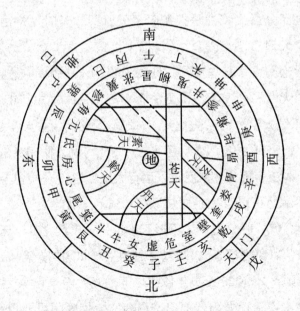

图序-2　日月二十八宿天纲图

《素问·天元纪大论》说："天以六为节，地以五为制。周天气者，六期为一备；终地纪者，五岁为一周……五六相合而七百二十气为一纪，凡三十岁，千四百四十气，凡六十岁，而为一周，不及太过，斯皆见矣。"这就是60甲子年周期。

五运六气理论，分为**司天在泉和标本中气**两大内容。司天在泉部分阐述天道"天以六为节""天以六六为节"的规律，分为"天以六为节"四时正气的"主气"和"天以六为节"非时之气的"客气"两部分，以及客气加临主气构建成"杂气"为病的规律，是阐释"六气"规律。标本中气部分阐释地道"地以五为制""地以九九制会"的"建中"规律，以"中"临制四方，于是有五方和九宫八风概念，是阐释"五运"。五运加临六气构建成了同化、异化系统规律。标本中气理论构建了中医太极三部六经体系，其中从本的**少阳太阴**组成了黄庭太极胃腑命门神系统；其中**厥阴从中气少阳从左主春夏阳仪系统、阳明从中气太阴从右主秋冬阴仪系统**，共同主左右阴阳升降之道路及阴阳反作；其中**从本从标的太阳少阴**水火主上下阴阳之征兆及阴阳之转化、阴阳更胜规律。人亦应之。

司天在泉部分最大特性是根源于"天时"，"天时"是由"日月星辰"形成的，故"天时"不可违背（《灵枢·百病始生》言"毋逆天时"，《素问·五常政大论》言"必先岁气，毋伐天和"）。外感病临床也不能违背此"天时"。由"天时"创建历法，历法含有年月日时，知其年就知其时，故《素问·六元正纪大论》说："先立其年，以明其气，金木水火土，运行之数，寒暑燥湿风火，临御之化，则天道可见，民气可调，阴阳卷舒，近而无惑，数之可数者，请遂言之。"《素问·五运行大论》说："先立其年，以知其气，左右应见，然后乃可以言死生之逆顺。"《素问·五运行大论》说此种"天时"乃"天地之气，胜复之作，**不形于诊也**……天地之变，**无以脉诊**"，并且**"不以数推，以象之谓也"**，即以每时的主气和客气杂合成的"天时"之天象气象为准则，如2022壬寅年以终之气主气太阳寒和客气厥阴风杂合成的天象气象为主，治疗太阳寒邪用辛温药，治疗厥阴风邪用辛凉药，并根据地区差异、个人体质差异定药量多少。只要"先立其年，以明其气"，就能立马知道其"天时"之象，故有"阴阳应象""六节藏象"之大论。这种

"先立其年，以明其气"的辨别诊断法今天知者罕见，但却是笔者临床第一诊断法。

在天道日月五星"七曜"、二十八宿等天体天象（"天垂象"）合力作用下投射于地道某地区形成该地区的特殊天气（"先立其年，以明其气"）。该地区或发生暴雨、干旱、地震，或发生疫病，如"非典"、新冠肺炎、口蹄疫、鼠疫等。《灵枢·痈疽》说："经脉流行不止，与天同度，与地合纪。故天宿失度，日月薄蚀；地经失纪，水道流溢，草萱不成，五谷不殖；径路不通，民不往来，巷聚邑居，别离异处。血气犹然，请言其故。夫血脉营卫，周流不休，上应星宿，下应经数。"经文讲的是天地人三才之道。

现在阐述《黄帝内经》五运六气天文历法背景的人都用日心说、地心说、黄道说，这是最大的失误，误导深矣，在那上古时期人们坐地观天，用肉眼看到的是日月视运动，看到的是日月绕着观测处大地"地中"转，怎么能看到地球绕着太阳转呢？没有地球绕着太阳转，哪里来的日心说、地心说、黄道说？日心说、地心说、黄道说不是"破解"阐释清楚了《黄帝内经》理论基础，而是破坏了《黄帝内经》原创理论体系。

张仲景《伤寒论》是通过六经之名太阳寒水、阳明燥金、少阳相火、太阴湿土、少阴君火、厥阴风木来确定"天时""象"的，不能只知道六经辨证、八纲辨证，不知道六经辨"天时"及定"天象气象"之象。这都是八纲辨证不可能做到的事情。《伤寒论·伤寒例》将"天时"分为"四时正气"和"时行之气"两种外感病。凡是伤寒、温病、疫病等外感病，不可能违背"天时"之象，"天时"之象不是个人主观能改变的。如果非要主观否定"天时"之象，不承认外感病有"天时"之象，那亦只能让人无语。《素问·六节藏象论》说："不知年之所加，气之盛衰，虚实之所起，不可以为工矣。""不知年之所加，气之盛衰"则不知"天时"之象，不知"时立气布"，连做个起码的中医师都不够条件。

标本中气部分，《素问·脏气法时论》《灵枢·九官八风》《灵枢·岁露》等有其阐释。

张子和说："不通五运六气，检尽方书何济！"陈修园说："六气之标本中气不明，不可以读《伤寒论》。"于此可知五运六气理论的重要性。为什么要知道上古五运六气天文历法呢？因为知道了天文历法就能"先立其年，以明其气"而定"天时"之象。"天时"之象是由"日月星辰"运动形成的，主要是日月运动形成的，所以《黄帝内经》详细论述了太阳日周期和年周期运动规律以及朔望月运动规律所形成的"天时"天气之象对人体的影响。

《国语·周语下》记载中国古代"天六地五，数之常也，经之以天，纬之以地"的公理，《黄帝内经》将其阐述为"天以六为节""天以六六为节""地以五为制""地以九九制会"作为贯穿五运六气的公理。笔者认为，不知《黄帝内经》上古天文历法及十天干、十二地支的"天六地五，数之常也，经之以天，纬之以地"的公理，怎么能通达五运六气！

现在虽然五运六气特别热门，很多人都在讲五运六气，很多人也在出版五运六气的书及文章，可是又有哪家讲清楚五运六气的来龙去脉呢？比如《素问·六节藏象论》记载失传的上古两部太阳历是用立竿测日影确定的，"六气"是在"天以六为节"公理下确定的，十二地支在"天以六六为节"公理下确立了**岁气会同年周期**；"五运"是在"地以五为制"公理下确定的，十天干同样在"地以五为制"公理下确定了**岁运会同年周期**，这才是十天干化五运的本质。《国语·越语下》说："天节不远，五年复反。"韦昭注："节，期也。五年再闰，天数一终，故复反也。"此指 10 太过的 5 年周期，太阴历"五岁再闰"。

用立竿测日影方法发现《素问·六节藏象论》《太始天元册》隐藏的上古时期的两部太阳历及其两种置闰法，并发现了《系辞传·筮法》记载的太阴历"五岁再闰"法，这是笔者用科学实践方法对中医做出的第三个贡献。第一个贡献是用立竿测日影科学实践方法获得阴阳鱼太极图。第二个贡献是确立了"形与神俱"为《黄帝内经》创作的最核心大纲。第三个贡献是用立竿测日影科学实践方法求"地中"法建立以"地以五为制""地以九九制会"公理下的"土中"五行公理，以"中土"脾临御其余四脏，并扩展到整个中华文明的"中道""中庸""致中和"之道。

五运六气理论分为司天在泉和标本中气两部分内容。司天在泉部分突出"天垂象"以"天时"为本，"先立其年，以明其气"，立时布气，所谓"时立气布"也，推时之工具是十天干十二地支，因为十二地支代表太阳视运动的

"天以六为节"节律，十天干代表朔望月视运动的"地以五为制"节律，常数"天六地五"以经纬天地。司天在泉推演部分主"天垂象"之"天时"以布气，这是五运六气的核心本源。《素问·五运行大论》说："夫变化之用，**天垂象，地成形，七曜纬虚，五行丽地**。地者，所以载生成之形类也。虚者，所以列应天之精气也。形精之动，犹根本之与枝叶也，仰观其象，虽远可知也……天地之变，无以脉诊……先立其年，以知其气，左右应见，然后乃可以言死生之逆顺。"《素问·天元纪大论》说："太虚寥廓，肇基化元，万物资始，五运终天，布气真灵，总统坤元，**九星悬朗，七曜周旋**，曰阴曰阳，曰柔曰刚，幽显既位，寒暑弛张，生生化化，品物咸章。"掌握了"天时"，"时立气布"，就可以知道天道日月变化。《素问·五运行大论》《太始天元册》阐述日月变化的位置，谓：

丹天之气，经于牛女戊分；

黅天之气，经于心尾己分；

苍天之气，经于危室柳鬼；

素天之气，经于亢氐昴毕；

玄天之气，经于张翼娄胃。

所谓戊己分者，奎壁角轸，则天地之门户也。

夫候之所始，道之所生，不可不通也。

这是五运六气的核心纲领图，具体内容请参阅《从〈黄帝内经〉说古天文历法基础知识》一书。

标本中气部分阐述天人之常变，《素问·天元纪大论》说少阳太阴从本构建黄庭太极，"左右者，阴阳之道路也；水火者，阴阳之征兆也；金木者，生成之终始也"是其常；《素问·生气通天论》说胃脘少阳太阴阳气不足、《素问·阴阳应象大论》说左右"阴阳反作"、上下"阴阳更胜"是阐述其变。

在知晓天文历法"天时"基础上，就知道大地人三才之道了。《素问·气交变大论》说："夫道者，上知天文，下知地理，中知人事，可以长久，此之谓也。"《灵枢·逆顺肥瘦》说："圣人之为道者，上合于天，下合于地，中合于人事，必有明法，以起度数，法式检押，乃后可传焉。"《素问·著至教论》说："道，上知天文，下知地理，中知人事，可以长久。"这天地人三才之道决定了十二地支十天干的推演变化之道。

　　最后感谢中国中医药出版社刘观涛主任和宋雨辉编辑对本书出版的支持及付出的辛苦。

滑县田堤口　田合禄

2024 年春节于北京寓所

目 录

第一章 绪论 ⋯⋯⋯⋯⋯⋯⋯⋯⋯⋯⋯⋯⋯⋯⋯⋯⋯⋯⋯⋯ 001

一、《黄帝内经》创作时代 ⋯⋯⋯⋯⋯⋯⋯⋯⋯⋯⋯⋯⋯⋯ 003

二、《黄帝内经》的科学性 ⋯⋯⋯⋯⋯⋯⋯⋯⋯⋯⋯⋯⋯⋯ 010

三、"天人合一"命题要慎言 ⋯⋯⋯⋯⋯⋯⋯⋯⋯⋯⋯⋯ 012

四、究天人之际 ⋯⋯⋯⋯⋯⋯⋯⋯⋯⋯⋯⋯⋯⋯⋯⋯⋯⋯ 013

五、神是五运六气的灵魂 ⋯⋯⋯⋯⋯⋯⋯⋯⋯⋯⋯⋯⋯⋯ 013

六、《黄帝内经》被称为经典是因为其有科学公理化理论基础 ⋯⋯ 014

七、《黄帝内经》提出两部太阳历和两套日道说 ⋯⋯⋯⋯ 015

第二章 黄帝坐明堂创建五运六气"日月二十八宿天纲图" ⋯⋯ 017

一、《太始天元册》的日月二十八宿天纲说 ⋯⋯⋯⋯⋯⋯ 019

二、剖析"日月二十八宿天纲图" ⋯⋯⋯⋯⋯⋯⋯⋯⋯⋯ 022

三、日月二十八宿天纲图中二十八宿的年代 ⋯⋯⋯⋯⋯⋯ 023

四、二十八宿的起始点及排列顺序方向 ⋯⋯⋯⋯⋯⋯⋯⋯ 027

五、日月二十八宿天纲图之三易 ⋯⋯⋯⋯⋯⋯⋯⋯⋯⋯⋯ 033

六、天门地户 ⋯⋯⋯⋯⋯⋯⋯⋯⋯⋯⋯⋯⋯⋯⋯⋯⋯⋯⋯ 056

七、"候之所始,道之所生"说 ⋯⋯⋯⋯⋯⋯⋯⋯⋯⋯⋯ 059

八、结语 ⋯⋯⋯⋯⋯⋯⋯⋯⋯⋯⋯⋯⋯⋯⋯⋯⋯⋯⋯⋯⋯ 063

第三章 五运六气天文历法背景 ⋯⋯⋯⋯⋯⋯⋯⋯⋯⋯⋯⋯ 065

一、《素问·六节藏象论》提出两部太阳历和两套日道命题 ⋯⋯ 068

二、太阴历(夜观月亮) ⋯⋯⋯⋯⋯⋯⋯⋯⋯⋯⋯⋯⋯⋯ 110

三、阴阳合历 ⋯⋯⋯⋯⋯⋯⋯⋯⋯⋯⋯⋯⋯⋯⋯⋯⋯⋯⋯ 125

四、八卦历 131

五、置闰 134

六、结语 135

第四章 阴阳五行 139

一、阴阳 142

二、五行 167

三、五运六气是人体后天理论 169

四、神是五运六气的灵魂 169

第五章 十天干、十二地支的天文历法背景 183

一、十天干的天文背景 186

二、十二地支的天文背景 205

三、干支时空理论架构 233

四、天地人三才之道小结 252

第六章 六气司天在泉 257

一、主气 260

二、客气 262

三、六气司天在泉 263

四、客主加临 273

五、六气的开始时间 290

六、正化对化 305

第七章 标本中气 307

一、标本中气理论的提出 309

二、张子和重视从本的少阳太阴 311

三、李东垣"甲己化土"说 312

四、标本中气黄庭太极图 ⋯⋯⋯⋯⋯⋯⋯⋯⋯⋯⋯⋯⋯⋯⋯ 312

五、标本中气理论的脏腑基础 ⋯⋯⋯⋯⋯⋯⋯⋯⋯⋯⋯⋯⋯ 331

六、结语 ⋯⋯⋯⋯⋯⋯⋯⋯⋯⋯⋯⋯⋯⋯⋯⋯⋯⋯⋯⋯⋯⋯ 332

第八章　五运 ⋯⋯⋯⋯⋯⋯⋯⋯⋯⋯⋯⋯⋯⋯⋯⋯⋯⋯⋯ 337

一、五行五运 ⋯⋯⋯⋯⋯⋯⋯⋯⋯⋯⋯⋯⋯⋯⋯⋯⋯⋯⋯⋯ 341

二、五行主五方五脏 ⋯⋯⋯⋯⋯⋯⋯⋯⋯⋯⋯⋯⋯⋯⋯⋯⋯ 342

三、五行主四时五色应五星 ⋯⋯⋯⋯⋯⋯⋯⋯⋯⋯⋯⋯⋯⋯ 342

四、五星运行 ⋯⋯⋯⋯⋯⋯⋯⋯⋯⋯⋯⋯⋯⋯⋯⋯⋯⋯⋯⋯ 343

五、地以五方为制应朔望月之五方五运 ⋯⋯⋯⋯⋯⋯⋯⋯ 343

六、主运、客运 ⋯⋯⋯⋯⋯⋯⋯⋯⋯⋯⋯⋯⋯⋯⋯⋯⋯⋯⋯ 343

七、五音建运 ⋯⋯⋯⋯⋯⋯⋯⋯⋯⋯⋯⋯⋯⋯⋯⋯⋯⋯⋯⋯ 352

八、五运有三气 ⋯⋯⋯⋯⋯⋯⋯⋯⋯⋯⋯⋯⋯⋯⋯⋯⋯⋯⋯ 356

第九章　运气相合 ⋯⋯⋯⋯⋯⋯⋯⋯⋯⋯⋯⋯⋯⋯⋯⋯ 359

一、六气与五运相临出现同化规律 ⋯⋯⋯⋯⋯⋯⋯⋯⋯⋯ 363

二、六气与五运相临出现异化规律 ⋯⋯⋯⋯⋯⋯⋯⋯⋯⋯ 370

三、六气与五运相临出现从化规律 ⋯⋯⋯⋯⋯⋯⋯⋯⋯⋯ 370

四、六气与五运相临化平气规律 ⋯⋯⋯⋯⋯⋯⋯⋯⋯⋯⋯ 371

五、六气与五运相临出现升降失常及郁发规律 ⋯⋯⋯⋯ 372

六、三年化疫与治疗 ⋯⋯⋯⋯⋯⋯⋯⋯⋯⋯⋯⋯⋯⋯⋯⋯⋯ 378

七、天气变化 ⋯⋯⋯⋯⋯⋯⋯⋯⋯⋯⋯⋯⋯⋯⋯⋯⋯⋯⋯⋯ 401

八、四柱八字中的用神 ⋯⋯⋯⋯⋯⋯⋯⋯⋯⋯⋯⋯⋯⋯⋯⋯ 402

九、本命年 ⋯⋯⋯⋯⋯⋯⋯⋯⋯⋯⋯⋯⋯⋯⋯⋯⋯⋯⋯⋯⋯ 402

十、流年 ⋯⋯⋯⋯⋯⋯⋯⋯⋯⋯⋯⋯⋯⋯⋯⋯⋯⋯⋯⋯⋯⋯ 419

第十章　南北政 ⋯⋯⋯⋯⋯⋯⋯⋯⋯⋯⋯⋯⋯⋯⋯⋯⋯ 425

一、南北政解读 ⋯⋯⋯⋯⋯⋯⋯⋯⋯⋯⋯⋯⋯⋯⋯⋯⋯⋯⋯ 427

二、南北政所应脉象 ⋯⋯⋯⋯⋯⋯⋯⋯⋯⋯⋯⋯⋯⋯⋯⋯⋯ 429

第十一章　常变预测 ························· 431

　　一、常：360 日太阳历永远不变 ·············· 433

　　二、变：永远变化的阴阳合历 ················ 433

　　三、五星顺逆留守在变 ····················· 433

　　四、日月行二十八宿在变 ··················· 433

　　五、地理地势在变（《异法方宜论》） ········· 434

　　六、《黄帝内经》阴阳术数预测体系 ·········· 434

第十二章　日月二十八宿天纲图与汉代式盘两套体系 ······· 459

　　一、面南观日月授时系统 ··················· 461

　　二、面北观北斗授时系统 ··················· 461

　　三、四柱八字系统 ························· 463

第十三章　五运六气将中医标准化 ··············· 465

　　一、中医理论规范化 ······················· 467

　　二、中医疾病规律化 ······················· 468

　　三、中医临床技术规格化 ··················· 468

　　四、中医临床技术的量化 ··················· 470

第十四章　总结纲领图 ························· 471

第十五章　五运六气临床应用 ··················· 475

　　一、疫病看天文，发病看体质 ··············· 477

　　二、新冠疫病传变 ························· 479

　　三、临床医案 ····························· 479

后记　中医基础理论建设 ····················· 490

第一章

绪 论

我已经是八十的老叟了，将回归自然，所以要将我学术的私密全部公之于世。

一、《黄帝内经》创作时代

判断《黄帝内经》的著作时代，不能以文字定，只能从天文定。因为文字在不断变化，大家公认商代有了甲骨文，而且是完整的甲骨文，出土甲骨文仅仅是冰山一角，一些甲骨文还被当成中药龙骨毁坏很多，还有很多没有识别出来。商代的甲骨文不会一蹴而就，于此推知夏代也应该有文字，不过夏代文字到了商代变为甲骨文了，考古已经发现了约8000年前就有了汉字，河南舞阳贾湖遗址距今7500～9000年，已经发现"刻在龟甲上的20个左右符号"，与甲骨文有着惊人的相似。

商代的甲骨文到了周代变为隶书、篆文、金文，到了秦朝统一六国统一文字后，才有了统一的《黄帝内经》文字定本，所以只能说现今看到的《黄帝内经》统一文字成书于秦汉时期，而非创作于秦汉时期。

（一）《素问·六节藏象论》两部太阳历和《太始天元册》定年代

《素问·六节藏象论》记载的天文和两部太阳历是上古时期古人用肉眼观察出来的，以观察者地点为中心，在日心说、地心说之前，并在立竿测日影观察太阳南北回归线视运动规律中获得了阴阳鱼太极图及创建了"地中"说，进一步以阴阳鱼太极图创建了阴阳学说、"天以六为节"的三阴三阳学说（这一过程记载于《周髀算经》，即"七衡六间图"和二十四节气日影长短，谓伏羲周天历度），及用"地中"说创建了"地以五为制"的以"脾土"为中心的五行学说和脾居中央临制四方的"地以九九制会"的九宫八风理论、明堂制理论。《国语·周语下》将其概括为"天六地五"经天纬地说。

（二）二十八宿定时代

《灵枢·卫气行》有明确完整的二十八宿记载，谓"天周二十八宿，而一面七星，四七二十八星，房昴为纬，虚张为经。是故房至毕为阳，昴至心为阴，阳主昼，阴主夜"；《素问·五运行大论》也记载同样的二十八宿位置，这是尧帝《尧典》时代的天象，由此可知《黄帝内经》最迟创作于《尧典》时代，是黄帝坐明堂"始正天纲"的内容。这一记载得到了西水坡考古资料证明，在编号 M45 大墓中发现了天文四象中的青龙、白虎实物，距今 6500 年，属于黄帝时代（图 1-1）❶。而二十八宿之名，《灵枢·卫气行》记载**房昴虚张** 4 宿，《素问·五运行大论》记载**角亢氏心尾牛女危室壁奎娄胃昴毕鬼柳张翼轸二十宿**，共有二十二宿。缺箕斗嘴参井星六宿。冯时先生认为，在西水坡编号 M45 大墓时代已经有了立竿测日影技术。《周髀算经》原名《周髀》，卷上开篇即说明本书是周公传承讲述伏羲"周天历度"学问的书。《周髀算经》卷上说："周髀，长八尺。髀者，股也。髀者，表也。"又说："髀者，股也；正晷者，勾也。"冯时先生考证，"髀"的本义既是人的腿骨，同时也是测量日影的表。而且早期的圭表高度都规定为八尺，恰好等于人的身高。后世扎针取穴都用同身尺寸，大概就是此法之孑遗吧。"表"名"股"，以表之晷影名"勾"，说明最早是以人身测日影的。《山海经》中"夸父逐日"就是对立竿测日影的记载。髀是圭表、立竿。周是周天、环周，周期，不是周代名。周髀，指用立竿测日影计算周天历度。

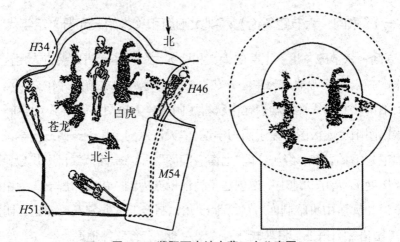

图 1-1　濮阳西水坡大墓二十八宿图

王冰补入的七篇运气大论，是老师传给他的，其老师也自有传承，从"日月二十八宿天纲图"（俗称"五气经天图"）看，其二十八宿位置与《灵枢·卫气行》和《尧典》一致，不可能是唐代作品。由此推断，《黄帝内经》当创作于黄帝到尧帝时期，是黄帝师徒集体讨论创作的，观点属于黄帝师徒

❶ 李琳之《前中国时代》，商务印书馆，2021：13-17。

一派。其中一些观点是在讨论过程时提出来的，如《素问·五脏别论》说"余闻方士或以脑髓为脏，或以肠胃为脏，或以为腑，敢问更相反，皆自谓是，不知其道，愿闻其说"，不是有另一派。

李琳之在《前中国时代》认为，公元前4000年至前2300年是黄帝、颛顼、帝喾、帝挚时代，已有"胚胎中国"诞生（P4）。黄帝坐明堂"始正天纲"是可能的。

中国科学院国家天文台的赵永恒和李勇也推算出《尚书·尧典》记载的"四仲中星"的实测年代是公元前2483年至公元前2316年之间的实际天象。这就是说，帝尧时代就是在公元前2400年前后，即《黄帝内经》《太始天元册》二十八宿的年代。

（三）北斗九星定年代

《黄帝内经》记载北斗"九星"，竺可桢说：距今3600～6000年前，在黄河流域，北斗九星可以终年出现在地平线之上。黄帝时代距今4300年左右。一个《尧典》二十八宿，一个"北斗九星"，共同证明《黄帝内经》不是秦汉时代创作的。

李琳之《元中国时代》（P59）记载山西襄汾陶寺（尧帝首都）城址中期王级大墓ⅡM22出土漆杆"圭尺"，距今4000多年。何驽认为，漆杆为圭表日影测量仪器系统中的圭尺（图1-2），可测量陶寺本地春分、秋分、夏至、冬至等节令（P59～60），并建立了"最初中国"。

黄帝坐明堂"始正天纲"主要观什么天象呢？《素问·天元纪大论》说："臣积考《太始天元册》文曰：太虚寥廓，肇基化元，万物资始，五运终天，布气真灵，总统坤元，九星悬朗，七曜周旋，曰阴曰阳，曰柔曰刚，幽显既位，寒暑弛张，生生化化，品物咸章。臣斯十世，此之谓也。"《素问·五运行大论》说："臣览《太始天元册》文，丹天之气，经于牛女戊分；黅天之气，经于心尾己分；苍天之气，经于危室柳鬼；素天之气，经于亢氐昴毕；玄天之气，经于张翼娄胃。所谓戊己分者，奎壁角轸，则天地之门户也。夫候之所始，道之所生，不可不通也。"又说："夫变化之用，天垂象，地成形，七曜纬虚，五行丽地。地者，所以载生成之形类也。虚者，所以列应天之精气也。形精之动，犹根本之与枝叶也，仰观其象，虽远可知也。"及"天地阴阳者，不以数推，以象之谓也。"这就是黄帝始正天纲的"日月二十八宿天纲图"。《素问·八正神明论》明确记载是观"日月、星辰、四时、八正之气"，并说"**星辰**者，所以制日月之行也。**八正**者，所以候八风之虚邪以时至者也。**四时**者，所以分春秋冬夏之气所在，以时调之也"，这里的"星辰"指二十八宿，指出二十八宿是记录日月行程的。日主寒温，月主虚实风雨，故云"先知日之寒温，月之虚盛，以候气之浮沉，而调之于身，观其立有验也……以日之寒温，月之虚盛，四时气之浮沉，参伍相合而调之"。

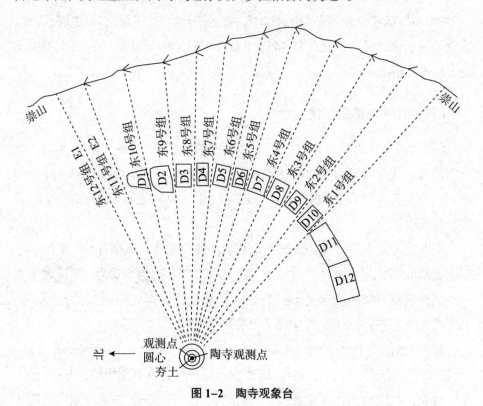

图 1-2　陶寺观象台

如何候"日之寒温"呢？立竿测日影。《素问·八正神明论》说："法天则地，合以天光……必候日月星辰，四时八正之气，气定乃刺之……是谓得时而调之，因天之序，盛衰之时，移光定位，正立而待之。"《素问·六微旨大论》说："盖南面而待也。故曰：因天之序，盛衰之时，移光定位，正立而待之。"《素问·六节藏象论》说："立端于始，表正于中，推余于终，而天度毕矣。"《素问·著至教论》说："黄帝坐明堂……树天之度，四时阴阳合之，别星辰与日月光，以彰经术……而道上知天文，下知地理，中知人事。"（高士宗注："上古树八尺之臬，参日影之斜正长短，以定四时，故愿得受树天之度，以定四时之阴阳，即以四时阴阳，合之星辰日月，分别明辨，以彰玑衡之经术。"）古人用肉眼观天象，用立竿测日影定历法，都在"日月二十八宿天纲图"中，"日月二十八宿天纲图"的天文二十八宿决定了《黄帝内经》的著作时代。《周髀算经》说是"古者包牺（又叫伏羲、庖牺）立周天历度"，可知黄帝继承了伏羲的衣钵。

可靳九成教授认为五运七篇大论是唐代王冰的作品，他说："'五行对应五星'是《内经》的纲领性论断，大医家王冰还将其由五行、五运扩展到六气。《天元纪大论》曰：'子午之岁，上见少阴；丑未之岁，上见太阴；寅申之岁，上见少阳；卯酉之岁，上见阳明；辰戌之岁，上见太阳；巳亥之岁，上见厥阴……厥阴之上，风气主之；少阴之上，热气主之；太阴之上，湿气主之；少阳之上，相火主之；阳明之上，燥气主之；太阳之上，寒气主之''神在天为风，在地为木，在天为热，在地为火，在天为湿，在地为土，在天为燥，在地为金，在天为寒，在地为水，故在天为气，在地成形。'建立了岁支－六气－五行对应关系，子午之岁－少阴－君火，未丑之岁－太阴－湿土，寅申之岁－少阳－相火，卯酉之岁－阳明－燥金，辰戌之岁－太阳－寒水，巳亥之岁－厥阴－风木。王冰将此解读为六气皆来自五曜之化：'岁星之化，以风（木）应之。荧惑之化，以热（火）应之。镇星之化，以湿（土）应之。太白之化，以燥（金）应之。辰星之化，以寒（水）应之。'（《素问·气交变大论》）""五行对应五星"不是《黄帝内经》"纲领性论断"，《太始天元册》中的日、月、二十八宿才是《黄帝内经》"天以六为节""地以五为制"公理的"纲领性论断"。将五行、五运与六气对应是《黄帝内经》原文原义，不是"大医家王冰还将其由五行、五运扩展到六气"❶。六气属于天道太阳运行规律，五运属于地道朔望月运行规律。《素问·六微旨大论》说是"六气应五行"。六气是天道"天之阴阳"，五行是地道"地之阴阳"，这是《黄帝内经》讲天道地道的对应，怎么能是王冰"将其由五行、五运扩展到六气"呢？说明靳九成教授根本没有读懂《黄帝内经》原文原义。他还说"我们不能因为'内经'是瑰宝，在当今仍任由后世医家以讹传讹，干扰中医学基础理论的现代

---

❶ 靳九成《中医学现代科学基础》，中医古籍出版社，2022：233。

创新发展"❶。靳教授这样的"破解"还是有待商榷。

（四）月死生定年代

《素问·缪刺论》记载："凡痹往来，行无常处者，在分肉间痛而刺之，以月死生（张闻玉称朔为既死霸、望为既生霸）为数……月生一日一痏，二日二痏，渐多之；十五日十五痏，十六日十四痏，渐少之。"月死生见于周代铜器铭文上出现的既生霸、即死霸、旁生霸、旁死霸，最迟在西周就有了。骆宾基《金文新考》认为青铜器铭文"庚申角"的时代是公元前 2400 年。

（五）九州九野分野年代

《黄帝内经》载有古代分野学说。《灵枢·邪客》说"地有九州，人有九窍"，《素问·生气通天论》说"天地之间，六合之内，其气九州九窍"，《素问·六节藏象论》说"夫自古通天者，生之本，本于阴阳，其气九州九窍，皆通乎天气。故其生五，其气三，三而成天，三而成地，三而成人，三而三之，合则为九，九分为九野，九野为九脏。故形脏四，神脏五，合为九脏，以应之也"。这种九州分野说起源很早，当源于《黄帝内经》"地以九九制会"时代（见于《灵枢·九宫八风》）。

《国语·周语下》记载"昔武王伐殷，岁在鹑火，月在天驷（房宿），日在析木（尾宿）之津。"这是公元前 1058 年 11 月 11 日的天象，岁在鹑火、月在天驷（房宿）、日在析木（尾宿）之津就是古代天象分野说（见夏商周断代工程）。《国语·周语下》："岁之所在，则我有周之分野也。"韦昭注："岁星在鹑火。鹑火，周分野也，岁星所在，利以伐之也。"于此可知，九州分野学说起源很早。九州说早见于《禹贡》，《汉书·地理志上》说：

> 尧遭洪水，怀山襄陵，天下分绝，为十二州，使禹治之。水土既平，更制九州，列五服，任土作贡。

《素问·五常政大论》说：

> 委和之纪（木运不及年）……眚于三。

> 伏明之纪（火运不及年）……眚于九。

---

❶ 靳九成《中医学现代科学基础》，中医古籍出版社，2022：233。

卑监之纪（土运不及年）……眚四维。

从革之纪（金运不及年）……眚于七。

涸流之纪（水运不及年）……眚于一。

灾情的发生属于分野说。到了唐代就没有九州分野说了。

（六）"天六地五"定年代

五运六气，即古代"天六地五"之公理。《国语·周语下》说："天六地五，数之常也，经之以天，纬之以地。"六气称作"天六"，五运称作"地五"（五行），这说明在公元前586年至公元前556晋悼公时代前就有了五运六气理论。

《尚书·洪范》载商遗相箕子释五行曰："五行一曰水，二曰火，三曰木，四曰金，五曰土。"另商代帝王传位是按甲丙戊庚壬五阳干、乙丁辛癸己五阴干两序传承，谓兄终传弟，曰："殷道亲亲。"《白虎通德论·姓名》："殷以生日名子何？殷家质，故直以生日命子也。"《易纬·乾凿度》："帝乙即汤，殷家质，以生日为名，顺天性也。"这些文献记载表明，十天干五行学说至迟在商代已经完备。商朝以十日记日，以十日一旬作为计时的主要单元（《灵枢·阴阳系日月》《灵枢·顺气一日分为四时》《灵枢·邪客》《素问·脏气法时论》等用十天干记一旬）。商朝第30位帝王帝乙时代刻有完整六十甲子的甲骨现已出土，也能说明五运六气的六十甲子周期来源甚古。

（七）《扁鹊镜经》问世

《扁鹊镜经》（有人称其是伪书，未必对）的问世明确告诉我们，春秋时代的扁鹊已经熟读《黄帝内经》了，《黄帝内经》不是秦汉时代的著作。但主流的观点把《黄帝内经》定为秦汉时代的作品，是在扁鹊作品之后了。

（八）王冰说

王冰在通行本《黄帝内经素问》序称，是从郭子斋处"受得先师张公秘本……兼旧藏之卷，合八十一篇"，那么"先师张公秘本"又是从哪里得到的呢？显然五运六气不是始于王冰时代。

（九）《伤寒例》讲五运六气

张仲景《伤寒例》讲"四时正气"及四时"非时之气"为病就是五运六气的内容，并将一年分为六气。

（初之气）正月二月，寒渐将解，为病亦轻。

（二之气）三月四月，或有暴寒，其时阳气尚弱，为寒所折，病热犹轻。

（三之气）五月六月，阳气已盛，为寒所折，病热则重。

（四之气）七月八月，阳气已衰，为寒所折，病热亦微。

（五之气）九月十月，寒气尚微，为病则轻。

（终之气）十一月十二月，寒冽已严，为病则重。

退一万步说《伤寒例》是王叔和的作品，王叔和是晋代人，这也说明晋代就有五运六气。

二、《黄帝内经》的科学性

现在有不少人说《黄帝内经》由于受时代的限制，虽有精华，也有错误、迷信，于是给自己大开绿灯，大胆用所谓现代科学去破解《黄帝内经》的错误，其实这些人根本没有读懂《黄帝内经》原文原义。

（一）什么是科学

一般对科学的定义认为，科学是具体的事物及其客观规律，具体的实事求是，诸多的实践经验，是实证之学，科学主要内容是具体的世界观与具体的方法。它指发现、积累并公认的普遍真理或普遍**定理**的运用，已系统化和公式化的知识。科学是对已知世界通过大众可理解的数据计算、文字解释、语言说明、形象展示等的一种总结、归纳和认证。科学不是认识世界的唯一渠道，可其具有公允性与一致性，为探索**客观世界**最可靠的实践方法。

科学**不是信仰**，而是拿**证据**说话。它是一种态度、观点、方法。同时，科学的东西本身具有悖论。也就是说，不同专业学科的东西很容易被混淆和认为是矛盾的。其实，它反映了科学地认识事物的不同的多个复杂方面。科学是使主观认识与客观实际实现具体统一的实践活动，它是通往预期目标的桥梁，也是联结现实与理想的纽带。也可以说，科学是使主观认识符合客观实际和创造符合主观认识的客观实际的实践活动。科学性就是符合客观实际的真实属性，它是主观认识与客观实际能够实现具体统一的属性。使主观认识符合客观实际和探索创造符合主观认识的客观实际的实践活动过程是科学研究；创造符合主观认识的客观实际的方法、措施、手段是科学技术；创造符合主观认识的客观实际的实践活动是科学运用；符合客观实际的主观认识是科学知识；符合客观实际的普遍规律是科学理论。

（二）科学是有时代性的

但是科学是有时代性的，比如火车，世界上第一台蒸汽机车，时速为5~6公里。1879年，德国西门子电气公司研制了第一台电力机车。现代的新型火车已经出现了多节车厢自带动力的动车组列车。在上海，已有了从龙阳路地铁站至上海浦东国际机场的磁悬浮列车线路。我们不能因为现在有了高速动车而否定第一台蒸汽机车不科学吧。所以科学是在发展的，是有时代性阶段性的。

（三）《黄帝内经》时代的科学

在《黄帝内经》时代，古人是用肉眼观察天地万物的。他们通过实事求是的实践经验，实证出上古时代的天文历法。这之中有具体的方法发现、积累和对公认的普遍真理或普遍**定理**的运用，是已系统化和公式化了的知识，是对已知世界通过大众可理解的数据进行计算、文字解释、语言说明、形象展示的一种总结、归纳和认证，并记载到了《尧典》《太始天元册》之中，绘成了"日月二十八宿天纲图"记载于《黄帝内经》中。那是《黄帝内经》时代的科学，不能用现代科学批评它。《黄帝内经》时代的天文历法是用肉眼观察出来的，是观察者中心说，没有日心说、地心说，也不能用日心说、地心说解释。

三、"天人合一"命题要慎言

靳九成教授在《中医学现代科学基础》开篇"绪论"中提出的第一个命题就是"中医学的基础理念——天人合一",并认为（第2页）"太虚寥廓,肇基化元,万物资始,五运终天,布气真灵,总统坤元,九星悬朗,七曜周旋,曰阴曰阳,曰柔曰刚,幽显既位,寒暑弛张,生生化化,品物咸章"（《素问·天元纪大论》）概括了《黄帝内经》"天人合一"的内容。

其实"天人合一"这个提法不妥当,所谓"合一"是指两个物体或多个物体融合到一起,你中有我,我中有你,不分彼此,如糖溶解到水中,如两物的化学结合等,变成了另一个物体。可是"天"和"人"永远都是两个物体,你和我是两个人,不可能融合在一起,"天"与"人"之间只有相互作用、相互感应,如万有引力、电磁波的影响等,所以《黄帝内经》只言天人"相应",如《灵枢·邪客》说"此人与天地相应者也";《灵枢·刺节真邪》说"与天地相应,与四时相副,人参天地";《灵枢·岁露论》说"人与天地相参也,与日月相应也"。天人怎么相应呢?《灵枢·邪客》说:"天圆地方,人头圆足方以应之。天有日月,人有两目;地有九州,人有九窍;天有风雨,人有喜怒;天有雷电,人有音声;天有四时,人有四肢;天有五音,人有五脏;天有六律,人有六腑;天有冬夏,人有寒热;天有十日,人有手十指;辰有十二,人有足十指,茎垂以应之,女子不足二节,以抱人形;天有阴阳,人有夫妻;岁有三百六十五日,人有三百六十五节;地有高山,人有肩膝;地有深谷,人有腋腘;地有十二经水,人有十二经脉;地有泉脉,人有卫气;地有草蓂,人有毫毛;天有昼夜,人有卧起;天有列星,人有牙齿;地有小山,人有小节;地有山石,人有高骨;地有林木,人有募筋;地有聚邑,人有䐃肉;岁有十二月,人有十二节;地有四时不生草,人有无子。"《灵枢·岁露》说:"故月满则海水西盛,人血气积,肌肉充,皮肤致,毛发坚,腠理郄,烟垢著,当是之时,虽遇贼风,其入浅不深。至其月郭空,则海水东盛,人气血虚,其卫气去,形独居,肌肉减,皮肤纵,腠理开,毛发残,膲理薄,烟垢落,当是之时,遇贼风则其入深,其病人也卒暴。"《素问·生气通天论》说"生气通天",从不言天人合一,用现代科学语境说是"天人感应"，或言"法于""和于"，如《素问·上古天真论》说"上古之人，其知道者，法于阴阳（天阳地阴，日阳月阴）""上古有真人者，提挈天地，把握阴阳""中古之时，有至人者，淳德全道，和于阴阳，调于四时""其次有贤人者，法则天地，象似日月，辨列星辰，逆从阴阳，分别四时"。老子说"人法于地，地法于天"。若说"天人合一"，则是通过第三方，就是天通过"五气"被吸入体内，地通过"五味"被摄入体内，"五气""五味"合和成"神"——营卫血气被融入体内。但此谓"天地合气，命之曰人。人能应四时者，天地为之父母"，是指天地生成的"五气""五味"说的，"五气"不是"天"，"五味"不是"地"，不是"天""地"和"人""合一"，"天"和"人"永远都是分离的两个物体，不可能融合为一，不能混淆这个概念。即如睡在一个被窝里的夫妻两人，夫是夫，妻是妻，夫妻不会合一，但是夫妻之精卵却能合一生成另一个人。精属于夫而不是夫，卵属于妻而不是妻，这个道理非常明确。

靳九成教授还认为 ❶，"五行学说……统领着天人合一"更是错中之错，既言"日、月、水、金、火、木、土七曜"是"天"，而五行是"地之阴阳"，何以能统天？

四、究天人之际

中华传统文化的根是：推天道以明人事，究天人之际。

中医理论的根是：推天道以明医道，不懂天道，根本读不懂《黄帝内经》，特别是五运六气理论。

五、神是五运六气的灵魂

五运六气的根在天文历法，而神却是五运六气的灵魂。神是研究五运六气的重要内容，却从来不被五运六气研究者重视，真是咄咄怪事！故笔者在本书中提出让中医学者重视。

---

❶ 靳九成《中医学现代科学基础》，中医古籍出版社，2022：3。

六、《黄帝内经》被称为经典是因为其有科学公理化理论基础

《自然辩证法教程》说：一门科学理论越是成熟或抽象程度越高，其演绎成分所占的比重就越大。所有科学理论都以演绎结构为趋向，以公理化方法为典范。《黄帝内经》具有逻辑公理化的基本要素——基本概念、基本假设、公理和由此推导出的结论——命题。

（一）《黄帝内经》的基础命题

《黄帝内经》假设的创作大纲核心基础命题是《素问·上古天真论》提出的"形与神俱"，这是个体人唯一的健康标准公理，也是个体人生理、病理的基础，《黄帝内经》的一切论述都是在此基础上展开的。

（二）《黄帝内经》的公理化

《黄帝内经》的公理都是在"形、神"基础上建立起来的。

"形"公理化分五脏系统、六腑系统、奇恒之腑系统、血脉系统、经脉系统、皮肉脉筋骨五体系统、三腔系统、营卫系统，共8大系统，为什么称之为公理化系统？因为每个人都有。

《素问·六节藏象论》说："天食人以五气，地食人以五味，五气入鼻，藏于心肺，上使五色修明，音声能彰。五味入口，藏于肠胃，味有所藏，以养五气，气和而生，津液相成，**神乃自生**。"故《素问·宝命全形论》说：**"夫人生于地，悬命于天，天地合气，命之曰人**。人能应四时者，天地为之父母。""神"来源于天地，故"神"的公理化在天象天文历法，强调天体"行有分纪，周有道理"，其推演公理是五运六气。五运六气又以日月运行规律的太阳"天以六为节"、月亮"地以五为制"为公理。

故中医能从具体事物脏腑、血脉、经脉、五体、天象规律等按系统进行推演到抽象理论规律，即"从具体上升到抽象"。然后按照抽象规律规定"司

外揣内"到具体的事物，即"从抽象上升到具体"。通过极为丰富的经验积累、规律发现及对经验规律的理论假说，在正确叙述方法支撑下创新构建出严谨统一的理论体系，所以被后世称为经典。

（三）《黄帝内经》的基本概念

《黄帝内经》论述基本概念十分清晰，如《灵枢·本脏》说："五脏者，所以藏精神血气魂魄者也。六腑者，所以化水谷而行津液者也。"对"神"的定义，《素问·八正神明论》说："血气者，人之神。"《灵枢·营卫生会》说："血者，神气也。"《灵枢·平人绝谷》说："神者，水谷之精气也。"

在天象方面，《素问·五运行大论》说："臣览《太始天元册》文，丹天之气，经于牛女戊分，黅天之气，经于心尾己分，苍天之气，经于危室柳鬼，素天之气，经于亢氐昴毕，玄天之气，经于张翼娄胃。所谓戊己分者，奎壁角轸，则天地之门户也。夫候之所始，道之所生，不可不通也。"

七、《黄帝内经》提出两部太阳历和两套日道说

《素问·六节藏象论》说："天为阳，地为阴。日为阳，月为阴。行有分纪，周有道理。日行一度，月行十三度而有奇焉，故大小月**三百六十五日而成岁**，积气余而**盈闰**矣。立端于始，表正于中，推余于终，而天度毕矣。帝曰：余已闻天度矣，愿闻气数何以合之？岐伯曰：**天以六六为节，地以九九制会**，天有十日，日六竟而周甲，甲六复而终岁，**三百六十日法也**。"经文在这里明确提出360日太阳历和365—366日（《灵枢·九宫八风》作闰年366日，4年闰1日）回归年太阳历两部历法，这是世界上唯一的两套日道说，证明日道二十八宿说首先起源于中国，却没有被天文历法家发现。经文并指出，这两套日道来源于**"立端于始，表正于中，推余于终，而天度毕矣"**（《左传·文公》文公元年："先王之正时也，履端于始，举正于中，归余于终。履端于始，序则不愆。举正于中，民则不惑。归余于终，事则不悖。"《太平御览·春上》引《春秋传》曰："履端于始谓节也。举正于中谓气也。归余于终谓闰也。"）的立竿测日影科学实践中，它是五运六气理论的本源。而且"积

气余而盈闰"有三种置闰法：一是太阳历 4 年闰 1 日法（岁气会同周期），4 年闰 1 日有"五岁再闰"法，天地之道相差"凡三十度"（30 日）。二是太阴历的"五岁再闰"法；三是太阳历和太阴历谐调的阴阳合历置闰法，开始置闰都在冬至调历置闰。阴阳合历岁末置闰，天地之道相差"凡三十度而有奇"（30.4375 日）。大概到了春秋天文历法有发展，才出现插入置闰法，有了 19 年 7 闰法，一直施用至今天。笔者研究发现，这两部太阳历以及置闰法隐藏在古老的《太始天元册》"日月二十八宿天纲图（五气经天图）"中，笔者将在本书中揭秘示众，公诸于世。

大家要特别注意，360 太阳历是永远不变的历法，而现在大家熟悉的 365.25 日回归年太阳历却在永远变化，4 年闰 1 日为 366 日，所以我们不能说回归年太阳历是固定的 365.25 日。

常金仓说❶："在青铜器断代工作中，目前流行起一种时尚来，一旦断代与文献记载发生了矛盾，总是首先认定出土器物是真实可信的，败诉的必然是传世文献，因此便免不了大改文献，或曰《周本纪》必须重新构筑，或曰《国语》里窜入了刘歆伪造，谁也不肯检查一下自己对彝铭的认识是否正确。我不敢说文献上没有错误，也不是说它不可以纠正，但绝不可以枉纠直。我承认各家出发点都是善意的，但科学研究并不因为你的善意就必然产生正确的结果。"目前研究《黄帝内经》的现状何尝不是如此啊，动不动就说《黄帝内经》某处是错误的，运气七篇是王冰的作品，甚至认为《黄帝内经》是古代论文集，悲哀啊！在《铜器历日研究》附录中张新民说："应当看到，近代史学界曾刮起过一股'疑古'的邪风，这也否定，那也否定，短时期内甚嚣尘上，中国古史几近面目全非。认真地说，时至今日，古史研究也并未完全走出'疑古'的阴影。"在《黄帝内经》的研究中何尝不是如此，一些人本没有读懂《黄帝内经》，但为了符合自己研究项目的目的，也打着《黄帝内经》的旗号为自己护身，但总说《黄帝内经》不符合自己观点的某处错了，需要破解修改。好在《黄帝内经》原文还在，终能还原其原创理论体系进而引导正确的《黄帝内经》研究。

---

❶ 靳九成《中医学现代科学基础》，中医古籍出版社，2022：20。

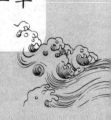

第二章

黄帝坐明堂创建五运六气

『日月二十八宿天纲图』

"日月二十八宿天纲图"（五气经天）源于《黄帝内经》七篇大论的《素问·五运行大论》，是运气七篇的核心理论，是在"天以六为节，地以五为制"（《素问·天元纪大论》）公理制度下创建的，在春秋时代已经认为是公理了。《国语·周语下》说"天六地五，数之常也"，《灵枢·邪客》曰："天有五音，人有五脏；天有六律，人有六腑。"《灵枢·经别》则指出："人之合于天道也，内有五脏，以应五音、五色、五时、五味、五位也；外有六腑，以应**六律**，六律建阴阳诸经而合之十二月、**十二辰**、十二节、**十二经水**、十二时、十二经脉者，此五脏六腑之所以应天道。"《灵枢·九针十二原》所说："五脏五腧，五五二十五腧；六腑六腧，六六三十六腧。"可是从宋代以来人们只知道有五气经天，却不知道其中的日月视运动规律，让人叹息，所以不懂"日月二十八宿天纲图"难以读懂运气七篇大论。笔者在《中医运气学解秘》和《从〈黄帝内经〉说古代天文历法基础知识》两书中作了简要解说，今作一详细考释，敬请学者指教。

一、《太始天元册》的日月二十八宿天纲说

《素问·五运行大论》记载："黄帝坐明堂，始正天纲（天道大纲），临观八极（八方八正八节），考建五常（五行气运之常）。"那么黄帝坐明堂看到的实际天体有哪些呢？有北斗九星、日月五星七曜及星辰二十八宿，其中日月运行是核心基础。有人说"日月二十八宿天纲图"中的排列结构迄今为止尚未找到任何天文学观测直接证据，那是他没有读懂此图，图中有太阳南北回归线视运动规律及朔望月视运动规律，二十八宿规律，就是古人用肉眼直接观测到天象的直接证据。

《系辞传》说："古者包牺氏之王天下也，仰以观象于天，俯则观法于地，观鸟兽之文，与地之宜，近取诸身，远取诸物，于是始作八卦，以通神明之

德，以类万物之情。"古人用肉眼面南观日月视运动，实际上看到的是太阳绕着大地旋转，不是地球绕着太阳转，没有日心说，太阳视运动的轨迹是日道而不是黄道。

《素问·天元纪大论》记载上古《太始天元册》说：

太虚寥廓，肇基化元，万物资始，五运终天，布气真灵，总统坤元，九星悬朗，七曜周旋，曰阴曰阳，曰柔曰刚，幽显既位，寒暑弛张，生生化化，品物咸章。

接着《素问·五运行大论》记载《太始天元册》说：

丹天之气，经于牛女、戊分；

黅天之气，经于心尾、己分；

苍天之气，经于危室、柳鬼；

素天之气，经于亢氐、昴毕；

玄天之气，经于张翼、娄胃。

所谓戊己分者，奎壁、角轸，则天地之门户也。

夫候之所始，道之所生，不可不通也。

是先有"七曜周旋"说，后说五气运经天。接着说**看到了"天垂象，地成形，七曜纬虚，五行丽地。地者，所以载生成之形类也。虚者，所以列应天之精气也。形精之动，犹根本之与枝叶也，仰观其象，虽远可知也"**(《素问·五运行大论》)。

上古《太始天元册》讲了中国古代两套观象系统，一是面南观"七曜周旋"，二是面北观北斗"九星悬朗"，北斗指向北极星，北极星周围产生极昼和极夜的极地，称作"璇玑"。测算"璇玑"的方法记载于《周髀算经》中。在这北斗九星和日月五星七曜、二十八宿中哪个天体最重要呢？最先看到的是哪个天体呢？《周易大传·系辞传》说："是故法象莫大乎天地，变通莫大乎四时，悬象著明莫大乎日月。"说明古人在天地之间最先面南看到的最大天象是日月，日月运行四时生焉，故"变通莫大乎四时"。实际上最大的变通是日月视运动，因为太阳4年闰1日周期位置在永远变化，朔望月躔日道运动在永远变化。《素问·八正神明论》说："凡刺之法，必候**日、月、星辰、四时、八正之气**……星辰者，所以制日月之行也。八正者，所以候八风之虚邪以时至者也。四时者，所以分春秋冬夏之气所在，以时调之也。"《素问·三部九候论》说："合天道，必有终始，上应**天光星辰历纪，下副四时五行，贵贱更互，冬阴夏阳，以人应之**。"可知最重要的天体是"日月"，而"星辰"是指记录日月行程的二十八宿，不是指所有天空中的星星。《说文》所引秘书和《周易参同契》都说"日月"为"易"，故《易经》是研究日月运行规律的书，见拙著《周易真原》。所谓《周易参同契》，其"参"指日、月、地三天体也，"契"指日、月、地三天体一起的运动规律。同样《黄帝内经》也是研究"日月地"运动规律的，研究日月地运动规律对人体的影响。

古人坐地观天，肉眼看到天上最大的天象日月在绕着大地转，于是**形成了日地两体系关系、月地两体系关系及日月地三体系关系，以及日月在二十八宿之间的行程**。古人据此画出"日月二十八宿天纲图"（五气经天图）载于宋代刘温舒《素问入式运气论奥》中，即依据日、月、二十八宿画出来的"天纲图"（图2-1）。

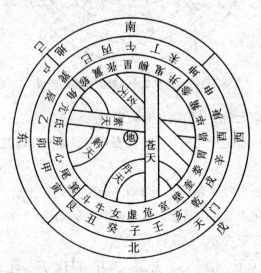

图2-1　日月二十八宿天纲图（俗称五气经天图）

在这个图中，除朔望月"地以五为制"五气运行外，更重要更核心的是太阳南北回归线视运动"天以六为节"规律没有说出来，《素问·生气通天论》说"天运当以日光明"，《管子·枢言》说"道之在天，日也"，所以笔者将此图更名为"日月二十八宿天纲图"，据黄帝坐明堂"始正天纲"改。

二、剖析"日月二十八宿天纲图"

日月二十八宿天纲图难以看懂，笔者做了一些剖析，见图2-2。

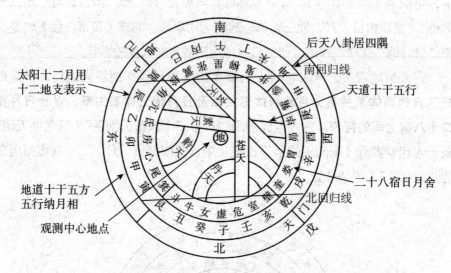

图2-2　日月二十八宿天纲图的剖析

日月二十八宿天纲图从里到外分为五层：

第一层，最中心是一"地"字，代表观测者观天的地点，以此为"中心"而观天地。

第二层，是五气经天示意十天干化五运：甲己化土运，乙庚化金运，丙辛化水运，丁壬化木运，戊癸化火运。表示"变动不居"的"天圆"层。

第三层，是二十八宿，记录日月行程。

第四层，是天干、地支、八卦层。其中有日、月、地三体系运动规律。天干标记月体纳甲，地支标记太阳南北回归线往返视运动12个朔望月，表示朔望月躔日道运行。八卦标记太阳南北回归线往来视运动冬至、夏至日出入的位置，是本图最核心最基础的部位，却不被人们重视。

这一层有十二地支，八天干，四卦，天干、地支、卦共二十四个，即风水罗盘上的二十四山，是古代术数中通用的理论。这个术数的具体应用见《灵枢·九宫八风》。

第五层，是四方位层，表示东、南、西、北四方位，表示"地以五为制"的"地方"层，并将二十八宿划分为四组，角亢氐房心尾箕属东方苍龙，井鬼柳星张翼轸属南方朱雀，奎娄胃昴毕觜参属西方白虎，斗牛女虚危室壁属北方玄武。二十八宿的排列顺序是始于角宿，终于轸宿，逆时针方向排列。此正四方加上观察者中心位，即"地以五为制"的五方五行位。这正是**岁气会同年**的五方正位，即容易发生灾害的位置。

这是上古《太始天元册》研究日月地三体系的天纲图，比郑军《太极太玄体系》研究日月地三体系早 5000 多年。

本图的中心是"地中"，是观察天地的地点，不是日心说的太阳。本图是以太阳南北回归线**冬至、夏至**永远不变的视运动天圆日道为核心基础，以十二地支和巽、坤、艮、乾四卦为标记，辅以躔日道运行的朔望月形成永远不变的月体纳甲图，以十天干**"岁运会同年"**为标记，日月行程用二十八宿位置记录，从而形成"日月二十八宿天纲图"，这是五运六气理论的总纲图，内含太阳南北回归线视运动形成的 360 日和 365—366 日两部太阳历及"岁气会同年""岁运会同年"，以及阴阳合历。

三、日月二十八宿天纲图中二十八宿的年代

在日月二十八宿天纲图中首先要明白二十八宿的来历及用途。《素问·八正神明论》说："星辰者，所以制日月之行也。"《素问·六节藏象论》说："天度者，所以制日月之行也。"王充《论衡》说："二十八宿为日月舍，犹地有邮亭，为长吏廨矣。邮亭著地，亦如星舍著天也。"《史记·律历书》说："舍者，日月所舍。"由此可知，二十八宿与日月的关系，如《灵枢·卫气行》说："岁有十二月，日有十二辰，子午为经，卯酉为纬。天周二十八宿，而一面七星，四七二十八星。"二十八宿是表示日月在恒星月中的运行位置。恒星月是指月亮在恒星间运行回到同一位置的周期，为 27.33 天。"舍""宿"均有"停留"的意思，月亮每晚在恒星间都有一个位置，如同人旅居停留一样，每月约 28 日更换 28 个旅店，这是二十八宿的本义。二十八宿是用星宿和宿度来量度日月视运动行程的，日月行于日道，所以有日道二十八宿说（这里

不用赤道二十八宿说），即言日月行于某某宿到某某宿。《吕氏春秋·圆道》则说："月躔二十八宿，轸与角属，圆道也。"这是说明日月运行始于龙头角宿，终于轸宿一周，故亦云圆道。

请注意日月二十八宿天纲图中的二十八宿的年代，这是确定《黄帝内经》成书年代和五运六气七篇大论成书年代的确切证据，不可更改。日月二十八宿天纲图中的二十八宿和《尚书·尧典》二十八宿的位置一样。按照冯时先生的考证，张宿和危宿于二分日位于南中天的时间约为公元前4000年，距今约6000年。据赵定理先生考证，把日月二十八宿天纲图"直接与郑玄易图（郑玄爻辰值二十八宿图）、《尚书·尧典》仲春昏时中星图对照，立可得出三图天象相同"，为《尚书·尧典》时代历元天象。这在《黄帝内经》不是孤证，还有《灵枢·卫气行》中二十八宿的位置也与《尚书·尧典》一样。王友军先生怎么能把《尚书·尧典》的星象时代说成是唐代王冰时代的二十八宿位置呢？《尧典》时代古人是不知道黄赤交角、赤白交角、黄白交角的，用现代天文学解读"日月二十八宿天纲图"知其所以然固然好，但古人没有现代天文学是怎么知道"日月二十八宿天纲图"的呢？古人是用肉眼观天象得出来的，不是数理推出来的。《素问·五运行大论》说："土主甲己，金主乙庚，水主丙辛，木主丁壬，火主戊癸。子午之上，少阴主之；丑未之上，太阴主之；寅申之上，少阳主之；卯酉之上，阳明主之；辰戌之上，太阳主之；巳亥之上，厥阴主之。不合阴阳，其故何也？岐伯曰：是明道也，此天地之阴阳也……**天地阴阳者，不以数推，以象之谓也。**"那么我们能不能用观象方法解释出来呢？试试看。

《灵枢·卫气行》有明确完整的二十八宿记载，谓"天周二十八宿，而一面七星，四七二十八星，房昴为纬，虚张为经。是故房至毕为阳，昴至心为阴，阳主昼，阴主夜"，《素问·五运行大论》也记载同样的二十八宿位置，这是尧帝《尧典》时代的天象，于此可知《黄帝内经》最迟创作于《尧典》时代，是黄帝坐明堂"始正天纲"的内容。这一记载得到了西水坡考古资料证明，在编号M45大墓中发现了天文四象中的青龙、白虎实物，距今6500年，属于黄帝时代[1]。而二十八宿之名，《灵枢·卫气行》记载房昴虚张4宿，《素问·五运行大论》记载角亢氐心尾牛女危室壁奎娄胃昴毕鬼柳张翼轸20

---

[1] 李琳之《前中国时代》，商务印书馆，2021：13-17。

宿，共有 22 宿。只缺箕斗觜参井星 6 宿。

再者，《太始天元册》所载北斗是 9 星，竺可桢说，在距今 3600～6000 年前的黄河流域，北斗九星可以终年出现在地平线之上。黄帝时代距今 4300 年左右。一个《尧典》二十八宿，一个"北斗九星"，共同证明《黄帝内经》不是秦汉时代创作的。2020 年 5 月，郑州巩义市河洛镇对距今 5300 年左右的双槐树遗址进行了考古发掘，发现**已经有北斗九星**。另外，距今 5000 年前的"郑州市仰韶文化青台遗址天文遗迹"也发现了"北斗九星"。还有《素问·缪刺论》记载"月死生"之说似指西周铜器铭文："既死霸""既生霸"，则其最迟也是西周时代。

按照夏商周断代工程的成果，夏朝建立于公元前 2070 年，距今约 4000 多年。根据考古学家考证，黄帝大约生活在距今 4700 多年前，陶寺尧都天文遗址距今 4000 年。所以根据二十八宿和北斗 9 星、"月死生"年代可以断定《黄帝内经》最迟成书于尧帝时代这一结论是可以成立的。黄帝在《黄帝内经》中引用了上古《太始天元册》，可知《太始天元册》的天文历法要早于黄帝时代，是距今 4700 年以前的天文历法知识。

在尧帝时代成书的《黄帝内经》已经有了《易经》天地人三才之道的思想。

《尧典》的二十八宿位置与《太始天元册》的二十八宿位置一样，而《尧典》所言四仲是春分、夏至、秋分、冬至，正是太阳南北回归线视运动的三线四点，当与《太始天元册》一样是 1 岁 360 日的日道，不是太阳回归年 365.25 日的黄道。同时应指出太阳回归年日道最长是 366 日长度，与《九宫八风》篇相同。《尧典》说"光被四表，格于上下"，即言立竿测日影以考察天地日月的运行规律。**"光"指日月星辰之天光**。《礼记·月令》**孔颖达**题解引汉代郑玄注《尚书考灵曜》说："天旁行四表之中，冬南、夏北、春西、秋东，皆薄四表而止，地亦升降于大之中……地与星辰俱有**四游**。"《续博物志》卷一引《尚书考灵曜》说："二十八宿之外，上下东西，各有万五千里，是为**四游**之极，谓之四表。"

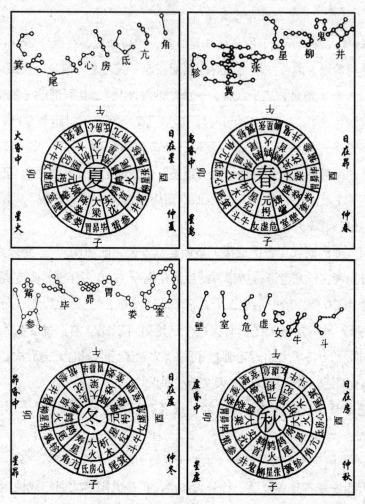

图2-3 《尧典》二十八宿

对于《九宫八风图》，人们知之甚少，该图的天门地户就是"日月二十八宿天纲图"中的太阳南北回归线视运动中的冬至夏至，表示夏至冬至后的45日，是人道与天道的差距。其余每宫46日，多出的1日表示4年闰1日，叶蛰宫4年、天留宫4年、仓门宫4年，共12年表示地支1周期，同样上天宫、玄委宫、仓果宫也表示地支1周期，共24年。

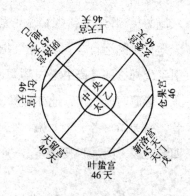

图2-4 九宫八风图

《灵枢·九宫八风》言太阳回归年是 366 日。《素问·六节藏象论》言太阳回归年是 365—366 日、公度年是 360 日太阳历。《淮南子·天文训》说："何谓八风？距日冬至四十五日条风至；条风至四十五日明庶风至；明庶风至四十五日清明风至；清明风至四十五日景风至；景风至四十五日凉风至；凉风至四十五日阊阖风至；阊阖风至四十五日不周风至；不周风至四十五日广莫风至。"此乃是公度年 360 日太阳历。

从《黄帝内经》二十八宿的定位说明，《黄帝内经》最迟创作成书于尧帝时代，怎么能说创作于秦汉或更晚的东汉时代呢？扁鹊是春秋时代的人，怎么能说是《黄帝内经》抄袭了扁鹊医学理论呢？实际上是扁鹊著《难经》及《天回医简》在阐释《黄帝内经》，不能前后颠倒混淆是非。

四、二十八宿的起始点及排列顺序方向

中国古代天文历法总以冬至为始点，北半球冬至点在南回归线上，并从冬至点开始向北回归线运行，这个太阳周年视运行方向是逆时针方向。古人在观察每天日出入的同时，发现了偕日出的二十八宿恒星，并用二十八宿恒星确定日出的方位。古人在日出前夜幕将落时观测东方地平线升起的星宿称为"晨见"，黄昏日落后夜幕初升时观测东方地平线上升起的星宿称为"昏见"。在冬至日出时，首先发现了偕日出的角宿，所以角宿居二十八宿之首，其后依此发现了亢、氐、房、心、尾、箕、斗、牛、女、虚、危、室、壁、奎、娄、胃、昴、毕、觜、参、井、鬼、柳、星、张、翼、轸诸宿，**于此可知这是面南观天发现的日道二十八宿，以 1 岁 360 日日道和黄极决定一切**，这与希腊式的以回归年 365.25 日黄道说不同，更不是面北看到的赤道二十八宿。面北观北极星和北斗星是看不到日月出入的。这里请注意，古人最早是面南看天上最大天象日月的，久而久之发现了偕日出的二十八宿，并用二十八宿确定日月的行程，所以这二十八宿是日道二十八宿。中国古人最早观天不是面北观恒星圈的拱极区和赤道。上古《太始天元册》1 岁 360 日日道说是最早的盖天说理论，面北观恒星圈的拱极区和赤道重视北天极是浑天说理论，二者不得混淆。希腊式黄道说是"日中心"说，上古《太始天元册》1 岁 360 日日道说则是以观察者为中心的"地中"说。再者北斗星是逆时针方向绕地球北极轴旋转与赤道圈平行，而太阳南北回归线圆运动 360 日日道是绕观察者中心轴旋转的，不是太阳回归年 365.25 日黄道绕黄极轴旋转。

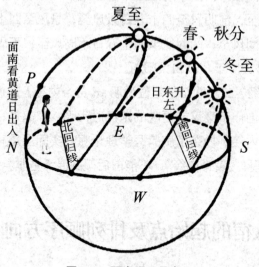

图 2-5　面南观日月出入

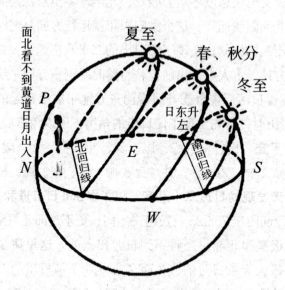

图 2-6　面北观北斗看不见太阳出入

太阳周年视运动从南回归线冬至点向北回归线运行方向是逆时针，所以二十八宿的排列顺序是逆时针方向。从冬至点运行到春分点是中国上古太阳历的春天，于是在北半球观天的方向将角、亢、氐、房、心、尾、箕 7 宿命名为东方青龙；从春分点运行到夏至点是中国上古太阳历的夏天，将斗、牛、女、虚、危、室、壁7宿命名为南方朱雀；从夏至点运行到秋分点是中国上古太阳历的秋天，将奎、娄、胃、昴、毕、觜、参7宿命名为西方白虎；从秋分点运行到冬至点是中国上古太阳历的冬天，将井、鬼、柳、星、张、翼、轸命名为北方玄武（图2-7），这才是真实正确面南看到的天道1岁360日日道二十八宿逆时针顺序四神图，与面北看到的三垣北斗赤道二十八宿没有任何关系。

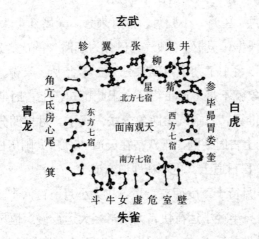

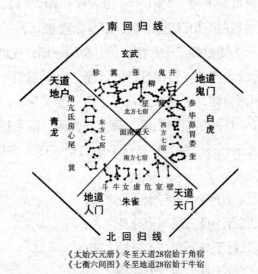

《太始天元册》冬至天道28宿始于角宿
《七衡六间图》冬至地道28宿始于牛宿

图 2-7　面南观天逆时针方向日道二十八宿四象四神图

（此图四门是天地之道的四门，天道是天门地户，地道是人门鬼门）

中国古人发现了偕日月出的二十八宿，说明古人发现了恒星月或回归月周期。太阳运动在南北回归线圆周360日的日道上月亮1日行1宿，**一恒星月二十八日行二十八宿**，故称二十八宿为日月舍，即二十八宿是记录日月行程的。这样就发现了1个恒星月长度。但古人没有恒星月、回归月之名，只是用1个朔望月的四象上弦月、望月、下弦月、朔月来分。

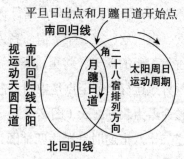

图2-8 偕日出二十八宿示意图

天周二十八宿，而一面七星，四七二十八星。根据《灵枢》"顺气一日分为四时"的比类理论，既可以将1日四时分，也可以将1个朔望月四象分为1年青龙、朱雀、白虎、玄武之四象，这1年之四象就不是1日1宿了，于此可知，上古时期的二十八宿不能用现代天文软件推算。二十八宿四象分法，属于"月相四分法"。必须注意，《黄帝内经》讲的上古时期的二十八宿在天道360日太阳历日道上，不在天道回归年365—366日日道上，更不在地道赤道上。

"日行一度，月行十三度而有奇焉，故大小月三百六十五日而成岁，积气余而盈闰矣。"月亮半径小运行快，太阳半径大运行慢。恒星月1月约28天，月行28宿，恒星月日行1宿，太阳迟行13日多，即太阳13日多行1宿。这说明中国最早28宿是白道和日道28宿，不是赤道28宿。

《灵枢·卫气行》则根据二十八宿为日月舍的原理，在恒星月日行1宿情况下用二十八宿记录人气在1日中运行的里程，谓："岁有十二月，日有十二辰，子午为经，卯酉为纬，天周二十八宿，而一面七星，四七二十八星，房昴为纬，虚张为经。是故房至毕为阳，昴至心为阴，阳主昼，阴主夜。故卫气之行，一日一夜五十周于身，昼日行于阳二十五周，夜行于阴二十五周，周于五脏……

日行一舍，人气行于身一周与十分身之八；

日行二舍，人气行于身三周与十分身之六；

日行三舍，人气行于身五周与十分身之四；

日行四舍，人气行于身七周与十分身之二；

日行五舍，人气行于身九周；

日行六舍，人气行于身十周与十分身之八；

日行七舍，人气行于身十二周与十分身之六；

日行十四舍，人气二十五周于身有奇分与十分身之二。"

此乃倒装句，这是讲人气——卫气的运行规律，不是讲日月运行规律。言在1日中"人气行于身一周与十分身之八"经过1宿行程；在1日中"人气行于身三周与十分身之六"经过2宿行程；在1日中"人气行于身五周与十分身之四"经过3宿行程……"人气行于身十二周与十分身之六"经过7宿为1个月相——四象之一；昼半日经过14宿"人气二十五周于身有奇分与十分身之二"，"昼日行于阳二十五周"，夜半日人气"夜行于阴二十五周，周于五脏"，人气"一日一夜五十周于身"。

我们的古人很聪明，用二十八宿来定日月卫气在移动中的位置，并从移动的距离长短引出时间概念，名之曰宇宙。"宇宙"一词最早出自《庄子·齐物论》："旁日月，挟宇宙，为其吻合。""宇"代指一切空间，"宙"代指一切时间。《尸子》说："上下四方曰宇，往古来今曰宙。"《文子·自然》也说："往古来今谓之宙，四方上下谓之宇。"可知宇宙一词是一个标准的时空概念。

依据五运六气理论，主夏天心火的太阳之上寒气主之，主冬天肾水的少阴之上热气主之，太阳从本（寒）从标（太阳）、少阴从本（热）从标（少阴），则朱雀和玄武对调后就成了人们常用的地道顺时针方向的图2-9。这是面南看到1岁360日日道时的顺时针旋转的地道四时四神图。

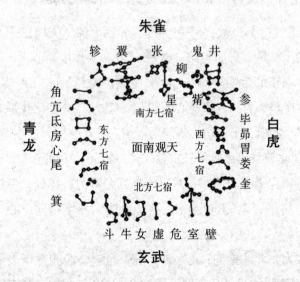

图 2-9　朱雀与玄武对换顺时针方向地道二十八宿四象四神图

图 2-10 是现在大家都在使用的有三垣北斗的二十八宿星图，但那是面北以北斗旋转为主的赤道二十八宿星图，不是面南观太阳南北回归线视运动太阳出入并偕日出入发现的 1 岁 360 日日道二十八宿星象图。

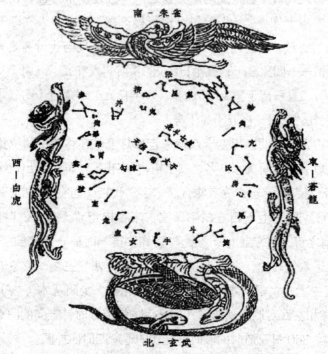

图 2-10 面北观天赤道二十八宿四象四神图

《灵枢·卫气行》记载："子午为经，卯酉为纬，天周二十八宿，而一面七星，四七二十八星，房昴为纬，虚张（《尧典》作房昴，虚星）为经。是故房至毕为阳，昴至心为阴。"笔者认为，《黄帝内经》记载的"房昴为纬，虚张为经。是故房至毕为阳，昴至心为阴"。其房毕、昴心记载是 360 日日道的二十八宿，不是赤道二十八宿。不能用赤道二十八宿推。且斗指危，不是虚。

1978 年湖北随县出土曾侯乙古墓二十八宿图，中间画一"斗"字，说明这是观北斗所得赤道二十八宿，故二十八宿是顺时针排列。但二十八宿起始于"角"宿，终于"车"（轸）宿。有人认为，斗字指向：心、危、觜、张 4 宿。

姬永亮认为，北斗指向：心、毕、张、危。毕心张危所表示的星象年代竟然适合于上限距今 11600 年到下限距今 5300 年间的二分二至；此四仲中星在二十八宿中经纬十字架对称性最佳，误差可以分计；其对称性高于《黄帝内经》和《尚书·尧典》记载的四仲中星（房昴虚星）。绘制者将指向"毕宿"的笔锋右偏指向"觜宿"暗含了岁星所在，以精确表示墓葬的年份。专家们总是怀疑或是低估古人的智慧，在此二十八宿星图未出土之前，都断言二十八宿形成于秦汉，然而事实并非如此。

曾侯乙古墓二十八宿中间有"斗"字，说明用的是地道赤道二十八宿，不是天道360日太阳历日道二十八宿说，不是回归年365—366日日道说。用天道360太阳历日道二十八宿说冬至点始于角宿，用地道赤道二十八宿说冬至不始于角宿。

五、日月二十八宿天纲图之三易

"三易"是《易经》的三大原则，谓不易、变易、简易。不易谓永恒存在不变，万古长青；变易谓万事万物随时随地都在不停地变化；简易谓大道至简，将流散无穷的千万变化。一言以蔽之，"日月二十八宿天纲图"就含有三易大原则。

（一）日月二十八宿天纲图之不易

《素问·上古天真论》说："法则天地，象似日月。"《系辞传》说："悬象著明，莫大乎日月。"《灵枢·逆顺肥瘦》说："圣人之为道也，明于日月。"《素问·生气通天论》说："天运当以日光明。"《管子·枢言》说："道之在天，日也。"看来研究天，主要是研究日月，古人将研究日月的成果概括在"日月二十八宿天纲图"中。现在中医书籍大谈中医理论（包括运气理论）源于道、气、阴阳、五行，这种说法是不妥当的。其实，"道"的原生形态是指日月的视运动轨迹，阴阳本源于日月运动，如《说文》说："日月为易，象阴阳也。"《系辞传》说："阴阳之义配日月。"

在日地关系中，太阳的南北回归线视运动是永恒不变的。在日月地三体系关系中，朔望月视运动是永恒不变的。"日月二十八宿天纲图"就是阐释日月在二十八宿间视运动行程的定位图，上古《太始天元册》是这样，现在是这样，未来还是这样，故云"不易"。

1. 太阳视运动之不易

古人观察太阳在南北回归线之间往来的视运动，记载于《周髀算经》，谓：

冬至……日出巽而入坤，见日光少。

夏至……日出艮而入乾，见日光多。

冬至昼极短，日出辰而入申，阳照三，不复九。

夏至昼极长，日出寅而入戌，阳照九，不复三。

冬至日出辰巽而入申坤，说明辰申连线、巽坤连线在南回归线。夏至日出寅艮而入戌乾，说明寅戌连线、艮乾连线在北回归线。据此绘图如下（图2-11），这是日地两体系视运动图。中国上古时期只有冬至、夏至、日南至、日北至概念，没有南北回归线概念。

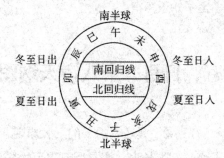

图2-11 太阳周年南北回归线视运动图

这个太阳南北回归线视运动是中国上古《太始天元册》记载天文历法的核心基础。画成立体图见图2-12。

太阳在南北回归线之间的视运动是日地之间的相互运动关系，在南回归线有冬至点，北回归线有夏至点，中间经过赤道线春分秋分点，这是太阳周年往复南北回归三线四点视运动轨迹。太阳的三线四点视运动呈现的是二至、二分四正太阳历。

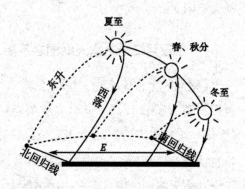

图2-12 太阳南北回归线三线四点视运动图

一万年前北半球古人站在地球上看到的太阳周年南北回归线视运动是这样，我们今天的人看到的太阳周年南北回归线视运动还是这样，永恒不变，青春常在。上古时期的人用肉眼观天看到的是日月绕着大地转，根本不知道地球绕着太阳公转。这是太阳南北回归线1岁360日视运动的天道日道轨迹。

太阳的东升西落视运动和太阳的南北回归线视运动是一种复合螺旋式视运动，太阳的日出点和太阳的日入点并不在一个纬度上。

图 2-13 的太阳周年南北回归线视运动规律很重要，是天之阴——冬至点对应地之阳——南回归线，天之阳——夏至点对应地之阴——北回归线，它规定了北半球中国古代太阳历起始点在天道南回归线的冬至点，而地道的冬至在北方子位。这就涉及天道地道之分了，便有了日月顺逆之会。

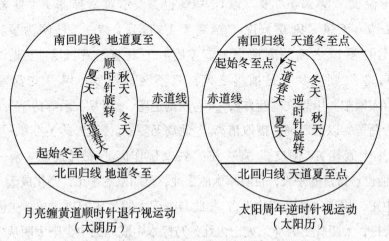

月亮缠黄道顺时针退行视运动　　太阳周年逆时针视运动
（太阴历）　　　　　　　　　（太阳历）

图 2-13　天道地道春夏秋冬四时不同示意图

《说卦传》地道图和战国竹书《筮法》天道图都是以太阳南北回归线子午视运动为天文基础。天道北回归线夏至阳用离（罗），南回归线冬至阴用坎（劳），坎上离下，离火天气下降，坎水地气上腾，既济卦之象，天地和同，草木萌动。地道北回归线冬至阴用坎（劳），南回归线夏至阳用离（罗）。

太阳南北回归线子午视运动是太阳的年周期视运动，太阳出巽入坤、出震入兑、出艮入乾是太阳的日周期视运动。这记载于《周髀算经》中：

冬至……日出巽而入坤，见日光少。

夏至……日出艮而入乾，见日光多。

冬至昼极短，日出辰而入申，阳照三，不复九。

夏至昼极长，日出寅而入戌，阳照九，不复三。

战国竹书《筮法》人像图腹中是上坤下离明夷卦，不能单纯看作坤卦。《说卦传》既说"坤为腹"，又说"离……其于人也，为大腹"，从战国竹书《筮法》人像图明夷卦看，坤为上腹，离为下腹。坤为地，离为日，故《彖传》《象传》均说"明入地中，明夷"。《广雅·释诂》说："夷，灭也。"《小尔雅·广诂》说："灭，没也。"明夷，日落之意，夜晚也。坤为夜之象。太阳鸟夜里休息了，故明夷卦初九爻辞说"明夷于飞，垂其翼"，上六爻辞说"不明，晦"，六二爻辞说"明夷，夷于左股"，六四爻辞说"入于左腹，获明夷之心，于出门庭"。战国竹书《筮法》将离作罗，正是太阳鸟落之象。罗卦之名还见于马王堆帛书《周易》。《说文·网部》："罗，以丝罟鸟也。"《尔雅·释器》："鸟罟谓之罗。"《诗·王风·兔爰》说："雉离于罗。"毛《传》："鸟网为罗。"《方言》七："罗谓之离，离谓之罗。"《周礼·夏官·罗氏》记载："罗氏掌罗乌鸟。"则"罗"是捕鸟之网，鸟落网称作罗。甲骨文罗写作🐦，象鸟落入网中。甲骨文离写作🦅，象鸟脱网逃跑。《周易·系辞传下》："作结绳以为罔罟，以佃以渔，盖取诸离。"此离乃罗意。《说卦传》："离，丽也。"《仪礼·士冠礼》："俪皮。"郑玄注："古文俪作离。"故《周易·离·彖》："离，丽也。日月丽乎天，百谷草木丽乎地，重明以丽乎正，乃化成天下，柔丽乎中正，故亨，是以畜牝牛吉。"此乃少阳太阴生化万物之象。少阳相火为乾天日，太阴脾土为坤，火土为灶，乃标本中气理论中少阳太阴从中火湿之意。

地道六气为主气顺时针右转，主地之阴阳木火土金水五行六气，而少阴君火和少阳相火连在一起合为火行，分上下两个半年；天道六气为客气逆时针左旋，主天之阴阳风寒暑湿燥火六气，三阴三阳上奉之，主司天在泉。

太阳周年南北回归线视运动有12个月用十二地支表示，加上《周髀算经》记载的后天4卦可以变化成如下的太阳周年视运动纳子图（图2-14）。

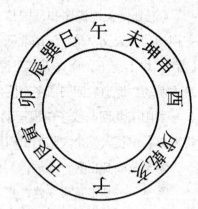

图2-14 太阳周年视运动纳子图

太阳主寒温主六气客气，太阳运行到南回归线冬至点面北是司天位置（依据中国传统画图方法南为上），运行到北回归线夏至点面南是在泉位置（北为下）。面北为北政，面南为南政，故《素问·六元正纪大论》有三阴三阳六气司政之说。此左右是以北半球面南为准则定人体左右的（图2-15）。

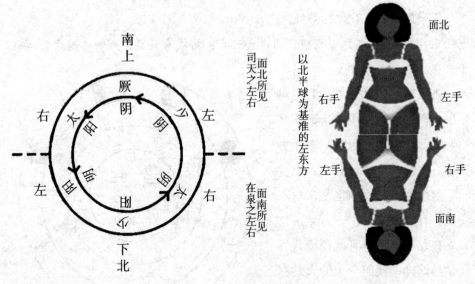

图2-15　上下司天在泉示意图

这个太阳周年视运动纳子图是永恒不变的。太阳周年视运动纳子图和朔望月纳甲图结合起来就是"日月二十八宿天纲图"第四层二十四山的内容，它是中国古代术数的核心基础理论，五运六气预测体系也在其范围之内。

太阳的南北回归线三线四点视运动是"日月二十八宿天纲图"的核心基础，由日月的出入运动发现了偕日月出入的二十八宿，月亮也躔太阳运动的日道运动。没有太阳视运动就没有"日月二十八宿天纲图"，这样重要的内容却被人们忽视了，实在遗憾！笔者早在2001年出版的《中医运气学解秘》中就郑重推出这个内容了，却没有被人们重视，今天再次隆重推出！

2. 朔望月视运动之不易

朔望月是日月地三体系相互运动形成的，古人将朔望月视运动规律用十天干标记，将其观察月亮的天象描述记载于《周易参同契》一书中，谓：

三日出为爽，震受庚西方。

八日兑受丁，上弦平如绳。

十五乾体就，盛满甲东方。蟾蜍与兔魄，日月炁双明。蟾蜍视卦节，兔者吐生光。

七八道已讫，屈折低下降。十六转受统，巽辛见平明。

艮直于丙南，下弦二十三。

坤乙三十日，东北丧其明。节尽相禅与，继体复生龙。

壬癸配甲乙，乾坤括始终。

七八数十五，九六亦相应，四者合三十，阳炁索灭藏，八卦布列曜，运移不失中。

古人将这段话归纳为月体纳甲图（图2-16），图中十天干在"日月二十八宿天纲图"中化为五运。这朔望月是太阴历。

这个朔望月天象也是永恒不变的，青春常在的，一万年前古人站在北半球上看到的朔望月视运动是这样，我们今天的人站在地球上看到的朔望月视运动也是这样，未来还是这样。

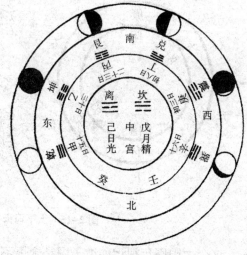

图2-16　月体纳甲图

3. 不易的二十八宿

虽然二十八宿在历史的长河中有微动，但二十八宿宿度和二十八宿数是不变的，因为恒星月月周是二十八天，每天走1宿。

（二）日月二十八宿天纲图之变易

日月二十八宿天纲图是简易、不易之图，其中隐藏着千变万化的变化，有太阳运动变化，有月亮运动变化，有日月会合周期变化，有日与星会变化，有月与星会变化等，以及天符、岁会、太乙天符、同天符、同岁会等，还有岁候、气候、物候等，可谓是千变万化矣。

1. 七衡六间之变易

《周髀算经》记载着太阳周年南北回归线视运动的"七衡六间图"（图2-17），从图中有北极来看，这是面北画的图，这图是个日月地三体系运动关系图。《周髀算经》说："凡为日、月运行之圆周，**七衡周而六间，以当六月节**。"这是指太阳周年南北回归线视运动在做不间断的螺旋往返视运动。

而"七衡"是太阳螺旋视运动在不同朔望月月份视运动的7个同心圆轨

道，是假设的说理宇宙模型，相邻两圆间有一道间隔，称作"六间"。这7个同心圆的划分是由朔望月决定的，在每个朔望月周期处画一个圆，6个朔望月画7个同心圆，这是典型的12月阴阳合历。

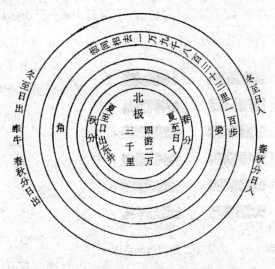

图 2-17 七衡六间图

"七衡六间图"日道上的二分二至点记载的井、牛、角、娄四宿，《汉书·天文志》有记载，谓："日有中道，月有九行。中道者，黄道，一曰光道。光道北至东井（北回归线），去北极近；南至牵牛（南回归线），去北极远；东至角，西至娄，去极中。夏至至于东井，北近极，故**晷短**；立八尺之表，而晷景（影）长尺五寸八分。冬至至于牵牛，远极，故**晷长**；立八尺之表，而晷景长丈三尺一寸四分。春秋分日至娄、角，去极中，而**晷中**；立八尺之表，而晷景长七尺三寸六分。此日去极远近之差，晷景长短之制也。去极远近难知，要以晷景。晷景者，所以知日之南北也。"这也说明二分二至点是由立竿测日影来定的。图中的井、牛、角、娄四宿显然是在日道上，不在赤道上。故"七衡六间图"记载的地道

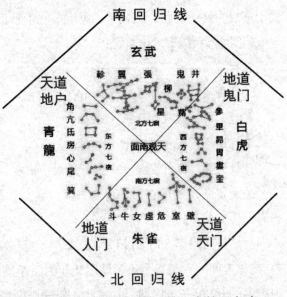

《太始天元册》冬至天道28宿始于角宿
《七衡六间图》冬至地道28宿始于牛宿

图 2-18 天道地道二十八宿起始图

二十八宿，夏至日出井，冬至日出牛。天道以天门地户分春夏和秋冬，地道以人门鬼门分春夏和秋冬。

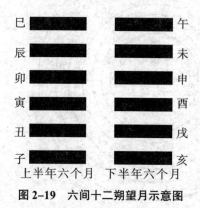

巳　　午
辰　　未
卯　　申
寅　　酉
丑　　戌
子　　亥

上半年六个月　下半年六个月

图2-19　六间十二朔望月示意图

对北半球来说，将"七衡六间图"中分，则太阳由南回归线往北回归线运行有6个朔望月，由北回归线往南回归线运行也有6个朔望月，则用十二地支标记，十二地支记月数（图2-19）。

上半年"六间"6个朔望月用子、丑、寅、卯、辰、巳六地支标记，下半年"六间"6个朔望月则用午、未、申、酉、戌、亥六地支标记，用十二地支标记12个朔望月，这就是所谓的"天以六为节"（《素问·天元纪大论》）、"天以六六为节"（《素问·六节藏象论》）的南北回归线视运动天道太阳历，由冬至夏至来确定。《周易·乾卦》象传说"大明终始，六位时成，时乘六龙以御天"，"大明"是太阳，太阳年周期分为"六位"，即"天以六为节"。而这种太阳历年和12个朔望月组成的历法是阴阳合历，阴阳合历属于人道，阴阳合历正月起始于寅月，终于丑月，见载于《灵枢·阴阳系日月》。

《素问·六微旨大论》说：

日行一周，天气始于一刻；

日行再周，天气始于二十六刻；

日行三周，天气始于五十一刻；

日行四周，天气始于七十六刻；

日行五周，天气复始于一刻，所谓一纪也。

是故寅午戌岁气会同，卯未亥岁气会同，辰申子岁气会同，巳酉丑岁气会同，终而复始。

太阳一回归年365.25日，0.25日4年整数化成1日，变成366日太阳回归年。《素问·六微旨大论》就以4年为1小周，15小周60年为1大周，成为著名的60甲子历周期。并按此4年一小循环周期的特性找出60年中的岁气会同年，所谓岁气会同年，就是位相相同的年。岁气会同年共有20小组，每4小组为1大组，可分成5大组。每1小组3年，组成一个三合局。这是古代四分历的模型。太阳 4 年闰 1 日，60 甲子年闰 15 日，120 甲子年闰 1 月 30 日，故 120 年为 1 大周期。

表 2-1　60 甲子岁气会同表（0.25 四日周期）

水下刻数	水下一刻	二十六刻	五十一刻	七十六刻
一 大 组	1. 甲子 5. 戊辰 9. 壬申	2. 乙丑 6. 己巳 10. 癸酉	3. 丙寅 7. 庚午 11. 甲戌	4. 丁卯 8. 辛未 12. 乙亥
二 大 组	13. 丙子 17. 庚辰 21. 甲申	14. 丁丑 18. 辛巳 22. 乙酉	15. 戊寅 19. 壬午 23. 丙戌	16. 己卯 20. 癸未 24. 丁亥
三 大 组	25. 戊子 29. 壬辰 33. 丙申	26. 己丑 30. 癸巳 34. 丁酉	27. 庚寅 31. 甲午 35. 戊戌	28. 辛卯 32. 乙未 36. 己亥
四 大 组	37. 庚子 41. 甲辰 45. 戊申	38. 辛丑 42. 乙巳 46. 己酉	39. 壬寅 43. 丙午 47. 庚戌	40. 癸卯 44. 丁未 48. 辛亥
五 大 组	49. 壬子 53. 丙辰 57. 庚申	50. 癸丑 54. 丁巳 58. 辛酉	51. 甲寅 55. 戊午 59. 壬戌	52. 乙卯 56. 己未 60. 癸亥
三合局	水局	金局	火局	木局

众所周知，太阳 1 个回归年有 365—366 日，12 个朔望月只有 354 天，所以用闰法来调整朔望月和回归年的 60 年周期。虽然插入了变化的闰月，但十二地支标记 12 个朔望月不变，只在某月插入一个闰朔望月就行了。上古时期是冬至测日影置闰，没有插入法。所以不存在岁差问题。

岁气会同年源于太阳回归年，太阳回归年的基本日期是 365 日（《黄帝内经》共 20 处，分布于 10 篇。《素问·六节藏象论》《素问·针解》《素问·气穴论》《素问·气府论》《素问·调经论》《素问·征四失论》《灵枢·九针十二原》《灵枢·小针》《灵枢·邪气脏腑病形》《灵枢·邪客》），最长日期是 366 日。太阳回归年在 365 日基础上 4 年闰 1 日，闰年每年加 0.25。第 1 闰年为 365+0.25 是 365.25 日，第 2 闰年为 365.25+0.25 是 365.50 日，第 3 闰年为 365.50+0.25 是 365.75 日，第 4 闰年为 365.75+0.25 是 366 日。所谓

"会同"指太阳4年闰1日运行中的位相相同，有相同的天文背景，子辰申位相相同，丑巳酉位相相同，寅午戌位相相同，卯未亥位相相同。4年闰1整日，从第5年再回到365日开始新一轮的置闰，故云"五岁再闰"。

2. 月行九道之变易及五气经天之色

月亮躔太阳日道运行有九道运行轨迹，见图2-20。

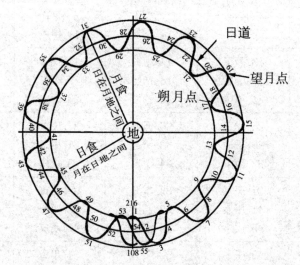

图2-20　月亮运行轨迹在黄道面上的投影（不是赤道面上的投影）

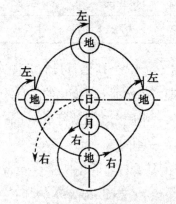

图2-21　月亮伴随地球绕着太阳转

月亮躔日道运动为什么会有日道内外之行呢？因为日道是太阳运行的轨道，可是月亮又绕着地球转，地球带着月亮绕太阳转，就会看见月亮在绕日道内外转（图2-21）。

图2-20非常重要，是揭开"日月二十八宿天纲图"奥秘的钥匙。从月亮在日道面上运行轨迹的投影可以看出，每周期都会错1个特征点，在不断地变化，也就是太阳日道与月亮白道的日白交点在日道面上退行西移（与日道方向相反），每一交点月退行1.442°，日白交点每年西移19°21′，约250交点月退行一周天，约18.61天象年，即约19年7闰的周期，60年一大周期基本回归原位。

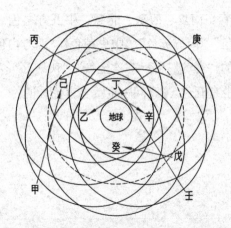

图2-22　月行九道合十天干化五运图（图中虚线是日道）

月亮在日道内外及日道上的运行，古人称为月行九道，月行九道之变易有太过与不及。《汉书·天文志》所说：

月有九行者：

黑道二，出黄道北；

赤道二，出黄道南；

白道二，出黄道西；

青道二，出黄道东。

立春、春分，月东从青道；

立秋、秋分，西从白道；

立冬、冬至，北从黑道；

立夏、夏至，南从赤道。

然用之，一决房中道。青赤出阳道（春夏阳仪系统），白黑出阴道（秋冬阴仪系统）。若月失节度而妄行，出阳道则旱风，出阴道则阴雨……月为风雨……月出房北，为雨为阴……出房南为旱……

所谓九道，指月行东方日道内外为青道二（3、8），行南方日道内外为赤道二（2、7），行西方日道内外为白道二（4、9），行北方日道内外为黑道二（1、6），加上中道日道共九道。所谓二道指月亮在日道外和日道内也。

冬至、夏至、春分、秋分为天道四正，立春、立夏、立秋、立冬为人道四正，故分春夏上半年阳仪系统和秋冬下半年阴仪系统，八正八风九宫，是术数预测基础。

月行九道，将太阳日道以分为青、赤、中（黄）、白、黑五道，按"地

"以五为制"分为东春、南夏、西秋、北冬、中五方之色，如《素问·金匮真言论》说"东方青色""南方赤色""中央黄色""西方白色""北方黑色"《素问·六节藏象论》的"春气""夏气""土气""秋气""冬气"，是四时五方或五季之色，不是天上有五色。《素问·金匮真言论》说：

东方青色……

南方赤色……

中央黄色……

西方白色……

北方黑色……

《灵枢·顺气一日分为四时》说：

肝为牡脏，其色青，其时春，其日甲乙……

心为牡脏，其色赤，其时夏，其日丙丁……

脾为牝脏，其色黄，其时长夏，其日戊己……

肺为牝脏，其色白，其时秋，其日庚辛……

肾为牝脏，其色黑，其时冬，其日壬癸……

地球自转一周为一日，属于地道。月亮是地球的卫星，也属于地道，故都用五方十天干表示。东方青，南方赤，西方白，北方黑，中央黄。《素问·至真要大论》说：

厥阴司天为风化……司气为苍化……

太阴司天为湿化……司气为黅化……

少阳司天为火化……司气为丹化……

阳明司天为燥化……司气为素化……

太阳司天为寒化……司气为玄化……

少阴司化同少阳，于此可知，**五方五色**，故云"五气经天"为五色天，"五气经天"就是日月运行于五方五天，根本不是天上呈现出五种气的颜色，更不是什么北极光，那只是无稽猜想的望文解义，误人子弟啊！

月亮出入升降于日道内外与日道的交点叫日白交点，由于日白交点的出入升降变化，还引起日赤交角和日白交角的周期性交错，就造成赤白交角因两者的加减有18.61年的周期变化，即约19年7闰的准周期，60年一大准周期基本回归原位。

月亮出日道外离地球远为太过用阳天干及成数标示对地球影响相对小而

灾轻，行日道内离地球近为不及用阴天干及生数标示对地球影响大而灾重。

对月体纳甲说的真实科学内涵，今人知者鲜矣。笔者从以下几方面加以阐释。

第一，月体纳甲说以十天干和八经卦立论，将十天干和八经卦分别与月相方位相配，以离坎两经卦表征日月之本相，以另六经卦分别表征月相的初出、上弦、圆月、初亏、下弦、晦月。朔望月的形成，是日月地三体运动的结果，人站在地球上观察日月的视运动，有方位之不同，故又以十天干表示以上特定月相所处空间方位：甲、乙位东方，丙、丁位南方，戊、己位中央，庚、辛位西方，壬、癸位北方。而甲与乙、丙与丁、戊与己、庚与辛、壬与癸各方的天干所表示的都是月亮在对点位的月相，相配之卦也为夫妻卦，如乾甲十五月相与坤乙三十的月相为对点月，艮丙二十三下弦月与兑丁上弦月为对点月等。如果我们按照月亮逐日运行的月相变化顺序：晦朔→上弦→满望→下弦→晦朔，即按邻点月相将八卦卦象和天干排出后，自震而兑而乾，表征月相自晦而明直至盈满，即从初一到十五，可视为阳长阴消的过程，这一过程在黄昏时可以观察到。自巽而艮而坤，表征月相自盈满而消退直至丧失光明隐晦，即从十六到三十，可视为阴长阳消的过程，这一过程在清晨时可以观察到。

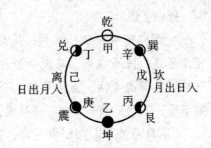

图 2-23　月相盈亏图

第二，朔望月的盈亏周期对地球生态万物的生长发育影响巨大，特别是在朔月、上弦月、满月、下弦月四特征位相时候，生物体往往与之有共振现象发生。

岁运太过行日道外为阳道主旱风，岁运不及行日道内为阴道主阴雨，故云"月主风雨"。

日食只发生在朔，月食只发生在望。日食月食发生时，日月地三者恰好或几乎在一条直线上，这时日月对地球的引力影响最大，所以自古以来，人们对日食月食这种天象反应最大。两者相比，发生在朔月时的日食，因月亮离地球近，且日月地在一直线上，对地球的引力是最大的日子，日食既然是容易发生灾害的凶险不祥的征兆，所以古人特别重视对日食提前作出预报。

《黄帝内经》强调在正月朔日看灾害,《灵枢·岁露论》就以正月朔日测灾害:

正月朔日,太一居天留之宫,其日西北风,不雨,人多死矣。

正月朔日,平旦北风,春,民多死。

正月朔日,平旦北风行,民病多者,十有三也。

正月朔日,日中北风,夏,民多死。

正月朔日,夕时北风,秋,民多死。终日北风,大病死者十有六。

正月朔日,风从南方来,命曰旱乡,从西方来,命曰白骨,将国有殃,人多死亡。

正月朔日,风从东方来,发屋,扬沙石,国有大灾也。

正月朔日,风从东南方行,春有死亡。

正月朔日,天和温不风,籴贱,民不病;天寒而风,籴贵,民多病。

此所谓候岁之风,𪘏伤人者也。

此乃以正月朔日举例说明而已,其实12个月的朔日都会有反映。《灵枢·痈疽》说:

故天宿失度,日月薄蚀;地经失纪,水道流溢,草萱不成,五谷不殖;径路不通,民不往来,巷聚邑居,则别离异处。血气犹然,请言其故。夫血脉营卫,周流不休,上应星宿,下应经数。寒邪客于经络之中则血泣,血泣则不通,不通则卫气归之,不得复反,故痈肿。

"日月薄蚀"即指日食月食,日月食可以造成大的自然灾害。《素问·五常政大论》说:

委和之纪(木运不及年)……眚于三。

伏明之纪(火运不及年)……眚于九。

卑监之纪(土运不及年)……眚四维。

从革之纪(金运不及年)……眚于七。

涸流之纪(水运不及年)……眚于一。

这里用的是洛书九宫数。

木运不及灾于东方木正位三宫,木运不及则用天道五运五行丁表示。

火运不及灾于南方火正位九宫,火运不及则用天道五运五行癸表示。

金运不及灾于西方金正位七宫,金运不及则用天道五运五行乙表示。

水运不及灾于北方水正位一宫,水运不及则用天道五运五行辛表示。

土运不及灾于四维土位二、四、六、八宫,土运不及则用天道五运五行己表示。

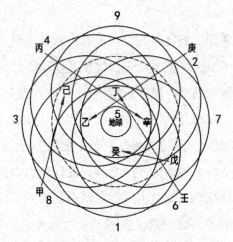

图 2-24　月行九道配洛书图（虚线为日道）

第三，戊己在日道，青甲、赤丙、白庚、黑壬阳干在日道外，青乙、赤丁、白辛、黑癸阴干在日道内。这说明了五阳干为太过、五阴干为不及的机制道理。故《素问·天元纪大论》说："形有盛衰，谓五行之治，各有太过不及也。"（形指月相）。人们不明此理，作出了各种臆说。五阴干在日道内，与地球距离近，对地球的影响大容易造成灾害，故运气七篇多论不及年的灾害，而用洛书九宫标记。月体纳甲图的五方数则用河图标记。月亮是地球的卫星，所以月行九道属于地道，谓之"地以五为制""地以九九制会"。《黄帝内经》所用十二地支、十天干、河图、洛书之数，就是其构建的数学模型。《素问·六元正纪大论》说"金木水火土，运行之数"，"太过者其数成，不及者其数生，土常以生也"，这是用河图标记的。故运有三纪，名：太过、不及、平气。太过在日道外，不及在日道内，平气在日道上。

因为五运十天干有太过不及之分，不可能与平均的十月太阳历挂钩，故《黄帝内经》里没有十月太阳历。

第四，朔望月纳甲图和月

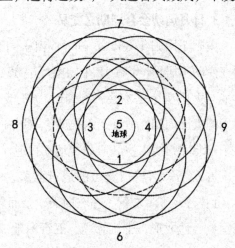

图 2-25　太过者其数成，不及者其数生，土常以生

行九道图不在一个层面。

有了月行九道理论，笔者对八方八节有更深的理解。四正——二分（春分、秋分）二至（冬至、夏至）属于日地相互运动规律的太阳三线四点视运动，即天道太阳视运动规律，属于日道坐标，"以六为节"。而月行九道属于月地相互运动规律，即地道朔望月视运动规律，"地以五为制"。月亮距离地球384403公里，地球大气层厚度科学家最新发现接近480000公里，高度超过月球。月球只能运行在地球大气层之内，受地球引力控制，若月球运行在地球大气层外，地球难以控制。由月行九道看到十天干合化五运五行，说明五行本源属于地道五方五行，故《素问·天元纪大论》说："木火土金水火，地之阴阳也"，《素问·六元正纪大论》说："金木水火土，运行之数"，"太过者其数成，不及者其数生，土常以生也"。而地气上升于天，叫十天干，《管子·五行》说："黄帝作立五行，以正天时。"

为什么《素问·五运行大论》说"余闻五运之数于夫子，夫子之所言，正五气之各主岁尔，首甲定运，余因论之"呢？其一，因为甲己化土位于"地户"冬至点时。古人曾长期把冬至作为大周期计算的初始点和太阳年的起点，所谓"首甲定运"就是以冬至合朔甲子日作为起元的天文历算起点，"子甲相合，命曰岁立"，即《史记·历术甲子篇》所谓"甲子夜半朔旦冬至"，然后《素问·气交变大论》说"五运更治，上应天期"。其二，《难经·十八难》说甲少阳生己太阴脾土，故首定甲己土运。

3. 日月运动会合周期之变易

太阳1回归年365.25日，4年闰1日为366日，所以太阳的周年回归周期在变动不居。1年有12个朔望月是354日，19个太阳年有7个朔望月闰月，才能与太阳有个基本会合准周期，60年有22个朔望月闰月，才是日月会合良好的大准周期，故五运六气理论取用60年甲子周期。不过五运六气用的是太阳南北回归线1岁360日视运动日道。

古人不知道日白交点的退行西移，却知道白道在日道上的移动，就用"上者右行，下者左行，左右周天，余而复会也……天地动静，五行迁复……天垂象，地成形，七曜纬虚，五行丽地……仰观其象，虽远可知也"的天象描绘之（《素问·五运行大论》）。

那么日月分道运行的始点是哪里呢？当然是太阳视运动到南回归线天道的冬至点。月亮也在冬至点附近合朔，而不可能在地道的北方冬至子位。太阳冬至日出点只能在南回归线的东方地平线上。从南回归线冬至点开始，月亮顺时针方向移动是右行，太阳周年逆时针方向视运动是左行。这就是所谓的"天左旋地右迁"，天下降于地，地上升于天，故云"上者右行，下者左行，左右周天"（见于《太始天元册》）。从这里可以看出，我们的古人已经发现了月亮在日道上的西移退行现象，其周期是19（18.61）年7闰。

月亮在冬至点附近合朔有3日是看不到的，根据《素问·六节藏象论》记载"日行一度，月行十三度而有奇"计算，3日月亮约顺时针运行39°多，根据《周易参同契》的"三日出为爽，震受庚西方"记载，当在井觜两宿附近。但太阳历1岁立端开始则起于南回归线东方地平线日出角宿之时，故角宿为二十八宿之始，太阳周年视运动逆时针方向运行，故二十八宿的排列顺序也是逆时针方向排列。这就是太阳历岁始观天的时间窗口，其特点是永恒的太阳三线四点南北回归线视运动。

月亮缠日道，日白交角5.15°。

地球是太阳的卫星，日赤交角23°26′。

地球带着月亮围绕太阳转，由于地球的章动，以及日白交点的退行西移，导致赤白交角在18°08′~28°46′大变化，所以月亮是影响灾变最大的因素。

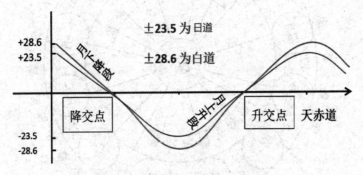

图 2–26　赤白交角变化示意图

古人认为，朔望月黑道是凶险不吉利的日子，对地球生物有巨大影响。月行九道用纳甲图中天干所在方位记之，则青道二用甲乙记之，赤道二用丙丁记之，白道二用庚辛记之，黑道二用壬癸记之，中道用戊己记之。而十五望月纳甲壬，三十朔月纳乙癸，于是知月亮在朔、望之际为黑道。尤其是日食月食时。

　　月亮的运动行程由二十八宿标记之。壬癸黑道配北方的七宿斗牛女虚危室壁。在世传为唐代风水宗师杨筠松所订《杨公忌日》有农历的正月十三、二月十一、三月初九、四月初七、五月初五、六月初三、七月初一和二十九、八月二十七、九月二十五、十月二十三、十一月二十一、十二月十九日为忌日。张巨湘在《三象年历》中对此绘制了一幅天象图（图2-27）。注意：第一，杨公忌日均在单日。第二，1—6月忌日均在望月之前，7—12月忌日均在望月之后。望前为阳，望后来阴。即1—6月忌日在阳，7—12月忌日在阴。由图2-27可以看出，黑道凶日所在的井－轸和斗－壁诸宿是在朔月和望月左右，证明不用回归月而用朔望月也可得到黑道凶日与二十八宿对应的结果。这也侧面证明古人是以朔望月为主的。

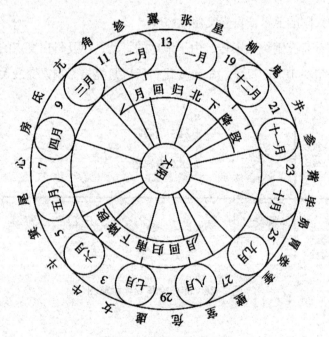

图2-27　杨公忌日天象图

4. 日月运行在二十八宿之变易

二十八宿是日月视运行的驿站，记录日月运行的行程时间，但不是简单只记录时间，其主要任务是记录日月运行到某宿时间时发生的吉凶，如《诗经》上说"月离于毕，俾滂沱兮"；《尚书·洪范》上说"月之从星则以风雨"；《史记·天官书》上说"轸为车，主风"，"箕主八风，月宿其野，为风起"。唐代《开元占经》说"月宿东壁，不风则雨"，"月行宿心而雾"，"月宿东壁、营室、奎、娄胃，皆主水"，"月宿觜、参、井、鬼柳，皆主旱"；《孙子兵法·火攻篇》说"月者，宿在箕壁翼轸，凡此四宿，风起之日也"。

5. 二十八宿之变易

由于古人发现冬至点在移动，所以创建了岁差的概念。但是从太阳永恒不变的南北回归三线四点视运动规律看，冬至点永恒不变的在南回归线上，变动的只是二十八宿恒星位置。

6. 日主寒温，月主风雨

至此，日月二十八宿天纲图理论告诉我们：太阳永恒不变的南北回归线视运动是"日月二十八宿天纲图"的核心基础，其主寒温为主帅，分主1年六气，用十二地支标记，从天气下降于地气，静而守位。月亮永恒不变的朔望月视运动躔日道，主风雨，分主1年五运，用十天干标记，从地气上升为天气，变动不居，只是个先锋官。故谈运气不能只知月运，不知日道，颠倒主次。《汉书·天文志》说"月失节度而妄行，出阳道则旱风，出阴道则阴雨"，"青赤出阳道，白黑出阴道"，"月为风雨，日为寒温"。《素问·六微旨大论》说："天气下降，气流于地；地气上升，气腾于天。"《素问·天元纪大论》说："寒暑燥湿风火，天之阴阳也，三阴三阳，上奉之。木火土金水火，地之阴阳也，生长化收藏，下应之……所以欲知天地之阴阳者，应天之气，动而不息，故五岁而右迁。应地之气，静而守位，故六期而环会。动静相召，上下相临，阴阳相错，而变由生也。"太阳冬至点在南回归线上为1岁的开始，左东右西。五运五气升天，"上者右行"是顺时针方向；六气降地，"下者左行"是逆时针方向。"左右周天，余而复会也"，这是讲日月相会。故《素问·天元纪大论》说："上下周纪……天以六为节，地以五为制。周天气者，六期为一备；终地纪者，五岁为一周……五六相合而七百二十气为一纪，凡三十岁，千四百四十气；凡六十岁，而为一周，不及太过，斯皆见矣。"

7.《黄帝内经》的日月崇拜

《太始天元册》"日月二十八宿天纲图"以日月视运动为核心基础，充分体现了古人对天地日月的崇拜。《素问·八正神明论》说："凡刺之法，必候日月星辰，四时八正之气，气定乃刺之。是故天温日明，则人血淖液而卫气浮，故血易泻，气易行；天寒日阴，则人血凝泣而卫气沉。月始生，则血气始精，卫气始行；月廓满，则血气实，肌肉坚；月廓空，则肌肉减，经络虚，卫气去，形独居。是以因天时而调血气也。是以天寒无刺，天温无疑。月生无泻，月满无补，月廓空无治，是谓得时而调之。因天之序，盛虚之时，移光定位，正立而待之。故曰月生而泻，是谓脏虚；月满而补，血气扬溢，络有留血，命曰重实；月廓空而治，是谓乱经……先知日之寒温，月之虚盛，以候气之浮沉，而调之于身……以日之寒温，月之虚盛，四时气之浮沉，参伍相合而调之……"这段话中"月生"指朔日，"月满"指望日，乃"月相定点说"。

《素问·生气通天论》说："阳气者若天与日……故天运当以日光明。"

《素问·六微旨大论》和《素问·八正神明论》说："因天之序，盛衰之时，移光定位，正立而待之。"《素问·六节藏象论》说："立端于始，表正于中，推余于终，而天度毕矣。"《素问·著至教论》所言"受树天之度，四时阴阳合之，别星辰与日月光，以彰经术，后世益明。"上述经文明确指出，古人发明立竿测日影之术，通过立竿测日影掌握太阳运动所产生的阴阳消长规律。

古人以日月预测自然灾害，《灵枢·岁露》说：

正月朔日，太一居天留之宫，其日西北风，不雨，人多死矣。

正月朔日，平旦北风，春（春行冬令），民多死。

正月朔日，平旦北风行（春行冬令），民病多者，十有三也。

正月朔日，日中北风，夏（等于夏行冬令），民多死。

正月朔日，夕时北风，秋（等于秋行冬令），民多死。终日北风，大病死者十有六。

正月朔日，风从南方来（春行夏令），命曰旱乡；从西方来，命曰白骨，将国有殃，人多死亡。

正月朔日，风从东方来（春行春令，太过），发屋，扬沙石，国有大灾也。

正月朔日，风从东南方行（春行初夏令），春有死亡。

正月朔日，天和温不风（春令不足），籴贱，民不病；天寒而风（春行冬令），籴贵，民多病。

此所谓候岁之风，峣伤人者也……诸所谓风者，皆发屋，折树木，扬沙石，起毫毛，发腠理者也。

二月丑不风（春天至而风未至），民多心腹病；

三月戌不温（春天至而温度未至），民多寒热；

四月巳不暑（夏天至而热未至），民多瘅病；

十月申不寒（冬天至而寒未至），民多暴死。

《灵枢·岁露》又说：

虚邪入客于骨而不发于外，至其立春，阳气大发，腠理开，因立春之日。

天留宫在立春，阴阳合历历元年的正月朔日在立春。正月朔日的平旦（春）、日中（夏）、夕时（日西，秋）一日分四时观察风向及风力大小，不察日影长短。为什么要在正月朔日观察风呢？因为正月朔日是春天的开始，春主风，和风生万物，风亦能害万物，风为百病之始也。

二月、三月、四月属于春分以后至秋分以前春夏的时间段，其"不风""不温""不暑"指这段时间该热不热而反寒，张仲景继承《灵枢·岁露》这一观点发明了春分秋分二分法疫病观，《伤寒例》称春分后至秋分前的疫病为"寒疫"；十月属于秋分以后至春分以前秋冬的时间段，其"不寒"指这段时间该寒不寒而反热，《伤寒例》称此为"冬温"。

表 2-2　正月朔月受邪表

正月朔日	西北风		不雨	人多死
	北方风	平旦北风	春	民多死，十有三
		日中北风	夏	民多死
		日入（夕）北风	秋	民多死
		终日（夜半）北风	冬	大病死者十有六
	东方风			国有大灾
	东南方风			春有死亡
	南方风			旱
	西方风			国有殃，人多死亡
	天温不风			民不病
	天寒有风			民多病

既然始于正月朔日，当然是以观察朔望月为主。《灵枢·岁露论》说：

人与天地相参也，与日月相应也。故月满则海水西盛，人血气积，肌肉充，皮肤致，毛发坚，腠理郄，烟垢著。当是之时，虽遇贼风，其入浅不深。至其月廓空，则海水东盛，人气血虚，其卫气去，形独居，肌肉减，皮肤纵，腠理开，毛发残，膲理薄，烟垢落。当是之时，遇贼风则其入深，其病人也卒暴。

《汉书·天文志》说：

月有九行者：

黑道二，出黄道北；

赤道二，出黄道南；

白道二，出黄道西；

青道二，出黄道东。

立春、春分，月东从青道；

立秋、秋分，西从白道；

立冬、冬至，北从黑道；

立夏、夏至，南从赤道。

然用之，一决房中道。青赤出阳道，白黑出阴道。

若月失节度而妄行，出阳道则旱风，出阴道则阴雨……月出房北为雨为阴……出房南为旱……至月行，则以晦朔决之。日冬则南，夏则北；冬至于牵牛，夏至于东井。日之所行为中道，月、五星皆随之也……月去中道，移而东北入箕，若东南入轸，则多风。西方为雨……月失中道，移而西入毕，则多雨。故《诗》云"月离于毕，俾滂沱矣"，言多雨也……月为风雨，日为寒温……

月为风雨，日为寒温。

古人还把日月的行程和二十八宿结合起来定自然现象，如《诗经》上说"月离于毕，俾傍沱兮"（竺可桢解释"月离于毕"指的是望月多雨），《洪范》上说"月之从星，则以风雨"，《史记·天官书》上说"箕主八风……月宿其野，为风起"，又说"轸为车，主风"。

（三）日月二十八宿天纲图之简易

虽然日月的运动有千变万化，但总在太阳南北回归线三线四点视运动和朔望月纳甲的范围之内，还有不变的二十八宿，都可以概括在"日月二十八宿天纲图"内，成为"简易"之道，即将流散无穷千万变化的日月星辰视运动，凝聚在一图之中以蔽之，可谓大道至简矣！

将太阳视运动纳子图与月体纳甲图及二十八宿合在一起就是"日月二十八宿天纲图"了。

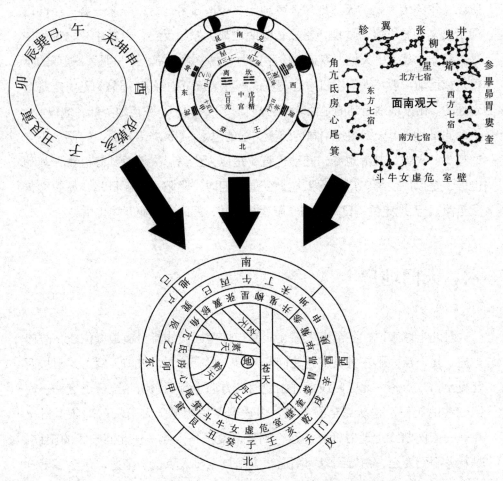

图2-28　日月二十八宿天纲天象图

至此清清楚楚地知道，日月二十八宿天纲图中不只是有五气经天，此图是以不变的太阳南北回归线三线四点视运动规律为核心。有了太阳日道运动，才有月亮躔日道运动不息及月行九道，才发现偕日出入的二十八宿的定位作用及以之测吉凶，所以名之为"五气经天图"不合适、不全面，笔者在2001年出版的《中医运气学解秘》中改名"日月五星视运动天象图"，现在要准确地改为"日月二十八宿天纲图"才合适。

上古时期人坐地观天象，看到天上最大的天象是日月视运动，看到日月绕大地运转，根本看不到地球绕太阳公转的黄道，《周易》《黄帝内经》中没有黄道说，只有日道和白道，不能否认这个事实去研究《黄帝内经》的历法。所以《系辞传》是"天尊地卑，乾坤定矣……日月运行，一寒一暑……仰以观于天文，俯以察于地理，是故知幽明之故。原始反终，故知生死之说……是故法象，莫大乎天地，变通莫大乎四时，县象著明莫大乎日月"，强调的是日月视运动。现在人们用日中心黄道说解释《黄帝内经》《周易》是肯定解释不通的。俯察地理看到的是西北地势高刺入天名天门，东南地势低名地户。

此日月运行天纲图是中国传统天文学的思维。《系辞传》说："一阴一阳之谓道……夫乾，其静也专，其动也直，是以大生焉。夫坤，其静也翕，其动也辟，是以广生焉。广大配天地，变通配四时，阴阳之义配日月，易简之善配至德。"天地定位，日月一阴一阳运行其间，四时变通而万物化生矣。

六、天门地户

对北半球来说，冬至点太阳在辰巽申坤南回归线行日道最低位置，故曰地户。夏至点太阳在寅艮戌乾北回归线日道最高位置，故曰天门。太阳从西北夏至日入点——北回归线上开始逆时针方向运行到东南冬至日出点——南回归线的旅程，是从夏至到冬至，由秋到冬为阴道。太阳从东南冬至日出点——南回归线上逆时针方向运行到西北夏至日入点——北回归线的旅程，是从冬至到夏至，由春到夏为阳道。太阳夏至日入点位于奎壁，冬至日出点位于角轸。一般是以太阳在冬至点的位置为回归年岁首的开始与终结，故二十八宿从角宿始，顺从太阳逆时针方向排列，而终于轸宿，从而量度日月岁的行程。这是仰观天象。

《素问·五常致大论》说："天不足西北，左寒而右凉，地不满东南，右热而左温，其故何也？岐伯曰：阴阳之气，高下之理，太少之异也。东南方，阳也，阳者其精降于下，故右热而左温。西北方，阴也，阴者其精奉于上，故左寒而右凉。是以地有高下，气有温凉，高者气寒，下者气热，故适寒凉者胀，之温热者疮，下之则胀已，汗之则疮已，此腠理开闭之常，太少之异耳。帝曰：其于寿夭何如？岐伯曰：阴精所奉其人寿，阳精所降其人夭。帝曰：善。其病也，治之奈何？岐伯曰：西北之气散而寒之，东南之气收而温之，所谓同病异治也。故曰：气寒气凉，治以寒凉，行水渍之。气温气热，治以温热，强其内守。必同其气，可使平也，假者反之。帝曰：善。一州之气，生化寿夭不同，其故何也？岐伯曰：高下之理，地势使然也。崇高则阴气治之，污下则阳气治之，阳胜者先天，阴胜者后天，此地理之常，生化之道也。帝曰：其有寿夭乎？岐伯曰：高者其气寿，下者其气夭，地之小大异也，小者小异，大者大异。故治病者，必明天道地理，阴阳更胜，气之先后，人之寿夭，生化之期，乃可以知人之形气矣。"《素问·阴阳应象大论》说："天不足西北，故西北方阴也，而人右耳目不如左明也。地不满东南，故东南方阳也，而人左手足不如右强也。帝曰：何以然？岐伯曰：东方阳也，阳者其精并于上，并于上则上明而下虚，故使耳目聪明而手足不便也；西方阴也，阴者其精并于下，并于下则下盛而上虚，故其耳目不聪明而手足便也。故俱感于邪，其在上则右甚，在下则左甚，此天地阴阳所不能全也，故邪居之。"西北地势高离天近，曰天门，头为天而"右耳目不如左明"，"西方阴也，阴者其精并于下，并于下则下盛而上虚，故其耳目不聪明而手足便也"。东南地势低离海近，曰地户，四肢手足为脾地而"左手足不如右强"，"东方阳也，阳者其精并于上，并于上则上明而下虚，故使耳目聪明而手足不便也"。这是俯察地理。西北山高刺破天。《淮南子·天文训》："昔者共工与颛顼争为帝，怒而触不周之山，天柱折，地维绝，天倾西北，故日月星辰移焉；地不满东南，故水潦尘埃归焉。"

何谓夏至点为天门、冬至点为地户？从天道说，夏至点天气最热，阳极一阴始生，日就阴道，进入雨季，雨下降如门之开，故曰天门。此后天气有降无升，故曰"天门无上"（《河图括地象》说"天不足西北，地不足东南。

西北为天门，东南为地户。天门无上，地户无下。"）冬至点天气最冷，阴极一阳始生，日就阳道，大地阳气渐升如门之开，故曰地户。地气有升无降，故曰"地户无下"。而坤位秋分点，秋主刑杀，故称坤为"鬼门"。艮位春分点，春主生，故称艮为"人门"。

《易纬·周易乾凿度》记载如下。

乾凿度，圣人颐。乾道浩大，以天门为名也。乾者天也……乾训健，壮健不息，日行一度；凿者开也，圣人开作；度者度路……圣人凿开天路，显彰化源。

说明《易纬·周易乾凿度》就是讲开通日道，以彰明万物化生的本原，其实是在阐述太阳的运行轨道。

《易纬·乾坤凿度》谓：

立乾、坤、巽、艮四门。

乾为天门……万灵朝会，众生成，其势高远，重三三而九……《万形经》曰：天门辟元气，《易》始于乾也。

巽为风门，亦为**地户**。圣人曰：乾坤成气，风行。天地运动，由风气成也。上阳下阴，顺体入也，能入万物，成万物，扶天地生散万物，风以性者。圣人居天地之间，性禀阴阳之道，风为性体，因风正圣人性焉。《万形经》曰：二阳一阴，无形道也，风之发泄，由地出处，故曰**地户**。户者牖，户通天地之元气，天地不通，万物不蕃。

"乾、坤、巽、艮四门"在"日月二十八宿天纲图"的四维。**巽风门**为春天的开始，"风之发，由地出处，故曰地户"，故"能入万物，成万物，扶天地生散万物"。若地气巽风不发，则"天地不通，万物不蕃"。《素问·阴阳离合论》说："天覆地载，万物方生，未出地者，命曰阴处，名曰阴中之阴；则出地者，命曰阴中之阳。阳予之正，阴为之主。故生因春，长因夏，收因秋，藏因冬，失常则天地四塞。"**乾天门**为夏天，故"万灵朝会，众生成"。太阳生万物，故"天门辟元气，《易》始于乾也"。

"地户"是冬至日出处，而冬至太阳正运行到南回归线冬至点，故冬至二十八宿始于角宿。古人曾长期把冬至点作为天道大周期计算的初始点和太阳回归年的起点。而且有了二十八宿这把标尺，那么偕日出、偕日没的论点，冲日法的论点，昏中旦中测定太阳位置的论点等，就全部可以计算出来了。

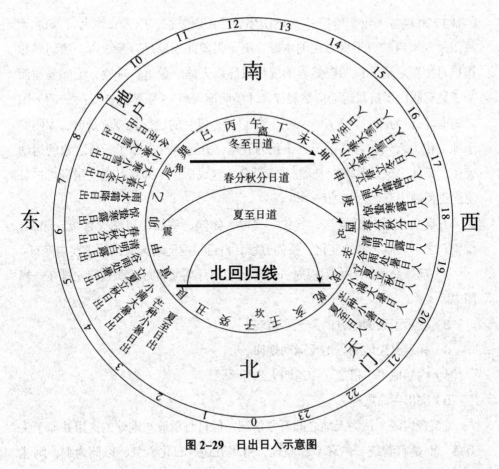

图 2-29 日出日入示意图

这是个模型说理图，不是实际日出入图，因为太阳周年视运动是螺旋式视运动，日出与日落不在 1 个纬度线上。

二十八宿始于龙头角宿辰位，故称一年十二月、一日十二时都叫"辰"，谓十二辰，日月星谓之三辰，《素问·八正神明论》谓："凡刺之法，必候日月星辰四时八正之气，气定乃刺之。"

七、"候之所始，道之所生"说

"候之所始，道之所生"，是对日月视运动天象图的总括性论断。《说文》说："候，伺望也。"《字汇》说："候，证候。"由此而言，候是观察事物客观征象的意思。观象察候是古人研究自然、总结客观规律的根本方法。正如

《素问·五运行大论》所说："天地阴阳者，不以数推，以象之谓也。"知此天象图是观察自然界千变万化的本源，更是强调此天象是万象之本。道训规律指日月阴阳之道，说明自然界的规律只能以天体之象进行观察，绝非臆测而来，只有明白了日月运动自然规律，才能明道入道。《系辞传》说："一阴一阳之谓道。"日为阳，月为阴，"阴阳系日月"，日月的运行轨迹就是道。太阳纳于地支化为六气，月亮纳于天干化为五运，五运六气来源于天体之象的运动变化，天体之象是其客观基础。"天垂象，地成形……仰观其象，虽远可知"，上述正反映了五运六气的科学性。

五运六气规律把岁候、气化、气候、物候、病候、自然灾害统一起来，统统归之于天体之象的变化，执简驭繁，日月星视运动天象图的重要内涵有：

1）巧妙简要地将太阳视周日周年运动和月亮视周月运动规律安排在一幅图中。

2）展示了天圆地方的盖天宇宙观。

3）标示出天地阴阳相反运动规律。

4）内涵地平、日道、白道四大坐标系。

5）突出生命规律。

《黄帝内经》认为天地之间万象纷纭，但日月星辰对地球的作用并非千头万绪，而是有着统一的环节和原理，月化五运，日化六气，以此为纲，阐述了天地关系、日地关系、月地关系等天文因素对地球的影响，描绘出了一个主宰生命活动的天地日月星辰的巨大宇宙系统，即日月星视运动天象——日月二十八宿天纲图。

（一）候之所始

这个候，包含气候、物候、**病候**等多种含义。首要的是《素问·六节藏象论》说的气候、物候，谓："五日谓之候，三候谓之气，六气谓之时，四时谓之岁，而各从其主治焉。五运相袭，而皆治之，终期之日，周而复始；时立气布，如环无端，候亦同法。故曰：不知年之所加，气之盛衰，虚实之所起，不可以为工矣。"古人以五日为一个最小气候变化节律，三候为 1 个节气，两个节气 6 候为 1 个月，3 个月 6 个节气 18 候为一时——即一季，四时即四季 72 候为 1 岁，时间的变化也会彰显生物的生长变化——物候及病候。

这一些"候"都源于日月星辰天体运动，所以说此天纲图为"候之所始"。其中包含了生命生长发育过程规律。这是《黄帝内经》的二十四节气历，1岁360日，不是太阳回归年365—366日。

（二）道之所生

道是什么？什么是"得道""合于道"？《灵枢·逆顺肥瘦》说"**圣人之为道者，上合于天，下合于地，中合于人事**"，"**圣人之为道也，明于日月**"。《管子·枢言》说："道之在天者，日也。"《素问·生气通天论》说："天运当以日光明。"《系辞传》说："一阴一阳之谓道"，"阴阳之义配日月"。日为阳，月为阴，日月的运行轨迹就是道。《素问·阴阳应象大论》说："阴阳者，天地之道也。"《素问·阴阳离合论》和《灵枢·阴阳系日月》都说"天为阳，地为阴"，道就是阴阳，阴阳就是天地日月。所以《素问·四气调神大论》说顺春夏为阳、秋冬为阴的四时阴阳为"**得道**"，《素问·上古天真论》称为"**合于道**"，你只有明白了自然规律，才能明道、入道。所以《素问·气交变大论》说："**夫道者，上知天文，下知地理，中知人事，可以长久，此之谓也。**"《素问·著至教论》也说："**而道，上知天文，下知地理，中知人事，可以长久，以教众庶，亦不疑殆，医道论篇，可传后世，可以为宝。**"强调中医的基础在医道。如何才能得到这个"道"？即要求掌握四时之气，"气"是沟通天人之间的中介物质，所以《灵枢·逆顺》说："气之逆顺者，所以应天地、阴阳、四时、五行也。"四时之气分为风、热、火、湿、燥、寒六气，这六气既是人体生命不可缺少的物质，也是导致人体生病死亡的物质，所谓水能浮舟，也能覆舟，成也萧何、败也萧何是也。

（三）天度与气数

"道"和"候"都源于日月星辰运动规律，那么怎么掌握日月星辰运动规律呢？《黄帝内经》提出了"天度"和"气数"两个命题。如《素问·六节藏象论》说：

夫六六之节、九九制会者，所以正天之度、气之数也。天度者，所以制日月之行也；气数者，所以纪化生之用也。天为阳，地为阴，日为阳，月为阴，行有分纪，周有道理，日行一度，月行十三度而有奇焉，故大小月三百六十五日而成岁，积气余而盈闰矣。立端于始，表正于中，推余于终，而天度毕矣。

《素问·六节藏象论》说"天度者，所以制日月之行也"，《素问·八正神明论》说"星辰者，所以制日月之行也"，可知天度是指二十八宿的周天度数。"气数者，所以纪化生之用也"，是指万物的生长壮老死过程，《素问·天元纪大论》说："寒暑燥湿风火，天之阴阳也，三阴三阳，上奉之。木火土金水火，地之阴阳也，生长化收藏，下应之。"

天度用的是1岁二十八宿360日的太阳历法，不是回归年365—366日太阳历。气数用的是1岁为360日的60甲子历法。这60甲子历法就是五运六气的历法，即用十天干和十二地支表示的历法。

这"六六之节""九九制会"在《素问·天元纪大论》中则简化为"天以六为节，地以五为制"，谓：

天以六为节，地以五为制。周天气者，六期为一备；终地纪者，五岁为一周……五六相合，而七百二十气为一纪，凡三十岁；千四百四十气，凡六十岁而为一周，不及太过，斯皆见矣。

在这里就明确指出五运六气，用的是60甲子历。解析"日月二十八宿天纲图"必须明白：

第一，其中有日地相互运动规律的太阳南北回归线视运动三线四点是永恒不变的。

第二，日月地三体系运动形成的朔望月纳甲图是永恒不变的。正是由于太阳南北回归线视运动三线四点图和朔望月纳甲图的不变，才造成了"日月二十八宿天纲图"永恒不变的天象图，也可以用天干地支数标记出来。

第三，月地相互运动的赤白交角在变，日月相互运动的日白交点在变，二者有18.61年的周期，其变取决于"月行九道"的变化。月亮是地球的卫星而围绕地球旋转，是在地球大气层之内旋转，若是在地球大气层外旋转就是进入了太空，恐怕难以受地球约束了。

第四，日地体系视运动方向与月地体系视运动方向相反，就日周期说，太阳每日东升西落是顺时针方向旋转，月亮作为地球的卫星则伴随地球作逆时针方向旋转；就年周期说，天道太阳作逆时针方向视运动，而地球带着月亮作顺时针方向视运动。

八、结语

"日月二十八宿天纲图"是五运六气的纲领图，但是它太难懂了，笔者对此从"三易"思维作了解难，以还原古人如何用观"天象"之法解五气经天，澄清了诸多难题。

（1）五气五色源于五时五季色，不是天空上有五色。

（2）笔者在《中医运气学解秘》指出十二地支表示日地关系，主六气。十天干表示月地关系，主五运。所谓的"五气经天图"应该称作"日月二十八宿天纲图"，才能突出日、月、二十八宿的突出地位。并解释了组成五运六气的十天干周期和十二地支周期规律，以及 5 数和 6 数规律。

（3）月躔日道运动，不是月躔赤道。月运于日道外是望月为运太过，月运于日道内为朔月为运不及，日白交点、日赤交点在变，赤白交点在变，此谓之"变易"。从"天左旋地右迁"得知古人发现了月亮在日道上的退行西移现象，其周期是 19 年 7 闰。这是后世人说法。

虽然太阳的三线四点和月亮的朔望月纳甲图是永恒不变的，但太阳与月亮的相对位置却是在不停地变化，60 年一准周期。太阳南北回归线运动半年有 6 个朔望月，1 年有 12 个朔望月，用十二地支表记，这就是 6 数周期和 12 数周期的来源。太阳 4 年闰 1 日，12 年闰 3 日，60 年闰 15 日，120 年闰 1 个朔望月 30 日为一周期。朔望月 5 年 1 个回归周期，10 是阴阳两个回归周期，用十天干表记，这就是 5 数周期和 10 数周期的来源。《国语·越语下》说："天节不远，五年复反。"韦昭注："节。期也。五年再闰，天数一终，故复反也。"此指 10 太过的 5 年周期，太阴历"五年再闰"。与五大行星周期没有任何关系。朔望月 3 年 1 闰、5 年 2 闰，19 年 7 闰，60 年闰 22 个朔望月周期，120 闰 44 个朔望月。120 年人阳闰 1 个朔望月，朔望月闰 44 个朔望月，共闰 45 个朔望月，这就是洛书 45 数的来源。60 年只是 1 个中等周期，120 年才是 1 个大周期。

（4）太阳的三线四点运动规律永恒不变，朔望月运动的月体纳甲图永恒不变，所以"日月二十八宿天纲图"是不变的。天门、地户位于冬至、夏至太阳出入位置也是不变的，故谓之"不易"。不变的太阳三线四点运动和一个不变的朔望月运动合成了"日月二十八宿天纲图"，谓之"简易"。

（5）确立太阳南北回归线视运动规律的核心作用，从太阳的出入发现了恒星月1周期28日的二十八宿，并确定了二十八宿逆时针排列顺序的原因，有了1岁360日太阳历日道才有月亮躔日道运动的太过不及和月行九道之五色。

综合以上论述可知，日月二十八宿天纲图内含日、月、二十八宿三种实际天体天象，有太阳视运动之常变，有朔望月之常变，有日月在二十八宿之变，用十天干、十二地支统摄之，十天干统朔望月之五运，十二地支统太阳之六气，五运与六气加临为60年准周期，其中有同化与异化。

五运六气的所有理论都可以在"日月二十八宿天纲图"天象中得到解答，因篇幅所限，余不再述。

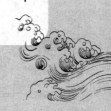

第三章

五运六气天文历法背景

天文学不仅是中国传统文化之源，也是中医源头，这种思想源于上古先民朴素的观天象活动，并由此广泛植根于上古的宇宙时空观、中医观、政治观、宗教观、哲学观，甚至科学观等，即上古天文学是中国传统文化知识体系与思想体系的总渊薮。研究《黄帝内经》不从天文入手是行不通的，研究五运六气理论更是如此。

　　《素问·五运行大论》说："黄帝坐明堂，始正天纲。"这个天纲就是"日月二十八宿天纲图"。此图主要由太阳南北回归线视运动和朔望月视运动及二十八宿组成，这个日月二十八宿运行天纲图是中国传统天文学的思维体现。这个图很不好理解，笔者于2021年11月在《中华中医药杂志》发表《五气经天天文背景考释》和2023年8月在《中华中医药杂志》发表《五气经天的历法考释》两文作了阐述，引起了读者广泛关注。许多读者询问其历法具体情况，笔者考释如下：为什么要建立这个天文大纲呢？《汉书·艺文志》说："天文者，序二十八宿，步五星日月，以纪吉凶之象，圣王所以参政也。"《尚书·尧典》说："历象日、月、星辰，敬授民时。"《周易·革卦·象传》说："君子以治历明时。"《周易·贲卦·彖传》说："观乎天文，以察时变。观乎人文，以化成天下。"原来建立天文大纲是为了创建历法，让人民按照历法生活工作，趋吉避凶。天文日月运行之象具备了空间，而日月的运行则具有了时间，历法则是人为按某时间节律规定的。那么这个日月二十八宿天纲图包含哪些历法呢？笔者将在下面加以考释。

　　太阳光刺眼不能直视，古人是如何掌握太阳视运动规律呢？立竿测日影。《素问·著至教论》说："黄帝坐明堂……树天之度，四时阴阳合之，别星辰与日月光，以彰经术。"高士宗注："上古树八尺之臬，参日影之斜正长短，以定四时，故愿得受树天之度，以定四时之阴阳，即以四时阴阳，合之星辰日月，分别明辨，以彰玑衡之经术。"这种立竿测日影之术在《黄帝内经》中有多处记载。《素问·六微旨大论》说："盖南面而待也……因天之序，盛衰之时，移光定位，正立而待之。"《素问·阴阳类论》说："孟春始至，黄帝燕坐，临观八极，正八风之气。"言孟春则知道用的是阴阳合历。《素问·八正神明论》说："法天则地，合以天光……必候日月星辰，四时八正之气……是谓得时而调之，因天之序，盛虚之时，移光定位，正立而待之。"《素问·六节藏象论》说："立端于始，表正于中，推余于终，而天度毕矣。"《灵枢·逆顺肥瘦》说："圣人之为道者，上合于天，下合于地，中合于人事，必有明法，以起度数，法式检押，乃后可传焉。故匠人不能释尺寸而意短长，废绳墨以起平水也，工人不能置规而为圆，去矩而为方。""表"就是测日影的立竿。古人通过"表正于中""移光定位"去掌握"天之序"，就是以日中日影长度定位天序的。于此可知，上古人是通过立竿测日影来确定"天之度，气之数也。天度者，所以制日月之行也，气数者，所以纪化生之用也"（《素问·六节藏象论》）。真是，**一表顶天立地**，顶天以察日月星辰，立地以俯察万物。

一、《素问·六节藏象论》提出两部太阳历和两套日道命题

  《素问·六节藏象论》提出"黄帝问曰：余闻天以六六之节，以成一岁。人以九九制会，计人亦有**三百六十五节**，以为天地，久矣。不知其所谓也？岐伯对曰：昭乎哉问也，请遂言之。夫**六六之节、九九制会**者，所以正**天之度、气之数**也。**天度者**，所以制日月之行也；**气数者**，所以纪化生之用也。**天为阳，地为阴。日为阳，月为阴**。行有分纪，周有道理，日行一度，月行十三度而有奇焉，故**大小月三百六十五日而成岁**，积气余而盈闰矣。**立端于始，表正于中，推余于终，而天度毕矣**……**天以六六为节，地以九九制会**。天有十日，日六竟而周甲，甲六复而终岁，**三百六十日法**。夫自古通天者，生之本，本于阴阳，其气九州九窍，皆通乎天气。故其生五，其气三，三而成天，三而成地，三而成人，三而三之，合则为九，九分为九野，九野为九脏。故形脏四，神脏五，合为九脏，以应之也。……**五日谓之候，三候谓之气，六气谓之时，四时谓之岁**，而各从其主治焉。五运相袭，而皆治之，终期之日，周而复始，时立气布，如环无端，候亦同法。故曰：不知年之所加，气之盛衰，虚实之所起，不可以为工矣。帝曰：五运之始，如环无端，其太过

不及何如？岐伯曰：五气更立，各有所胜，盛虚之变，此其常也。帝曰：平气何如？岐伯曰：无过者也。帝曰：太过不及奈何？岐伯曰：在经有也。"

《素问·六节藏象论》这篇经文首先讲天地之道，谓"夫**六六之节、九九制会**者，所以**正天之度，气之数**也。**天度**者，所以制日月之行也；**气数**者，所以纪化生之用也"，"六六之节"即"天以六六为节"指天道，"九九制会"即"地以九九制会"指地道。所谓"夫**六六之节、九九制会**者，所以**正天之度、气之数**也。**天度**者，所以制日月之行也；**气数**者，所以纪化生之用也"，乃指"先知其年，以明其气"也，年由日月运行之度定，气由年定，故云"**天度**者，所以制日月之行也；**气数**者，所以纪化生之用也"。《素问·天元纪大论》说"**木火土金水火，地之阴阳也，生长化收藏下应之**"，其"**生长化收藏下应之**"就是"**气数者所以纪化生之用也**"。有人将"六六"解释为"六×六＝三十六"以附会"十月太阳历"1月36日，那是个人的主观推演，《黄帝内经》没有原文记载。《黄帝内经》谓"天地合气，六节分"，还对上半年6个月和下半年6个月有明文记载。《素问·至真要大论》说："**初气终三气，天气主之……四气尽终气，地气主之，**"《素问·六元正纪大论》说："**数之始，起于上而终于下，岁半之前，天气主之，岁半之后，地气主之。**"《周髀算经》还说："凡为日、月运行之圆周，七衡周而六间，以当六月节。"这才是"六六之节"的原意。

然后给出阴阳定义是天阳地阴、日阳月阴。《系辞传》说"阴阳之义配日月"，帛书《系辞传》说"阴阳之义合日月"。并明确提出两部太阳历的命题（这在世界历法史上是罕见的）：**一是1岁360日分度的圆周太阳历，这是太阳南北回归线视运动日道**（《黄帝内经》时代没有"黄道"概念，黄道是后世名词）；二是回归年365—366日的太阳历，这是永远变化的日道。而且明确表示两部太阳历来源于"**立端于始，表正于中，推余于终，而天度毕矣**"的立竿测日影实践科学考察。

"三百六十日法"太阳历，亦见于《素问·阴阳离合论》，谓："天为阳，地为阴，日为阳，月为阴，大小月三百六十日成一岁。人亦应之。"太阳南北回归线视运动产生的1岁360日太阳历，不仅见于《黄帝内经》，亦记载于其他古籍。《淮南子·天文训》记载"何谓八风？距日冬至四十五日条风至；

条风至四十五日明庶风至；明庶风至四十五日清明风至；清明风至四十五日景风至；景风至四十五日凉风至；凉风至四十五日阊阖风至；阊阖风至四十五日不周风至；不周风至四十五日广莫风至。"《系辞传上》记载："乾之策二百一十有六，坤之策百四十有四，凡三百有六十，当期之日。二篇之策，万有一千五百二十，当万物之数也。"可知 360 日太阳历是古人通用太阳历，古代数术预测多用 360 日太阳历。

1 岁 360 日分度的圆周太阳历，源于太阳南北回归线视运动，1 季 90 日，1 月 30 日（故云"凡三十度"），用干支 60 甲子周期标记，是永远不变的五运六气万年历。中国的二十四节气即源于 1 岁 360 日太阳历，二十四节气不是源于 365—366 日的太阳回归年。《素问·天元纪大论》总结说"**天以六为节，地以五为制**。周天气者，六期为一备；终地纪者，五岁为一周……五六相合而七百二十气为一纪，凡三十岁，千四百四十气，凡六十岁，而为一周，不及太过，斯皆见矣。""**天以六为节**"指立竿测日影所获得的天道太阳运动规律，故云"周天气者，六期为一备"，"七衡六间图"、太极图是其模型。"**地以五为制**"指立竿测日影获得的以"地中"为中心的五方规律，月体纳甲图、河图、洛书是其模型，故云"终地纪者，五岁为一周"。五运将 1 年 360 日分为 5 季，每季 72 日。1 回归年是 365—366 日，分为 5 季是每季 72 日有奇，不是固定的 73.05 日。

天阳太阳运动"周天气者，六期为一备"（有**岁气会同年，4 年闰 1 日**），地阴月亮运动"终地纪者，五岁为一周"（有**岁运会同年，"五岁再闰"**），这样"**天为阳，地为阴。日为阳，月为阴**"就有了着落，就是讲日月运动的，故接着说日月"行有分纪，周有道理，日行一度，月行十三度而有奇焉"，这是阐述月躔日道运动。月躔日道内外而行九道，故有太过、不及、平气三气。

1 岁 365—366 日的回归年太阳历，有 4 年闰 1 日的岁气会同年变化周期，是永远变化的回归年太阳历，用于阴阳合历，因为是来源于立竿测日影，置闰是在冬至调历时，故云**积气余而盈闰**。冬至调历置闰就不考虑岁差问题的。1 回归年在 365—366 日之间变化，故云"凡三十度而有奇""六十度而有奇"，不是固定的 60.8752 日。

这两部太阳历，360 日圆周太阳历是二十四节气的源头及五运六气历的源头，永远不会变化，而365—366日回归年太阳历永远在变化，4年闰1日。这是经文的明确记载，是不可否认的事实。1个回归年是365—366日，1个恒星月或回归月约为28日，366÷28 = 13.071，故云"日行一度，月行十三度而有奇焉"。月亮28日走28宿，则月亮行28宿1恒星月周期360度，反之月亮每行1度，太阳约识行13度，这个无法用现在的天文软件推算。

《素问·六节藏象论》创建了"天以六为节""天以六六为节"和"地以五为制""地以九九制会"的公理，《国语·周语下》说："天六地五，数之常也。经之以天，纬之以地。经纬不爽，文之象也。"以"天六地五"为公理。《汉书·律历志》进一步论述说："天六地五，数之常也。天有六气，降生五味。夫五六者，天地之中合，而民所受以生也。故日有六甲，辰有五子，十一而天地之道毕，言终而复始也。"此"六节"乃天道阴阳风寒暑湿燥火三阴三阳之简称。"藏象"指"天以六为节"中藏有太阳南北回归线视运动的天象所对应的五脏，五脏以《素问·阴阳离合论》的横膈膜上下分天地，心肺在横膈膜之上为天道阴阳，肝脾肾在横膈膜之下为地道阴阳。**天道**"天以六为节""天以六六为节"，"天有十日，日六竟而周甲，甲六复而终岁，三百六十日法也"。**地道**"地以五为制""地以九九制会"，"其气九州九窍，皆通乎天气。故其生五，其气三，三而成天，三而成地，三而成人，三而三之，合则为九，九分为九野，九野为九脏。故形脏四，神脏五，合为九脏，以应之也"。由此可知，"神**藏五**"指生神的**胃、小肠、大肠、三焦、膀胱**五者，"形藏四"指**主四时四季的肝、心、肺、肾四脏**，故下文云脉见于多气多血的足阳明胃经**"人迎"**脉以候阳气，"所谓阳者，胃脘之阳也"，阳气来复于少阳，旺于太阳，盛于午阳明，故云"人迎一盛，病在少阳。二盛，病在太阳。三盛，病在阳明。四盛已上为格阳"。而五脏脉见于手太阴肺经**"寸口"**脉以**候血脉**，阴气来复于厥阴，旺于少阴，盛于子太阴，故云"寸口一盛，病在厥阴。二盛，病在少阴。三盛，病在太阴。四盛已上为关阴"。人迎、寸口阴阳俱盛则"关格"，故云"人迎与寸口俱盛四倍以上为关格。关格之脉赢，不能极于（不能布散）天地之精气，则死矣"，"关格"则阴阳不交而死矣。

这从"六经欲解时图"可以看到清清楚楚，厥阴、少阴、太阴三阴在亥子丑冬三时，少阳、太阳、阳明三阳在春天、夏天、秋天三时，谓"人迎一盛，病在少阳。二盛，病在太阳。三盛，病在阳明。四盛已上为格阳。寸口一盛，病在厥阴。二盛，病在少阴。三盛，病在太阴。四盛已上为关阴。人迎与寸口俱盛四倍已上为关格。关格之脉赢，不能极于天地之精气，则死矣"。这是以《素问·阴阳离合论》横膈膜之下三阴为基础，三阳上随之。于此可以看出，张仲景六经欲解时来源于《黄帝内经》理论。

"地以九九制会"，古有明堂。《大戴礼记》说："明堂者，古有之也。凡九室：一室而有四户、八牖，三十六户、七十二牖。以茅盖屋，上圆下方。……九室十二堂，室四户，户二牖。"（图 3-1）

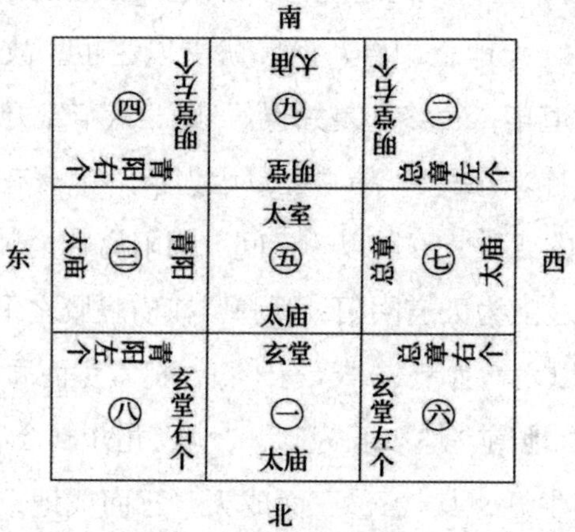

图 3-1　明堂示意图

"九分为九野"则涉及日月星辰的"九州"分野说，为预测灾害打下了基础。由此可知《素问·六节藏象论》是五运六气理论的纲领性文件，含有很多信息。

太阳在南北回归线之间的视运动是日地之间的相互运动关系，在南回归线有冬至点，北回归线有夏至点，中间经过赤道线春分秋分点，称太阳周年三线四点视运动轨迹。太阳的三线四点视运动呈现的是二至、二分的四立八节太阳历。一万年前北半球古人站在北半球上看到的太阳周年南北回归线视运动是这样，我们今天的人看到的太阳周年南北回归线视运动还是这样，永恒不变。这里是太阳 1 岁 360 日视运动的日道轨迹（图 3-2）。

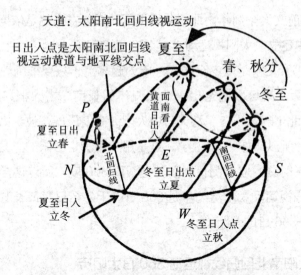

图3-2 太阳三线四点四立八节视运动图

研究"日月二十八宿天纲图"必须站在黄帝时代人的思维逻辑上看问题，他们是用肉眼看出来的天文及用立竿测日影测出来的历法，不能用现代天文软件推断上古时代的天文历法来历。古人用肉眼观天，看到的是日月绕着大地转，不是地球绕着太阳转。必须好好记住古人"不以数推，以象之谓也"（《素问·五运行大论》）。《周易》和《黄帝内经》记载的上古天文历法，现在成了绝学，笔者试着解读如下，敬请专家指正。

这个太阳南北回归线视运动是中国古代天文历法的核心基础。"日月二十八宿天纲图"是以观测地面南观日月视运动的日月地三体系图（图3-3）。

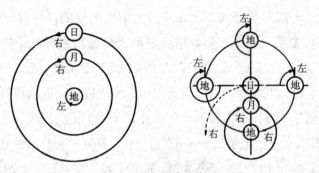

图3-3 日月地三体系

古人观察太阳在南北回归线之间往来的视运动，记载于《周髀算经·日月历法》，见前文太阳周年南北回归线视运动图。古人就是依据太阳在南北回归线视运动中建立了太阳视运动1岁360日太阳历。

我国古代天文家是以冬至作为一年的起算点，只要准确地连续测定两个冬至日的时间，就可以确定出一个回归年的长度。古人把冬至叫作"日南至"，因为对北半球来说冬至那天日中太阳的高度最低，被认为是太阳处在最南端的位置，所以叫作"日南至"，这是用立竿测定出来的。立竿测日影始于夏至日中无影时刻，立竿测日影运动是圆周360度，所以这样建立起来的太阳南北回归线视运动太阳历一年是360日。于冬至日影最长时刻调节与太阳回归年365—366日的差距。

（一）太阳南北回归线视运动360日太阳历

太阳南北回归线视运动，用立竿测日影的方法定其周期是1圆周360日。这就是《素问·六节藏象论》说的"立端于始，表正于中，推余于终，而天度毕矣"，《素问·六微旨大论》说："盖南面而待也……因天之序，盛衰之时，移光定位，正立而待之。"《黄帝内经》再三强调立竿测日影观测太阳南北回归线视运动规律，创建了太阳南北回归线视运动圆周期1岁360日的太阳历，这1岁太阳南北回归线视运动1周360日的太阳历永远不变，就是五运六气历的1岁360日永远不变。

《素问·六节藏象论》说："五日谓之候，三候谓之气，六气谓之时，四时谓之岁。"5日一候，"三候"15日为一节气，三节气45日为八节之一长度，六节气90日为四时之一长度，"四时"360日为一岁。一岁有二十四节气。于此可知，二十四节气是按1年360日太阳历创建的，与回归年365—366日太阳历没有关系，现在人们都用回归年365.25日划分二十四节气，不妥当。《素问·天元纪大论》说："天以六为节，地以五为制。周天气者，六期为一备；终地纪者，五岁为一周。君火以明，相火以位。五六相合而七百二十气为一纪，凡三十岁，千四百四十气，凡六十岁，而为一周，不及太过，斯皆见矣。"15天一气，1年二十四节气，同《素问·六节藏象论》。30年为720气，60年为1440气，"不及太过，斯皆见矣"指五运。并谓"天有十日，日六竟而周甲，甲六复而终岁（指六气），三百六十日法也"的五运六气历法，属于五运六气太阳历。用十天干代表10日，3个十天干30日为1个月，

6个十天干60日为一气，称作1个周甲，6个周甲360日为1岁（故称作"天以六为节"，是五运六气中六气的基础），这就是1岁360日的计算方法。

《素问·阴阳类论》说："春甲乙青，中主肝，治七十二日。"《素问·刺要论》说："脾动则七十二日四季之月。"《素问·太阴阳明论》说："脾者土也，治中央，常以四时长四脏，各十八日寄治，不得独主于时也。"肝主72日，脾主72日，五脏各主72日，1岁360日，此乃五运五行历法，不是十月太阳历（《黄帝内经》时代没有记载**冬至夏至过大小年**的说法。也没有1月36日和1节气12日的记载。《黄帝内经》有什么历法、没有什么历法要用历法年、月、日、岁首、置闰等元素来定，不是自己主观认定）。《素问·六节藏象论》谓此是"五运相袭，而皆治之，终期之日，周而复始"。

由上述可知，这是属于太阳南北回归线往复视运动圆周太阳历1岁360日。其一，内含五运五行五季太阳历，五运每行每季72日；其二，内含六甲周太阳历，每甲周60日，六甲周360日为1岁。因为太阳南北回归线往复视运动是永恒不变的，故这种历法可以称作五运六气太阳历，五运六气太阳历永恒不变，不会因时代的变迁而报废。若以五运属月亮，六气属太阳，则五运六气历又是五运和六气阴阳合历，简称五运六气历两含之。这种360日太阳历的模型是阴阳鱼黑白太极图，属于天之道，"天以六为节""天以六六为节"也，配三阴三阳六气六经。

老子为道家鼻祖，其《道德经》谨守太阳运动，直奔"负阴而抱阳"命题，进而言天地人三才，谓"道生一，一生二，二生三，三生万物"，道指太阳的运动轨迹，"一"指日道，《说文解字》说："惟初太始，道立于一，造分天地，化成万物。""一造分天地"则为天地之道"二"。《系辞传》说"天地之大德曰生"，故人道在天地气交之中则为"三"而生万物。并形象地把太阳历1月30日的运转比作"三十辐"的车轮转动。

（二）太阳回归年365—366日太阳历

《素问·六节藏象论》说"三百六十五日而成岁，积气余而盈闰"，这是太阳回归年365—366日太阳历。即《素问·六微旨大论》记载的岁气会同4年闰1日的周期，闰年是366日。《灵枢·九宫八风》记载"太一常以冬至之日，居叶蛰之宫四十六日，明日居天留四十六日，明日居仓门四十六日，明日居阴洛四十五日，明日居天宫四十六日，明日居玄委四十六日，明日居仓果四十六日，明日居新洛四十五日，明日复居叶蛰之宫，曰冬至矣。"1年366日，属于太阳回归闰年。《尚书·尧典》明确记载1太阳回归年366日谓"期三百有六旬有六日……成岁"。《黄帝内经》记载太阳南北回归线视运动轨迹是一个365—366日的日道带，不是后世说的地球绕太阳一周的365.25日黄道线，也不是太阳绕大地一周的轨迹，365.25日黄道线不能包含太阳南北回归线视运动366日的运动轨迹日道。笔者这里所说的日道与后世所说的黄道不是一个概念，后世所说的黄道是地球绕太阳（日心说）运动的轨迹，《黄帝内经》没有日心说，不可能用肉眼看到地球绕太阳运动一周的365.25日的黄道线。笔者所说的日道是观察者在观察地点用肉眼看到太阳在南北回归线之间的视运动轨迹，南北回归线太阳视运动回归年是一个365—366日的日道带，360日太阳历是一个日道线。

《素问·六微旨大论》说：

甲子之岁，初之气，天数始于水下一刻……

乙丑岁，初之气，天数始于二十六刻……

丙寅岁，初之气，天数始于五十一刻……

丁卯岁，初之气，天数始于七十六刻……

次戊辰岁，初之气，复始于一刻，常如是无已，周而复始……

日行一周，天气始于一刻；

日行再周，天气始于二十六刻；

日行三周，天气始于五十一刻；

日行四周，天气始于七十六刻；

日行五周，天气复始于一刻，所谓一纪也。

是故寅午戌岁气会同，卯未亥岁气会同，辰申子岁气会同，巳酉丑岁气会同，终而复始。

这就是4年闰1日法，形成了五运六气的岁气会同年，古代称作四分历，冬至调历置闰。从言"甲子之岁，初之气"看，这是阴阳合历——农历，"初之气"必起始于"正月朔日"。《素问·六元正纪大论》说："夫六气者，行有次，止有位，故常以正月朔日平旦视之，睹其位而知其所在矣。运有余，其至先，运不及，其至后，此天之道，气之常也。运非有余非不足，是谓正岁，其至当其时也。"这与冬至立竿测日影没有关系。阴阳合历由回归年太阳历和太阴历组成，故阴阳合历中既有365—366日回归年的4年闰1日的变化规律，还有朔望月躔太阳日道的闰年变化规律，有四种置闰，一是回归年4年闰1日的"五岁再闰"置闰，二是太阴历的"五岁再闰"置闰，三是朔望月躔日道的太阴历与回归年太阳历的谐调置闰，四是"七日来复"的置闰。因为是冬至调历置闰，不考虑岁差问题。

《素问·六微旨大论》说："天气下降，气流于地；地气上升，气腾于天。"太阳在天上，天气下降。月亮是地球的卫星属地，地气上升。乾天阳气下降，坤地阴气上升，坤上乾下为泰卦，天地交泰才能万物化生。至此，日月二十八宿天纲理论告诉我们，太阳永恒不变的南北回归线逆时针视运动是日月二十八宿天纲图的核心基础，分主1岁六气及寒温，用十二地支标记，天气下降于地气，静而守位。永恒不变的朔望月顺时针视运动躔日道，变动不休，分主1岁五运及风雨，用十天干标记，地气上升为天气，变动不居。十天干5年1个小周期。《国语·越语下》说："天节不远，五年复反。"韦昭注："节，期也。五年再闰，天数一终，故复反也。"这个属于岁运会同年，十天干化五运，与回归年365—366日太阳历的岁气会同年匹配。所以不能只知月运，不知日道，颠倒主次。《素问·天元纪大论》说："所以欲知天地之阴阳者，**应天之气，动而不息**（式盘中的天盘），**故五岁而右迁。应地之气，静而守位**（式盘中的地盘），**故六期而环会**。动静相召，上下相临，阴阳相错，而变由生也。"朔望月躔日道顺时针运动，故云"右迁"。太阳冬至点在南回归线上为1岁的开始，左东右西。五运五气地气升天，"上者右行"是顺时针方向不停运动，故云"地气上升，气腾于天""应天之气，动而不息，故五岁而右迁"。天气六气降地守位，"下者左行"是逆时针方向，故云"天气下降，气流于地""应地之气，静而守位，故六期而环会"；"左右周天，余而复会也"，故云"动静相召，上下相临，阴阳相错，而变由生也"。《素问·天元纪大论》说："上下周纪……**天以六为节，地以五为制**。周天气者，六期为一备；终地纪者，五岁为一周……五六相合而七百二十气为一纪，凡三十岁，千四百四十气；凡六十岁，而为一周，不及太过斯皆见矣。"必须知道，这**"天以六为节，地以五为制"是公理**。太阳南北回归线视运动六气司天，需要6岁才能循环1周。月亮行五运，需要5岁才能循环1周。五运与六气相合，计 30 年中共有 720 个节气，称为 1 纪。经过 1440 个节气，计 60 年成为五运六气甲子历 1 周期，于是不及与太过都可以知道了。"应地之气，静而守位"相当于古代式盘或风水罗盘中的地盘，"应天之气，动而不息"相当于古代式盘或风水罗盘中的天盘。

"**天以六为节**"指将 1 岁 360 日太阳历日道分为初之气、二之气、三之气、四之气、五之气、终之气 6 个时间段分主风、寒、暑、湿、燥、火六气，其模型图是南北回归线视运动示意图和阴阳鱼太极图。"**地以五为制**"指五脏而脾不主时，每脏主 72 日以应"六节"六气，于是"五六相合而七百二十气为一纪，凡三十岁，千四百四十气；凡六十岁，而为一周，不及太过斯皆见矣"，脾不主时主东西南北中的"地中"，其模型图是月体纳甲图和河图、洛书，地气升于天则脾主长夏，长夏为 1 年之中。

"**天以六六为节**"指 1 年 360 日太阳历日道分为 12 个朔望月（上半年 6 个朔望月，下半年 6 个朔望月），其模型图是七衡六间图的"六间 12 朔望月示意图"。"**地以九九制会**"指"地以五为制"的五方加四维，其模型图是洛书，见《九宫八风》《九针论》，以**正月朔日**主预测吉凶灾害。

一个太阳回归年是 365—366 日，比太阳南北回归线视运动 1 岁 360 日太阳历多出来的 5.25 日怎么办呢？聪明的古人通过冬至日放假过年来调整这种历法，古籍多有记载。《周易·复卦·象传》说："**以至日闭关，商旅不行，后不省方。**"《尔雅》："后者，君也。"当时的帝王称"后"，发号施令以告四方。《尔雅》："省者，察也。"帝王也不去各地视察工作。对这个岁首，庆贺新年是次要的，其重要的目的，是在**冬至测日影定时辰的同时，预测吉凶**。《易纬·通卦验》说：

以日冬至日始，人主不出官，商贾人众不行者五日，兵革伏匿不起……人主与群臣左右从乐五日，天下人众亦在家从乐五日，以迎日至之大礼。人主致八能之士，或调黄钟，或调六律，（或调五音）或调五声，或调五行，或调律历，或调阴阳，政德所行，八能以备，人主乃纵八能之士击黄钟之钟，人敬称善言以相之。乃权水轻重，释黄钟之公，称黄钟之重，击黄钟之磬。公卿大夫列士乃使八能之士击黄钟之鼓，鼓用革焉……天地以扣（声）应黄钟之音，得蕤宾之律应，则公卿大夫列士以德贺于主人。因诸政所请行五官之府，各受其当声调者，诸气和，则人主以礼赐公卿大夫列士……五日仪定，地之气和，人主公卿大夫列士之意得，则阴阳之晷如度数……夏日至之礼，如冬日至之礼，舞八乐，皆以肃敬为戒……黄钟之音调，诸气和，人主之意慎（得），则蕤宾之律应人主之音；磬声和，则公卿大夫列士诚信，林钟之律应……此谓冬日至成天文，夏日至成地理……鼓用黄牛皮，鼓圆径五尺七寸。瑟用桑木，瑟长五尺七寸。间音以箫，长尺四寸。故曰：冬至之日，立八神树八尺之表，日中规其晷之如度者，则岁美，人民和顺；晷不如度者，则其岁恶……晷进则水，晷退则旱，进尺二寸则月食，退迟则日食……晷进为赢，晷退为缩……是故邪气数致，度数不得，日月薄食，列星失其次，而水旱代昌。

《后汉书·礼仪志》说：

日冬至、夏至，阴阳晷景长短之极，微气之所生也。故使八能之士八人，或吹黄钟之律间竽；或撞黄钟之钟；或度晷景，权水轻重，水一升，冬重十三两；或击黄钟之磬；或鼓黄钟之瑟，轸间九尺，二十五弦，宫处于中，左右为商、徵、角、羽；或击黄钟之鼓。先之三日，太史谒之。至日，夏时四孟，冬则四仲，其气至焉。

所谓"八能之士"，指古代的八种科学技术人才，通过调黄钟、六律、五声、五行、律历、阴阳、政德、立竿测日影等8个方面的技术来制定调节历法。

《史记》《索隐》按《系本》及《律历志》也说："黄帝使羲和占日，常仪占月，臾区占星气，伶伦造律吕，大挠作甲子，隶首作算数，容成综此六术尔著调历也。"说明参加制定调历的官员有：羲和占日，常仪占月，臾区占星气，伶伦造律吕，大挠作甲子，隶首作算数，容成综此六术著调历。（司马迁:《史记》第 1255 页）这里阐明黄帝用 6 种科学技术人员制定调历。

晷，指日影。由此可知，古人调历注重冬至测日影。1 岁 360 日，余 5.25日为"八能之士"调历日。君臣与民众从乐五日，为过年日。当"八能之士"将"五日仪定，地之气和，人主公卿大夫之意得，则阴阳之晷如度数"。虽从八方面调制历法，最终则独重立竿测日影之法。所谓"冬至之日……晷不如度者，则其岁恶……晷进则水，晷退则旱"，是就天地阴阳相应讲的。太阳南北回归线视运动 1 圆周 360 日就是太极图外的日道大圆。

夏至日中无影开始测日影，故云"夏日至成地理"。冬至观日影长短定南北回归线圆周视运动360日太阳历和365—366日回归年太阳历，故云"冬日至成天文"。

古人在立竿测日影观察太阳到360日时等于圆周半径，到365日时日影最长超出了半径，4年调整到366日，4年闰1日，于此可知远古人知道1回归年365—366日的长度也是通过立竿测日影得来的，回归年太阳历在永远变化。这说明365—366日的日道不是正圆形的，而是椭圆形的。

这就是太阳回归年太阳历有个4岁闰1日的变化情况，故《素问·六微旨大论》说：

日行一周，天气始于一刻；（365.25日始于1刻）

日行再周，天气始于二十六刻；（365.50日始于26刻）

日行三周，天气始于五十一刻；（365.75日始于51刻）

日行四周，天气始于七十六刻；（366日始于76刻）

日行五周，天气复始于一刻，所谓一纪也。（365.25日复始于1刻）

太阳回归年的基本长度是365日，最长是366日。岁气会同年规律告诉我们，太阳回归年4年闰1日，太阳回归年每年的长度都不一样，每1年所闰的长度都是0.25日。太阳回归年开始于365日，结束于366日。1日水下100刻，则每个闰年的开始时刻是不同的。

第1闰年是365加0.25日为365.25日，甲子之岁，天气始于水下一刻。

第2闰年是365.25日加0.25日为365.50日，乙丑岁，天气始于二十六刻。

第3闰年是365.50日加0.25日为365.75日，丙寅岁，天气始于五十一刻。

第4闰年是365.75日加0.25日为366日，丁卯岁，天气始于七十六刻。

第5年从366日返回365.25日，戊辰岁，天气复始于一刻，常如是无已，周而复始。

于此可知，五运六气每年的"初之气"开始时间都不一样，4年1周期循环，周而复始。第五年再返回365日，故称"五岁再闰"。

这是古代的"四分历"，在《诗经·豳风·七月》里也有记载，谓：

一之日觱发。（甲子，水下1刻。365.25日。毛传："觱发，风寒也。"马瑞辰通释:"《说文》:'湦,湦泼,风寒也。'……湦泼盖本字,《毛诗》作釁发假借字也。")

二之日栗烈,无衣无褐,何以卒岁?(乙丑,水下 26 刻。365.50 日。栗烈:寒气袭人。卒岁,年终)

三之日于耜。(丙寅,水下 51 刻。365.75 日。《周礼·秋官》"氏掌杀草……冬日至而耜之。"冬至修耜)

四之日举趾。(丁卯,水下 76 刻。366 日。岁终置闰。冬至修耜是为了下地耕田)

一之日于貉,取彼狐狸,为公子裘。(冬天)

二之日其同,载缵武功。(冬天)

二之日凿冰冲冲。(冬天)

三之日纳于凌阴。(冬天)

四之日其蚤,献羔祭韭。(冬至祭天)

古今注家对《诗经·七月》中一之日、二之日、三之日、四之日的解释都不妥当❶,此乃是对"四分历"中 4 年闰 1 日的记载,4 年中第 1 年 0.25 日谓之"一之日",第 2 年 0.50 日谓之"二之日",第 3 年 0.75 日谓之"三之日",第 4 年闰 1 日谓之"四之日"。冬至调历置闰,故其言皆冬天末之气候、物候。而且每一个 4 年闰日的情况都不一样,但都不离冬天末的气候、物候。

所以冬至日正中午时的影长,总是在 365—366 日之间变动,故云"晷进则水,晷退则旱,进迟二寸则月食,退迟则日食……晷进为赢,晷退为缩"。

立竿测日影 1 圆周是 360 日,冬至日到了,日影满了圆周半径,可是太阳回归年 365—366 日还没有到,等到 365—366 日日影长会超出半径(图 3-4)。君主就会下命令,全国民众放假过年,让八能之士调整历法,等到日影缩回半径时才是新一年的开始,而一阳来复,日影逐日缩短。所谓"冬至之日,立八神树八尺之表;日中规其晷之如度者,则岁美,人民和顺,晷不如度,则岁恶","晷进则水,晷退则旱"。第 6 日为 4 岁 1 闰的调整日(四分历),第 7 日又回到圆周 360 日,故《周易》复卦象传记载"**反复其道,七日来复,天行也**",所谓"天行",是指太阳的运行规律。这一 365—366 日的

---

❶ 何新《〈夏小正〉新考》,万卷出版公司,2014:93-99。

回归年太阳历，有四岁整数化的调整变化（为 1 岁 366 日），古称"四分历"。于此可知，**冬至日**虽然是固定的，但**冬至点**是不固定的，有 4 岁闰 1 日的变化，即岁气会同年之变，5 日加 1 闰日为 6 日，7 日返回，故云"反复其道，七日来复，天行也"，7 日来复是相对于南北回归线视运动 1 岁 360 日来说的，古今注家没有一个人从上古历法来解释《周易》这一句话。古今历法研究者没有一个人解释清楚 1 岁 360 日太阳历和 1 回归年 365—366 日太阳历是怎么用肉眼观察得出来的，其实这是古人观察太阳南北回归线圆周运动立竿测日影得出来的，这是上古时期大智慧创制的科学仪器，简单精准。《尧典》和《九宫八风》记载回归年 366 日，那是太阳 4 年闰 1 日的最长回归年长度。

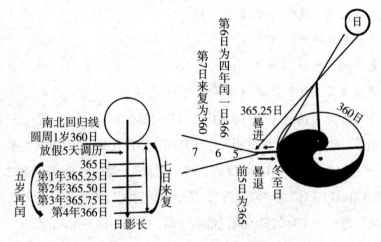

图 3-4　冬至日调整历法示意图

这两部太阳历，1 岁 360 日太阳历用于五运六气推演，1 岁 365—366 日太阳历用于阴阳合历预测吉凶灾害。于此可知，阴阳合历，既有太阳回归年太阳历的永远变化，还有朔望月躔日道的永远变化。

《黄帝内经》两部太阳历有两种置闰，一是 4 年闰 1 日的岁气会同年"五岁再闰"置闰法，二是 1 岁 360 日太阳历和 1 岁 365—366 日回归年太阳历之间的"七日来复"置闰法。都是冬至调历置闰法。《黄帝内经》用立竿测日影在冬至日确定了 365—366 太阳回归年太阳历 4 年闰 1 日的每年日影长短（图 3-4）。

"大小月三百六十五日而成岁，积气余而盈闰"用的是阴阳合历——农历。阴阳合历由回归年太阳历和太阴历组成，阴阳合历中既有 365—366 日回归年的 4 年闰 1 日的变化规律，还有朔望月的变化规律，以及朔望月躔太阳日道的闰年变化规律，还有朔望月的变化规律，以及朔望月躔太阳日道的闰年变化规律，有四种置闰：

一是回归年 4 年闰 1 日的"五岁再闰"置闰。

二是太阴历的"五年再闰"置闰；也是 4 年闰 1 日置闰法。

三是朔望月躔日道的太阴历与回归年太阳历的谐调置闰。

四是"七日来复"的置闰方法。因为是冬至调历置闰，不考虑岁差问题。

而且永远都不变的 360 日圆周太阳历和永远变化的 365—366 日回归年太阳历都是由立竿测日影来确定的。立竿测日影获得的回归年太阳历开始于夏至日日中无影时，经过冬至日的 8 种科学技术人员调整，再回到夏至日日中无影时为 1 岁。而阴阳合历则开始于"正月朔日"，历元年合于立春日。但因阴阳合历是以回归年太阳历为基准，故有《素问·六微旨大论》记载的 4 年闰 1 日的"岁气会同年"周期。

这些历法古籍用明文记载。《素问·六节藏象论》"天有十日，日六竟而周甲，甲六复而终岁，三百六十日法也。"《素问·阴阳离合论》："三百六十日成一岁。"

《素问·气穴论》"三百六十五，以应一岁" 365 日《素问·九宫八风》366 日。

太阴历，《素问·五脏生成》354 日，384 日，64 卦卦历。

阴阳合历《素问·六元正纪大论》《灵枢·岁露》正月朔日。

《周易·系辞传》："《乾》之策，二百一十有六。《坤》之策，百四十有四，凡三百有六十当期之日。"

《山海经》记载有北方之神冬至调历置闰之事。

有女和月母之国。有人名曰鹓，北方曰鹓，来之风曰狻，是处东极隅（袁珂先生云应为东北隅）以止日月，使无相间出没，司其短长。（郭注：言鹓主察日月，不令得相问错，知景之短长）《大荒东经》）

北方之神是专门调整冬至历法的官员。《管子·侈靡》说："是故王者谨于日至，故知虚满之所在以为政令……夫阴阳进退满虚之时，其散合可以视岁。"所谓"虚满"即指冬至日影长短，故云"夫阴阳进退满虚之时，其散合可以视岁"，"视岁"即定岁。所以《山海经·大荒经》记载冬至说"以止日岁月，使无相间出没，司其短长"。所谓"以止日月"，止者尽也，即冬至立竿测日影之事。"司其短长"指岁末日影的长短。"使无相间出没"指冬至调历置闰，通过置闰使日月运行与历法密合无间，使得历法与四时季节不得错位。

后世不再用冬至日测日影来调节 5.25 日，所以觉得五运六气历不灵了，过时了，其实是人们没有按五运六气历操作造成的，不是五运六气太阳历过时了。

现在人们根本不知道《太始天元册》上古时期有两部太阳历形成的两套日道，太阳南北回归线圆周视运动 360 日的太阳历日道与太阳回归年运动 365—366 日的日道不是一回事，是两个概念，上古人是在太阳南北回归线圆周视运动 360 日日道上发现偕日出的二十八宿，不是在太阳回归年运动 365—366 日日道上发现的二十八宿。所以不能用现代天文软件推导《太始天元册》时代的二十八宿，更何况人们不知道二十八宿有天道地道之分，所以推之便错。

两套日道，圆周 360 日日道是永远不变的日道，而太阳回归年 365—366 日日道不仅有个 4 年闰 1 日的变化周期，还有个"七日来复"的变化周期。

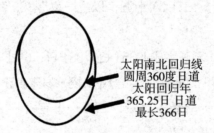

太阳南北回归线
圆周360度日道
太阳回归年
365.25日 日道
最长366日

图 3-5　两套日道示意图

这两套日道记载于《素问·六节藏象论》中，是**世界独一无二的**。《素问·六节藏象论》说："夫六六之节，九九制会者，所以正天之度，气之数也。天度者，所以制日月之行也，气数者，所以纪化生之用也。天为阳，地为阴。日为阳，月为阴。行有分纪，周有道理。日行一度，月行十三度而有奇焉，故大小月三百六十五日而成岁，积气余而盈闰矣。立端于始，表正于中，推余于终，而天度毕矣。帝曰：余已闻天度矣，愿闻气数何以合之？岐伯曰：天以六六为节，地以九九制会，天有十，日六竟而周甲，甲六复而终岁，三百六十日法也。""天度"指二十八宿是记录日月行程的，古人用肉眼看到日月是绕大地环行的，所以"天"是周天，是封闭的圆环（古作圜），称作"天圆"，即《周髀算经》说"古者包牺立周天历度"的"天度"，说明古人在《黄帝内经》《太始天元册》时代就知道360度圆环了，360日圆周日道太阳历，说明"中国古代不但有'360度圆周分度体系'，而且5000年前就有了，早于西方采用这一圆周分度体系数千年"❶。

日道是中国在《太始天元册》时代就已有此发现。古人用肉眼是看不到太阳黄道的，古人是用肉眼观察太阳南北回归线视运动用立竿测日影发现太阳日道的，用太阳南北回归三线四点冬至、夏至、春分、秋分来确定方向（冬至日南至，夏至日北至，东春分，西秋分）和天日道的，从而创新构建了中国两套日道说。这种日道坐标系不同于现代黄道坐标系。冬至、夏至、春分、秋分位于"子午卯酉"，子午（张虚）定日道经度，卯酉（房昴）定日道纬度。

由上述可知，太阳南北回归线视运动示意图和立竿测日影获得的阴阳鱼太极图是太阳周年视运动的模型图，是制定两部太阳历的核心基础。

而且**"积气余而盈闰"有三种置闰法：**

一是太阳历4年闰1日的岁气会同周期"五岁再闰"法。

二是1岁360与1回归年365—366日之间"七日来复"置闰法。

三是太阴历"五岁再闰"法。同4年闰1日置闰法。

除此之外，十二地支还有两种岁气年，一是六气子午少阴、丑未太阴、寅申少阳、卯酉阳明、辰戌太阳的会同年，二是本命年十二年岁气会同年。

1恒星月28日（二十八宿）也是1圆周360度，只是1恒星月28日1圆周360度与360日圆周太阳历的周长长短不一样。而且从"地以五为制"知道地是"方"的，所以在《周髀算经》中讨论了圆方问题，谓：

数之法出于圆方。圆出于方，方出于矩，矩出于九九八十一。故折矩以为勾广三，股修四，径隅五。既方之外，半其一矩。环而共盘，得成三、四、五。两矩共长二十有五，是谓积矩。故禹之所以治天下者，此数之所生

❶ 姬永亮《〈九执历〉分度体系及其历史管窥》，《自然科学史研究》2006年第25卷第2期：120-130。

也……环矩以为圆，合矩以为方。方属地，圆属天，天圆地方。方数为典，以方出圆。笠以写天，天青黑，地黄赤。天数之为笠也，青黑为表，丹黄为里，以象天地之位。是故知地者智，知天者圣。智出于勾，勾出于矩。夫矩之于数，其裁制万物，唯所为耳。

我们的始祖伏羲女娲就是用立竿测日影研究日月运动规律的，所以伏羲女娲手托日月，并执规矩度量天地方圆，发明了度量衡。

"地以九九制会"，故有"九九八十一"黄钟之数。"天以六六为节"，故有十二律吕。地应五脏五音，天应六经六律。《灵枢·经别》说："人之合于天道也，内有五脏，以应五音、五色、五时、五味、五位也；外有六腑，以应六律，六律建阴阳诸经而合之十二月、十二辰、十二节、十二经水、十二时、十二经脉者，此五脏六腑之所以应天道也。"

《灵枢·邪客》说："天有五音，人有五脏；天有六律，人有六腑。"

《灵枢·九针》说："六者，律也。律者，调阴阳四时而合十二经脉。"

《素问·五脏生成》说："五脏相音，可以意识。"

《素问·逆调论》"人有逆气不得卧而息有音者；有不得卧而息无音者；有起居如故而息有音者；有得卧，行而喘者；有不得卧，不能行而喘者，有不得卧，卧而喘者，皆何脏使然？愿闻其故。岐伯曰：不得卧而息有音者，是阳明之逆也，足三阳者下行，今逆而上行，故息有音也。阳明者，胃脉也，胃者，六腑之海，其气亦下行，阳明逆不得从其道，故不得卧也。《下经》曰：胃不和则卧不安。此之谓也。夫起居如故而息有音者，此肺之络脉逆也，络脉不得随经上下，故留经而不行，络脉之病人也微，故起居如故而息有音也。夫不得卧，卧则喘者，是水气之客也。夫水者，循津液而流也，肾者水脏，主津液，主卧与喘也。"

《灵枢·顺气一日分为四时》说："音主长夏。"

《灵枢·五音五味》说："五音五味。"

经文明确指出，"天以六六为节"是1岁360日太阳历，其模型是太极图，其日道是太极图的外大圆。而"日行一度，月行十三度而有奇焉，故大小月三百六十五日而成岁，积气余而盈闰矣。立端于始，表正于中，推余于终，而天度毕矣"这是通过立竿测日影的调节以定太阳回归年365—366日太阳历，并通过过年放假让八能技术专家调整好太阳回归年日道，这说明两套日道都来自立竿测日影。

二十八宿在360日太阳历日道上，不在365—366日回归年太阳历日道上，所以不能用西方黄道十二宫说《黄帝内经》理论。

《素问·六微旨大论》说："日行一周，天气始于一刻，日行再周，天气始于二十六刻，日行三周，天气始于五十一刻，日行四周，天气始于七十六刻，日行五周，天气复始于一刻，所谓一纪也。是故寅午戌岁气会同，卯未亥岁气会同，辰申子岁气会同，巳酉丑岁气会同，终而复始。"太阳一回归年365—366日，0.25日4岁整数化成1日，《素问·六微旨大论》就以4岁为一小周，15小周60年为一大周期，成为著名的60甲子历周期。并按此4岁一小循环周期的特性找出60岁中的岁气会同年，所谓岁气会同年，就是位相相同的年。岁气会同年共有20小组，每4小组为1大组，可分成5大组。每1小组3年，组成一个三合局（表2-1）。这是古代四分历的模型。

表2-1很重要，它是古代四分历的模型。笔者认为，四分历不仅指一日之四分，还应包含一朔望月之四分及一年之四分。地球自转1周为1日，有4特征点。地球绕太阳公转1周为年，有冬至、春分、夏至、秋分4特征点。朔望月有朔、上弦、望、下弦4特征点。不过日与年的4特征点一般人不易直接观察到，只有朔望月的4特征点可以人人直接观察到。故可知60年是日月运动的会合周期，日、月、年各周期的相同点均为4特征点，不同的是各自特征点时间长度不一样。

日月4年1周期有4个特征点，即划分成四象。就是说，每相邻的4个特征点构成1组四象，60年1周15个朔望月，四象经15次编码，即为六60卦。16朔望月构成首尾相似的封闭期，四象经16次编码，即为八八64卦。由此可见，1周4特征点所决定的四象是稳定的结构单位。八卦是四象的编码。4年4特征点为1小周期，15小周期为60年，知60年是根据日、月、地三体运动建立起来的甲子六旬周期。这里组成的是三合局，是最佳搭档（图3-6）。

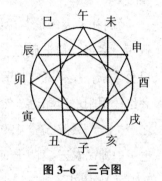

图3-6 三合图

申子辰岁气会同年合化为水局。

巳酉丑岁气会同年合化为金局。

寅午戌岁气会同年合化为火局。

亥卯未岁气会同年合化为木局。

5日加1闰日为6日，7日返回，故云："反复其道，七日来复，天行也"，古今注家没有一个人从上古历法来解释《周易》这一句话。古今历法研究者没有一个人解释清楚1岁360日太阳历和1回归年365—366日太阳历是怎么用肉眼观察得出来的，其实这是古人观察太阳南北回归线视圆周运动立竿测日影得出来的，这就是上古时期大智慧科学仪器，简单精准。《周易》"七日来复"的历法，在《黄帝内经》称作"天以六为节"的太阳历。

这种五运六气太阳历，后世不再用冬至日测日影来调节5.25日，所以觉得五运六气历不灵了、过时了，其实是人们没有按五运六气历操作造成的，不是五运六气太阳历过时了。《素问·六节藏象论》和《太始天元册》记载的上古天文历法为什么会失落失踪呢？《素问·六节藏象论》说"此上帝所秘，先师传之也"，"非其人勿教，非其真勿授"（《素问·金匮真言论》），"非其人，慢泄天宝"（《素问·气交变大论》），"非其人勿言……得其人乃言，非其人勿传"（《灵枢·官能》），故失落失踪了。

《黄帝内经》《太始天元册》时代既没有哥白尼"日心说"，也没有古希腊"地心说"，只有中国上古时期观察者**"地中"**说，立竿测日影是为了求"地中"。"日心说"黄道与"地中说"是两个不同的概念，不能混淆。《黄帝内经》的"地中"说有"明堂"，《周髀算经》的"地中"是"七衡六间"的圆心。

《周礼·大司徒》说："以土圭之法，测土深，正日景以求地中。日南则景短，多暑，日北则景长，多寒，日东则景夕，多风，日西则景朝，多阴。日至之景，尺有五寸。谓之地中，天地之所合也，四时之所交也，风雨之所会也，阴阳之所和也。然则百物阜安，乃建王国焉。制其畿方千里，而封树之。"（《十三经注疏》1991年版第704页）注云："土圭所以致四时日月之景也……郑司农云：'测土深，谓南北东西之深也。'"（见《十三经注疏》第13、704页）《周礼·考工记·玉人》说："土圭尺有五寸，以致日，以土地。"注；

"致日，度景致不。夏日至之景尺有五寸，冬日至之景丈有三尺。"（《十三经注疏》第 922、927 页）又《匠人》说："置槷以县，视以景，为规识日出之景，与日入之景。"注："槷，古文臬，假借字……中央树八尺之臬以悬正之，视之以其景，将以正四方也。""自日出而画其景端，以至日入。既则为规测景两端之内，规之；规之交，乃审也。度两交之间，中屈之以指臬，则南北正。""凡建邦国，以土圭土其地而制其域""日至之景，尺有五寸，谓之地中，天地之所合也，四时之所交也，风雨之所会也，阴阳之所和也。然则百物阜安，乃建王国焉，制其几方千里，百封树之"。（《十三经注疏》第 704 页）这就是说，古人在建邦国时，首先要通过立竿测日影工作，选择地点，要在那万物盛安的地方，才能建都城，作为国君居住地，而不会发生灾害。"地中"建国，故称"中国"，此乃"中国"名称之来源。

（三）太阳日周期视运动

《周髀算经》记载了太阳日周期视运动，用"七衡六间图"表示。

太阳在南北回归线之间的视运动是一种螺旋运动。

《周髀算经》说："凡为日、月运行之圆周，七衡周而六间，以当六月节。"《七衡六间图》七个同心圆的划分是由朔望月决定的，在每个朔望月周期处画一个圆，六个朔望月画七个同心圆。这是典型的十二月阴阳合历，即一太阳南北回归线视运动回归年有十二个朔望月，可以用十二地支表示十二个月（图 2-19）。

《素问·六节脏象论》说"天以六六之节，以成一岁"，《素问·六微旨大论》说"天道六六之节"，上半年六个月，下半年六个月，一年十二个月，这就是五运六气中十二数周期——十二地支的来源。《序卦传》错综（一卦表示上半年 6 个月，一卦表示下半年 6 个月）卦序是"天以六六为节"的标准卦历。

太阳日周期视运动看到太阳东升西落是一个球冠形盖天说（图 3-7）。

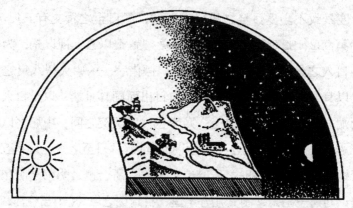

图 3-7　周日球冠形盖天图

（四）太阳年周期视运动

《周髀算经》记载太阳年周期视运动规律如下：

冬至……日出辰而入申，阳照三，不复九。

夏至……日出寅而入戌，阳照九，不复三。

冬至从坎，阳在子，日出巽而入坤，见日光少

夏至从离，阴在午，日出艮而入乾，见日光多。

用肉眼看太阳年周期视运动见图3-8。

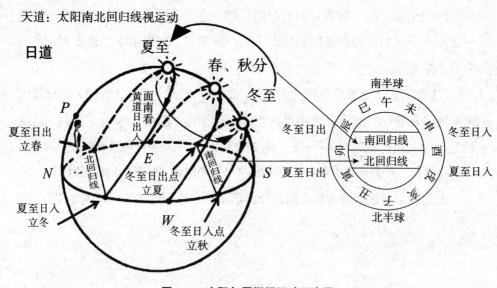

图 3-8　太阳年周期视运动示意图

江晓原认为，太阳年周期视运动，天地平行盖天说是平行的，年周期以"天以六为节"（图 3-9）。

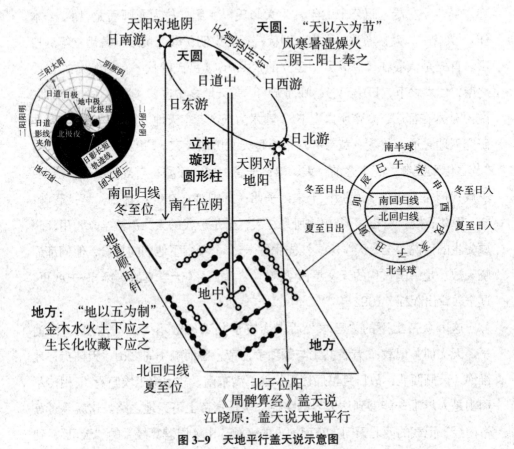

图 3-9　天地平行盖天说示意图

（见《中华中医药杂志》2023 年 8 月第 38 卷（第 8 期）田合禄《五气经天的历法考释》）

太阳在天上南北回归线之间的视运动是天道圆运动，称作"天圆"，以阴阳鱼太极图为模型。投射到地面的南北回归线是"地方"，以河图、洛书为模型。

《周髀算经》的"璇玑"，就是古人测日影的立竿。测日影的立竿，《山海经》称作"建木"。《山海经·海内南经》说："有木，其状如牛，引之如皮，若缨、黄蛇。其叶如罗，其实如栾，其木若蓲，其名建木。"《山海经·海内经》说："有木，青叶紫茎，玄华黄实，名曰建木……大暤爰过，黄帝所为。"郭璞注："建木，青叶，紫茎，黑华，黄实，其下声无响，立无影也。"这个"建木"不就是《周髀算经》中的"璇玑吗?"《礼记·月令》:"〔孟春之月〕其帝大皞,其神句芒。"郑玄注:"大皞,宓戏氏。"陆德明释文:"皞,亦作昊。"《左传·昭公十七年》:"大皞氏以龙纪,故为龙师而龙名。"一本作"大皞"。大,通太,太皞,即伏羲氏。说明伏羲、黄帝都曾用立竿测日影。首先是伏羲在《周易》中建立的六龙历。《吕氏春秋·有始》说:"白民之南,建木之下,日中无影,呼而无响,盖天地之中也。"《淮南子·坠形训》说:"建木在都广,众帝所自上下。"建木为众帝考察天地之梯,是阐述众帝在研究天地之道。伏羲、黄帝等众帝都是天文历法大家。《史记·天官书》说:"昔之传天数者,高辛之前:重、黎;于唐、虞:羲和;有夏:昆吾;殷商:巫咸;周室:史佚、苌弘;于宋:子伟;郑则裨;在齐:甘公;楚:唐昧;赵:尹皋;魏:石申。"名单中所列之人,全是历代的天文历法学家,用江晓原先生的话说,全是天学家,江先生并 一个个考察了他们的身份,他们都通晓天数,是中国古代的天文星占学家。(江晓原:《天学真原》第69—98页,辽宁教育出版社,1992年。)

这个众帝上下的"建木"后来变成了共工怒触不周山的故事。《淮南子·天文训》记载:"昔者共工与颛顼争为帝,怒而触不周之山,天柱折,地维绝,天倾西北,故日月星辰移焉;地不满东南,故水潦尘埃归焉。"相传不周山是人界唯一能够到达天界的路径,就是众帝上下天地之路。这就是《黄帝内经》记载的西北天门、东南地户的来源。由《周髀算经》的"璇玑",到《山海经》的"建木""不周山",再到测日影的"立竿"。

这一现象还记载于《周易》乾卦里。乾卦《象传》说:"天行健,君子以自强不息。"将乾称作健。帛书本作"键",在清华简上则写作"乾",在海昏侯墓易占简中写作"建",可知在古代健、键、乾、乾、建是通用的,建当是本字。这个建就是古代的"建中"以求"地中"。

《周礼·地官·司徒》指出:"以土圭之法,测土深,正日影,以求地中。"《吕氏春秋》记载"古之王者,择天下之中而立国,择国之中而立宫,择宫之中而立庙"。求"地中"需要立竿测日影,掌握太阳运动。故《说文解字》说:"乾者,日始出光乾乾也。"《周易》象传说"大哉乾元,万物之始,乃统天。云行雨施,品物流形。大明终始,六位时成,时乘六龙以御天",

"大明"就是太阳，"六位时成"既指六爻卦，亦指《黄帝内经》的"天以六为节"。

笔者首先"发现"《黄帝内经》有两部太阳历和一部阴阳合历，现在就是要"复原"它们的本来面目，这个目的现在达到了，敬请大家指教。

从"发现"到拓展到"复原"，这是中国历法史上的一件幸事。"复原"是一件艰苦复杂的工作，是对中国历法史史实的一种重构，并对已"发现"的历法概念、逻辑方法、定理和推算等进行"复原"，使笔者进入到研究中国天文历法的新征途。

《素问·天元纪大论》说："寒暑燥湿风火，天之阴阳也，三阴三阳上奉之。木火土金水火，地之阴阳也，生长化收藏下应之。"天道"天以六为节"的三阴三阳在上，地道"地以五为制"的木火土金水火在下，于是"在天为气，在地成形，形气相感而化生万物矣。然天地者，万物之上下也；左右者，阴阳之道路也；水火者，阴阳之征兆也；金木者，生成之终始也。气有多少，形有盛衰，上下相召，而损益彰矣"，故《素问·六节藏象论》提出"气合而有形，因变以正名，天地之运，阴阳之化，其于万物，孰少孰多"？"气合"指什么？《素问·脏气法时论》说"气味合而服之，以补精益气"，可知"气合"是指"气味合"，即《素问·六节藏象论》说的"天食人以五气，地食人以五味"。"天食人以五气"对应"寒暑燥湿风火"以生"气"，"五气入鼻，藏于心肺，上使五色修明，音声能彰"，"天食人以五气"而生宗气，《灵枢·邪客》说"宗气积于胸中，出于喉咙，以贯心肺，而行呼吸焉"，即通过呼吸系统吸入氧气变为有氧血，然后通过血脉循环系统将有氧血输送给全身组织器官以养生命。

"地食人以五味"对应"木火土金水火"五行五味，"五味入口，藏于肠胃，味有所藏，以养五气，气合而生，津液相成，神乃自生"，即生营气卫气神，"以补精益气"。《灵枢·邪客》说："营气者，泌其津液，注之于脉，化以为血，以荣四末，内注五脏六腑，以应刻数焉。卫气者，出其悍气之慓疾，而先行于四末、分肉、皮肤之间，而不休者也，昼日行于阳，夜行于阴，常从足少阴之分间，行于五脏六腑。"《灵枢·卫气》说："六腑者，所以受水谷而行化物者也，其气内干五脏，而外络肢节。其浮气之不循经者，为卫气；

其精气之行于经者，为营气。阴阳相随，外内相贯，如环之无端，亭亭淳淳乎，孰能穷之。"《灵枢·营气》说："营气之道，纳谷为宝。谷入于胃，气传之肺，流溢于中，布散于外，精专者行于经隧，常营无已，终而复始，是谓天地之纪。"

由上述可知，通过后天口鼻肺脾胃"天食人以五气，地食人以五味"生成宗气、营气、卫气三气，即《灵枢·邪客》说："五谷入于胃也，其糟粕、津液、宗气分为三隧，故宗气积于胸中，出于喉咙，以贯心肺，而行呼吸焉。营气者，泌其津液，注之于脉，化以为血，以荣四末，内注五脏六腑，以应刻数焉。卫气者，出其悍气之慓疾，而先行于四末、分肉、皮肤之间，而不休者也，昼日行于阳，夜行于阴，常从足少阴之分间，行于五脏六腑。"宗气、营气、卫气才是人体生命的要害营养物质，可知《素问·六节藏象论》说的"脾、胃、大肠、小肠、三焦、膀胱者，仓廪之本，营之居也，名曰器，能化糟粕，转味而入出者也。其华在唇四白，其充在肌，其味甘，其色黄，此至阴之类，通于土气""地中""土类"的重要性。

（五）《黄帝内经》立竿测日影求"地中"建"土中"思想

"地以五为制""地以九九制会"的"地中"——"建土中"思想贯穿《黄帝内经》之中。《灵枢·九宫八风》说：

太一在**冬至**之日有变，占在君；

太一在**春分**之日有变，占在相；

太一在**中宫**之日有变，占在吏；

太一在**秋分**之日有变，占在将；

太一在**夏至**之日有变，占在百姓。

所谓有变者，太一居五宫之日，病风折树木，扬沙石，各以其所主占贵贱。因视风所从来而占之。风从其所居之乡来为**实风，主生，长养万物**；从其冲后来为**虚风，伤人**者也，主杀主害者。谨候虚风而避之，故圣人曰避虚邪之道，如避矢石然，邪弗能害，此之谓也。

是故太一入徙**立于中宫，乃朝八风，以占吉凶**也。

风从南方来，名曰**大弱风**，其伤人也，内舍于心，外在于脉，其气主为热。

风从西南方来，名曰**谋风**，其伤人也，内舍于脾，外在于肌，其气主为弱。

风从西方来，名曰**刚风**，其伤人也，内舍于肺，外在于皮肤，其气主为燥。

风从西北方来，名曰**折风**，其伤人也，内舍于小肠，外在于手太阳脉，脉绝则溢，脉闭则结不通，善暴死。

风从北方来，名曰大**刚风**，其伤人也，内舍于肾，外在于骨与肩背之脊筋，其气主为寒也。

风从东北方来，名曰**凶风**，其伤人也，内舍于大肠，外在于两胁腋骨下及肢节。

风从东方来，名曰**婴儿风**，其伤人也，内舍于肝，外在于筋纽，其气主为身湿。

风从东南方来，名曰**弱风**，其伤人也，内舍于胃，外在肌肉，其气主体重。

此八风皆从其虚之乡来，乃能病人，三虚相抟，则为暴病卒死。两实一虚，病则为淋露寒热。犯其雨湿之地，则为痿。故圣人避风，如避矢石焉。其有三虚而偏中于邪风，则为击仆偏枯矣。

《淮南子·地形训》说：

东北曰炎风，东方曰条风，东南曰景风，南方曰巨风，西南曰凉风，西方曰飂风，西北曰丽风，北方曰寒风。

《易纬·通卦验》记载：

立春调风至，春分明庶风至，立夏清明风至，夏至景风至，立秋凉风至，秋分阊阖风至，立冬不周风至，冬至广莫风至。（安居香山、中村璋八辑：《纬书集成》，河北人民出版社，1994 年，第 249 页）

《史记·律书》记载：

不周风居西北……其于十二子为亥。

广莫风居北方……其于十二子为子……其于十母为壬癸。

十二月也……其于十二子为丑。

条风居东北……其于十二子为寅。

明庶风居东方……其于十二子为卯……其于十母为甲乙。

三月也……其于十二子为辰。

清明风居东南维……其于十二子为巳。

景风居南方……其于十二子为午……其于十为丙丁。

凉风居西南维……其于十二子为未。

其于十二子为申。

其于十二子为酉。

阊阖风居西方……其于十母为庚辛。

其于十二子为戌。

八风是太阳历的表现，可以称作八风物候历，明时候风，古代设有专门官员管理，即现代气象工作研究者。《尧典》记载羲和候二至二分四方风：析、因、夷、隩。甲骨文卜辞有析、因、彝、几（伏）四方风。《山海经·大荒经》记载有折丹（析）、因、石夷（夷）、鹓四方风。《周礼·春官·保章氏》说：

保章氏掌天星……以十有二风，察天地之和，命乖别之妖祥。

《灵枢·九宫八风》就以风候灾害吉凶。

"中"为神机枢机，"建中"以临制四方八方，是古代"至真要"。

《素问·至真要大论》说：

寒暑温凉，盛衰之用，其在**四维**。故阳之动，始于温，盛于暑；阴之动，始于清，盛于寒。春夏秋冬，各差其分。故《大要》曰：彼春之暖，为夏之暑，彼秋之忿，为冬之怒，谨按四维，斥候皆归，其终可见，其始可知。

《淮南子·天文训》说："**子午、卯酉为二绳，丑寅、辰巳、未申、戌亥为四钩。**东北为报德之维也，西南为背阳之维，东南为常羊之维，西北为蹄通之维。"

《淮南子·原道训》说："经营四隅，还反于枢。故以天为盖，则无不覆也；以地为舆，则无不载也；四时为马，则无不使也；阴阳为御，则无不备也。是故疾而不摇，远而不劳，四支不动，聪明不损，而知八纮九野之形埒者，何也？执道要之柄，而游于无穷之地。是故天下之事，不可为也，因其自然而推之；万物之变，不可究也，秉其要归之趣。"

《素问·生气通天论》说："因于气，为肿，四维相代，阳气乃竭。"

《素问·气交变大论》说："土不及，四维有埃云润泽之化，则春有鸣条鼓拆之政，四维发振拉飘腾之变，则秋有肃杀霖霆之复。其眚四维，其藏脾，其病内舍心腹，外在肌肉四肢……水不及，四维有湍润埃云之化，则不时有和风生发之应，四维发埃昏骤注之变，则不时有飘荡振拉之复。"

《素问·五常致大论》说："卑监之纪，是谓减化……其病飧泄，邪伤脾也。振拉飘扬，则苍干散落，其眚四维。"

实际上这就是五运六气的标本中气理论及九宫八风理论，只是人多不知道而已。

因为"四维"在"地中"戊己土以制四方，主营卫血气神之盛衰，故云"谨按四维，斥候皆归，其终可见，其始可知"，即"中"主始终，故《伤寒论》重视"建中汤""四逆汤"。戊己配坎离，离日坎月，离火坎水，日阳月阴，可知"中"有阴阳水火之象，即少阳火和太阴水之象，从本"火湿"的少阳太阴也。故《淮南子·原道训》说："经营四隅，还反于枢……执道要之柄，而游于无穷之地。"其具体应用见《灵枢·九针论》"六腑、膈下三脏应中州，其大禁，大禁太一所在之日，及诸戊己。"

冬至在北，春分在东，中宫在中，秋分在西，夏至在南，乃"地以五为制"之制。从"太一入徙立于中宫"看，"太一"能迁移中宫，并"立于中宫"，"太一"应该是立竿——表，在立竿上挂上旗帜以候风向。其"太一居五宫之日"，"居"训处于，即迁移各宫的日子。"太一"立竿可以移动，是游表，"立于中宫"的是定表。

其谓"太一入徙立于中宫，乃朝八风，以占吉凶"，"中宫"就是"地中"，在"地中""天地之所合也，四时之所交也，风雨之所会也，阴阳之所和也"，故从"地中"之"中宫"候"八风"，甲骨文将"地中"写成"𝕩、𝕪"，立于地上的立竿上头有旗帜看风向，即"朝八风"，与立竿测日影候日影长短同意，一个候风向，一个候日影。日影察看日地相互运动的位置导致的阴阳消长变化，并知道其年。风向则以旗帜的朝向以候其气。（图3-10）

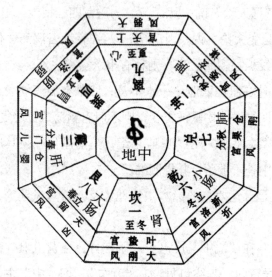

图 3-10　地中候八风图

《九宫八风图》的中央不是北斗，是"地中"，在"地中"竖立候"八风"的旗子。在《九宫八风图》中为什么折风对应小肠、凶风对应大肠、弱风对应胃、谋风对应脾呢？因为脾胃小肠大肠属土，风木克脾土。脾胃肠道是生神的场所，没有神者死。西方刚风肺、北方大刚风肾伤人阳气为大忌，只有东方婴儿风肝、东南弱风胃、南方大弱风心生"胃脘"阳气。

《灵枢·岁露论》则补充出"候四时八风"多在"正月朔日"：

黄帝曰：虚邪之风，其所伤贵贱何如？候之奈何？少师答曰：

正月朔日，太一居天留之宫（天留宫寅时，春天的开始。《素问·六节藏象论》说："求其至也，皆归始春，未至而至，此谓太过，则薄所不胜，而乘所胜也，命曰气淫。不分邪僻内生，工不能禁。至而不至，此谓不及，则所胜妄行，而所生受病，所不胜薄之也，命曰气迫。所谓求其至者，气至之时也。谨候其时，气可与期，失时反候，五治不分，邪僻内生，工不能禁也。"），其日西北风，不雨，人多死矣。（告朔，候气）

正月朔日，平旦北风，春，民多死。

正月朔日，平旦北风行，民病多者，十有三也。

正月朔日，日中北风，夏，民多死。

正月朔日，夕时北风，秋，民多死。终日北风，大病死者十有六。

正月朔日，风从南方来，命曰旱乡；从西方来，命曰白骨，将国有殃，人多死亡。

正月朔日，风从东方来，发屋，扬沙石，国有大灾也。

正月朔日，风从东南方行，春有死亡。

正月朔日，天和温不风，籴贱，民不病；天寒而风，籴贵，民多病。

此所谓候岁之风，残伤人者也。

"中宫"主脾胃土，土属戊己，故《灵枢·九针论》说：

黄帝曰：愿闻身形应九野奈何？岐伯曰：请言身形之应九野也，

左足应立春，其日戊寅己丑；

左胁应春分，其日乙卯；

左手应立夏，其日戊辰己巳；

膺喉首头应夏至，其日丙午；

右手应立秋，其日戊申己未；

右胁应秋分，其日辛酉；

右足应立冬，其日戊戌己亥；

腰尻下窍应冬至，其日壬子。

六腑膈下三脏应中州，其大禁，大禁太一所在之日，及诸戊己。

凡此九者，善候八正所在之处。所主左右上下身体有痈肿者，欲治之，无以其所直之日溃治之，是谓天忌日也。

灾发"中宫""戊己土"在**四正四维**。《素问·气交变大论》说：

木不及，春有鸣条律畅之化，则秋有雾露清凉之政；春有惨凄残贼之胜，则夏有炎暑燔烁之复。其眚东，其脏肝，其病内舍胠胁，外在关节。

火不及，夏有炳明光显之化，则冬有严肃霜寒之政；夏有惨凄凝冽之胜，则不时有埃昏大雨之复。其眚南，其脏心，其病内舍膺胁，外在经络。

土不及，四维有埃云润泽之化，则春有鸣条鼓拆之政；四维发振拉飘腾之变，则秋有肃杀霖霪之复。其眚四维，其脏脾，其病内舍心腹，外在肌肉四肢。

金不及，夏有光显郁蒸之令，则冬有严凝整肃之应；夏有炎烁燔燎之变，则秋有冰雹霜雪之复。其眚西，其脏肺，其病内舍膺胁肩背，外在皮毛。

水不及，四维有湍润埃云之化，则不时有和风生发之应；四维发埃昏骤注之变，则不时有飘荡振拉之复。其眚北，其脏肾，其病内舍腰脊骨髓，外在溪谷踹膝。

《素问·金匮真言论》说：

帝曰：五脏应四时，各有收受乎？岐伯曰：有。

东方青色，入通于肝，开窍于目，藏精于肝，其病发惊骇，其味酸，其类草木，其畜鸡，其谷麦，其应四时，上为岁星，是以春气在头也，其音角，其数八，是以知病之在筋也，其臭臊。

南方赤色，入通于心，开窍于耳，藏精于心，故病在五脏，其味苦，其类火，其畜羊，其谷黍，其应四时，上为荧惑星，是以知病之在脉也，其音徵，其数七，其臭焦。

中央黄色，入通于脾，开窍于口，藏精于脾，故病在舌本，其味甘，其类土，其畜牛，其谷稷，其应四时，上为镇星，是以知病之在肉也，其音宫，其数五，其臭香。

西方白色，入通于肺，开窍于鼻，藏精于肺，故病在背，其味辛，其类金，其畜马，其谷稻，其应四时，上为太白星，是以知病之在皮毛也，其音商，其数九，其臭腥。

北方黑色，入通于肾，开窍于二阴，藏精于肾，故病在溪，其味咸，其类水，其畜彘，其谷豆，其应四时，上为辰星，是以知病之在骨也，其音羽，其数六，其臭腐。

《素问·阴阳应象大论》说：

东方生风，风生木，木生酸，酸生肝，肝生筋，筋生心，肝主目。其在天为玄，在人为道，在地为化，化生五味，道生智，玄生神，神在天为风，在地为木，在体为筋，在脏为肝，在色为苍，在音为角，在声为呼，在变动为握，在窍为目，在味为酸，在志为怒。怒伤肝，悲胜怒；风伤筋，燥胜风；酸伤筋，辛胜酸。

南方生热，热生火，火生苦，苦生心，心生血，血生脾，心主舌。其在天为热，在地为火，在体为脉，在脏为心，在色为赤，在音为徵，在声为笑，在变动为忧，在窍为舌，在味为苦，在志为喜。喜伤心，恐胜喜；热伤气，寒胜热；苦伤气，咸胜苦。

中央生湿，湿生土，土生甘，甘生脾，脾生肉，肉生肺，脾主口。其在天为湿，在地为土，在体为肉，在脏为脾，在色为黄，在音为宫，在声为歌，在变动为哕，在窍为口，在味为甘，在志为思。思伤脾，怒胜思；湿伤肉，风胜湿；甘伤肉，酸胜甘。

西方生燥，燥生金，金生辛，辛生肺，肺生皮毛，皮毛生肾，肺主鼻。其在天为燥，在地为金，在体为皮毛，在脏为肺，在色为白，在音为商，在声为哭，在变动为咳，在窍为鼻，在味为辛，在志为忧。忧伤肺，喜胜忧；热伤皮毛，寒胜热，辛伤皮毛，苦胜辛。

北方生寒，寒生水，水生咸，咸生肾，肾生骨髓，髓生肝，肾主耳。其在天为寒，在地为水，在体为骨，在脏为肾，在色为黑，在音为羽，在声为呻，在变动为栗，在窍为耳，在味为咸，在志为恐。恐伤肾，思胜恐；寒伤血，燥胜寒；咸伤血，甘胜咸。

还有标本中气理论，这一切无非都是"地以五为制""地以九九制会"的**"地中"**思想。

《淮南子·天文训》说：

东方木也，其帝太皞，其佐句芒，执规而治春……

南方火也，其帝炎帝，其佐朱明，执衡而治夏……

中央土也，其帝黄帝，其佐后土，执绳而制四方……

西方金也，其帝少昊，其佐蓐收，执矩而治秋……

北方水也，其帝颛顼，其佐玄冥，执权而治冬。

黄帝居中"而制四方"，可知《黄帝内经》中的"黄帝"就是"地中"思想的代表。谨遵"地以五为制""地以九九制会"的公理，用春规三八、秋矩四九、权冬一六、衡夏二七、绳中五十的**河图**五方生成数配"地以五为制"，然后以"中央土……制四方"变为"地以九九制会"的**洛书**，即以河图、洛书为模型，以见地道之"地方"。因为河图、洛书是"地以五为制"五行五运的模型，故其生数表示五运不及、成数表示五运太过。

《素问·至真要大论》说："寒暑温凉，盛衰之用，其在四维。故阳之动，始于温，盛于暑；阴之动，始于清，盛于寒。春夏秋冬，各差其分。故《大要》曰：彼春之暖，为夏之暑，彼秋之忿，为冬之怒，谨按四维，斥候皆归，其终可见，其始可知。"《淮南子·原道训》说："经营四隅，还反于枢……执道要之柄，而游于无穷之地。"**盛衰之用在四维，而体在"中"**。张仲景继承了《黄帝内经》的"地中"——"建中"思想，创建了小建中汤、大建中汤。

（六）脾主长夏

《黄帝内经》不仅根据立竿测日影求"地中"的建中思想创建了脾土居中以临制四方的理论，居中生化营卫血气以灌溉四旁。还根据太阳年周期规律立论脾土主长夏，长夏又称季夏。不过这二者不在一个层面，不得混淆。

《素问·太阴阳明论》说"脾者土也，治中央，常以四时长四脏，各十八日寄治，不得独主于时也"，《素问·刺要论》说"脾动则七十二日四季之月"，这是**脾主丑未辰戌四季末月**合起来的 72 日。

《素问·脏气法时论》说"**脾主长夏**"，《素问·五常致大论》说"备化之纪……其脏脾……**其应长夏**"，"敦阜之纪……**其象长夏**"，《灵枢·顺气一日分为四时》说"脾为牝脏……**其时长夏**"。《灵枢·五音五味》说"足太阴，脏脾，色黄，味甘，**时季夏**"，《素问·风论》说"以季夏戊己伤于邪者为脾风"。

为什么脾主长夏呢？《素问·至真要大论》说"少阳太阴从本"，少阳三焦的本气是相火主三之气阴历 5、6 月盛夏天，太阴脾土的本气是四之气阴历 7、8 月雨季湿气，在夏季之末而云季夏，因为是夏天的延续，故云长夏，或因此时万物生长蕃茂旺盛而曰长夏。按四季来说，阴历 7、8 月雨季属于秋，故《素问·生气通天论》说"秋伤于湿，上逆而咳，发为痿厥"，《素问·阴阳应象大论》《灵枢·论疾诊尺》说"秋伤于湿，冬生咳嗽"。

《素问·阴阳类论》说"春甲乙青，中主肝，治七十二日，是脉之主时"，此是 1 年五季的 72 日，《素问·脏气法时论》说春甲乙、夏丙丁、长夏戊己、秋庚辛、冬壬癸，则各主时 72 日。

附录 1

由于二十八宿的特殊性，古人往往用二十八宿当作坐标用，不只是记录日月行程，还记录营卫行程。如《灵枢·五十营》说：

天周二十八宿，宿三十六分，人气行一周，千八分。日行二十八宿，人经脉上下、左右、前后二十八脉，周身十六丈二尺，以应二十八宿，漏水下百刻，以分昼夜。

故人一呼，脉再动，气行三寸，一吸，脉亦再动，气行三寸，呼吸定息，

气行六寸。十息，气行六尺，日行二分。二百七十息，气行十六丈二尺，气行交通于中，一周于身，

下水二刻，日行二十五分。五百四十息，气行再周于身，

下水四刻，日行四十分。二千七百息，气行十周于身，

下水二十刻，日行五宿二十分。一万三千五百息，气行五十营于身，

水下百刻，日行二十八宿，漏水皆尽，脉终矣。

所谓交通者，并行一数也，故五十营备，得尽天地之寿矣，凡行八百一十丈也。

《灵枢·卫气行》说：

是故房至毕为阳，昴至心为阴，阳主昼，阴主夜。故卫气之行，一日一夜五十周于身，昼日行于阳二十五周，夜行于阴二十五周，周于五脏。

是故**平旦阴尽，阳气出于目**，目张则气上行于头，循项下足太阳，循背下至小指之端。其散者，别于目锐眦，下手太阳，下至手小指之间外侧。

其散者，别于目锐眦，下足少阳，注小指次指之间。以上循手少阳之分，侧下至小指之间。

别者以上至耳前，合于颔脉，注足阳明，以下行至跗上，入五指之间。其散者，从耳下下手阳明，入大指之间，入掌中。

其至于足也，入足心，出内踝下，行阴分，复合于目，故为一周。

是故日行一舍，人气行一周与十分身之八；

日行二舍，人气行二周于身与十分身之六；

日行三舍，人气行于身五周与十分身之四；

日行四舍，人气行于身七周与十分身之二；

日行五舍，人气行于身九周；

日行六舍，人气行于身十周与十分身之八；

日行七舍，人气行于身十二周在身与十分身之六；（四象之一，言人气的运行）

日行十四舍，人气二十五周于身有奇分与十分身之二。

阳尽于阴，阴受气矣。其始入于阴，常从足少阴注于肾，肾注于心，心注于肺，肺注于肝，肝注于脾，脾复注于肾为周。

是故夜行一舍，人气行于阴脏一周与十分脏之八，亦如阳行之二十五周，

而复合于目。

阴阳一日一夜，合有奇分十分身之四，与十分脏之二。

是故人之所以卧起之时有早晏者，奇分不尽故也。

黄帝曰：卫气之在于身也，上下往来不以期，候气而刺之，奈何？伯高曰：分有多少，日有长短，春秋冬夏，各有分理，然后常以**平旦为纪**，以夜尽为始。是故一日一夜，水下百刻，二十五刻者，半日之度也，常如是毋已，日入而止，随日之长短，各以为纪而刺之。谨候其时，病可与期；失时反候者，百病不治。故曰：刺实者，刺其来也；刺虚者，刺其去也。此言气存亡之时，以候虚实而刺之。是故谨候气之所在而刺之，是谓逢时。在于三阳，必候其气在于阳而刺之；病在于三阴，必候其气在阴分而刺之。

水下一刻，人气在太阳；

水下二刻，人气在少阳；

水下三刻，人气在阳明；

水下四刻，人气在阴分。

水下五刻，人气在太阳；

水下六刻，人气在少阳；

水下七刻，人气在阳明；

水下八刻，人气在阴分。

水下九刻，人气在太阳；

水下十刻，人气在少阳；

水下十一刻，人气在阳明；

水下十二刻，人气在阴分。

水下十三刻，人气在太阳；

水下十四刻，人气在少阳；

水下十五刻，人气在阳明；

水下十六刻，人气在阴分。

水下十七刻，人气在太阳；

水下十八刻，人气在少阳；

水下十九刻，人气在阳明；

水下二十刻，人气在阴分。

水下二十一刻，人气在太阳；

水下二十二刻，人气在少阳；

水下二十三刻，人气在阳明；

水下二十四刻，人气在阴分。

水下二十五刻，人气在太阳，此半日之度也。（此将 1 日分为 6 气，4 时，言人气运行）

从房至毕一十四舍，水下五十刻，日行半度；

从昴至心，亦十四舍，水下五十刻，终日之度也。

回行一舍，水下三刻与七分刻之四。

大要常以日之加于宿上也，人气在太阳，是故日行一舍，人气行三阳行与阴分（此为一气），常如是无已，天与地同纪，纷纷纭纭，终而复始，一日一夜水下百刻而尽矣。

《素问·六微旨大论》说：

甲子之岁

初之气，天数始于水下一刻，终于八十七刻半；

二之气，始于八十七刻六分，终于七十五刻；

三之气，始于七十六刻，终于六十二刻半；

四之气，始于六十二刻六分，终于五十刻；

五之气，始于五十一刻；终十三十七刻半；

六之气，始于三十七刻六分，终于二十五刻，所谓初六，天之数也。

乙丑岁

初之气，天数始于二十六刻，终于一十二刻半；

二之气，始于一十二刻六分，终于水下百刻；

三之气，始于一刻，终于八十七刻半；

四之气，始于八十七刻六分，终于七十五刻；

五之气，始于七十六刻，终于六十二刻半；

六之气，始于六十二刻六分，终于五十刻，所谓六二，天之数也。

丙寅岁

初之气，天数始于五十一刻，终于三十七刻半；

二之气，始于三十七刻六分，终于二十五刻；

三之气，始于二十六刻，终于一十二刻半；

四之气，始于一十二刻六分，终于水下百刻；

五之气，始于一刻，终于八十七刻半；

六之气，始于八十七刻六分，终于七十五刻，所谓六三，天之数也。

丁卯岁

初之气，天数始于七十六刻，终于六十二刻半；

二之气，始于六十二刻六分，终于五十刻；

三之气，始于五十一刻，终于三十七刻半；

四之气，始于三十七刻六分，终于二十五刻；

五之气，始于二十六刻，终于一十二刻半；

六之气，始于一十二刻六分，终于水下百刻，所谓六四，天之数也。

次戊辰岁，初之气，复始于一刻，常如是无已，周而复始。

帝曰：愿闻其岁候何如？岐伯曰：悉乎哉问也！

日行一周，天气始于一刻，

日行再周，天气始于二十六刻，

日行三周，天气始于五十一刻，

日行四周，天气始于七十六刻，（4年闰1日）

日行五周，天气复始于一刻，所谓一纪也。

是故寅午戌岁气会同，卯未亥岁气会同，辰申子岁气会同，巳酉丑岁气会同，终而复始。

按:《灵枢·五十营》讲一日**营气**行十二经脉、二十八宿、水下百刻、昼夜二十四小时。起寅时肺经，终肝经。

《灵枢·卫气行》讲1日**卫气**行阴阳、二十八宿。月行7宿舍（月相四象分四节，用月相定点）为1阶段的二十八宿（6小时，6×4=24小时）；日行三阳（太阳、阳明、少阳6阳经）一阴（入五脏）〔6个"三阳一阴""半日之度"（天以六为节，1节2小时），还有6个"三阳一阴""半日之度"，合之则是"天以六六为节"了。1周行28宿。二十八宿为日月舍，不只是1年太阳行程之舍，也是月亮1月行程之舍。1日卫气平旦起始点是目〕。

《素问·六微旨大论》讲太阳1岁行初之气－六之气。**天道太阳**4年闰1日、水下百刻。初之气起始于正月朔日平旦。

三者不在一个层次，不可比。（图3-11）

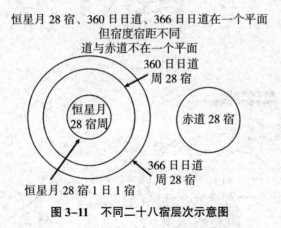

恒星月28宿、360日日道、366日日道在一个平面
但宿度宿距不同
道与赤道不在一个平面

图3-11 不同二十八宿层次示意图

附录2:（彝族）十月太阳历

《素问·六节藏象论》记载的两部太阳历都是古人用立竿测日影获得的，测量地点或在北回归线直接用立竿测日影，开始于夏至日中无影时，或在某纬度用日晷测量，在夏至调整到日晷日中无影开始测量，都于冬至岁半调历过年，岁半置闰，"七日来复"。

十天干太阳运行10日为1周期，1岁360日共轮回36周期。若按36日为1月，1岁360日则有10个月，就是古代的"十月太阳历"了。

彝族十月太阳历则是夏至3天过大年，冬至过小年将2.25天调整到3天。

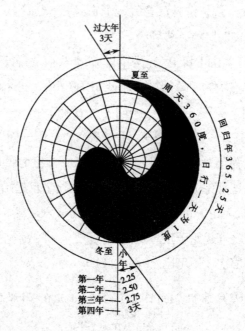

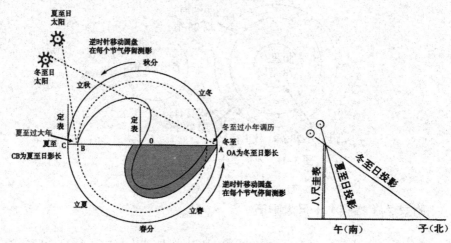

图3-12 十月太阳历过大小年示意图

这显然是在有纬度地点用圭表测日影，小孔成像。因为是夏至、冬至分开过年，没有"七日来复"之说。

于此可知，《黄帝内经》的两部太阳历与十月太阳历其测量方法是不同的，十月太阳历分开夏至、冬至过年要晚于《黄帝内经》两部太阳历，《黄帝内经》没有十月太阳历。何况《黄帝内经》根本没有1月36日的记载。

历法的要素是年、月、日、岁首、置闰。

在《黄帝内经》里对两部太阳历有1岁360日和365—366日及阴历354日的明确记载，还有1岁360日24节气、1月30日、阴历大小月记载，立竿测日影两部太阳历岁首是夏至日中无影时，阴历岁首是正月朔日。

而十月太阳，除按五运5季每季72日推算外，其每月36日、12日为1节气，夏至过大年、冬至过小年，《黄帝内经》都没有明文记载。主张《黄帝内经》有十月太阳的人根本不知道《黄帝内经》本有明文记载的两部太阳历。而且，一个时代不可能行施两种太阳历。离开历法要素谈历法有意义吗？离开《黄帝内经》原文谈《黄帝内经》历法有意义吗？

《黄帝内经》有没有十月太阳，要用本书记载的历法要素来定，不是不按本文自己主观说了算。

附录3：《管子》十月太阳历

《管子》的《幼官篇》和《幼官图》中说：

东方本图：春，行冬政肃，行秋政霜，行夏政则阉。十二地气发，戒春事；十二小卯，出耕；十二天气下，赐与；十二义气至，修门间；十二清明，发禁；十二始卯，合男女；十二中卯；十二下卯。三卯同事，八举时节……饮于青后之井，以羽兽之火爨。

南方本图：夏，行春政风，行冬政落，重则雨雹，行秋政水。十二小郢，至德；十二绝气下，下爵赏；十二中郢，赐与；十二中绝，收聚；十二大暑至，尽善；十二中暑；十二小暑终。三暑同事，七举时节……饮于赤后之井，以毛兽之火爨。

西方本图：秋，行夏政叶，行春政华，行冬政耗。十二期风至，戒秋事；十二小卯，薄百爵；十二白露下，收聚；十二复理，赐与；十二始节，赋事；十二始卯，合男女；十二中卯；十二下卯。三卯同事，九和时节……饮于白后于井，以介虫之火爨。

北方本图：冬，行秋政雾，行夏政雷，行春政烝泄。十二始寒，尽刑；十二小榆，赐予；十二中寒，收聚；十二中榆，大收；十二大寒，至静；十二大寒之阴；十二大寒终。三寒同事，六行时节……饮于黑后之井，以鳞兽之火爨。

这就是《管子》记载的十月太阳历，12日1个节气（可用十二地支表示），1年30个节气，全年360日。1年分为5季10个月（可用十天干表示），每月36日，每季72日。北方之神是专门调整冬至历法的官员。古人以冬至为岁末，《管子·侈靡》说："是故王者谨于日至，故知虚满之所在以为政令……夫阴阳进退满虚之时，其散合可以视岁。"（上海古籍出版社，1991年版，124页）所谓"日至"指冬至日。"虚满"即指冬至日影长短，故云"夫阴阳进退满虚之时，其散合可以视岁"，"视岁"即定岁。此乃冬至调历置闰法，不同于彝族十月太阳历在夏至冬至分开置闰法。

二、太阴历（夜观月亮）

太阴历用朔望月，朔望月是日月地三体系间的关系。朔望月循环1周有朔月、上弦月、望月、下弦月四个月相特征点，若回到原位晦月作为1个封闭周期则有五个月相特征点。

朔望月的运行有四相四特征点和封闭五特征点的规律。设甲为望月，乙为下弦，丙为朔月，丁为上弦，依次为朔望月运行之四相，运行到戊则为封闭五特征点。再一周又是五特征点，而合为中央甲己土、西方乙庚金、北方丙辛水、东方丁壬木、南方戊癸火，即所谓十天干化五运。《素问·五运行大论》说："土主甲己，金主乙庚，水主丙辛，木主丁壬，火主戊癸。"从月体纳甲五方十天干图就可以看到"日月二十八宿天纲图"中十天干化五运五行五季历了。

（一）朔望月视运动

《素问·六节藏象论》说"日行一度，月行十三度而有奇焉，故大小月三百六十五日而成岁，积气余而盈闰矣。"这说明一个太阳回归年有12个朔望月，故云"大小月三百六十五日而成岁，积气余而盈闰矣"。1个朔望月29.53日，1岁12个朔望月354日就是太阴历，俗称阴历，所以《素问·五脏生成》说"小溪三百五十四名"，即有354个穴位。阴历在天文学中主要指按月亮的**月相**周期来安排的历法，以太阳为参照物月球绕行地球1周为1月，以朔望月作为确定阴历月的基础，1岁为12个阴历月（朔望月）。

《黄帝内经》对朔望月有明确记载。《素问·八正神明论》说："月始生，则血气始精，卫气始行；月廓满，则血气实，肌肉坚；月廓空，则肌肉减，经络虚，卫气去，形独居。"月始生为朔日，月廓满为望月，月廓空为晦月，这是以月相定点论虚实。《素问·缪刺论》记载："凡痹往来，行无常处者，在分肉间痛而刺之，以月死生（张闻玉称朔为既死霸、望既生霸）为数……月生一日一痏，二日二痏，渐多之；十五日十五痏，十六日十四痏，渐少之。"初1日到15日为前半个朔望月，16日以后为后半个朔望月，一个月30日或29日。朔望月开始于朔日，如《灵枢·岁露论》说：

正月朔日，太一居天留之宫，其日西北风，不雨，人多死矣。

正月朔日，平旦北风，春，民多死。

正月朔日，平旦北风行，民病多者，十有三也。

正月朔日，日中北风，夏，民多死。

正月朔日，夕时北风，秋，民多死。终日北风，大病死者十有六。

正月朔日，风从南方来，命曰旱乡；从西方来，命曰白骨，将国有殃，人多死亡。

正月朔日，风从东方来，发屋，扬沙石，国有大灾也。

正月朔日，风从东南方行，春有死亡。

正月朔日，天和温不风，籴贱，民不病；天寒而风，籴贵，民多病。

古人在长期观察月亮运动中，发现了朔望月及朔月、上弦月、望月、下弦月、晦月等，并依据月相特定日子在天空的视位置绘制出月体纳甲图（见图2-16）。

古人用肉眼观察天象授时，太阳光刺眼不能直接观察，只有观察月亮，直接凭月相定朔望。月相在天，有目共睹。肉眼观察月相不会把十五说成十六，更不会说成十七。朔与望相对，凭月相定朔望则月首必为朔，不得为朏。若以月首为朏，实则否定了朔望月，因为与望相对的是朔而不是朏。朏指月牙初见，其作用与日食、月食的发生一样，可用以验证朔望的准确性。凡重视月相的观察，必知道日食在朔，月食在望。朔与望的确定当是无疑的了。月相是最好的定位定时天象。古称朔为"即死霸""初吉"(《素问·阴阳类论》说"一阴至绝,作朔晦"。绝,极也),初一为"旁死霸",望为"既生霸",十六为"既望""旁生霸",初三为"朏"(有人称初吉为初二、三,既生霸为初八,望为十五日,既望为十六日,既死霸为二十四日,不妥当,因为古人主要是用朔日、望日定灾害的)。由此可知,古人最重视"朔"与"望",不重视上弦、下弦,因为日食、月食在朔、望,特别是日食发生于"朔晦"。

太阴历,也叫阴历,是以朔望月运动周期为计算基础的,要求历法月同朔望月基本符合,因此其天文背景是太阳、月亮、地球三体系相互视运动规律。《周髀算经·日月历法》说:"月与日合,为一月。"即日月每会合一次为一朔望月。太阳与地球的相互运动——南北回归线往复视运动极点决定了冬至、夏至与阴阳盛极和寒暑,而太阳、月亮和地球三体系的运动决定了朔望月的初一和十五。太阳——月亮——地球连成一线,月亮在太阳和地球之间形成了初一朔月,太阳——地球——月亮连成一线,地球在太阳和月亮之间形成了十五望月。

朔望月的长度是 29.530587 日,所以阴历规定一个大月 30 日,一个小月 29 日,12 个朔望月共 354 日,称作 1 年。故《素问·五脏生成》说:"小溪三百五十四名",即有 354 个穴位。太阴历以朔望月的"月相"周期变化为基础,"岁"和"日"以太阳的周日和周年为基础,1 回归年内有 12 个朔望月"月相"变化周期。由于它的 1 年只有 354 日,比回归年长度少 11 日多,所以阴历的新年,有时是冰天雪地的寒冬,有时是烈日炎炎的盛夏。现今一些伊斯兰国家用的就是这种阴历。阴历每三年 19 个大月、17 个小月,共 1063 日,同 36 个朔望月的 1063.1008 日只相差约 2 小时 25 分 9.1 秒。

《黄帝内经》的月用朔望月,并有大小之分,虽没有 1 个朔望月为 29.53 日的精确记载,但可以从《素问·缪刺论》记载十五日为半月的望月推知,大月为 30 日,小月为 29 日,1 年 12 个朔望月为 354.368 日。

阴历在《黄帝内经》里有广泛应用,如《素问·缪刺论》以"月生""月死"为刺法"痏数";《素问·八正神明论》说:"月始生,则血气始精,卫气始行;月郭满,则血气实,肌肉坚;月郭空,则肌肉减,经络虚,卫气去,形独居。是以因天时而调血气也。是以天寒无刺，天温无疑。月生无泻，月满无补，月郭空无治，是谓得时而调之。因天之序，盛虚之时，移光定位，正立而待之。故日月生而泻，是谓藏虚；月满而补，血气扬溢，络有留血，命曰重实；月郭空而治，是谓乱经。"

古人对朔望月的观察记载于《周易参同契》中，谓：

> 三日出为爽，震受庚西方。
>
> 八日兑受丁，上弦平如绳。
>
> 十五乾体就，盛满甲东方。
>
> 蟾蜍与兔魄，日月气双明。
>
> 蟾蜍视卦节，兔魄吐精光。
>
> 七八道已讫，屈折低下降。
>
> 十六转受统，巽辛见平明。
>
> 艮直于丙南，下弦二十三。
>
> 坤乙三十日，东北丧其明。
>
> 节尽相禅与，继体复生龙。
>
> 壬癸配甲乙，乾坤括始终。
>
> 七八数十五，九六亦相应。
>
> 四者合三十，阳气索灭藏。

古人将其画成月相纳甲图，这个朔望月视运动图是永恒不变的。

朔望月循环1周有朔月、上弦月、望月、下弦月四相四特征点，若回到原位晦月1个封闭周期则有五个特征点（图3-13）。

其实朔望月封闭5特征点周期，就是岁运会同年周期，一种是5年会同年周期，一种是10年会同年周期。

这种太阴历岁末置闰，是岁末"三年一闰，五年再闰"法。

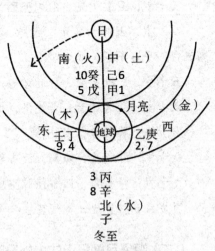

图3-13　朔望月四相四特征点和封闭五特征点示意图

表 3-1 岁运会同年周期表（地以五为制，五数周期）

始点朔	上弦	望	下弦	终点朔
1. 甲子	2. 乙丑	3. 丙寅	4. 丁卯	5. 戊辰
6. 己巳	7. 庚午	8. 辛未	9. 壬申	10. 癸酉
11. 甲戌	12. 乙亥	13. 丙子	14. 丁丑	15. 戊寅
16. 己卯	17. 庚辰	18. 辛巳	19. 壬午	20. 癸未
21. 甲申	22. 乙酉	23. 丙戌	24. 丁亥	25. 戊子
26. 己丑	27. 庚寅	28. 辛卯	29. 壬辰	30. 癸巳
31. 甲午	32. 乙未	33. 丙申	34. 丁酉	35. 戊戌
36. 己亥	37. 庚子	38. 辛丑	39. 壬寅	40. 癸卯
41. 甲辰	42. 乙巳	43. 丙午	44. 丁未	45. 戊申
46. 己酉	47. 庚戌	48. 辛亥	49. 壬子	50. 癸丑
51. 甲寅	52. 乙卯	53. 丙辰	54. 丁巳	55. 戊午
56. 己未	57. 庚申	58. 辛酉	59. 壬戌	60. 癸亥

十天干的 10 年周期见《灵枢·天年》，谓：

人生十岁，五脏始定，血气已通，其气在下，故好走。

二十岁，血气始盛，肌肉方长，故好趋。

三十岁，五脏大定，肌肉坚固，血脉盛满，故好步。

四十岁，五脏六腑十二经脉，皆大盛以平定，腠理始疏，荣华颓落，发颇斑白，平盛不摇，故好坐。

五十岁，肝气始衰，肝叶始薄，胆汁始灭，目始不明。

六十岁，心气始衰，苦忧悲，血气懈惰，故好卧。

七十岁，脾气虚，皮肤枯。

八十岁，肺气衰，魄离，故言善误。

九十岁，肾气焦，四脏经脉空虚。

百岁，五脏皆虚，神气皆去，形骸独居而终矣。

（二）朔望月躔日道的内外升降视运动

《素问·六节藏象论》说："天为阳，地为阴。日为阳，月为阴。行有分纪，周有道理。日行一度，月行十三度而有奇焉，故大小月三百六十五日而成岁，积气余而盈闰矣。立端于始，表正于中，推余于终，而天度毕矣。"所谓"日行一度，月行十三度而有奇"，是指朔望月躔1岁360日太阳历日道的视运动，朔望月躔360日太阳历日道视运动是永远变动不居的（图3-14），太阳回归年365—366日，1回归年12个朔望月是354日，为了调和二者的周期，所以要"积气余而盈闰"，"盈闰"的方法是立竿测日影，即"立端于始，表正于中，推余于终，而天度毕矣"，故把闰月设置在冬至调历时。

朔望月行于360日太阳历黄道外为太过，行于360日太阳历日道内为不及。因为朔望月每岁相差90度1个月相位，所以每年开始的时刻不同而干支都不同，4年闰1日为1个岁气会同年周期。

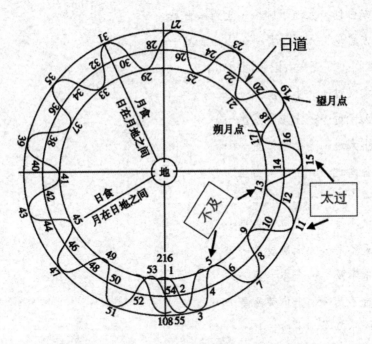

图3-14　朔望月躔太阳日道视运动太过不及示意图

人们只知道五运有太过、不及、平气三气，却不知道所以然，其实是月亮运行在日道外为太过，月亮运行在日道内为不及，月亮运行在日道上为平气。

以上的日月视运动都是以经纬交点观察地为中心，不涉及地心、日心。靳九成教授用地心说不妥当。

（三）"地以五为制"的五行对应五星

《素问·金匮真言论》《素问·气交变大论》提到了五行、五运、五脏上应五星。《素问·六微旨大论》提出"**六气应五行**"，《灵枢·五乱》说"经脉十二者，以应十二月。十二月者，分为四时""经脉十二者，别为五行，分为四时"。

《素问·金匮真言论》按"地以五为制"有如下记载：

东方青色，入通于肝……上为岁星……

南方赤色，入通于心……上为荧惑星……

中央黄色，入通于脾……上为镇星……

西方白色，入通于肺……上为太白星……

北方黑色，入通于肾……上为辰星……

《素问·气交变大论》记载如下：

岁木太过……上应岁星……

岁火太过……上应荧惑星……

岁土太过……上应镇星……

岁金太过……上应太白星……

岁水太过……上应辰星……

岁木不及……上应太白星……

岁火不及……上应辰星……

岁土不及……上应岁星……

岁金不及……上应荧惑星……

岁水不及……上应镇星……

夫子之言岁候，不及其太过，而上应五星。

正常平气年或五运太过年情况下木星见于春天天空、火星见于夏天天空、土星见于长夏天空、金星见于秋天天空、水星见于冬天天空，五运不及年则克木的金星见于春天天空、克火的水星见于夏天天空、克土的木星见于长夏天空、克金的火星见于秋天天空、克水的土星见于冬天天空。五星的顺、逆、快、慢、留、守视运动协助月亮运动而主风雨。此乃五星之分野。

靳九成教授认为，"五行对应五星"论自身有逻辑矛盾，"'五行对五星'的论断是错的"（《中医学现代科学基础》46 页）。他说"在《气交变大论》那里解释了'岁木太过……上应岁星'，那'岁木不及'也应'上应岁星'，而不应'上应太白星'……其他类似；解释了'岁火太过……上应荧惑星'，那'岁火不及'也应'上应荧惑星'，而不应'上应辰星'；解释了'岁土太过……上应镇星'，那'岁土不及'也应'上应镇星'，而不应'上应岁星'；解释了'岁金太过……上应太白星'，那'岁金不及'也应'上应太白星'，而不应'上应荧惑星'；解释了'岁水太过……上应辰星'，那'岁水不及'也应'上应辰星'，而不应'上应镇星'。……医家一方面说**甲乙五行属木**，另一方面说**甲五行又属土、乙五行又属金**；一方面说**寅卯五行属木**，另一方面又说**寅五行又属火、卯五行又属金**，逻辑上明明有矛盾说不圆，还代代传承，从不给出解释，在学术上这是医家们谁都绕不过的坎"（《中医学现代科学基础》234 页）。这说明靳九成教授受西方教育流毒太深，根本不懂中国传统文化，自己给自己造成了逻辑矛盾，在学术上给医家们制造了很多陷阱。《黄帝内经》再三强调中国的天地人三才文化，曰"天之阴阳""地之阴阳""人中阴阳"之不同。"岁木太过……上应岁星"是说木运太过，所以应木星；而"岁木不及……上应太白星"则因木不及而金星克之，故上见太白金星，怎么能是矛盾呢？东方甲乙木属于地道"地以五为制"的五方五行。而甲土、乙金属于十天干化五运范畴，根本就不在一个层面，不得混谈。再者，《黄帝内经》是研究五大行星**视运动**顺逆留守停运动规律的，不针对五大行星自己的周期运动，怎么能用十二地支记木星 12 年周期、十天干记水星 10 年周期呢？

《素问·天元纪大论》记载五行的本义是"地之阴阳"木火土金水，"地以五为制"，即地以五方为制，以朔望月行五方为代表，月行东方青道二为甲乙木，月行南方赤道二为丙丁火，月行于中日道二为戊己（在日道上）土，月行西方白道二为庚辛金，月行北方黑道二为壬癸水。其月相模型是**月体纳甲图**，其数模型是**河图**。此为四季"四时五行"法。十二地支，东方寅卯五行属木，南方巳午五行属火，西方申酉五行属金，北方亥子五行属水，四隅脾不主时丑未辰戌五行属土。（图 3-15）

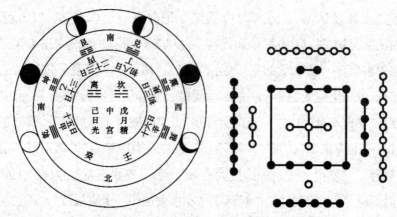

图 3-15　"地以五为制"的月相模型示意图

地道"地以五为制"再加四维四隅则为"地以九九制会"（形体九野），"九宫八风图"和洛书是其模型图。（图 3-16）

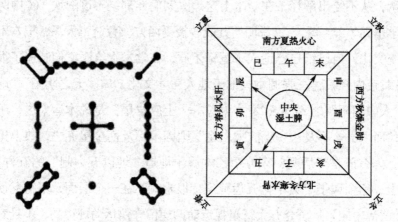

图 3-16　"地以九九制会"模型示意图

现在人们不明白**河图、洛书**的来源，越解释越玄，越神秘。其实**河图**就是来源于"建中"的"地以五为制"公理，表示地道的五方位数，故以地"五"为核心数。然后按照冬至阳气来复排数序为阳数奇数 1（古代都以冬至为一年的开始），夏至阴气来复排数序为阴数偶数 2（《易纬·通卦验》说"冬日至成天文，夏日至成地理"），冬至天文为阳，夏至地理为阴。《后汉书·礼仪志》说："日冬至、夏至，阴阳晷景长短之极，微气之所生也……宫处于中，左右为商、徵、角、羽。"即"地以五为制"，以太阳在南北回归线视运动来定位，再按阳从左东方春天阳仪系统阳气升排数序为阳数奇数 3，阴从右西方秋天阴仪系统阴气降排数序为阴数偶数4，中央为本数阳数奇数5。最后将五方顺序数加"地以五为制"的核心数"五"，以"中五"临制四方，**就是河图了**。五方位序数1、2、3、4、5为生数，加"地以五为制"的核心数5就变为成数6、7、8、9、10，先有生数，后有成数。这一生数次序记载于《尚书·洪范》，谓："五行：一曰水（冬至阳气来复数），二曰火（夏至阴气来复数），三曰木（春天阳仪系统阳气数），四曰金（秋天阴仪系统阴数），五曰土（中央阳数）。"并阐释五行性质是："水曰润下，火曰炎上，木曰曲直，金曰从革，土爱稼穑。润下作咸，炎上作苦，曲直作酸，从革作辛，稼穑作甘。"于此可知，**河图、洛书是地道"地以五为制""地以九九制会"的产物**，没有什么玄秘。

我们必须站在上古时期人们思维基础上考虑问题，古人是直观看问题的，只是把观察到的事实刻画在玉制马背上而已，就像安徽凌家滩含山出土的玉龟一样。这应该是马背河图、龟背洛书的来源。

根据地道"地以五为制"的五方，再加四维四隅则为"地以九九制会"（形体九野），就变成了**洛书**模型，应用于"九宫八风图"中。立竿测日影求"地中"的思想，创建了脾土"建中"以制四方的制度，脾土主四维合五方则为八方九宫。以洛书为模型，阳数奇数在五方为天数，阴数偶数在四隅四维为地数，变成了《系辞传·筮法》说的天地数，进而推演出"五岁再闰"的历法。上述演变表示地道的河图、洛书在《黄帝内经》得到了实际应用。

《素问·金匮真言论》和《素问·五常政大论》中都有记载：

东方……其数八。

南方……其数七。

中央……其数五。

西方……其数九。

北方……其数六。（《素问·金匮真言论》）

敷和之纪（木运平年）……其类草木……其数八。

升明之纪（火运平年）……其类火……其数七。

备化之纪（土运平年）……其类土……其数五。

审平之纪（金运平年）其类金……其数九。

静顺之纪（水运平年）……其类水……其数六。（《素问·五常政大论》）

这里用的都是成数，并与地之阴阳木、火、土、金、水五行相配合。这是利用河图作为人体五脏外应五方、五行、五时、五味等"五脏四时各有收受"的理论模型，阐明人体以及人体与自然界是一个统一整体相应的思想。突出"建中"思想。

《黄帝内经》用生数和成数表示五运的运行变化，这在运气七大论中占有突出的地位。在运气学说中，生数和成数是其纲领。正如《素问·六元正纪大论》说："此天地之纲纪，变化之渊源。"又说：

天地之数，终始奈何？岐伯曰：悉乎哉问也！是明道也。数之始，起于上而终于下，岁半之前，天气主之，岁半之后，地气主之，上下交互，气交主之，岁纪毕矣。故曰：位明气月可知乎，所谓气也。帝曰：余司其事，则而行之，不合其数何也？岐伯曰：气用有多少，化治有盛衰，衰盛多少，同其化也。

帝曰：太过不及，其数何如？岐伯曰：太过者其数成，不及者其数生，土常以生也。

"数"指生数和成数，即指五行数。五行"金木水火土，运行之数。"（《素问·六元正纪大论》）五行数是指生数和成数相合而言。木、火、土、金、水五行的偏盛偏衰谓"太过不及"。太过是五行的气盛，用成数表示；不及是五行的气衰，用生数表示。太过不及皆能使人发生疾病，但有轻重。河图为 10 数，但奉 10 进 1，故云"天地之至数，始于一，终于九焉"，变成了洛书。

其发病也有一定的规律。

甲子　甲午岁：热化二，雨化五，燥化四。

乙丑　乙未岁：灾七宫，湿化五，清化四，寒化六。

丙寅　丙申岁：火化二，寒化六，风化三。

丁卯　丁酉岁：灾三宫，燥化九，风化三，热化七。

戊辰　戊戌岁：寒化六，热化七，湿化五。

己巳　己亥岁：灾五宫，风化三，湿化五，火化七。

庚午　庚子岁：热化七，清化九，燥化九。

辛未　辛丑岁：灾一宫，雨化五，寒化一。

壬申　壬寅岁：火化二，风化八。

癸酉　癸卯岁：灾九宫，燥化九，热化二。

甲戌　甲辰岁：寒化六，湿化五。

乙亥　乙巳岁：灾七宫，风化八，清化四，火化二。

丙子　丙午岁：热化二，寒化六，清化四。

丁丑　丁未岁：灾三宫，雨化五，风化三，寒化一。

戊寅　戊申岁：火化七，风化三。

己卯　己酉岁：灾五宫，清化九，雨化五，热化七。

庚辰　庚戌岁：寒化一，清化九，雨化五。

辛巳　辛亥岁：灾一宫，风化三，寒化一，火化七。

壬午　壬子岁：热化二，风化八，清化四。

癸未　癸丑岁；灾九宫，雨化五，火化二，寒化一。

甲申　甲寅岁：火化二，雨化五，风化八。

乙酉　乙卯岁：灾七宫，燥化四，清化四，热化二。

丙戌　丙辰岁：寒化六，雨化五。

丁亥　丁巳岁：灾三宫，风化三，火化七。

戊子　戊午岁：热化七，清化九。

己丑　己未岁：灾五宫，雨化五，寒化一。

庚寅　庚申岁；火化七，清化九，风化三。

辛卯　辛酉岁：灾一宫，清化九，寒化一，热化七。

壬辰　壬戌岁：寒化六，风化八，雨化五。

癸巳　癸亥岁：灾九宫，风化八，火化二。

《素问·五常政大论》也说：

委和之纪（木运不及年）……眚于三。

伏明之纪（火运不及年）……眚于九。

卑监之纪（土运不及年）……其眚四维。

从革之纪（金运不及年）……眚于七。

涸流之纪（水运不及年）……眚于一。

　　从以上所述看，天地之至数一、二、三、四、五、六、七、八、九皆依洛书九宫位为说。其中三次陈述一、三、五、七、九等五宫受"灾"。这五宫皆是阳数，阴数二、四、六、八未言受"灾"。这是利用洛书作为人体五脏外应五运、五时、八方等的理论模型，阐明人体以及人体与自然界是一个统一整体相应的思想。突出"建中"思想。

　　北一、南九、东三、西七是洛书东南西北四正位，四维丑、未、辰、戌是中央土位，皆能受灾，是因为为五运六气同化位。四隅阴数二、四、六、八属于寅、申、巳、亥风火位则不受灾。

按：《黄帝内经》陈述五方及五行和物类是用**河图**方位数表示，而陈述五运的太过与不及却用**洛书九宫**的方位数表示。

而十天干的**岁运会同年序数**则按《系辞传·筮法》天地阴阳奇偶规律排列如下。

天1	**地2**	**天3**	**地4**	**天5**
甲1	乙2	丙3	丁4	戊5
己6	庚7	辛8	壬9	癸10
地6	**天7**	**地8**	**天9**	**地10**
土运	金运	水运	木运	火运

《灵枢·经筋》则论述手足十二经筋应四时就是冬夏、春秋对举的，谓：

足少阳之筋……名曰孟春痹也。 ┐
足太阳之筋……名曰仲春痹也。 ├ 足三阳经筋主春
足阳明之筋……名曰季春痹也。 ┘

足太阴之筋……名曰孟秋痹也。 ┐
足少阴之筋……命曰仲秋痹也。 ├ 足三阴经筋主秋
足厥阴之筋……命曰季秋痹也。 ┘

手阳明之筋……名曰孟夏痹也。 ┐
手太阳之筋……名曰仲夏痹也。 ├ 手三阳经筋主夏
手少阳之筋……名曰季夏痹也。 ┘

手心主之筋……名曰孟冬痹也。 ┐
手太阴之筋……名曰仲冬痹也。 ├ 手三阴经筋主冬
手少阴之筋……名曰季冬痹也。 ┘

所以按冬夏、春秋排序在《黄帝内经》是有依据的。

（四）五大行星视运动

《素问·气交变大论》说："子之言岁候，不及其太过，而上应五星。"太过不及是讲五运的，五星应五运五脏五行。《素问·气交变大论》说：

夫子之言岁候，不及其太过，而上应五星。今夫德化政令，灾眚变易，

非常而有也，卒然而动，其亦为之变乎？岐伯曰：承天而行之，故无妄动，无不应也。卒然而动者，气之交变也，其不应焉。故曰：应常不应卒，此之谓也。帝曰：其应奈何？岐伯曰：各从其气化也。帝曰：其行之徐疾逆顺何如？岐伯曰：以道留久，逆守而小，是谓省下；以道而去，去而速来，曲而过之，是谓省遗过也。久留而环，或离或附，是谓议灾与其德也。应近则小，应远则大，芒而大倍常之一，其化甚；大常之二，其眚即发也；小常之一，其化减；小常之二，是谓临视，省下之过与其德也。德者福之，过者伐之。是以象之见也，高而远则小，下而近则大，故大则喜怒迩，小则祸福远。岁运太过，则运星北越，运气相得，则各行以道。故岁运太过，畏星失色而兼其母。不及则色兼其所不胜。肖者瞿瞿，莫知其妙，闵闵之当，孰者为良，妄行无征，示畏侯王。

帝曰：其灾应何如？岐伯曰：亦各从其化也。故时至有盛衰，凌犯有逆顺，留守有多少，形见有善恶，宿属有胜负，征应有吉凶矣。帝曰：其善恶何谓也？岐伯曰：有喜有怒，有忧有丧，有泽有燥，此象之常也，必谨察之。帝曰：六者高下异乎？岐伯曰：象见高下，其应一也，故人亦应之。帝曰：善。其德化政令之动静损益皆何如？岐伯曰：夫德化政令灾变，不能相加也。胜复盛衰，不能相多也。往来小大，不能相过也。用之升降，不能相无也。各从其动而复之耳。帝曰：其病生何如？岐伯曰：德化者气之祥，政令者气之章，变易者复之纪，灾眚者伤之始，气相胜者和，不相胜者病，重感于邪则甚也。

古人在大地上观察五星视运行有顺逆快慢留守等变化，其色气及状态都受到大气层的影响，都是导致气候物候等变化的因素。"承天而行"指正常情况下的五星视运行状态，而"无妄动"。"卒然而动者，气之交变也，其不应焉"指五星运动速度、方向、位置的突然变化是常中之变，反映了五星以及太阳系诸星合成的整体状态的非常规变化，也是天"象之常"，其变化会影响自然界整体变化，天"象见高下，其应一也，故人亦应之"，故谓"其灾应何如……亦各从其化也，故时全有盛衰，凌犯有逆顺，留守有多少，形见有善恶，宿属有胜负，征应有吉凶矣"。从上古《太始天元册》天文历法观测角度看，太阳南北回归线运动形成的1岁360日日道偕日月出的二十八宿各宿度距是均匀的，而且五运（五季）、六气划分和弦图结构都是均匀的。五星运动虽然有顺逆快慢留守之变化，但这是整体守恒而有卒变，只是整体规律基础上的摄动。如此，才能理解上古《太始天元册》以日、月、五星、"七曜"在二十八宿中变化的严谨数理逻辑规律在天文上的应用参照（"不以数推，以象之谓也"）。五星的视运动规律不影响日月的视运动规律，靳九成教授否定日月二曜"天"模型没有道理（《中医学现代科学基础》104页）。五星的顺逆快慢留守视运动只是协助月亮运动而主风雨。不过靳九成教授对五星视运动顺逆快慢留守的解释是对的，因为这不需要日心说、地心说。

五星具体运行过程见图3-17。

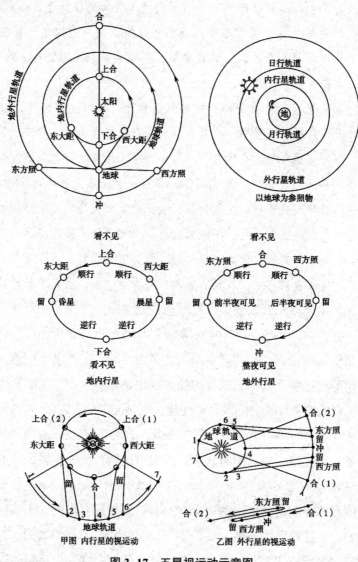

图3-17 五星视运动示意图

《黄帝内经》时代用肉眼看到的五星视运动有顺、逆、快、慢、留、守等变化，所以当时没有木星12年周期的概念，木星12年周期的概念是后世发现的。

三、阴阳合历

把永远不变的360日太阳历和永远不变的朔望月太阴历二者配合起来的历法叫作"阴阳合历"，亦称农历。阴阳合历，就是既要考虑月相的符合，即新月在初一，满月在十五，又要让1岁的平均长度仍然是太阳回归年365—366日。阴阳合历就必然会同时容纳太阴历和太阳历两种成分，并且要将它们调和起来，所以古籍记载这种历法是阴阳合历。

因为月亮是地球的卫星，所以月亮运动属于地道。虽然朔望月是永恒不变的，但月亮在日道上的运动是不停的，永远变动不居，且有太阳回归年365—366日的四分历反复其道，及"七日来复"之变，故阴阳合历是永远变化的历法。

但阴阳合历有两种：

一是太阳南北回归线视运动的1岁360日太阳历日道长度及每月30日（《素问·至真要大论》称作"凡三十度"）的12个月阴阳合历，即永远不变的干支60甲子五运六气历。这是五运六气理论的核心基础。

二是太阳回归年365—366日太阳历日道长度（《素问·六微旨大论》称作每月"凡三十度而有奇"）及大小月12个月阴阳合历。这是五运六气推演变化吉凶灾异的基础，起始于正月朔日，变见于八风、五星、四维、脾胃中州。

这两套日道都来源于立竿测日影。太阳南北回归线视运动1岁360日圆周日道模型为阴阳鱼太极图，阴阳（一生二）、三阴三阳由此生焉（一生三），十二地支、二十八宿均匀划分。月亮1日1宿，28日28宿，《灵枢·卫气行》正确记载了《太始天元册》这一天象，没有错误。而太阳回归年365—366日太阳历日道是椭圆形的，十二地支、二十八宿不能均匀划分。

这两套日道说不是笔者的发明，是《素问·六节藏象论》的记载，是笔者破解了《素问·六节藏象论》《太始天元册》天文历法后把两套日道解读出来了。《素问·六节藏象论》谓"天有十日，日六竟而周甲，甲六复而终岁，三百六十日法也"（1月30日，即"凡三十度"）、"日行一度，月行十三度而有奇焉，故大小月三百六十五日而成岁，积气余而盈闰矣。立端于始，表正于中，推余于终，而天度毕矣"（1月30.4375日，即"凡三十度而有奇"）。

《周髀算经》（《周髀算经》，原名《周髀》。《周髀算经》卷上开篇即说明本书是周公传承讲述**伏羲"周天历度"**学问的书。髀是圭表、立竿。周是周天、环周，不是周代名。周髀，指用立竿测日影计算周天历度。第一部分周公商高对话，第二部分陈子模型、第三部分七衡六间、勾股，等等，都是在传承讲述中的举例说明而已）记载着太阳周日东升西落和周年南北回归线视运动的"七衡六间图"，从图中看北极，可知这是面北画出的图，这图是个日月地三体系运动关系图。《周髀算经》说："**凡为日、月运行之圆周，七衡周而六间，以当六月节。**"这是指太阳周年南北回归线视运动在作不间断的螺旋往返视运动，以360日圆周太阳历为基础，以反复其道7日来复的366日作为太阳回归年，而"七衡"是太阳螺旋视运动在不同朔望月月份视运动的七个同心圆轨道，是假设立体的说理宇宙模型，相邻两圆间有一道间隔，称作"六间"。这七个同心圆的划分是由朔望月决定的，在每个朔望月周期处画一个圆，六个朔望月画七个同心圆，这是典型的十二月阴阳合历（图2-17）。

"七衡六间图"中心有北极，表示此图是面北画的，记载了面南观太阳东升西落周日顺时针视运动规律和太阳南北回归线周年逆时针视运动规律，太阳南北回归线视运动规律是万万年永恒不变的规律。证明天道与地道反方向视运动规律，所谓天左旋地右旋也，而"七衡六间图"却将二者融合在一起了，用**青图和黄图**表示。

对北半球来说，将"七衡六间图"中分，则太阳由南回归线往北回归线运行有6个朔望月，由北回归线往南回归线运行也有6个朔望月，则用十二地支标记月数，十二地支同时代表1岁360日太阳历。将由"天以六为节"的六气时间段变为"天以六六为节"的十二朔望月时间段（图2-19）。

上半年"六间"6个朔望月用子、丑、寅、卯、辰、巳6地支标记，下半年"六间"6个朔望月则用午、未、申、酉、戌、亥六地支标记，十二地支标记12个朔望月，这就是所谓的"天以六为节"（《素问·天元纪大论》）、

"天以六六为节"（《素问·六节藏象论》）。这种太阳历和12个朔望月组成的历法是阴阳合历。《素问·六节藏象论》记载"日行一度，月行十三度而有奇焉，故大小月三百六十五日而成岁，积气余而盈闰矣"就是阴阳合历。阴阳合历的模型是"七衡六间图"。

《素问·六微旨大论》说："日行一周，天气始于一刻；日行再周，天气始于二十六刻；日行三周，天气始于五十一刻；日行四周，天气始于七十六刻；日行五周，天气复始于一刻，所谓一纪也。是故寅午戌岁气会同，卯未亥岁气会同，辰申子岁气会同，巳酉丑岁气会同，终而复始。"太阳1回归年365—366日，0.25日4岁整数化成1日，《素问·六微旨大论》就以4岁为一小周，15小周60年为一大周，成为著名的60甲子历周期。并按此4岁一小循环周期的特性找出60岁中的岁气会同年，所谓岁气会同年，就是位相相同的年。

众所周知，太阳1个回归年有365—366日，12个朔望月只有354天，所以有3年1闰、5年2闰、19年7闰法来调整朔望月和回归年的60年周期。最早立竿测日影时代是冬至调历置闰。甲骨文卜辞称作"十三月"，今本《春秋》中称作"十有三月"，冬至调历置闰一直延续到夏、商、西周时代❶。虽然后世插入了变化的闰月，但十二地支标记12个朔望月不变，只插入一个闰朔望月就行了。闰岁是384日。如此看来，阴阳合历置闰有两种：

一是365日太阳历的冬至调历4年闰1日置闰，变为366日；属于"五岁再闰"法。

二是太阳回归年366日太阳历的冬至调历置闰，有"七日来复"变化，属于"七日来复"置闰法。

这种阴阳合历，其实每年过的是12朔望月太阴历年，其中闰年是13月太阴历年384日，其中有太阳历4年闰1日的"五岁再闰"和太阴历的"五岁再闰"（《系辞传》筮法），之后则改为19年7闰插入法。这种历法4年闰1日为小周期，32年为中周期，64年为大周期，记载于《系辞传·筮法》中，谓"乾之策二百一十有六，坤之策百四十有四，凡三百六十，当期之日。二篇之策，万有一千五百二十，当万物之数也"。1岁360日，32岁11520日之数；其次是太阳历和太阴历谐调的阴阳合历置闰法，而太阳历的"五岁再

---

❶ 陆星原《卜辞月相与商代王年》，上海社会科学院出版社，2014：74-79。

闰"法和"七日来复"法是冬至调历置闰，而阴阳合历则是岁末置闰。

阴阳合历闰年13个朔望月384日，合于64卦384爻。奇怪吧，《太始天元册》的两部历法同在《系辞传·筮法》中。两部历法开始置闰冬至调历置闰。大概到了春秋天文历法进一步发展，才出现插入置闰法有了19年7闰法，并一直施用至今天。笔者研究发现，这两套日道以及置闰法隐藏在古老的《素问·六节藏象论》《太始天元册》"日月二十八宿天纲图"中。

由上述可知，360日太阳历和365—366日太阳历是定时冬至调历4年闰1日，但每个闰日的时位都不同[《九宫八风》中天门地户两宫在冬至夏至南北回归线上，故为45日不置闰（这是基础360日日道，45日×8＝360日），其余6宫为46日（这是回归年日道，46日×6＝366日），是4年置闰1日。前12年，后12年，共24年。故有《素问·六元正纪大论》同化24年说，谓："帝曰：五运行同天化者，命曰天符，余知之矣。愿闻同地化者，何谓也？岐伯曰：太过而同天化者三，不及而同天化者亦三；太过而同地化者三，不及而同地化者亦三，此凡二十四岁也。帝曰：愿闻其所谓也。岐伯曰：甲辰、甲戌，太宫下加太阴，壬寅、壬申，太角下加厥阴，庚子、庚午，太商下加阳明，如是者三。癸巳、癸亥，少徵下加少阳，辛丑、辛未，少羽下加太阳，癸卯、癸酉，少徵下加少阴，如是者三。戊子、戊午，太徵上临少阴，戊寅、戊申，太徵上临少阳，丙辰、丙戌，太羽上临太阳，如是者三。丁巳、丁亥，少角上临厥阴，乙卯、乙酉，少商上临阳明，己丑、己未，少宫上临太阴，如是者三。除此二十四岁，则不加不临也。帝曰：加者何谓？岐伯曰：太过而加同天符，不及而加同岁会也。帝曰：临者何谓？岐伯曰：太过不及，皆曰天符，而变行有多少，病形有微甚，生死有早晏耳。"]，阴阳合历正月朔日岁末置闰"十三月"不定时。

古人在立竿测日影科学实验过程中发现太阳运行76周天的时间内，月亮从同一地点开始运行1016周天后，两者又周而复会。1016除以76约等于13.368，即月亮1日内运行的"日行一度，月行十三度而有奇焉"。太阳76年有27759日除以朔望月29.53日得940个朔望月，940除以76得1岁有12.3684朔望月。

这种阴阳合历1年分为四时四季，《黄帝内经》称为春三月、夏三月、秋三月、冬三月。阴阳合历起于正月朔日，记载于《灵枢·岁露论》《灵枢·九官八风》等，《素问·六微旨大论》记载正月朔日是五运六气每年六气的起始时间。正月朔日是阴阳合历的过年日，其调节与太阳回归年的周期都用闰月。阴阳合历不同于五运六气历的冬至日过年法，五运六气历是在冬至日过年时调节与太阳回归年相差的 5.25 日。

《素问·诊要经终论》则将两个月划分为 1 个时间段，将 1 岁分为 6 个时间段，称作"天以六为节"，谓：

正月二月，天气始方，地气始发，人气在肝。

三月四月，天气正方，地气定发，人气在脾。

五月六月，天气盛，地气高，人气在头。

七月八月，阴气始杀，人气在肺。

九月十月，阴气始冰，地气始闭，人气在心。

十一月十二月，冰复，地气合，人气在肾。

这是五运六气历中的六气时间段，正月二月为初之气，三月四月为二之气，五月六月为三之气，七月八月为四之气，九月十月为五之气，十一月十二月为终之气。

古人知道月亮在日道上与太阳运动方向的反向移动，就用"上者右行，下者左行，左右周天，余而复会……天地动静，五行迁复……天垂象，地成形，七曜纬虚，五行丽地……仰观其象，虽远可知也"的天象描绘之（《素问·五运行大论》）。

那么日月分道运行的始点在哪里呢？当然是太阳视运动到南回归线天道的冬至点，月亮也在冬至点附近合朔，而不可能在地道的北方冬至子位。太阳冬至日出点只能在南回归线的东方地平线上。从南回归线冬至点开始，月亮顺时针方向移动是右行，太阳逆时针方向视运动是左行。这就是所谓的"天左旋地右迁"，天气下降于地，地气上升于天，故云"上者右行，下者左行，左右周天"。从这里可以看出，我们的古人已经发现了月亮在日道上的西移退行现象，其周期是 3 年 1 闰、5 年 2 闰、大约从春秋开始执行 19（18.61）年 7 闰。

《素问·天元纪大论》说："天以六为节，地以五为制。周天气者，六期为一备；终地纪者，五岁为一周……五六相合而七百二十气为一纪，凡三十岁，千四百四十气，凡六十岁，而为一周，不及太过，斯皆见矣。"这就是日月运行差距比较小的 60 年准周期。

主运五位周	12.37朔望月,49.5月相特征点,化整为大衍数50,实用49。
主气六位周	1回归年
客运六位周和客气七位周	442.95天
10个对点朔望月、12个封闭朔望月	15朔望月
带闰月有49.5个15朔望月回归周	(12.37×60=742.2,12×60=720)
不算闰月有48个15朔望月回归周	60回归年 742朔望月 21915天

图3-18　日月运行60年准周期

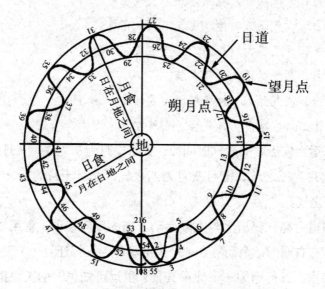

图3-19　月躔日道变化永远不停示意图

《灵枢·九宫八风》记载1岁366日,属于太阳回归年闰年。

依据《灵枢·岁露论》"太一居天留之宫"候"正月朔日"之风看,《灵枢·九宫八风》用的是阴阳合历,不是北斗历,北斗旋转一周是360度的历法,可以用于1岁360日的五运六气历法,如《伤寒论·伤寒例》讲五运六气就用北斗历。太阳历是面南,北斗历是面北,有个方向的差异。北斗指的是赤道二十八宿,不是日道二十八宿,不得混淆。

五运六气日月运行的60年会合准周期开始于什么时候呢?《素问·六微旨大论》说:"天气始于甲,地气治于子,子甲相合,命曰岁立,谨候其时,气可与期。"这是天道人道相合的阴阳合历。《素问·五运行大论》说"首甲定运"。十天干主"变动不居"的月亮五运天气,十二地支主"静而守位"的太阳六气地气。所谓"子甲相合",即言日月相合。岁,即日月会。对北半球来说，测日影开始于太阳在北回归线夏至日中无影时，而岁开始于太阳运行到南回归线冬至点，在地道是北回归线冬至子位（古人以日影定位，并以冬至定岁首），朔望月始于望月甲位（古人肉眼就能确定），即言五运六气阴阳合历历元年开始于地道北回归线冬至子位与朔望月满月甲位相合时，故云"首甲定运"，"天气始于甲，地气治于子，子甲相合，命曰岁立，谨候其时，气可与期"。废除立竿测日影法之后，如汉代太初历改为冬至夜半子时合朔为历元年的开始。

《黄帝内经》明确记载，太阳南北回归线视运动 1 岁 360 日太阳历是永远不变的五运六气万年历。1 岁 366 日阴阳合历则有两大变化，一是太阳 4 年闰 1 日的不停变化，"七日来复"；二是朔望月躔日道的不停变化，后世将这种变化名之为"岁差"（上古时代冬至调历置闰，不考虑岁差），所以历代都在不断修订历法。于此可知，五运六气预测，有其永远不变的基本天象盘面，还有永远变化的天象盘面，故古代每年都要在冬至日招聘 8 种科学技术人才进行调历，以适应不同时代天象的变化对预测准确度的影响。

总之，太阳视运动是"天以六为节""天以六六为节"，其模型图是太阳南北回归线视运动示意图、七衡六间图、阴阳鱼太极图。朔望月视运动是"地以五为制""地以九九制会"，其模型图是月体纳甲图、河图、洛书。此五六乃天地之常数，河图、洛书乃天地之数、天地之至数和天地之大数，是筮法的基础。

四、八卦历

日月二十八宿天纲图中有巽、坤、艮、乾四卦，标识南北回归线及太阳在南北回归线的出入点，即四立点。

（一）后天八经卦卦历

对北半球来说，日月二十八宿天纲图有冬至日出点巽卦（夏历立夏节）和日入点坤卦（夏历立秋节），以及夏至日出点艮卦（夏历立春节）和夏至日入点乾卦（夏历立冬节），这四卦属于后天八卦，标识四正四立八节气，每卦三爻，三八二十四爻，标识太阳历二十四节气。

（二）六十四卦卦历

太阳南北回归线视运动一周360日，合于60卦360爻。这就是《周易》筮法说的"乾之策二百一十有六，坤之策百四十有四，凡三百六十，当期之日"。阴阳合历闰年13个朔望月384日，合于64卦384爻。384日乘以30年得11520日（合1岁360日，32岁11520日之数），《周易》筮法称作"二篇之策万有一千五百二十，当万物之数也"。64卦卦历含有以上两种历法。《素问·天元纪大论》说："太虚寥廓，肇基化元，万物资始，五运终天，布气真灵，总统坤元。"《周易》说"大哉乾元，万物之始……至哉坤元，万物资生。"以乾坤喻阴阳。《素问·脉要精微论》说："冬至四十五日，阳气微上，阴气微下；夏至四十五日，阴气微上，阳气微下。"《伤寒例》引为"冬至之后，一阳爻升，一阴爻降也。夏至之后，一阳气下，一阴气上也。斯则冬夏二至，阴阳合也；春秋二分，阴阳离也。阴阳交易，人变病焉"。

（三）战国以前八卦历养生

清华出土战国竹简《筮法》有战国以前八卦养生图，其中用到了后天八卦图。《说卦传》说："乾为首，坤为腹，震为足，巽为股，坎为耳，离为目，艮为手，兑为口。"战国竹简人像图有乾为首、坤为腹、坎为耳、艮为手、震为足、巽为股、离为目、兑为口之象。

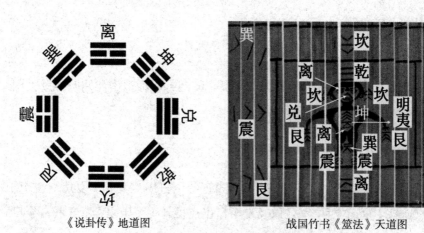

《说卦传》地道图　　　　　战国竹书《筮法》天道图

图3-20　战国竹简养生图

《说卦传》地道图和战国竹书《筮法》天道图都是以太阳南北回归线子午视运动为天文基础。天道北回归线夏至阳用离（罗），南回归线冬至阴用坎（劳），坎上离下，离火天气下降，坎水地气上腾，既济卦之象，天地和同，草木萌动。地道北回归线冬至阴用坎（劳），南回归线夏至阳用离（罗）。

太阳南北回归线子午视运动是太阳的年周期视运动，太阳出巽入坤、出震入兑、出艮入乾是太阳的日周期视运动。这记载于《周髀算经》中：

冬至……日出巽而入坤，见日光少。

夏至……日出艮而入乾，见日光多。

冬至昼极短，日出辰而入申，阳照三，不复九。

夏至昼极长，日出寅而入戌，阳照九，不复三。

战国竹书人像图显示了跟着太阳运动养生的方法。战国竹书《筮法》人像图腹中是**上坤下离明夷卦**，不能单纯看作坤卦。《说卦传》既说"坤为腹"，又说"离……其于人也，为大腹"，从战国竹书《筮法》人像图明夷卦看，坤为上腹，离为下腹。坤为地，离为日，故《彖传》《象传》均说"明入地中，明夷"。《广雅·释诂》说："夷，灭也。"《小尔雅·广诂》说："灭，没也。"明夷，日落之意，夜晚也。坤为夜之象。离日为太阳鸟，太阳鸟夜里休息了，故明夷卦初九爻辞说"明夷于飞，垂其翼"，上六爻辞说"不明，晦"，六二爻辞说"明夷，夷于左股"，六四爻辞说"入于左腹，获明夷之心，于出门庭"。战国竹书《筮法》将离作罗，正是太阳鸟落之象。罗卦之名还见于马王堆帛书《周易》。《说文·网部》说："罗，以丝罟鸟也。"《尔雅·释器》说："鸟罟谓之罗。"《诗·王风·兔爰》说："雉离于罗。"毛《传》："鸟网为罗。"《方言》七："罗谓之离，离谓之罗。"《周礼·夏官·罗氏》记载："罗氏掌罗乌鸟。"则"罗"是捕鸟之网，鸟落网称作罗。甲骨文"罗"写作，象鸟落入网中。甲骨文"离"写作，象鸟脱网逃跑。《周易·系辞传下》："作结绳以为罔罟，以佃以渔，盖取诸离。"此离乃罗意。《说卦传》说："离，丽也。"《仪礼·士冠礼》："俪皮。"郑玄注："古文俪作离。"故《周易·离·彖》说："离，丽也。日月丽乎天，百谷草木丽乎地，重明以丽乎正，乃化成天下，柔丽乎中正，故亨，是以畜牝牛吉。"此乃少阳相火和太阴生化万物之象。少阳相火为乾天日，太阴脾土为坤，火土为灶，乃标本中气理论中少阳太阴从中火湿之意。

战国竹书人像图与后天八卦图不同之处，后天八卦图上离下坎为地道讲四时万物生长化收藏过程，战国竹书人像图则上坎下离为天道既济之象以生化万物。

明夷卦乃日落夜象，阴盛阳衰，正是《内景图》《修真图》丹田养生之象。

五、置闰

不同的历法有不同的置闰方法。

（一）两部太阳历置闰

《黄帝内经》有 360 日公度太阳历和 365—366 日回归年太阳历两种历法，因而有两种置闰方法。

一是太阳 4 年闰 1 日的以岁气会同年为周期的"五岁再闰"置闰法；二是 360 日公度太阳历与 365—366 日回归年太阳历谐调的"七日来复"置闰法。这两种置闰法都是在立竿测日影情况下冬至调历置闰。其遵循天道太阳运动十二地支"天以六为节""天以六六为节"的公理。

（二）太阴历置闰

朔望月太阴历属于地道，遵循地道朔望月运动"地以五为制"的公理，以十天干岁运会同年的 5 年周期为基础，有"五岁再闰"置闰法记载于《系辞传·筮法》中。太阴历置闰以朔望月为准则，不是冬至调历置闰。

（三）阴阳合历置闰

除两部太阳历置闰法和太阴历置闰法外，还有阴阳合历置闰法，朔望月躔日道运行，即调谐 365—366 日回归年太阳历与朔望月太阴历置闰法，最初都是在正月朔日前年终置闰，不考虑岁差问题。随着天文历法的发展，后世考虑到岁差，于是启用了插入置闰法——19 年 7 闰。

（四）置闰小结

由此考虑殷历，其中既有年终置闰"十三月"，还有年中置闰，还有"一年再闰"，以及"建丑""建未""九月岁首"等，就不奇怪了。

六、结语

笔者研究"日月二十八宿天纲图"用上古时代人的思维逻辑看问题，上古时代的天文是用肉眼看出来的，首先用肉眼看到太阳南北回归线圆周视运动日道（太极图外大圆）是上古时代天文的核心基础。古人看到太阳从南回归线视运动到北回归线有6个朔望月，从北回归线视运动到南回归线又是6个朔望月，于是用"七衡六间图"表示出来1岁12个朔望月，并用立竿测日影测算出太阳南北回归线视运动1圆周360日为1岁的太阳历，这是五运六气历的基础。而且进一步用立竿测日影发现太阳运动有4年闰1日以及"反复其道，七日来复，天行也"的一回归年365—366日长度的太阳历。由此笔者发现了上古时代人看到的两条日道轨迹。古人"不以数推，以象之谓也"（《素问·五运行大论》），从而得出以下多种历法。

第一，太阳南北回归线运动一圆周360日1岁的五运六气太阳历。其来源于立竿测日影，在冬至日用过年观察日影来调节与太阳回归年相差的5—6日。从而发现上古时代天文的两条日道。

第二，太阳回归年365—366日的历法，闰年是366日。

第三，太阴历是以朔望月圆缺1周为1个月，12个朔望月为1岁，1岁354日。有"五岁再闰"法。

第四，阴阳合历是把回归年太阳历和太阴历结合起来的历法，1岁12个朔望月分为四时四季，每季3个朔望月，以正月朔日为过年日，以闰月调节回归年太阳历和太阴历的周期。起初是冬至调历置闰，后改为19年7闰插入法，闰年是13个朔望月384日。

第五，太阳南北回归线三线四点（二至二分）视运动，和太阳冬至日夏至日出入点为四立点，形成了太阳视运动的八节，用后天八经卦标识。太阳在南回归线视运动一周 360 日，合于 60 卦 360 爻。阴阳合历闰年 13 个朔望月 384 日，合于 64 卦 384 爻。

第六，太阳在天上的运动以什么来定位呢？人们会说用二十八宿恒星定位，其实由于岁差的原因，恒星也有移动。聪明的古人就用南北回归线来定位，太阳运行到北回归线为夏至点，运行到南回归线为冬至点，用南北回归线夏至冬至定位太阳永远不会变，一万年之前是这样，一万年之后还是这样，故能为五运六气万年历的岁首。并用立竿测日影方法最终调节冬至岁首。那如何定年首呢？以冬至后 45 日阳气微上、阴气微下的立春节定年首，以立春合朔望月朔日为阴阳合历的历元年，历元年之后则以离立春日最近的朔望月朔日为阴阳合历的大年初一。

本文最大创新点，一是用立竿测日影法发现了上古时代天文的两条日道，二是解密了《周易》"反复其道，七日来复，天行也"的天文历法内涵，三是揭开了五运六气历法真实的天文背景。中国上古历法，是以立竿测日影为基础建立起来的太阳历，南北回归线圆周 360 日太阳历永远不变，365—366 日回归年太阳历有反复其道 7 日来复的 5—6 日变化，朔望月太阴历永远不变，阴阳合历有月亮在日道上行九道的永远变动不居，并用太阳南北回归线视运动日道二十八宿记录日月运动的行程。十天干代表五运太阴历，十二地支代表六气 1 岁 360 日太阳历，五运六气是阴阳合历。60 年是阴阳合历差距比较接近的准周期。后天八经卦八节卦历属于太阳历，64 卦卦历属于太阴历。不懂《周易》"反复其道，七日来复，天行也"及其筮法，难得中国上古历法。研究中国古代历法的专家都没有注意到这一奥秘。

因为"日月二十八宿天纲图"是以日月视运动为基础的，所以《黄帝内经》强调看病要先看日月。如《素问·八正神明论》说："凡刺之法，必候日、月、星辰，四时八正之气，气定乃刺之。是故天温日明，则人血淖液而卫气浮，故血易泻，气易行；天寒日阴，则人血凝泣而卫气沉。月始生，则血气始精，卫气始行；月廓满，则血气实，肌肉坚；月廓空，则肌肉减，经络虚，卫气去，形独居。是以因天时而调血气也。是以天寒无刺，天温无疑。月生无泻，月满无补，月廓空无治，是谓得时而调之。因天之序，盛虚之时，移光定位，正立而待之。故日月生而泻，是谓脏虚；月满而补，血气扬溢，络有留血，命曰重实；月廓空而治，是谓乱经。"

古人用肉眼看出来的天文历法，在三皇五帝时代，妇孺皆知。用肉眼看出来的天文天体是象，日月的运行是数，历法是理，象数理是一个整体系统，是中国的传统文化的精髓。这个中国传统文化基础是形而下实体的天象，形而上的理是在形而下器的基础上形成的。

制定历法的基本要素是年月日，是由日月天体运行规律决定的，所以《太始天元册》的基础核心是日月二曜运动，根本不需要五星，所以靳九成教授加入五星决定周期是多余的。

用立竿测日影方法发现《素问·六节藏象论》《太始天元册》隐藏的上古时代的两部太阳历及其两种置闰法，并发现了《系辞传·筮法》记载的太阴历"五岁再闰"法，这是我用科学实践方法对中医做出的第一个贡献；第二个贡献是用立竿测日影科学实践方法获得阴阳鱼太极图；第三个贡献是确立了"形与神俱"为《黄帝内经》创作的最核心大纲。第四个贡献是用立竿测日影科学实践方法求"地中"法建立以"地以五为制""地以九九制会"公理下的"**土中**"五行公理，以"中土"脾临御其余四脏，并扩展到整个中华文明的"中道""中庸""致中和"之道。

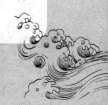

第四章

阴阳五行

中国传统学派无不把阴阳五行当作哲学引为构造理论学说的基本工具，中医也不例外。其实并非如此，中医的阴阳五行学说，更注重实际，而非哲学。

我国阴阳学说起源很早，至少在距今8000年前古人就有了阴阳认识（吴剑《贾湖龟铃骨笛与中国音乐文明之源》，《文物》1991年第3期），濮阳西水坡出土的青龙、白虎在6500年以前也有阴阳概念。

《黄帝内经》强调六气属于天道阴阳，五行属于地道阴阳。《素问·天元纪大论》说："寒暑燥湿风火，**天之阴阳**也，三阴三阳上奉之。木火土金水火，**地之阴阳**也，生长化收藏下应之。"天道阴阳称作"**天以六为节**"有三阴三阳六经六气，地道五行称作"**地以五为制**"有东西南北中五脏五运，天圆地方。所以《素问·天元纪大论》说："天有阴阳，地亦有阴阳……故阳中有阴，阴中有阳。所以欲知天地之阴阳者，应天之气，动而不息，故五岁而右迁。应地之气，静而守位，故六期而环会。动静相召，上下相临，阴阳相错，而变由生也。帝曰：上下周纪，其有数乎？鬼臾区曰：天以六为节，地以五为制。周天气者，六期为一备；终地纪者，五岁为一周。君火以明，相火以位。五六相合而七百二十气为一纪，凡三十岁，千四百四十气，凡六十岁，而为一周，不及太过，斯皆见矣。"古人坐地观天，天动地静，天气下降于地，地气上升于天，上坤下乾地天泰而万物化生，应天之地气五运五行升于天"**动而不息，故五岁而右迁**"（如式盘的天盘），应地之天气阴阳降于地"**静而守位，故六期而环会**"（如式盘的地盘），所以《素问·天元纪大论》说："夫五运阴阳者，天地之道也（**田按**：五行五运为地道，三阴三阳阴阳为天道，故云'五运阴阳者，天地之道也'），万物之纲纪，变化之父母，生杀之本始，神明之府也，可不通乎？故物生谓之**化**，物极谓之**变**，阴阳不测谓之神，神用无方谓之圣（《说文解字》：'圣，通也。'无所不通）。夫**变化之为用也**，在天为玄，在人为道，在地为化，化生五味，道生智，玄生神。神在天为风，在地为木，在天为热，在地为火，在天为湿，在地为土，在天为燥，在地为金，在天为寒，在地为水，故在天为气（六气），在地成形（五行），形气相感（天地之气上下升降交感者泰）而化生万物矣。然天地者，万物之上下也；左右者，阴阳之道路也；水火者，阴阳之征兆也；金木者，生成之终始也。气有多少，形有盛衰，上下相召，而损益彰矣。""神"生于天地气味，随天地四时阴阳消长变化而变化，故云"阴阳不测谓之神"，其**变化之为用也……神在天为风，在地为木，在天为热，在地为火，在天为湿，在地为土，在天为燥，在地为金，在天为寒，在地为水，故在天为气，在地成形，形气相感而化生万物矣"。

《素问·六微旨大论》说："岐伯曰：气之升降，天地之更用也。帝曰：愿闻其用何如？岐伯曰：升已而降，降者谓天；降已而升，升者谓地。天气下降，气流于地；地气上升，气腾于天。故高下相召，升降相因，而变作矣。"坤地气五运升天，乾天气六气降地，乃天地气交，《周易》言天地气交谓之泰卦，《乾卦·象传》说："天地交而万物通。"《周易集解》引蜀才说："天气下，地气上，阴阳交，万物通，故吉亨。"

一、阴阳

阴阳的定义是什么？首先申明，研究《黄帝内经》三阴三阳说的基本条件是其观察坐标以北半球面南为基础。其次，要确定阴阳的定义。天阳地阴，昼阳夜阴。昼夜概念在《黄帝内经》有两种含义，一是太阳东升西落绕大地一周为昼夜，二是太阳南北回归线视运动以南北半球分昼夜。

孔子在**《系辞传》中对阴阳的定义**是"阴阳之义配日月"，出土帛书说"阴阳之义合日月"。阴阳即日月，就是昼夜也，故《系辞传》说此为"昼夜之象也"，"《易》与天地准，故能弥纶天地之道……范围天地之化而不过，曲成万物而不遗，通乎昼夜之道而知"。**《黄帝内经》对阴阳的定义与此一致**，《素问·六节藏象论》和《灵枢·阴阳系日月》都说"日为阳，月为阴"，所谓"阴阳系日月"，"系"训"是"，即阴阳是日月。**《说文解字》对阴阳的定义**是：阳，山南水北。阴，山之北，水之南也。这是对阴阳的狭义定义，但也以太阳光照为基准的。

《素问·阴阳应象大论》说"阴阳者，天地之道也"，《素问·四气调神大论》说"四时阴阳者，万物之根本也……阴阳四时者，万物之终始也"，可知阴阳与天地四时有关。而四时是日地相互运动形成的，主要是太阳规律运动所形成的。古人是通过立竿测日影"移光定位"法的科学探索来观测出这种规律的。三阴三阳属于天之阴阳，古人通过立竿测日影科学实验获得了三阴三阳阴阳消长的变化规律。

（一）三阴三阳源于"移光定位"立竿测日影

五运六气理论的基础是天文历法，制定天文历法的基础是掌握日月地三体系的运动规律，其中又以太阳运动规律最重要，因为太阳光刺眼不能直视，所以古人是通过立竿测日影"移光定位"法的科学探索来达到这种目的的。

《素问·八正神明论》说："法天则地，合以天光……凡刺之法，必候日月星辰，四时八正之气，气定乃刺之……是谓得时而调之，因天之序，盛衰之时，移光定位，正立而待之。"

《素问·六微旨大论》说："盖南面而待也。故曰：因大之序，盛衰之时，移光定位，正立而待之。"

《素问·六节藏象论》说："立端于始，表正于中，推余于终，而天度毕矣。"

《素问·著至教论》说："黄帝坐明堂……树天之度，四时阴阳合之，别星辰与日月光，以彰经术……后世益明，上通神农，著至教疑于二皇……此皆阴阳、表里、上下、雌雄相输应也。而道上知天文，下知地理，中知人事，可以长久，以教众庶，亦不疑殆，医道论篇，可传后世，可以为宝。"

"表"就是测日影的立竿。古人通过"表正于中""移光定位"去掌握"天之序"，就是以日中日影长度定位天序的。

我们的人文始祖伏羲女娲就是研究立竿测日影的，伏羲、女娲距今10000～8000年。

《周髀算经》原名《周髀》，卷上开篇即说明本书是周公传承讲述伏羲"周天历度"学问的书。《周髀算经》卷上说："周髀，长八尺。髀者，股也。髀者，表也。"又说："髀者，股也；正晷者，勾也。"冯时先生考证，"髀"的本义既是人的腿骨，同时也是测量日影的表。李琳之《元中国时代》（李琳之《元中国时代》P59，商务印书馆出版，2020年）记载山西襄汾尧帝首都陶寺城址中期王级大墓 IIM22 出土漆杆"圭尺"。何驽认为，漆杆为圭表日影测量仪器系统中的圭尺。

高庙遗址距今 7800～6600 年，那时的人们已经有了天圆地方宇宙观，并已运用（立竿）观测太阳投影变化的方法制作**太阳历**。中国上古太阳历和八卦观念的源头要追溯到距今约 8000 年时期 ❶。冯时先生研究发现，距今 6700 年西水坡编号 M45 大墓时代已经有了立竿测日影技术。

笔者在 20 世纪 80 年代在北回归线做了立竿测日影的实地考察（其实用日晷仪在任何地点都可以测量，只要把日晷仪中间的表针调整到夏至无日影状态就行了，然后记录下二十四节气日中午的日影长度），在 1992 年第 5 期《晋阳学刊》上已发表了这次科学实践测日影的报告《论太极图是原始天文图》一文，笔者认为太极图起源于古人立竿测日影的实践中，这是首次确认太极图来源于立竿测日影科学实测科学考察。证实天地自然古太极图是有来源的。它是古人在长期崇拜太阳活动中仔细观测太阳视运动规律的成果，这是一项伟大发明，证明古人对自然界的认识有了一个质的飞跃，脱离了愚昧时代，向科学迈进了一大步，闪烁着中华文明进程的光辉。

古人测二十四节气的日影长早记载于《周髀算经》中，阴阳鱼太极图也早见于宋明时期：南宋张行成《翼玄》有"易先天图"为太极图，到明初赵撝谦《六书本义》天地自然河图太极图，明代杨向春《皇极经世心易发微》太极图，明末赵仲才及清代胡渭《易图明辨》载古太极图。

但没有一个人知道阴阳鱼太极图来源于立竿测日影，笔者是第一个通过科学实践立竿测日影获得阴阳鱼太极图的人，第一个实际获得太极图来源的人。阴阳鱼太极图真实地反映了日地相互运动的科学内容，并在测量日影中发明了定表和游表测量法。没有太阳阳光照就没有太极图，太阳南北回归线视运动是形成阴阳鱼太极图的第一要素，没有大地也不能形成太极图，因为太极图来源于日地的相互运动，所以阴阳黑白鱼图像是同时形成的，是日地相互运动形成的，包括天道太阳运动和地道地球运动，太阳天道运行产生了"天以六为节""天以六六为节"的公理规律，以观察者为中心的立竿"地中"便产生了"地以五为制""地以九九制会"的公理规律。

我实测日影获得太极图是在北回归线，其实在北纬度任何地方都可以进行，根据所在地设计日晷仪就行了。可以根据纬度的高低调整日晷仪的角度到夏至立表无日影，然后测量出二十四节气日午时日影长短便可画出太极图，

---

❶ 出自《洪江高庙》（全四册），湖南省文物考古研究所编著，科学出版社，2022.1。

不必去北回归线测量。

　　笔者认为，太极图虽画的是平面图，而实质是古人立竿测日影的产物，由此所得的太阳视运动立体投影图，是空间与时间构成的一幅图。据立竿测日影说，将太极图复原为立体投影图，可对太极图作出科学的解释。在一定程度上可填补古人（原始氏族时代）画太极图所依的科学证据，这对研究中国古代科学技术发展史至关重要。古人直观注意到，冷热往复变化与太阳的运动有关，从太阳在地上的投影规律，来研究探索太阳的视运动规律对生物的影响关系，以及天地"动静相召，上下相临，阴阳相错，而变由生"的五运六气规律。立竿测日影的直接成果是获得了太极图，太极图是表达"天之序"的模型。

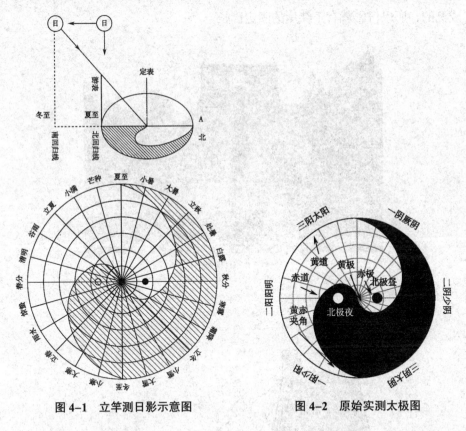

图 4-1　立竿测日影示意图　　　　　　图 4-2　原始实测太极图

　　这是唯一正确的太极图，源自日地自然运动，故古人称其为"天地自然太极图"或"古太极图"，其余各种形态的太极图都是赝品。"古太极图"虽然古已有之，但阐明"古太极图"来源于古人立竿测日影的实践科学活动，笔者却是第一人。太极图中心是黄极，两个鱼眼是赤极，赤极绕着黄极旋转，两个鱼头是北极的半年昼和半年夜，S线是日影长短轨迹线，最外大圆是日道线，鱼尾是日赤夹角，这是一幅十分科学的图。其外三阴三阳标识阴阳由量变到质变过程。太极图上的三阴三阳正是五运六气中的三阴三阳，而且一阳少阳和一阴厥阴互为司天在泉，二阳阳明和二阴少阴互为司天在泉，三阳太阳和三阴太阴互为司天在泉。这个太极图，源于日地相互运动，包含了阴阳对立统一、阴阳同体互补、阴阳量的消长变化（其中的阴阳消长，阴＋阳＝常数）、阴阳转化等所有阴阳概念，被儒、道、佛三家共同认同。

　　到了21世纪20年代，河南登封曹书敏老师在告成做了立竿测日影科学实测研究，同样用立竿测日影获得了太极图（图4-3）。不过因为是在北纬告成测的，所以日影就有了纬度的固定影长。

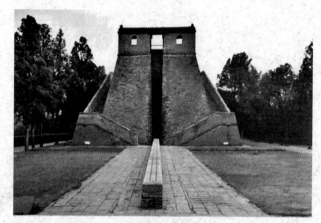

▲ 告成元代观星台

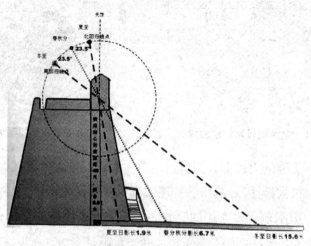

▲ 观星台南北剖面图及投影示意图

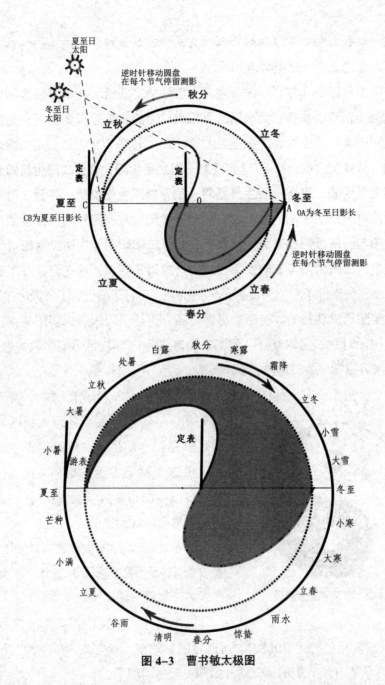

图 4-3　曹书敏太极图

　　通过曹书敏老师在告成测日影获得了太极图的实验（曹老师没有画出阴阳鱼眼），证实立竿测日影获得太极图是可以重复的，任何人都可通过实测日影获得太极图，证明太极图是十分科学的产物，而且是唯一正确的科学太极图，笔者首先发现了这个秘密，**这是笔者对易学和中医学做出的重大贡献，**

因为在易学领域和中医学领域用科学方法证实其某种学术内容的科学性并做到重复，少之又少，凤毛麟角。

立竿测日影是非常科学的研究天文历法的实践活动，基于日地的相互运动，这个实践活动获得了太极图。立竿测日影的基础是以夏至日中无影定立表的观测地（有纬度的地方要加上纬度影长），以冬至立表影长定测影长的圆盘半径（日晷仪法也一样）。这样**冬至一阳生是少阳，春分二阳生是阳明，夏至三阳生是太阳，夏至一阴生是厥阴，秋分二阴生是少阴，冬至三阴生是太阴**，于此可知三阴三阳的本质内涵是源于太阳南北回归线周年视运动。**其中一阳少阳与一阴厥阴相对为一对司天在泉，二阳阳明与二阴少阴相对为一对司天在泉，三阳太阳与三阴太阴相对为一对司天在泉**，这充分体现了五运六气的三阴三阳来源于立竿测日影科学实践中，三阴三阳代表了"天之序"。

立竿测日影获得的太极图的科学内涵，囊括了阴阳学说阴阳消长、阴阳互根、阴阳对立、阴阳互补、阴阳转换等各种内容，是阴阳学说的模型图，其外延被各家学派各种演泽，多不可取。

夏至一阴生（古人称作月窟），冬至一阳生（古人称作天根），古人用下

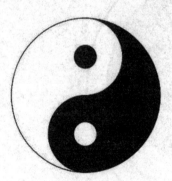

图表示，笔者称作夏至冬至太极图，黑鱼眼代表夏至一阴生，白鱼眼代表冬至一阳生。但这个夏至冬至太极图（图4-4）不是通过立竿测日影科学实践获得的太极图，而是人为用臆画出来的。

这是比较流行的太极图。上面鱼眼代表夏至阳极一阴（厥阴）来复，下面鱼眼代表冬至阴极一阳（少阳）来复。

图4-4　冬至夏至太极图

以上两种太极图以不同的天文背景为其根，没有一点"玄"和臆说。这就是国学的根，一些人说国学没有科学不对呀，从伏羲开始我们的祖先就开始仰观天体运动了。

后来学者们将这一根于天文背景的太极图去掉天文背景，抽象其理义，变成了哲学的阴阳学说而盛行于学术界，这是王弼扫象的结果，其实这是一种忘本行为。这致使学生们在学习阴阳学说时一头雾水，不会临床应用。我们应该让学生们知根知底学习阴阳学说，易学易懂，便于临床应用。

周敦颐的太极图说只是对阴阳鱼太极图的解析而已，不是最早的太极图。

周敦颐根据道教的太极先天图和陈抟的无极图，经过修订，亦绘制了一幅图式（图4-5）。周氏图式与太极先天图基本一致，不同的地方有四：

一是第二圈。太极先天图为乾坎相抱，左半圈为乾卦象，右半圈为坎卦象，黑中有白，白中无黑。周氏图式为阴阳相交，即离坎相抱，是采取了无极图的形式。

二是从下数第二圈。原图有"万物化生"四字，周氏图则移之于下边。

三是原图五行相生图的左右两边有"乾道成男，坤道成女"八字，周氏图则移之于下数第二圈的左右。

四是原图首图为"阴静"，第三圈为"阳动"；周氏图则移之于第二圈左右。

相同点是都有天道日道的大圆居上，地道五行居下。周氏还撰有《说》以 解释其《图》。《太极图说》：

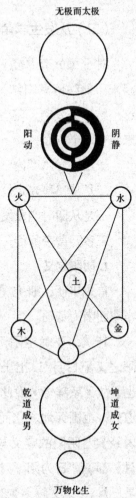

图4-5　周敦颐太极图

> 无极而太极。太极动而生阳，动极而静，静而生阴，静极复动。一动一静互为其根；分阴分阳，两仪立焉。阳变阴合而生水火木金土，五气顺布，四时行焉。五行一阴阳也，阴阳一太极也，太极本无极也。五行之生也，各一其性。无极之真，二五之精，妙合而凝。乾道成男，坤道成女。二气交感，化生万物，万物生生而变化无穷焉。惟人也得其秀而最灵。形既生矣，神发知矣，五性感动而善恶分，万事出矣，圣人定之以中正仁义（自注：圣人之道，仁义中正而已矣）而主静（自注：无欲故静），立人极焉。故圣人与天地合其德，日月合其明，四时合其序，鬼神合其吉凶。君子修之吉，小人悖之凶。故曰立天之道曰阳与阴，立地之道曰柔与刚，立人之道曰仁与义。又曰原始反终，故知生死之说。大哉易也，斯其至矣！（《周子全书》卷一）

（二）从发生学角度探讨《黄帝内经》三阴三阳理论

对于《黄帝内经》的三阴三阳说，诸家有各种说法，到今天都没有统一起来。最终诸家归结为不同门派之说，并认为《黄帝内经》是一部论文集。这个结论欠妥当，笔者将在下文从发生学角度探讨《黄帝内经》三阴三阳的来源有三个方面：

一是从光照度论三阴三阳；

二是从"移光定位"论三阴三阳；

三是从四时四象发展为三阴三阳。

三者乃黄帝师徒一派之作。

1. 阴阳定义

首先申明，研究《黄帝内经》三阴三阳说的基本条件是其观察坐标以北半球面南为基础。

其次，要确定阴阳的定义。孔子在《系辞传》中对阴阳的定义是"阴阳之义配日月"，出土帛书说"阴阳之义合日月"。阴阳即日月，就是昼夜也，故《系辞传》说此为"昼夜之象也"，《易》与天地准，故能弥纶天地之道……范围天地之化而不过，曲成万物而不遗，通乎昼夜之道而知"。《黄帝内经》对阴阳的定义与此一致，《素问·六节藏象论》和《灵枢·阴阳系日月》都说"日为阳，月为阴"，所谓"阴阳系日月"，"系"训"是"，即阴阳是日月。《说文解字》对阴阳的定义是：阳，山南水北。阴，山之北，水之南也。这是对阴阳的狭义定义，以太阳光照为基准。于此可知，《黄帝内经》认为，狭义定义的阴阳只是日地相互运动规律的反映。主流教材用哲学方法论认识阴阳，那是经过升华提炼的，不是初始的阴阳定义。古人对阴阳的初始定义，是以日月地天体为物质基础的天体相互运动规律的反映，属自然科学范畴，直观，有象，看得见。狭义阴阳定义以"象"为主，如《素问·五运行大论》说："天地阴阳者，不以数推，以象之谓也。"因为"悬象著明莫大于日月"（《系辞传》）。所以研究阴阳不能离开日月地三天体的相互运动规律，研究三阴三阳当以此为基准。天文历法即以日月地相互运动为本源，是中医之大本。

所以阴阳的狭义定义是：向太阳阳光处为阳，背太阳阳光处为阴。这也是《黄帝内经》对阴阳的基本定义。这说明阴阳是以太阳为基准来定的。《灵枢·刺节真邪》说："阴阳者,寒暑也。"寒暑源于太阳运动,也是以太阳运动为基准的(图4-6)。

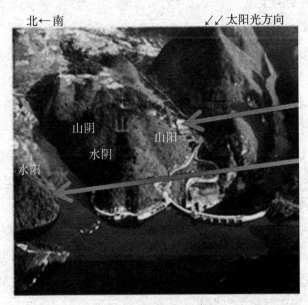

北←南　　　　　　　　　↙↙太阳光方向

山阴　　山阳
水阴
水阳

图4-6　狭义阴阳示意图

后面通过取象比类,就有了阴阳的广义定义。《灵枢·阴阳系日月》说:"此天地之阴阳也,非四时五行之以次行。且夫阴阳者,有名而无形,故数之可十,离之可百,散之可千,推之可万,此之谓也。"《素问·阴阳离合论》说:"阴阳者,数之可十,推之可百;数之可千,推之可万;万之大,不可胜数,然其要一也。"因为向阳光为阳,背阳光为阴,所以阴阳"有名而无形"。广义阴阳虽然有百千万,都是比类取象,其狭义定义只有一个,故云"其要一也"。

2. 阴阳有天地人之分

《黄帝内经》论阴阳有天地人之分,不可不知道,因为天地人之阴阳的各自作用不同也。

(1)天地之阴阳

《素问·天元纪大论》说:"寒暑燥湿风火,**天之阴阳**也,三阴三阳上奉之。木火土金水火,**地之阴阳也**,生长化收藏下应之。天以阳生阴长,地以阳杀阴藏。天有阴阳，地亦有阴阳。木火土金水火，地之阴阳也，生长化收藏。故阳中有阴，阴中有阳。所以欲知天地之阴阳者，应天之气，动而不息，故五岁而右迁。应地之气，静而守位，故六期而环会。动静相召，上下相临，阴阳相错，而变由生也……天以六为节，地以五为制。周天气者，六期为一备；终地纪者，五岁为一周……五六相合而七百二十气，为一纪，凡三十岁，千四百四十气，凡六十岁，而为一周，不及太过，斯皆见矣。"《素问·五运行大论》说："天地阴阳者，不以数推，以象之谓也。"

"天之阴阳"是"寒暑燥湿风火"，表示太阳周年视运动的阴阳消长变化所引起的气候差异。对北半球来说，太阳从南回归线往北回归线运行为上半年，北半球阳气上升而阴气渐少，主阳谓"天"，其作用是"阳生阴长"；太阳从北回归线往南回归线运行为下半年，北半球阳气渐衰而阴气渐增，主阴谓"地"，其作用是"阳杀阴藏"。

"地之阴阳"是"木火土金水火"，表示虽然地上万物的形质、性质不同，但都能在太阳光的照射下"生长化收藏"，所谓万物生长靠太阳也。

总之，天地之阴阳是以太阳运动为主导，日地相互作用，属于狭义阴阳范畴，以观太阳和万物之象为主。

由上述可知，天地阴阳讲的是"神"，如《素问·天元纪大论》说："夫五运阴阳者，天地之道也，万物之纲纪，变化之父母，生杀之本始，神明之府也，可不通乎? 故物生谓之化，物极谓之变，阴阳不测谓之神，神用无方谓之圣。夫变化之为用也，在天为玄，在人为道，在地为化，化生五味，道生智，玄生神。神在天为风，在地为木，在天为热，在地为火，在天为湿，在地为土，在天为燥，在地为金，在天为寒，在地为水，故在天为气，在地成形，形气相感而化生万物矣。"

"神"在天为风热湿燥寒，即"寒暑燥湿风"，在地为木火土金水。《素问·阴阳应象大论》说："在地为化，化生五味。"即木火土金水五行化生五味，木"在味为酸"、火"在味为苦"、土"在味为甘"、金"在味为辛"、水"在味为咸"。《素问·六节藏象论》说天地气味能生"神"，谓："天食人以五气，地食人以五味，五气入鼻，藏于心肺，上使五色修明，音声能彰。五味入口，藏于肠胃，味有所藏，以养五气，气和而生，津液相成，神乃自生。"故云"阴阳不测谓之神"。因为"神"本源于天地气味，所以有"四气调神大论"。

（2）人之阴阳

《素问·阴阳离合论》说："**圣人南面而立**，前曰广明，后曰太冲……中身而上，名曰广明，广明之下，名曰太阴……外者为阳，内者为阴。"此言人之阴阳也要以太阳为基准，故云"面南而立"，"负阴而抱阳"。

《素问·五运行大论》说："夫数之可数者，人中之阴阳也，然所合，数之可得者也。"此言人之阴阳是有限有数的，不像天地之阴阳数不清。

《素问·金匮真言论》说："夫言人之阴阳，则外为阳，内为阴。**言人身之阴阳，则背为阳，腹为阴**。言人身之脏腑中阴阳，则脏者为阴，腑者为阳。肝心脾肺肾五脏皆为阴，胆胃大肠小肠膀胱三焦六腑皆为阳。所以欲知阴中之阴，阳中之阳者何也？为冬病在阴，夏病在阳，春病在阴，秋病在阳。皆视其所在，为施针石也。故背为阳，阳中之阳，心也；背为阳，阳中之阴，肺也；腹为阴，阴中之阴，肾也；腹为阴，阴中之阳，肝也；腹为阴，阴中之至阴，脾也。此皆阴阳、表里、内外、雌雄相输应也，故以应天之阴阳也。"

《灵枢·阴阳系日月》说："足之阳者，阴中之少阳也；足之阴者，阴中之太阴也；手之阳者，阳中之太阳也；手之阴者，阳中之少阴也。腰以上者为阳，腰以下者为阴。其于五脏也，心为阳中之太阳，肺为阴中之少阴，肝为阴中之少阳，脾为阴中之至阴，肾为阴中之太阴。"

经言人体"外为阳，内为阴"，故四肢"外为阳，内为阴"。面北则"背为阳，腹为阴"，背阳心肺主表病在阳，腹阴肝脾肾主里病在阴。言人身脏腑则"脏者为阴，腑者为阳。肝心脾肺肾五脏皆为阴，胆胃大肠小肠膀胱三焦六腑皆为阳"。横膈膜前在剑突上、后在腰上，所以《灵枢·阴阳系日月》所谓"腰以上为天，腰以下为地，故天为阳，地为阴……腰以上者为阳，腰以下者为阴"实指横膈膜上下分天地阴阳，故横膈膜之上的心肺为阳，横膈膜之下的肝脾肾为阴。五脏"应天之阴阳"则肝应东方春气、心应南方夏气、脾应中央土湿、肺应西方秋气、肾应北方冬气。由上述可知，人之阴阳乃属于取象比类广义阴阳范畴。

由上述可知，人之阴阳是在讲人的"形器"，脏腑乃"化生"之器也。

（3）**从太阳光照度论三阴三阳**

《黄帝内经》三阴三阳说首见于《素问·阴阳离合论》，谓："帝曰：愿闻三阴三阳之离合也。岐伯曰：**圣人南面而立**，前曰广明，后曰太冲，太冲之地，名曰少阴，少阴之上，名曰太阳。太阳根起于至阴，结于命门，名曰阴中之阳。中身而上，名曰广明，广明之下，名曰太阴，太阴之前，名曰阳明。阳明根起于厉兑，名曰阴中之阳。厥阴之表，名曰少阳，少阳根起于窍阴，名曰阴中之少阳。是故三阳之离合也，太阳为开，阳明为阖，少阳为枢。三经者，不得相失也，搏而勿浮，命曰一阳。帝曰：愿闻三阴。岐伯曰：外者为阳，内者为阴。然则中为阴，其冲在下，名曰太阴。太阴根起于隐白，名曰阴中之阴。太阴之后，名曰少阴。少阴根起于涌泉，名曰阴中之少阴。少阴之前，名曰厥阴。厥阴根起于大敦，阴之绝阳，名曰阴之绝阴。是故三阴之离合也，太阴为开，厥阴为阖，少阴为枢。三经者不得相失也，搏而勿沉，名曰一阴。"

依文作示意图 4-7。

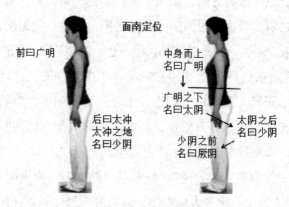

图 4-7　人身前后上下定位图

面南则胸腹为阳、背后为阴，即老子"负阴抱阳"之说（图 4-8）。广明，指向阳处。太冲，指背阴处。这是人体阴阳的基本定义：向太阳为阳，背太阳为阴。然"数之可十，推之可百，数之可千，推之可万，万之大不可胜数，然其要一也"（《素问·阴阳离合论》）。狭义阴阳的"基本定义"只有一个，以太阳光为基准，故云"其要一"。

从文述前、后、上、下看，当是以人身立体姿势观察太阳光照射人身的阴阳，若是躺着姿势，当是面天面上，不是面南。"中身"指腰脐部位，据此笔者可以做出中国传

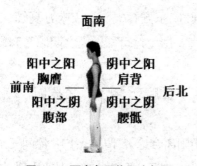

图 4-8　面南负阴抱阳坐标图

统文化的坐标图。

面南而立，则前为广明，后为太冲。那么，前面上下是否都是广明呢？不是，故又说前面"中身"而上为"广明"，前面"中身"而下即"广明"之下为"太阴"，所以太阴主腹部。前说"后曰太冲，太冲之地，名曰少阴"，那么是否后面都是太冲、少阴呢？不是，太冲、少阴在"中身"而下即广明之下"太阴"之后，即在后面"中身"之下。

从太阴、少阴、厥阴的位置来说，《素问·阴阳离合论》说太阴在广明之下，少阴在太阴之后，厥阴在少阴之前，则厥阴当在太阴和少阴之间的位置，这样三阳的次序当是阳明、少阳、太阳了，根据"外为阳，内为阴"的原则，则三阳在四肢外、三阴在四肢内的十二经脉排列位置就定了。而且太阴、阳明在前，厥阴、少阳在中，少阴、太阳在后，这正是四肢三阴三阳六经的排列位置（图4-9）。

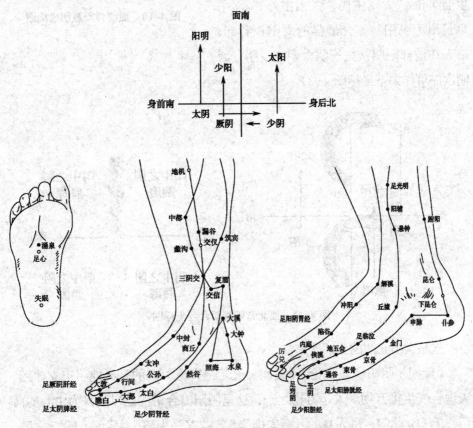

图 4-9　四肢三阴三阳位置坐标图

请注意，躯干部和四肢部的六经排列次序及位置是不一样的，四肢部按三阳在肢外、三阴在肢内及阳明太阴在前、少阳厥阴在中、太阳少阴在后排列。躯干部则按四时次序排列，厥阴、少阳、太阳主春夏阳仪系统排列在身侧、身后、头部，少阴、太阴、阳明主秋冬阴仪系统排列在身前胸腹部，所以四肢部和躯干部的六经排列次序及位置不得混淆，而今人多混言。

面北背阳腹阴坐标系见图4-10，《素问·金匮真言论》说："言人身之阴阳，则背为阳，腹为阴。"

面北，背部为外为阳，腹部为阴。《素问·阴阳离合论》说："外者为阳，内者为阴。"《素问·金匮真言论》说："夫言人之阴阳，则外为阳，内为阴。"《灵枢·营卫生会》说："太阴主内，太阳主外。"而平旦日出为少阳，阳光最强的太阳在背部，日入在前部阳明，按三阴太阴、少阴、厥阴次序可作如下坐标图4-11。

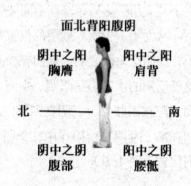

图 4-10　面北背阳腹阴坐标图

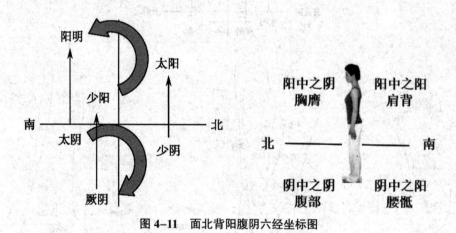

图 4-11　面北背阳腹阴六经坐标图

这是太阳光照的强弱次序。

《素问·阴阳应象大论》《素问·天元纪大论》讲的是天地宇宙立体图，天地合气生化万物。人是万物之一，这里阴阳离合讲的是以人身为中心的前后、上下立体图，讲人身的六经安排位置、次序是少阳、太阳、阳明、太阴、少阴、厥阴。

《素问·生气通天论》说："天运当以日光明……阳气者，一日而主外，平旦人气生，日中而阳气隆，日西而阳气已虚，气门乃闭。"《灵枢·营卫生会》说："日中而阳陇为重阳，夜半而阴陇为重阴……夜半为阴陇，夜半后而为阴衰，平旦阴尽而阳受气矣。日中为阳陇，日西而阳衰，日入阳尽而阴受气矣。"《灵枢·顺气一日分为四时》说："春生、夏长、秋收、冬藏，是气之常也，人亦应之。以一日分为四时，朝则为春，日中为夏，日入为秋，夜半为冬。"

这一排列顺序正是《伤寒论》六经欲解时的排列顺序，这是以太阳光照度为主立论（图4-12）。

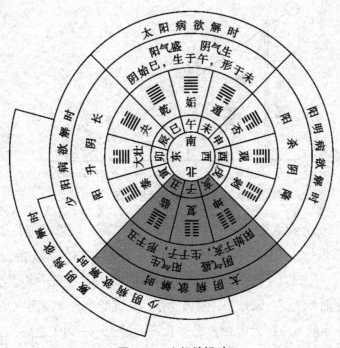

图4-12　六经欲解时

其言"平旦""日中""日西""夜半"是以太阳光照四特征点而言，这样六经就用应天的时、位、性之别了。《素问·生气通天论》这种"平旦""日中""日西"说，则将《素问·金匮真言论》以横膈膜上下背阳腹阴分天地阴阳法变为由四特征点四时四象四脏说异变为时间段的四时四象五脏五行说。至此肝心肺肾脾五脏就有了应天的时、位、性之别了。

（4）从"移光定位"论三阴三阳

《素问·六节藏象论》说："立端于始，表正于中，推余于终，而天度毕矣。"《素问·八正神明论》说："法天则地，合以天光……凡刺之法，必候日月星辰，四时八正之气，气定乃刺之……是谓得时而调之，因天之序，盛衰之时，移光定位，正立而待之。"《素问·六微旨大论》说："盖南面而待也。故曰：因天之序，盛衰之时，移光定位，正立而待之。"

光指太阳光，表指立竿测日影的立竿，中指日午，"表正于中""移光定位，正立而待之"指用立竿在日午时测日影。

立竿——表，历代现存有多种文物——测日影仪器（图4-13）。

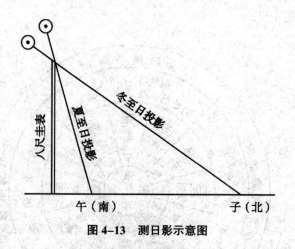

图4-13　测日影示意图

《素问·天元纪大论》说："阴阳之气，各有多少，故曰三阴三阳也。"可知三阴三阳是按"阴阳之气多少"排列的，这种阴阳气多少的量变，是由"移光定位"得来的。《素问·八正神明论》说："因天之序，盛虚之时，移光定位，正立而待之。"王冰注："候日迁移，定气所在，南面而立，待气至而调之也。"《素问·六微旨大论》说："南面而待也……因天之序，盛衰之时，移光定位，正立而待之。"这是面南立竿测日影确定的，或面南望月。《素问·八正神明论》说："凡刺之法，必候日月星辰，四时八正之气，气定乃刺之。是故天温日明，则人血淖液而卫气浮，故血易泻，气易行；天寒日阴，则人血凝泣而卫气沉。月始生，则血气始精，卫气始行；月廓满，则血气实，肌肉坚；月廓空，则肌肉减，经络虚，卫气去，形独居。是以因天时而调血气也。是以天寒无刺，天温无疑。月生无泻，月满无补，月廓空无治，是谓得时而调之。因天之序，盛虚之时，移光定位，正立而待之。故日月生而泻，是谓脏虚；月满而补，血气扬溢，络有留血，命曰重实；月廓空而治，是谓乱经。阴阳相错，真邪不别，沉以留止，外虚内乱，淫邪乃起。帝曰：星辰八正何候？岐伯曰：星辰者，所以制日月之行也。八正者，所以候八风之虚邪以时至者也。四时者，所以分春秋冬夏之气所在，以时调之也……先知日之寒温，月之虚盛，以候气之浮沉，而调之于身，观其立有验也。"

《素问·六节藏象论》说："天度者，所以制日月之行也；气数者，所以纪化生之用也。天为阳，地为阴，日为阳，月为阴，行有分纪，周有道理，日行一度，月行十三度而有奇焉，故大小月三百六十五日而成岁，积气余而盈闰矣。立端于始，表正于中，推余于终，而天度毕矣。"

立竿测日影的直接成果是得到了太极图（图4-14）。

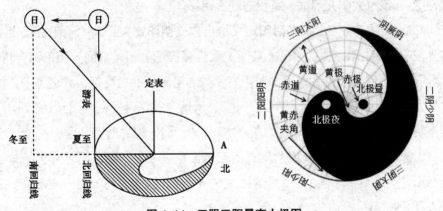

图4-14　三阴三阳量变太极图

《素问·四气调神大论》说"四时阴阳者，万物之根本也，所以圣人春夏养阳，秋冬养阴，以从其根，故与万物沉浮于生长之门"，这是将一年四时分为阴阳两仪，春夏主阳为阳仪，秋冬主阴为阴仪。《素问·厥论》说："春夏则阳气多而阴气少，秋冬则阴气盛而阳气衰。"《灵枢·根结》说："阴阳之道，孰少孰多……发于春夏，阴气少而阳气多……发于秋冬，阳气少而阴气多。"

从"天地阴阳"**基本定义**看，阴阳是二元论定律，不是气一元论，这是阴阳的基本公理。

"天地阴阳"的实质是日地的相互运动。在立竿测日影中察看"阴阳之气，各有多少"，创新构建了以"三阴三阳"学说为基础公理。三阴三阳用于五运六气理论中，代表风寒暑湿燥火六气，不是《素问·阴阳离合论》中纵向六经脉的三阴三阳。古人在这个阴阳气多少变化中构建了四时阴阳，确立了春夏和秋冬阴阳两仪之升降。张仲景用《素问·天元纪大论》《素问·六元正纪大论》天道的三阴三阳和《素问·阴阳离合论》人道六经脉三阴三阳创新构建成了中医临床巨著《伤寒杂病论》。

在察看"阴阳之气，各有多少"过程中，古人看到了阴阳气的转换，得出"重阴必阳，重阳必阴"的公理，这是阴阳由量变到质变的规律。

在"天地阴阳"基本公理中，又出现了"阳中有阴，阴中有阳"的阴阳互根公理，这是阴阳和谐的规律。

在"阴阳互根公理"下，突出"先阳""重阳"思想，谓"凡阴阳之要，阳密乃固，故阳强不能密，阴气乃绝，阴平阳秘，精神乃治，阴阳离决，精气乃绝"。没有太阳光照射，就没有地上阴影。

然后推而广之，由**狭义阴阳定义**推出**广义阴阳定义**，谓"阴阳表里上下内外左右雌雄相输应也"（见《素问·金匮真言论》和《素问·阴阳离合论》《素问·阴阳应象大论》），谓"阴阳者，数之可十，推之可百，数之可千，推之可万，万之大不可胜数，然其要一也"，所谓"然其要一也"，乃指狭义阴阳基本定义，日为阳之本一，地为阴之本一，"一阴一阳之谓道"也。

大家一定要分清楚天道六气三阴三阳、地道主气三阴三阳、人身经脉三阴三阳，这是三个不同的三阴三阳概念，不得混淆。《素问·阴阳离合论》是讲人身经脉三阴三阳的。

再看月亮的阴阳消长情况（图4-15）。

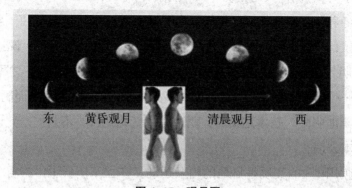

东　　黄昏观月　　　　清晨观月　　西

图4-15　观月图

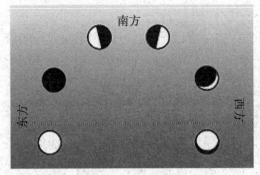

图 4-16　观月纳甲图

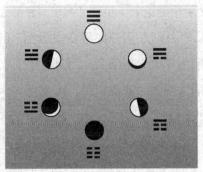

图 4-17　月相阴阳消长对应六卦图

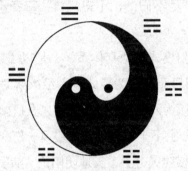

图 4-18　六卦对应太极图

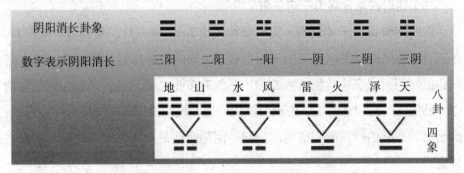

图 4-19　三阴三阳应卦图

　　通过"移光定位"得来三阴三阳，以夏至为始点则其正常顺序是：厥阴（夏至一阴生）、少阴（二阴）、太阴（三阴）、少阳（冬至一阳生）、阳明（二阳）、太阳（三阳）。发病则为《伤寒论》的六经次序：太阳、阳明、少阳、太阴、少阴、厥阴。这种次序是立竿测日影得到阳气消长阴阳量变的次序，与《素问·生气通天论》以日照温度变化论阴阳不同，所以叫《阴阳别论》

《阴阳类论》。（见图4-16、图4-17、图4-18）

从"三阴三阳量变太极图"（图4-14）可以看出，一阳少阳对应一阴厥阴为"风火相值"，二阳阳明对应二阴少阴为"燥热相临"，三阳太阳对应三阴太阴为"寒湿相遘"（《素问·六微旨大论》云："寒湿相遘，燥热相临，风火相值。"）。这是五运六气理论三对互为司天在泉的关系。

《素问·生气通天论》中则是以日照温度高低变化来排序的：少阳（平旦）、太阳（日中）、阳明（日西），故少阳阳微为一阳，太阳阳气最盛为三阳，阳明阳消为二阳。

以上两种阴阳排序是不同的，不得混淆。二者不在一个角度，不必要争论。

《伤寒论》三阴三阳模式有两套体系，一是以《素问·生气通天论》平旦、日中、日入的太阳日照强弱为模式的六经欲解时；二是以太阳、阳明、少阳、太阴、少阴、厥阴为六经次序的司天在泉发病模式。

《伤寒论》论病首分上下半年为阳仪的中风、伤寒、温病和阴仪的湿痹、痉病、中暍。其次是以横膈膜分上下天地阴阳论"病发于阳"在表、"病发于阴"在里，治在表用"开鬼门"法，治在里用"洁净腑"法。

（5）四时四象发展为三阴三阳

四时四象首见于《素问·四气调神大论》，谓春三月、夏三月、秋三月、冬三月。四时四象发展为三阴三阳见载于《素问·至真要大论》篇，谓："帝曰：愿闻阴阳之三也，何谓？岐伯曰：气有多少，异用也。帝曰：阳明何谓也？岐伯曰：两阳合明也。帝曰：厥阴何也？岐伯曰：两阴交尽也……帝曰：幽明何如？岐伯曰：两阴交尽故曰幽，两阳合明故曰明，幽明之配，寒暑之异也。"

《灵枢·阴阳系日月》说（整理见表4-1）：

寅者，正月之生阳也，主左足之少阳；未者，六月，主右足之少阳；

卯者，二月，主左足之太阳；午者，五月，主右足之太阳；

辰者，三月，主左足之阳明；巳者，四月，主右足之阳明，此两阳合于前，故曰阳明。

申者，七月之生阴也，主右足之少阴；丑者，十二月，主左足之少阴；

酉者，八月，主右足之太阴；子者，十一月，主左足之太阴；

戌者，九月，主右足之厥阴；亥者，十月，主左足之厥阴，此两阴交尽，故曰厥阴。

甲主左手之少阳，己主右手之少阳，

乙主左手之太阳，戊主右手之太阳，

丙主左手之阳明，丁主右手之阳明，此两火并合，故为阳明。

庚主右手之少阴，癸主左手之少阴，

辛主右手之太阴，壬主左手之太阴。

少阳为三焦相火，太阳为心火，故云"此两火并合，故为阳明""此两阳合于前，故曰阳明"。《素问·阴阳离合论》说："天覆地载，万物方生，未出地者，命曰阴处，名曰阴中之阴；则出地者，命曰阴中之阳。"厥阴为阴中之阳，阴转阳，故云"两阴交尽"。

表 4-1　十二地支配十二月

春三月	夏三月	秋三月	冬三月
寅正月生阳也，主左足之少阳	巳者，四月，主右足之阳明，此两阳合于前，故曰阳明	申者，七月之生阴也，主右足之少阳	亥者，十月，主左足之厥阴，此两阴交尽，故曰厥阴
卯者，二月，主左足之太阳	午者，五月，主右足之太阳	酉者，八月，主右足之太阴	子者，十一月，主左足之太阳
辰者，三月，主左足之阳明	未者，六月，主右足之少阳	戌者，九月，主右足之厥阴	丑者，十二月，主左足之少阴

按 10 月至 3 月份排列六经顺序是厥阴、太阴、少阴、少阳、太阳、阳明；按 4 月至 9 月份排列六经顺序是阳明、太阳、少阳、少阴、太阴、厥阴。这正是互为司天在泉的三对关系。

另外论四时阴阳出现于《黄帝内经》的还有多种。如《素问·金匮真言论》说："故背为阳，阳中之阳，心也；背为阳，阳中之阴，肺也；腹为阴，阴中之阴，肾也；腹为阴，阴中之阳，肝也；腹为阴，阴中之至阴，脾也。此皆阴阳、表里、内外、雌雄相输应也，故以应天之阴阳也。"《灵枢·九针十二原》说："阳中之少阴，肺也……阳中之太阳，心也……阴中之少阳，肝也……阴中之至阴，脾也……阴中之太阴，肾也。"此以人体解剖部位横膈膜上下分天地阴阳。

　　手足分法也属于横膈膜上下分法。《灵枢·阴阳系日月》说："足之阳者，阴中之少阳也；足之阴者，阴中之太阴也；手之阳者，阳中之太阳也；手之阴者，阳中之少阴也……心为阳中之太阳，肺为阳中之少阴，肝为阴中之少阳，脾为阴中之至阴，肾为阴中之太阴。"春夏为阳，春温夏热，故春肝为少阳，夏心为太阳。秋冬为阴，秋凉冬寒，故秋肺为少阴，冬肾为太阴。

　　图 4-20 以四时上下半年分阴阳，春夏为阳，秋冬为阴。这种四时分太、少也是日地相互运动的关系，以太阳光为主。

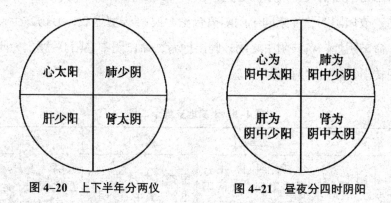

图 4-20　上下半年分两仪　　　　图 4-21　昼夜分四时阴阳

　　图 4-21 以昼夜分四时阴阳，如《素问·金匮镇言论》说："平旦至日中，天之阳，阳中之阳也；日中至黄昏，天之阳，阳中之阴也；合夜至鸡鸣，天之阴，阴中之阴也；鸡鸣至平旦，天之阴，阴中之阳也。"这种四时分太、少也是日地相互运动的关系，以太阳光为主。以上的上下半年分四时阴阳法和昼夜分四时阴阳法都是日地的相互关系，人与之相应也。《素问·阴阳离合论》的三阴三阳分法则是以人身前后上下为基准分三阴三阳位置的，不得混淆。

　　《素问·六节藏象论》说："心者，……为阳中之太阳，通于夏气。肺者，……为阳中之太阴，通于秋气。肾者，……为阴中之少阴，通于冬气。肝者，……为阳中之少阳，通于春气。"

　　此是以人身表里部分五脏应四时分阴阳，厥阴肝主春和太阳心主夏、肺秋主大表部，故都为阳。土类和冬肾主里部为阴。

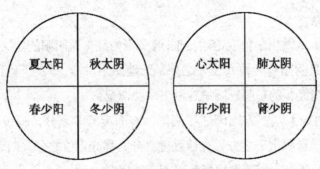

图 4-22　人身表里分部图

《灵枢·阴阳系日月》《灵枢·九针十二原》中心肝主春夏、肺肾脾主秋冬而主阴阳量消长的多少，《素问·六节藏象论》说肺为"阳中之太阴"主全身之气、心为"阳中之太阳"主全身之血，于此可知《素问·六节藏象论》和《灵枢·阴阳系日月》《灵枢·九针十二原》的分法不一样是有道理的，不可以篡改。就像《黄帝内经》中的阴阳概念一样有多层面性，不能在一个平面论之，其差异见表4-2：

表 4-2　五脏四象

篇名	《灵枢·九针十二原》	《灵枢·阴阳系日月》	《素问·六节藏象论》	表里
心	阳中之太阳	阳中之太阳	阳中之太阳	大表部
肝	阴中之少阳	阴中之少阳	阳中之少阳	
肺	阴中之少阴	阴中之少阴	阳中之太阴	
肾	阴中之太阴	阴中之太阴	阴中之少阴	里部
脾	阴中之至阴	阴中之至阴	阴中之至阴	

可以做成如下的坐标图 4-23。

少阳太阳二火合明为阳明，故《素问·脉解》说"阳明者午也"。两阴交尽为厥阴，故《素问·阴阳离合论》说"名曰阴之绝阴"。

此四时四象发展为三阴三阳也与太阳视运动有关系。

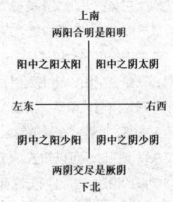

图 4-23　四时四象变三阴三阳示意图

（6）小结

通过以上从发生学角度论述发现，《黄帝内经》对阴阳的定义有狭义和广义之分，而且阴阳有天地人三才之分，天地阴阳讲神，人之阴阳讲形器。并发现《黄帝内经》的三阴三阳说有以下多种情况：

《黄帝内经》从多方面阐述了阴阳，有面南面北之分，昼夜之分，上下半年之分，横膈膜上下之分，光照强度之分，移光定位之分，四时四象之分，人体阴阳之分等，可以简要概括为以下三种情况：

1）《素问·阴阳离合论》以太阳光照度照射人身论三阴三阳。平旦阳弱为少阳，日中阳强为太阳，日西日入为阳明，与之相表里的三阴经次序是太阴、少阴、厥阴，符合《伤寒论》六经欲解时的生理排序。另一种情况是四肢六经三阳在外、三阴在内的排列次序。

2）以日地相互运动产生"移光定位"的三阴三阳为基准的《伤寒论》发病模式。以夏至为始点立竿测日影则其正常顺序是：厥阴（一阴生）、少阴（二阴）、太阴（三阴）、少阳（冬至一阳生）、阳明（二阳）、太阳（三阳），发病则为《伤寒论》六经：太阳、阳明、少阳、太阴、少阴、厥阴（参见《素问·天元纪大论》《素问·热论》）。符合《伤寒论》的发病说。

3）以四时四象发展成的三阴三阳模式，有上下半年分两仪四时阴阳说和昼夜分四时阴阳说，以及以人身大表部和里部说三种情况。除以人身大表部和里部说之外，其余之说都以太阳光为基准，以日月地人相互运动为说。

现行中医院校教材对三阴三阳阴阳属性是根据相应经络阴阳之性来确定脏腑阴阳属性的，如太阳寒水应膀胱、小肠；阳明燥金应胃、大肠；少阳相火应胆、三焦；太阴湿土应脾、肺；少阴君火应心、肾；厥阴风木应肝、心包。以三阳应腑，三阴应脏。以此理论很难透彻解释清楚《伤寒论》。

笔者依据运气七篇理论来决定三阴三阳的阴阳属性为：心主太阳，肺主阳明，三焦主少阳，脾主太阴，肾主少阴，肝主厥阴，厥阴、少阳、太阳主上半年阳仪属阳，阳明、太阴、少阴主下半年阴仪属阴。心肺居横膈膜之上为阳主表部，肝脾肾在横膈膜之下为阴主里部。

从以上探讨还可以知道，《黄帝内经》中三阴三阳的各种不同说法，不是不同学派的论述，而是同一派师徒从不同角度对三阴三阳的论述，所以《黄帝内经》不是古代各派医家的论文集，而是同一派师徒集体创作。

以上阐述了《黄帝内经》阴阳的起源、定义及其发展，直接证明了阴阳是自然科学，不是哲学。

二、五行

阴阳学说来源于立竿测日影天道太阳运动，五行学说来源于立竿测日影求"地中"辨方向，可知五行说属于地之阴阳。《素问·天元纪大论》说："木火土金水火，地之阴阳也，生长化收藏下应之。"《素问·六元正纪大论》说"金木水火土，运行之数"，说明五行是五运之数。木火土金水是地道的阴阳，名之五行、五运，称作"地以五为制""地以九九制会"。

地道"地之阴阳"为五行，《素问·六微旨大论》说："地理之应六节气位何如？岐伯曰：显明之右，君火之位也；君火之右，退行一步，相火治之；复行一步，土气治之；复行一步，金气治之；复行一步，水气治之；复行一步，木气治之；复行一步，君火治之。相火之下，水气承之；水位之下，土气承之；土位之下，风气承之；风位之下，金气承之；金位之下，火气承之；君火之下，阴精承之。"其开始于君火，然后依次是相火→土→金→水→木→君火，是五行相生次序，也是地道主气二之气、三之气、四之气、五之气、终之气、初之气的次序。五行相克次序是：相火←水←土←木←金←君火。

地之阴阳五行，在《黄帝内经》有广泛应用。《素问·阴阳应象大论》说："肝生筋，筋生心……心生血，血生脾……脾生肉，肉生肺……肺生皮毛，皮毛生肾……肾生骨髓，髓生肝。"此乃言五行相生规律：木生火，火生土，土生金，金生水，水生木。

《素问·宝命全形论》说："木得金而伐，火得水而灭，土得木而达，金得火而缺，水得土而绝，万物尽然，不可胜竭。"此言五行相克规律，金克木，木克土，土克水，水克火，火克金。

"地以五为制"，"木火土金水火，地之阴阳"，地五方有五行、五色、五音、五味、五输穴，故《黄帝内经》设有《阴阳二十五人》《五阅五使》《五色》《五味》《五味论》《五音五味》《五禁》等篇。在地道五方中，土行居中而"**左右者**，阴阳之道路也；**水火者**，阴阳之征兆也；**金木者**，生成之终始也"，金木"生成之终始"为左右"阴阳之道路"以升降，上下水火为阴阳盛极而云"阴阳之征兆"，故云"金木水火土，运行之数"。在运气七篇中用五行于同化异化及岁气会同年、岁运会同年中。从"金木水火土，运行之数"得知，五行属于数理。

其六经次序是君火少阴→相火少阳→土太阴→金阳明→水太阳→木厥阴，此乃是地球主气的排列次序：二之气少阴→三之气少阳→四之气太阴→五之气阳明→终之气太阳→初之气厥阴。在这"地之阴阳"中，太阴脾土湿气主长夏。

（一）先天之本心土五行

心肺脾为人体生命三本，心为先天之本，先天之本不是肾，后天之本是肺脾，后天之本不只是脾，甚至肺比脾更重要。

《说文解字·心部》记载："心，**人心，土脏**，在身之中。"并说五脏五行"脾木，肺火，心土，肝金，肾水"，脾、肺、肝、肾是心的四佐。这不能简单说成解剖五行和祭祀五行，是主先天形体心君主血脉滋养全身的中心。《逸周书·武顺解》说："天道尚左，日月西移；地道尚右，水道东流。人道尚中，耳目役心。心有四佐，不和曰废。地有五行，不通曰恶。天有四时，不时曰凶。天道曰祥，地道曰义，人道曰礼。知祥则寿，知义则立，知礼则行。礼义顺祥曰吉。吉礼左还，顺天以利本。"这是针对中国实际地理地势论述的，站北半球面南，太阳东升西落是右旋，天道相对运动则是左旋。中国地势西北高东南低，故"水道东流"。"人道尚中"以心为中，心为先天形体之本，故云"心有四佐"。心有肝、肺、脾、肾四佐，四佐不和则心功能失常；地上有木、火、土、金、水五行，地道失常则五行不相生胜叫恶；天道有春、夏、秋、冬四季，四季不合叫凶。天道的规律是象（"天垂象"），地道的规律是义，人事的规律是礼。知天象则长寿，知义则立身，知礼仪则事行。礼、义顺应天象叫吉祥。吉礼从左向右旋转，顺应天道以利国民之本。不同于脾土为后天之本而居中心的"脾土，肝木，心火，肺金，肾水"说（肝木、心火应春夏阳仪系统，肺金、肾水应秋冬阴仪系统）。**只有明白了心、肺、脾三本理论才能知道五脏的两种不同五行说。**

许翰注《太玄经·玄数》也说："肺极上以覆，肾极下以潜，**心居中央以**

象君德，而左脾右肝承之。"《荀子·天论篇》说："耳目鼻口形，能各有接而不相能也，夫是之谓天官。心居中虚以治五官，夫是之谓天君。"故《素问·灵兰秘典论》称心为"君主之官也"。古书《尚书》《吕氏春秋月令》均认为脾属木、肺属火、心属土、肝属金、肾属水。

（二）后天之本脾土五行

以脾土为后天之本而居中心的"脾土，肝木，心火，肺金，肾水"说（肝木、心火应春夏阳仪系统，肺金、肾水应秋冬阴仪系统）。只有明白了心、肺、脾三本理论才能知道五脏的两种不同五行说。

以先天之本**心土**五行主血脉循环系统，以后天之本**脾土**五行主经脉系统。

三、五运六气是人体后天理论

《黄帝内经》的理论核心是"形与神俱"，先天与后天，以人为本。五运六气是天地阴阳之事，属于后天理论。人应之。

四、神是五运六气的灵魂

神生于天地气味，故神是天地的灵魂，是主宰人体生命存活的灵魂。

（一）五运六气是生神之源

五运六气的根在天文历法，而神却是五运六气的灵魂。神是研究五运六气的重要内容，却从来不被五运六气研究者重视，故笔者在此提出让中医学者重视。

（二）神诞生于天地之气

《素问·六节藏象论》说："天食人以五气，地食人以五味，五气入鼻，藏于心肺，上使五色修明，音声能彰。五味入口，藏于肠胃，味有所藏，以

养五气，气和而生，津液相成，神乃自生。"经文明确告诉我们，神本源于天地阴阳之五气五味，是天地阴阳气味生成的神。说明**天地人三才大道是贯穿形神的主线**。故《素问·天元纪大论》说：

神在天为风，在地为木，在天为热，在地为火，在天为湿，在地为土，在天为燥，在地为金，在天为寒，在地为水，故在天为气，在地成形，形气相感而化生万物矣。

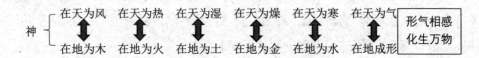

气为天之阴阳，形为地之阴阳。《素问·天元纪大论》说："寒暑燥湿风火，天之阴阳也，三阴三阳上奉之。木火土金水火，地之阴阳也，生长化收藏下应之。"据此可知**形神具有天地人三才之道**。（图4-24）

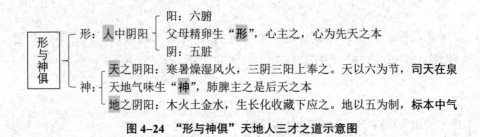

图4-24 "形与神俱"天地人三才之道示意图

《灵枢·九针论》说：

一者，天也。天者，阳也。五脏之应天者，肺也。肺者，五脏六腑之盖也，皮者，肺之合也，人之阳也。

二者，地也。地者，土也。人之所以应土者，肉也。（脾主肉）

三者，人也。人之所以成生者，血脉也。（心主血脉）

心为先天之本，肺脾为后天两本，皆在天地人三才之道。故《素问·气交变大论》说："夫道者，上知天文，下知地理，中知人事，可以长久。"《灵枢·逆顺肥瘦》说："圣人之为道者，上合于天，下合于地，中合于人事。"《素问·著至教论》说："而道，上知天文，下知地理，中知人事，可以长久，以教众庶，亦不疑殆，医道论篇，可传后世，可以为宝。"《灵枢·玉版》说："夫子之言针甚骏，以配天地，上数天文，下度地纪，内别五脏，外次六腑，经脉二十八会，尽有周纪……"

《周易大传·说卦传》说："昔者，圣人之作《易》也，将以顺性命之理，是以**立天之道**，曰阴与阳，**立地之道**，曰柔与刚；**立人之道**，曰仁与义。兼三才而两之，《易》六划而成卦；分阴分阳，迭用柔刚，故《易》六位而成章。"《黄帝内经》"立天之道"创建阴阳学说，"立地之道"创建五行学说，合天地大道创建五运六气理论；"立人之道"创建生理病理诊治理论。

《素问·八正神明论》说："法天则地，合以天光……必候日月星辰，四时八正之气……是谓得时而调之，因天之序，盛衰之时，移光定位，正立而待之。"《素问·生气通天论》说"天运当以日光明"，即是说天的实质是太阳，"法天"以太阳为主。立竿测日影是研究日地相互运动规律的科学考察，故云"法天则地，合以天光"，如《素问·上古天真论》说"法则天地，象似日月，辩列星辰，逆从阴阳，分别四时"。"日月星辰"是天道，"四时八正之气"是地道。"天之序，盛衰之时"是通过立竿测日影"移光定位，正立而待之"获得的。《素问·六微旨大论》说："盖南面而待也……因天之序，盛衰之时，移光定位，正立而待之。"面南观日月以授民时，所以立竿测日影要"南面而待"。有人解释为站在立竿的南面是不对的。面南观太阳视运动立竿测日影获得阴阳鱼太极图模型。面南观月亮视运动获得月体纳甲图模型。

从上述可知，神生于天地合气，神源于天地阴阳，神通于天地之道，故《素问·至真要大论》说："天地之大纪，人神之通应也。"《素问·阴阳应象大论》说："阴阳者，天地之道也，万物之纲纪，变化之父母，生杀之本始，神明之府也。"《素问·天元纪大论》说："五运阴阳者，天地之道也，万物之纲纪，变化之父母，生杀之本始，神明之府也，可不通乎？"天地阴阳之道就是"神明之府"。

《黄庭内景经·上睹章》说"神生腹中"，即指"神乃自生"之神，即腹部黄庭之神。因为神生于天地之气，故《道德经》说**谷神不死，是谓玄牝，玄牝之门，是谓天地根。**"谷神"就是天地气味生成的神，鼻呼吸天气，口纳地之五味，故云口鼻"是谓玄（天）牝（地），玄牝之门，是谓天地根"。于此可知，气功炼黄庭丹田，就是炼神。

因为后天两本肺脾吸纳天地气味生神，所以《黄帝内经》特别重视肺脾。《灵枢·终始》说："从腰以上者，**手太阴阳明皆主之**；从腰以下者，**足太阴**

阳明皆主之。" 横膈膜连 12 胸椎，可知 "腰以上" 指横膈膜之上，"腰以下" 指横膈膜之下。而在后天肺脾两本中，又特重视肺。《素问·示从容论》说："**夫伤肺者，脾气不守，胃气不清，经气不为使，真脏坏决，经脉傍绝，五脏漏泄，不衄则呕。**" 此乃因为肺主天气生脾胃土，《素问·五脏别论》说："**夫胃、大肠、小肠、三焦、膀胱，此五者，天气之所生也。**"

肺主宣发和肃降，治疗原则是 "开鬼门，洁净府"。

这样就形成了**肺→肠（腹脑、丹田、黄庭、太极）→大脑轴**。

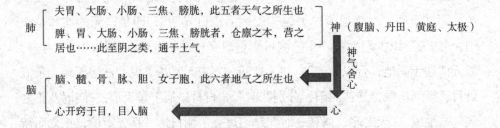

（三）《黄帝内经》对神的定义

《黄帝内经》对神的定义是什么？《素问·八正神明论》说："血气者，人之神。"《灵枢·营卫生会》说："血者，神气也。"《灵枢·平人绝谷》说："神者，水谷之精气也。" 可知神是五气、五味合和化生成的营卫血气。故《素问·脏气法时论》说 "**气、味合而服之，以补精益气**"。"补精益气" 则生神。这就是说，神不是虚无的玄的，是有物质基础的，其物质基础是营卫血气。

（四）神的归宿

《灵枢·天年》说："血气已和，荣卫已通，五脏已成，**神气舍心**，魂魄毕具，乃成为人。" 所谓 "神气舍心"，指摄入天五气、地五味化生之营卫血气注入心脉，后天之神与先天形体合一了，所以《素问·上古天真论》说 "形与神俱"，并说 "上古有真人者，提挈天地，把握阴阳，呼吸精气，独立守神，肌肉若一，故能寿敝天地，无有终时，此其道生"。"神" 与 "肌肉若一"，即形神合一。因为这个 "神" 来自自然界四季阴阳变化，故需要 "四气调神"（见《素问·四气调神大论》）。神舍于心，所以《素问·灵兰秘典论》说："心者，君主之官也，神明出焉……凡此十二官者，不得相失也。故主明则下安，以此养生则寿，殁世不殆，以为天下则大昌。主不明则十二**官危**，使道闭塞而不通，形乃大伤，以此养生则殃，以为天下者，其宗大危，**戒之戒之**。"这就是"神明"出处，神舍于心，则心君明，故云"神明出焉"。《灵枢·五色》说："积神于心，以知往今。"可知"神"藏积于心，则心就有了强大的思维智慧能力，可以知道古往今来发生的事情，这是《黄帝内经》**最大的秘密**，故《灵枢·病传》说："生神之理，可著于竹帛，不可传于子孙。"这种"生神"的秘密，要著书传播，不要私家秘传。

"神舍于心"，心主血脉而上注于目。《素问·解精微论》说："夫心者，五脏之专精也，目者其窍也。"《灵枢·根结》说："命门者，目也。"《灵枢·大惑论》说："**目者**，五脏六腑之精也，营卫魂魄之所常营也，**神气之所生也**……目者，心之使也，心者，神之舍也。"可知"神"舍于目命门，谓"目者……神气之所生也"。并通过目命门表达出个体人之"神"，**望诊先看"眼神"**。而目通于脑，神最后舍于脑，称作脑神。心脑通过目而结合。

（五）神的作用

《素问·天元纪大论》说："神用无方……在天为气（五气），在**地成形**（五味、五行），形气相感，而化生万物矣。"此言神在自然界的作用。神在人的作用，首先是繁衍后代，如《灵枢·决气》说："两神相搏，合而**成形**。"《灵枢·本神》说："生之来，谓之精。两精相搏，谓之神。"二是生命的主宰，如《素问·灵兰秘典论》说"心者，君主之官也，神明出焉……**主明则下安**……主不明则十二官危"，明确指出心不但为形体之主，也为神之主，心是生命活动的主宰。

神作用于人体，就是用神。神何以生？何以养？何以用？何以知？是学习《黄帝内经》必须明白的事。

人体"神乃自生"于脾胃、黄庭、腹脑"神机"之处，其动气为冲脉，乃十二经脉之海，《灵枢·九针十二原》说**三百六十五穴是神出入的门户**，谓："节之交，三百六十五会……所言节者，神气之所游行出入也。非皮肉筋骨也。"所以《素问·宝命全形论》说："凡刺之针，必先治神。"治神就要了解神的运行性状，《素问·八正神明论》说："请言神，神乎神，耳不闻，目明，心开而志先，慧然独悟，口弗能言，俱视独见，适若昏，昭然独明，若风吹云，故曰神。"连续用三个"独"字来形容神运行的特殊性。并说："法往古者，先知针经也。验于来今者，先知日之寒温，月之虚盛，以候气之浮沉，而调之于身，观其立有验也。观其冥冥者，言形气荣卫之不形于外，而工独知之。以日之寒温，月之虚盛，四时气之浮沉，参伍相合而调之，工常先见之。然而不形于外，故曰观于冥冥焉！通于无穷者，可以传于后世也，是故工之所以异也。然而不形见于外，故俱不能见也。视之无形，尝之无味，故谓冥冥，若神仿佛。"虽然人体神的运行不可知，但《素问·至真要大论》说："**天地之大纪，人神之通应也。**"可以通过日月四时阴阳变化而知之。日月运行有时间周期，《灵枢·九针十二原》说："刺之微，在速迟，粗守关，上守机，机之动，不离其空，空中之机，清静而微，其来不可逢，其往不可追。知机之道者，不可挂以发。不知机道，扣之不发，知其往来，要与之期。粗之暗乎，妙哉，工独有之。"所谓"守机"，"神机"也。"空"者，穴位也。"期"者，时期也。一如营气十二经之流注，二如卫气昼夜之运行。《素问·六微旨大论》说："天气始于甲，地气始于子，子甲相合，命日岁立，**谨候其时，气可与期**。"《素问·至真要大论》说："审察病机，**无失气宜**，此之谓也。"

神的物质基础是营卫血气，《灵枢·海论》说冲脉为血海，又为十二经之海，由此可知，神不只是舍心，也会舍于血海冲脉。**神舍心则行于循环系统，神舍冲脉则行经络系统**，所以神出于黄庭、腹脑，分行两路，而会于腠理络脉。神有余则血旺而腠理横，神不足则血亏而腠理纵，病在腠理，《灵枢·海论》说："血海有余，则常想其身大，怫然不知其所病；血海不足，亦常想其身小，狭然不知其所病。"《素问·调经论》说："血有余则怒，不足则恐，血气未并，五脏安定，孙络水溢，则经有留血……血有余则泻其盛经，出其血；不足则视其虚经，内针其脉中，久留而视，脉大疾出其针，无令血泄。"这是从情志论述血有余不足。《素问·调经论》又说："神有余则笑不休，神不足则悲……神有余则泻其小络之血，出血勿之深斥；无中其大经，**神气乃平**。神不足者，视其虚络，按而致之，刺而利之，无出其血，无泄其气，以通其经，**神气乃平**。"这是从心论神有余与不足，及其治法。总之，调理神病血病要从络脉治疗。

神的两大作用，一是"神"舍于心而布"神"于五脏，二是"神"游行于经脉腧穴而游行于 365 节（365 个穴位）。《灵枢·本神》说："凡刺之法，必先本于神。"说明针刺之要是调神气。《灵枢·本神》又说："血、脉、营、气、精神，此五脏之所藏也。"此五脏所藏的血、脉、营、气、精神，皆归于心矣。神气舍于心，心主血脉，营入心化血，气推动血脉运行。《灵枢·本神》又说："随神往来者，谓之魂；并精而出入者，谓之魄。"随"神往来者"是血，肝藏血，则肝魂寓矣。此"精"是《素问·上古天真论》说的"呼吸精气"的"精"，属于神气的精，不是肾精。又说："所以任物者，谓之心；心有所忆，谓之意；意之所存，谓之志；因志而存变，谓之思；因思而远慕，谓之虑；因虑而处物，谓之智。"有心神之后，才有意、志、思、虑、智，是心神布于五脏也。这里的作用《素问·调经论》有论述：

帝曰：人有精气、津液、四肢、九窍、五脏十六部，三百六十五节，乃生百病，百病之生，皆有虚实。今夫子乃言有余有五，不足亦有五，何以生之乎？岐伯曰：皆生于五脏也。夫心藏神，肺藏气，肝藏血，脾藏肉，肾藏志，而此成形。志意通，内连骨髓，而成身形五脏。五脏之道，皆出于经隧，以行血气。血气不和，百病乃变化而生，是故守经隧焉。

五脏是形器，神通过心血布神于五脏，五脏联系精气、津液、四肢、九窍、五脏十六部、三百六十五节等脏腑及各种组织，构成一个个体完整的生命体，关键是心主血，心包络主血脉，从心出来的血脉通往五脏，所以"血气不和"则神气不足，而"百病乃变化而生"。所以养神调神是调治百病的根本。

（六）阴阳不测谓之神

因为神生于天地阴阳气味，知神本源于天地之气，故《素问·天元纪大论》说："神在天为风，在地为木，在天为热，在地为火，在天为湿，在地为土，在天为燥，在地为金，在天为寒，在地为水，故在天为气，在地成形，形气相感而化生万物矣。"

神 { 在天：风，热，湿，燥，寒，气（天之阴阳）
在地：木，火，土，金，水，形（地之阴阳） } 天地阴阳

天之阴阳永恒变化，地之阴阳也永恒变化，所以天地气味生成的神也在

永恒变化，故《素问·天元纪大论》说"阴阳不测谓之神"，就是说每一个地区每一时刻每一个人的神都在变化，都不一样。每个人的神都在随着时空的变化，随着饮食的变化而时时刻刻变化着。故《素问·天元纪大论》说："物生谓之化，物极谓之变，阴阳不测谓之神，神用无方谓之圣。夫变化之为用也，在天为玄，在人为道，在地为化，化生五味，道生智，玄生神。神在天为风，在地为木，在天为热，在地为火，在天为湿，在地为土，在天为燥，在地为金，在天为寒，在地为水，故在天为气，在地成形，形气相感而化生万物矣。然天地者，万物之上下也；左右者，阴阳之道路也；水火者，阴阳之征兆也；金木者，生成之终始也。气有多少，形有盛衰，上下相召，而损益彰矣。"《素问·阴阳应象大论》说："阴阳者，天地之道也，万物之纲纪，变化之父母，生杀之本始，神明之府也，治病必求于本。"所以说天地为"神明之府也"，是"生气通天"，要"四气调神"。

（七）养神

神来源于天地之气，所以养神还要顺从天地之气。《素问·上古天真论》说："上古有真人者，**提挈天地，把握阴阳，呼吸精气，独立守神**，肌肉若一，故能寿敝天地，无有终时，此其道生。中古之时，有至人者，淳德全道，和于阴阳，调于四时，去世离俗，**积精全神**，游行天地之间，视听八远之外，**此盖益其寿命而强者也**。亦归于真人。"所谓"积精全神"乃指水谷精微以**生神**，就是要"调于四时"阴阳，把握四时阴阳，"呼吸精气"，故谓"**四气调神**"。《素问·四气调神大论》说："阴阳四时者，万物之终始也；生死之本也；逆之则灾害生，从之则苛疾不起，是谓**得道**。"又如《素问·生气通天论》说："苍天之气，清静则志意治，顺之则阳气固，虽有贼邪，弗能害也，**此因**时之序。故圣人传精神，服天气而通神明……阳气者，精则养神，柔则养筋。""服天气"就是"呼吸精气"。《灵枢·本神》归纳为："故智者之养生也，必顺四时而适寒暑，和喜怒而安居处，节阴阳而调刚柔。如是，则僻邪不至，**长生久视**。"以上偏于养天之气，《素问·生气通天论》还说要养地之味，谓："是故谨和五味，骨正筋柔，气血以流，腠理以密，如是则骨气以精。谨道如法，**长有天命**。"

再《素问·刺法论》说："是故刺法**有全神养真之旨**，亦法有修真之道，非治疾也。故要**修养和神**也，道贵常存，补神固根，精气不散，神守不分，然即神守而虽不去，亦能全真，人神不守，非达至真，**至真之要，在乎天玄，神守天息，复入本元，命曰归宗。**"《素问·天元纪大论》说"玄生神"，所以养神"在乎天玄"，必须"神守天息"，"天息"即"天气"，"神守天息"就是"服天气""呼吸精气"。天玄即天道阴阳变化。

《素问·八正神明论》说："故**养神者，必知形之肥瘦，营卫血气之盛衰。**血气者，人之神，不可不谨养。"神生于五气、五味，而气味合和化生营卫气血，营卫气血充养形体，故可从形体的肥瘦查看营卫气血之盛衰而知神之盛衰。

（八）诊察形神

如何诊察形神呢？《素问·八正神明论》说："故养神者，必知形之肥瘦，荣卫血气之盛衰。血气者，人之神，不可不谨养。"形的肥瘦取决于腠理的纵横。《灵枢·论勇》说："勇士者，目深以固，长衡直扬，三焦理横……怯士者，目大而不减，阴阳相失，其焦理纵。"腠理为三焦腑，故云"三焦理横""三焦理纵"。腠，又称肌腠，即肌肉的纹理，或肌纤维间的空隙。理，皮肤纹理，即皮肤上的缝隙。腠理，是营卫气血流通的门户，有滋养身体和抗御外邪内侵的功能。腠理是三焦腑，三焦通行的营卫气血胃气元气，流入腠理，以濡养肌肤，并保持人体内外气液的不断交流。《史记·扁鹊仓公列传》说："君有疾在腠理，不治将恐深。"晋代左思《魏都赋》说："膳夫有官，药剂有司，看醳顺时，腠理则治。"宋代张师正《括异志·郑前》说："治平中，武昌县令郑前，尝觉腠理不宁。"清代黄景仁《浴汤池》诗："腠理觉竖奔，膏肓拟丁凿。"《吕氏春秋·先己》说："用其新，弃其陈，腠理遂通。"所以"形"的肥瘦可以察知营卫气血的盛衰，也可以察神。

《灵枢·卫气失常》说："黄帝曰：何以度知其肥瘦？伯高曰：人有肥、有膏、有肉。黄帝曰：别此奈何？伯高曰：䐃（䐃）肉坚，皮满者，肥。䐃肉不坚，皮缓者，膏。皮肉不相离者，肉。黄帝曰：身之寒温何如？伯高：膏者其肉淖，而粗理者，身寒，细理者，身热。脂者，其肉坚，细理者热，粗理者寒。黄帝曰：其肥瘦大小奈何？伯高曰：膏者，多气而皮纵缓，故能纵腹垂腴。肉者，身体容大。脂者，其身收小。黄帝曰：三者之气血多少何如？伯高曰：膏者，多气，多气者，热，热者耐寒。肉者，多血则充形，充形则平。脂者，其血清，气滑少，故不能大。此别于众人者也。黄帝曰：众人奈何？伯高曰：众人皮肉脂膏，不能相加也，血与气，不能相多，故其形不小不大，各自称其身，命曰众人。"所谓"粗理""细理"，即指腠理粗细。"纵缓"即指腠理营卫气血虚衰。"多血则充形"指腠理横。就是从肥、膏、肉三方面看肥瘦。

《素问·阴阳应象大论》说："形不足者，温之以气；精不足者，补之以味。"神生于五气、五味，而气味合和化生营卫气血，营卫气血充养形体，故可从形体的肥瘦察看营卫气血之盛衰而知有神无神，即神之盛衰。而营卫气血行于脉中，所以要诊脉查健康，这就是张仲景把脉置于卷首的道理。

《灵枢·根结》说："形气不足，病气有余，是邪胜也，急泻之。形气有余，病气不足，急补之。形气不足，病气不足，此阴阳气俱不足也，不可刺之，刺之则重不足，重不足则阴阳俱竭，血气皆尽，五脏空虚，筋骨髓枯，老者绝灭，壮者不复矣。形气有余，病气有余，此谓阴阳俱有余也，急泻其邪，调其虚实。故曰：有余者泻之，不足者补之，此之谓也……满而补之，则阴阳四溢，肠胃充郭，肝肺内膜，阴阳相错。虚而泻之，则经脉空虚，血气竭枯，肠胃㑊辟，皮肤薄著，毛腠夭膲，予之死期。"如何复形呢？《灵枢·根结》说："用针之要，在于知调阴与阳，调阴与阳，精气乃光，合形与气，使神内藏。"《素问·五常政大论》说："化不可代，时不可违。夫经络以通，血气以从，复其不足，与众齐同，养之和之，静以待时，谨守其气，无使倾移，其形乃彰，生气以长，命曰圣王。故大要曰：无代化，无违时，必养必和，待其来复，此之谓也。"即顺天时和气味以养血气，血气得养则形复。

《素问·阴阳应象大论》说："善诊者，察色按脉。"《灵枢·终始》说："持其脉口、人迎，以知阴阳有余不足，平与不平，天道毕矣。所谓平人者不病，不病者，脉口、人迎应四时也，上下相应而俱往来也，六经之脉不结动也，本末之寒温之相守司也。形肉血气必相称也，是谓平人。"《素问·移精变气论》说："色脉者，上帝之所贵也，先师之所传也。上古使僦贷季，理色脉而通神明，合之金木水火土，四时八风六合，不离其常，变化相移，以观其妙，以知其要，欲知其要，则色脉是矣。色以应日，脉以应月，常求其要，则其要也。夫色之变化以应四时之脉，此上帝之所贵，以合于神明也。"经文明确指出，诊脉可以察四时阴阳。

脉，指血脉，是气血运行的管道，可以诊察营卫气血的盛衰。《素问·脉要精微论》说："夫脉者，血之府也。"《灵枢·决气》说："壅遏营气，令无所避，是谓脉。"脉与心密切相连，为心气所推动。《素问·痿论》说："心主身之血脉。"《素问·平人气象论》说："心藏血脉之气也。"因此，《灵枢·邪气脏腑病形》说："按其脉，知其病。"《灵枢·经脉》说："经脉者，常不可见也，其虚实也，以气口知之。"《灵枢·逆顺》说："脉之盛衰者，所以候血气之虚实有余不足也。"诊脉可以知道一个人的健康情况，可以知道得什么病。脉为血府，而"血气者，人之神"，故察气血就是察神。《灵枢·天年》说："黄帝问于岐伯曰：愿闻人之始生，何气筑为基，何立而为楯，何失而死，何得而生？岐伯曰：以母为基，以父为楯，失神者死，得神者生也。"又说："百岁，五脏皆虚，神气皆去，形骸独居而终矣。"《素问·移精变气论》说："得神者昌，失神者亡。"形骸即形体，没有了"神气"，只有"形骸"就是尸体。先天"形骸"得不到后天"神气"的滋养，就会死亡。为什么"神气皆去"呢？《素问·汤液醪醴论》说："嗜欲无穷，而忧患不止，精气弛坏，营泣卫除，故神去之而病不愈也。"因为"嗜欲无穷，而忧患不止"，损伤了营卫血气，故而"神去"。《素问·汤液醪醴论》说："平治于权衡，去宛陈莝，微动四极，温衣，缪刺其处，以复其形。开鬼门，洁净府，精以时服，五阳（天气为阳）已布，疏涤五脏，故精自生，形自盛，骨肉相保，巨气乃平。"《素问·脉要精微论》认为有"神"则"强"，故"得强则生，失强则死"。

《素问·八正神明论》说："然夫子数言形与神，何谓形？何谓神？愿卒闻之。岐伯曰：请言形，形乎形，目冥冥，问其所病，索之于经，慧然在前，按之不得，不知其情，故曰形。帝曰：何谓神？岐伯曰：请言神，神乎神，耳不闻，目明，心开而志先，慧然独悟，口弗能言，俱视独见，适若昏，昭然独明，若风吹云，故曰神。"病在形，诊在经脉，治在神。

《素问·玉机真藏论》说："凡治病察其形气色泽，脉之盛衰，病之新故，乃治之，无后其时。形气相得，谓之可治，色泽以浮，谓之易已；脉从四时，谓之可治；脉弱以滑，是有胃气，命曰易治，取之以时；形气相失，谓之难治；色夭不泽，谓之难已；脉实以坚，谓之益甚；脉逆四时，为不可治，必察四难，而明告之。”脉诊以察血液循环而观形气，色诊以察神。《素问·方盛衰论》说："是以形弱气虚死，形气有余，脉气不足死；脉气有余，形气不足生。"此脉指血脉，形有余，脉中血气不足不能滋养形体则死；形不足，但脉中血气有余能够滋养形体则生。

诊察形体的变化，如果看不出来，但可以通过问诊知道患者的痛苦所在，并诊察于脉，则病情就会清楚地摆在面前，要是按寻经脉还得不到，那么便不容易知道患者的病情了，所以临证要重视形体变化的诊察。

察神要通过望诊知之，虽然耳朵闻诊不到，但用眼睛望诊就明白了神的变化，心中有了数，在思想上可以先得出病情变化，这种心领神会的独悟，不能用语言来形容，就如观察一个东西，大家没有看到，但他能运用望诊独自看到，就像在黑暗之中，大家都很昏黑，只有他能用望诊得到病情而昭然独明，通过望诊观察病情，宛如风吹云散，日丽天明，所以说望而知之谓之神。

望神之要是望目，目为命门，心神主于目。《灵枢·邪客》说："因视目之五色，以知五脏，而决死生。视其血脉，察其色，以知其寒热痛痹。"《素问·五脏生成》说："凡相五色之奇脉，面黄目青，面黄目赤，面黄目白，面黄目黑者，皆不死也。面青目赤，面赤目白，面青目黑，面黑目白，面赤目青，皆死也。"

人体的健康唯一标准是什么？是形神合一。正常的生理顺序是先有形体，后有神气。病理则逆之，先神气病，后形质病。形是父母给的先天形质，神是后天天地自然给的生命存活原料。神气养活着形体，神气离去，独留形体则死矣。形神合一则健康，形神不合则病。

内伤发病，神病指后天胃肠道黄庭太极方面的疾病，是本病。张仲景指为血痹虚劳病，李东垣指为脾胃病。

气指形的"生化"方面疾病，包括"生化"的情志疾病，指现代说的功能性疾病。

最后是形质——器质性疾病，最重了。

神病引起了气病，最后是形质病。

而外感，以年、月、时三虚为主，以及正气之虚。

治疗：《素问·阴阳应象大论》说："形不足者，温之以气；精不足，补之以味。"《素问·脏气法时论》说："气、味合而服之，以补精益气。"《灵枢·邪气脏腑病形》说："阴阳形气俱不足，勿取以针而调以甘药也。"

（九）治神

凡病都是"**人神失守，神光不聚**……神明失守，心为君主之官，神明出焉，神失守位……一切邪犯者，皆是神失守位故也"（《素问·本病论》）。神来源于天地四时阴阳，故有"四气调神大论"，谓："夫四时阴阳者，万物之根本也，所以圣人春夏养阳，秋冬养阴，以从其根，故与万物沉浮于生长之门。逆其根，则伐其本，坏其真矣。故阴阳四时者，万物之终始也，死生之本也，逆之则灾害生，从之则苛疾不起，是谓得道。道者，圣人行之，愚者佩之。从阴阳则生，逆之则死，从之则治，逆之则乱。"

《素问·刺法论》说："故要修养和神也，道贵常存，补神固根，精气不散，神守不分，然即神守而虽不去，亦能全真，人神不守，非达至真，至真之要，在乎天玄，神守天息，复入本元，命曰归宗。"

（十）结语

以上笔者讲了人体生命的基本结构。

第一，父母给予的先天形体，是人体生命的基础，是形质，是器具，是生化之宇，具有生化功能。

第二，天地给予的后天神——营卫血气，是滋养先天形体的原料。

第三，神气舍心，天人合一，成为一个完整的个人。然后布五脏之神。最后神舍于脑为脑神，心脑合神指挥全身。

第四，神游行于 365 节……365 穴。

神源于天地气味的出入，出入废则神机化灭。神生于内，故云根于中。天地之气的生机在于升降浮沉，升降息则气立孤危。六气属于天地，故云根于外。

营卫血气通过血脉、经络通道输送到五脏六腑系统之器，完成生长化收藏及生长壮老死的过程，并得到生化，转换成各种物质、能量和信息，滋养调控身体各系统发生作用，推动着人体生命的发育成长，于是有了生长壮老死的天命"气数"过程，即由出生到强壮、到衰老、到死亡的过程。最终形体诸器尽"天数"不能再生化了，神机化灭，气立孤危，形神分离，即"阴阳离决，精气乃绝"矣。

因为生神的五气、五味源于天地之道，故有天人之感应。于是人体生命就有了生命节律和生命周期。人体生命来源于父母和天地之气，所以人的生命周期取决于父母和天地之气。这就是中医认识生命的科学思维过程，逻辑性严密，系统性强。

《灵枢·海论》说："夫十二经脉者，内属于腑脏，外络于肢节。"所以神既可内行于五脏六腑，又可外行于经络。但神生于肠胃黄庭，所以强调治腑，《灵枢·邪气脏腑病形》说："合治内腑。"就是取腑的下合穴治腑。

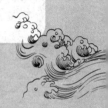

第五章

十天干、十二地支的

天文历法背景

关于《黄帝内经》十天干、十二地支的来源，一直是个谜，特别是天干地支作为五运六气推演运气规律的符号，更加神秘化。笔者现今阐发《黄帝内经》天干地支原创的理论来源。

从文献记载看，《盘古王表》记载："天皇始制**干支**之名以定岁之所在。"《春秋命历序》记载："天地开辟……日月五纬一轮转；天皇出焉……定天之象，法地之仪，作**干支**以定日月度。"天皇氏制天干地支的历法，用以定岁时节候。先制定了十天干用来纪年，十天干分别是：关逢（甲）、旅蒙（乙）、柔兆（丙）、强圉（丁）、著雍（戊）、屠维（己）、上章（庚）、重光（辛）、玄默（壬）、昭阳（癸）。又立十二地支之名以纪时：困敦（子）、赤奋若（丑）、摄提格（寅）、单阏（卯）、执徐（辰）、大荒落（巳）、敦牂（午）、协洽（未）、涒滩（申）、作噩（酉）、阉茂（戌）、大渊献（亥）。《世本·作篇》记载"大挠作**甲子**"，"甲子"即干支。据东汉宋衷注，大挠是黄帝的史官。《竹书纪年》有"**尧元年丙子**"的记载，说明尧帝时期可能已用干支纪年了，黄帝在尧帝之前。殷商已经有完整 60 甲子了，但 60 甲子也不是一蹴而就的，说明在殷商之前必有干支了。

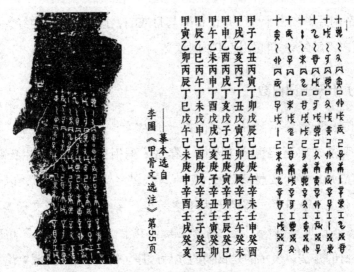

图 5-1 出土六十干支表

从文献记载可以看出，十天干记日数和月数，十二地支记年数和时数。十二地支与12个朔望月配应或十二时辰配应，十天干配日月数及四季、五方、五星，而且无论是天干还是地支的序数顺序都与一年万物的生长壮大衰老过程相配应，这说明了什么呢？说明十二地支和十天干是有天文背景的，与日月的周期运动有密切关系，干支是一种记录日月运动规律的历法，不是靳九成教授说的十二地支本义是木星12年周期，十天干本义是水星10年周期，用火星定其阴阳。

由于干支用于表示日月的运行规律，干支就具备了年、月、日、时的**时空概念**，不只是时间概念。古人常把干支用于历法的建构框架中，以及五运六气理论中，所以人们称之为干支医学。

十天干、十二地支涉及天地概念。天圆地方，地方有"地以五为制""地以九九制会"的公理；天圆有"天以六为节""天以六六为节"的公理。在"地以五为制"公理下的"五运"升天"动而不息"，在"天以六为节"公理下的"六气"降地"静而守位"。

一、十天干的天文背景

《黄帝内经》名言十天干是记日数与月数的，这在《黄帝内经》有明确记载，必须以经解经，才能知道其原创意义。

（一）十天干记日数

《左传·昭公五年》说："日之数十，故有十时，亦当十位。""天有十日"。杜预注："甲至癸也。"《周礼·春官·冯相氏》说："冯相氏掌十有二岁，十有二月，十有二辰，十日，二十有八星之位，**辨其叙事，以会天位。**"贾公彦《疏》："十日者，谓甲乙丙丁之等也。"《淮南子·天文训》："日之数十。"又《坠形训》："日数十。"高诱注俱谓："十，**从甲至癸日。**"也就是用十天干来记日的方法，表示的是日期的先后顺序。《**素问**·六节藏象论》说"天有十日"。《山海经·大荒南经》记载"羲和者，**帝俊之妻，生十日**"，《山海经·大荒西经》记载"帝俊妻常羲，生月十有二"。羲和生十日，指"天有十日"，常羲生十二月以记1年12个月。《灵枢·邪客》说"天有十日，人有手十指"，《灵枢·阴阳系日月》说：

> **手之十指，以应十日……**
>
> 甲主左手之少阳，己主右手之少阳，
>
> 乙主左手之太阳，戊主右手之太阳，
>
> 丙主左手之阳明，丁主右手之阳明……
>
> 庚主右手之少阴，癸主左手之少阴，
>
> 辛主右手之太阴，壬主左手之太阴。

按"地以五为制"法将十天干配应五方如图5-2。

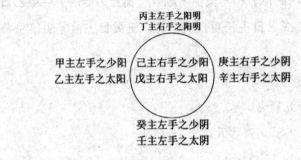

图5-2　十天干应手十指、十日示意图

手之十指，以应十日，**用十天干标记之**。《素问·六节藏象论》说："天有十日，日六竟而周甲，甲六复而终岁，三百六十日法也。"可知《黄帝内经》是用十天干标记十日的。十日用十天干标记，6个十日60日为1个甲子周期（5个十二地支周期），6个60甲子日周期360日为1岁。这就是所谓的**"天以六为节""天以六六为节"**。12个朔望月1岁1周期，5岁60个朔望月闰2个月1周期，即《系辞传》筮法记载的"五岁再闰"法。这就是五运六气中10、12数的来历。前文说过60个朔望月有4个15朔望月周期，正是洛书纵横4个15数。

十天干主10日配"地以五为制"的五方、五行、五季、五脏。《素问·脏气法时论》说：

> 肝主春，足厥阴少阳主治，**其日甲乙**……

心主夏，手少阴太阳主治，**其日丙丁**……

脾主长夏，足太阴阳明主治，**其日戊己**……

肺主秋，手太阴阳明主治，**其日庚辛**……

肾主冬，足少阴太阳主治，**其日壬癸**……

《灵枢·顺气一日分为四时》说：

肝为牡脏，其色青，其时春……**其日甲乙**……

心为牡脏，其色赤，其时夏，**其日丙丁**……

脾为牝脏，其色黄，其时长夏，**其日戊己**……

肺为牝脏，其色白……其时秋，**其日庚辛**……

肾为牝脏，其色黑，其时冬，**其日壬癸**……

《素问·脏气法时论》和《灵枢·顺气一日分为四时》讲**甲乙日**、**丙丁日**主春夏阳仪系统，**戊己日**主长夏，**庚辛日**、**壬癸日**主秋冬阴仪系统，以天道五季言。

《灵枢·九针论》说：

请言身形之应九野也，

左足应**立春**，其日戊寅己丑；

左胁应**春分**，其日乙卯；

左手应**立夏**，其日戊辰己巳；

膺喉首头应**夏至**，其日丙午；

右手应**立秋**，其日戊申己未；

右胁应**秋分**，其日辛酉；

右足应**立冬**，其日戊戌己亥；

腰尻下窍应**冬至**，其日壬子。

六腑及膈下三脏应**中州**，其大禁，大禁太一所在之日，及诸戊己。

凡此九者，善候八正所在之处。所主左右上下身体有痈肿者，欲治之，无以其所直之日溃治之，是谓天忌日也。

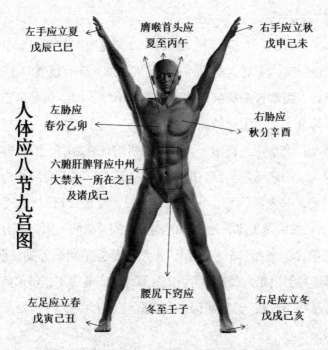

左手应立夏
戊辰己巳

膺喉首头应
夏至丙午

右手应立秋
戊申己未

左胁应
春分乙卯

右胁应
秋分辛酉

六腑肝脾肾应中州
大禁太一所在之日
及诸戊己

人体应八节九宫图

左足应立春
戊寅己丑

腰尻下窍应
冬至壬子

右足应立冬
戊戌己亥

图 5-3　面北形体九野图（戊己土主中及四维）

此面北形体九野的十二地支配应人体是：

子配冬至壬子腰尻下窍，

丑寅配**立春**戊寅己丑左足，

卯配**春分**乙卯左胁，

辰巳配**立夏**戊辰己巳左手，

午配**夏至**丙午头首膺喉，

未申配**立秋**戊申己未右手，

酉配**秋分**辛酉右胁，

戌亥配**立冬**戊戌己亥右足，

戊己配诸戊己日六腑肝脾肾**中州**。

天道四正子午卯酉配冬至、夏至、春分、秋分主腰尻下窍、头面膺喉。

地道四正配土类丑未辰戌主四肢手足。

人道四正寅申巳亥配四立胸胁手足。

戊己配六腑肝脾肾及四维四肢。

天道子午卯酉在东西南北四正，**地道**四正丑未辰戌四维、**人道**四正寅申巳亥配四隅。

此讲人"身形之应九野"，言"八正"：**天道**四正冬至、夏至、春分、秋分和**人道**四正立春、立夏、立秋、立冬应人身形。还有**地道**四正丑、未、辰、戌。**腰尻下窍、膺喉首头有病**用防己黄芪汤治疗，即冬至夏至二至病；左右胁有病用乌梅丸、大小阳旦汤、大小补肝汤、大小泻肝汤、小柴胡汤、柴胡加龙骨牡蛎汤、大小阴旦汤治疗，即**左右阴阳升降之病**；四肢有病用大小建中汤、理中丸、四逆汤辈治疗，即"六腑及膈下三脏"病。其谓"六腑及膈下三脏应中州，其大禁，大禁太一所之日，及诸**戊己**"，说明横膈膜之下"六腑及膈下三脏"是大本，是生神的地方，故《素问·阴阳离合论》论人身阴阳以横膈膜之下脏腑论三阴三阳，不可能是立竿测日影的三阴三阳，《灵枢·阴阳系日月》以足六经应1年12朔望月。邪高病下，虽然病在横膈膜之下的"六腑及膈下三脏"，但病因多在横膈膜之上心肺，"病发于阳"而"太阳阳明合病"。

此"九"者，乃天地之大数，《灵枢·九针论》"天地之大数"，《素问·三部九候论》说："天地之至数，始于一，终于九焉。"是"天有十日"的周期，其模型是洛书。《灵枢·阴阳二十五人》说："凡年忌下上之人，大忌常加七岁，十六岁，二十五岁，三十四岁，四十三岁，五十二岁，六十一岁，皆人之大忌，不可不自安也，感则病行，失则忧矣。当此之时，无为奸事，是谓年忌。""七岁"是"肾气盛，齿更发长"（《素问·上古天真论》）的基数，然后加天地周期年为"年忌"。

横膈膜之上5经，横膈膜之下6经，共11经，遵照"天六地五"常数公理，这就是《黄帝内经》11条经脉的来历。《灵枢·本输》举手少阴经五输穴，实际是手厥阴经五输穴；《灵枢·九针十二原》所举"心"原穴大陵，实为心包（心主）原穴。可见手少阴与手厥阴经可分可合。《难经·二十五难》："有十二经，五脏六腑十一耳，其一经者何等经也？然。一经者，手少阴与心主（手厥阴）别脉也。"杨玄操注："五脏六腑各一脉，为十一脉；心有两脉，合成十二经焉。"这得到了长沙马王堆古墓出土《足臂十一脉灸经》《阴阳十一脉灸经》的证实。

（二）十天干记月体纳甲部位

十天干记日指月体纳甲图中的特定日，1个朔望月30日见《周易参同契》，谓：

三日出为爽，震庚受西方。

八日兑受丁，上弦平如绳。

十五乾体就，盛满甲东方。蟾蜍与兔魄，日月气双明，蟾蜍视卦节，兔魄吐精光。

七八道已讫，屈折低下降。

十六转受统，巽辛见平明。艮直于丙南，

下弦二十三，

坤乙三十日，东北丧其明。

节尽相禅与，继体复生龙。壬癸配甲乙，乾坤括始终。

七八数十五，九六亦相应。

四者合三十，阳气索灭藏。

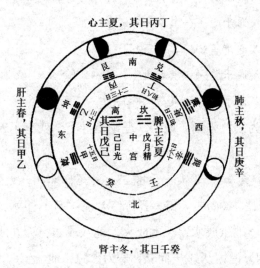

图5-4　十天干记日示意图（八卦月体纳甲图）

于此可以看出，十天干是记录朔望月视运动特定月相点的时空符号，十二地支是记录朔望月躔太阳南北回归线视运动日道12个朔望月的特征的时空符号。

为什么《灵枢·九针论》说忌日都在"诸戊己"呢？因为"六腑及膈下三脏应中州"脾胃土属"地中"戊己，脾主四肢，故病在六腑及膈下三脏、四肢于戊己日，灾害也在四维及中部。但其发灾本源在日月十天干之日——朔月、望月、上弦、下弦等前后日。再者，中部是生"神"的地方，有神则生，无神则死矣。所以老年要治腑。

最严重的太乙天符己丑、己未、乙酉、戊午4年，其中**己丑、己未、戊午**3年属戊己年。

12天符年己丑、己未、戊寅、戊申、戊子、戊午、乙卯、乙酉、丁巳、丁亥、丙辰、丙戌中有**己丑、己未、戊寅、戊申、戊子、戊午**6年是戊己年。

8年岁会年甲辰、甲戌、己丑、己未、乙酉、丁卯、戊午、丙子中有**己丑、己未、戊午3年戊己年**。

这说明天干地支在决定疾病。

从"七八数十五，九六亦相应"看，又用河图、洛书表示。

《素问·金匮真言论》说"五脏应四时"：

东方青色，入通于肝……其数八……

南方赤色，入通于心……其数七……

中央黄色，入通于脾……其数五……

西方白色，入通于肺……其数九……

北方黑色，入通于肾……其数六……

在"地以五为制"强调"地中"理论指导下，就有了**五方、五行、五运的五色**。

《周易·系辞传》说："天一，地二，天三，地四，天五，地六，天七，地八，天九，地十。"《尚书大传·五行传》说："天一生水，地二生火，天三生木，地四生金。地六成水，天七成火，地八成木，天九成金，天五生土。"《易伟·乾坤凿度》说："天本一而立，一为数源，地配生六，成天地之数，合而成性。天三地八，天七地二，天五地十，天九地四，运五行，先水次木，次土及金。"其模型就是以"地以五为制"配五方五行的**河图**。

地道"地以五为制"再加四维则为"地以九九制会"，"九宫八风图"和洛书是其模型图。

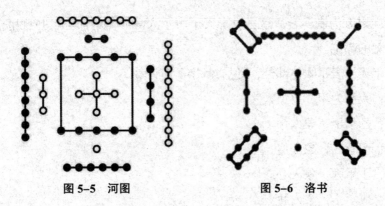

图 5-5　河图　　　　　　　　　图 5-6　洛书

日为阳为天，月为阴为地，日月之数就是天地之数。《黄帝内经》多次讲"天地之数""天地之大数"（《灵枢·九针论》《素问·六元正纪大论》），"天地之至数"（《素问·三部九候论》）。《系辞传》筮法说"天一，地二，天三，地四，天五，地六，天七，地八，天九，地十"，这天地10数用十天干甲、乙、丙、丁、戊、己、庚、辛、壬、癸标记，天阳地阴，**天数**甲、丙、戊、庚、壬为阳，**地数**乙、丁、己、辛、癸为阴。《灵枢·根结》说："天地相感，寒暖相移，阴阳之道，孰少孰多，**阴道偶而阳道奇**。"古人将天地数用**河图、洛书**模型表示，河图的1、2、3、4、5、6、7、8、9、10之数，其中1、3、5、7、9单数阳数为天数，2、4、6、8、10偶数阴数为地数。这就是《周易·系辞传》所谓的天地之数，"天数五，地数五，五位相得而各有合。天数二十有五，地数三十，凡天地之数五十有五"。河图洛书数在《黄帝内经》五运六气理论中有明确应用。

（三）十天干表示人体部位

《灵枢·五禁》说：

甲乙日自乘，无刺头，无发蒙于耳内。

丙丁日自乘，无振埃于肩喉廉泉。

戊己日自乘四季，无刺腹去爪泻水。

庚辛日自乘，无刺关节于股膝。

壬癸日自乘，无刺足胫。

是谓五禁。

《灵枢·五禁》则讲**戊己日主四季末**，以

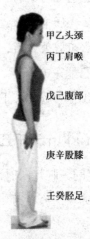

甲乙头颈
丙丁肩喉
戊己腹部
庚辛股膝
壬癸胫足

图 5-7　十天干表示人体纵向部位

地道"地以五为制"言。这里讲十天干表示人身形体的部位。并且用十天干决定针刺的部位。

用十天干表示人体部位，《说文解字》有记载。

甲：人头为甲，甲象人头。

乙：乙承甲，象人颈。

丙：丙承乙，象人肩。

丁：丁承丙，象人心。

戊：戊承丁，象人胁。

己：己承戊，象人腹。

庚：庚承己，象人脐。

辛：辛承庚，象人股。

壬：壬承辛，象人胫。

癸：癸承壬，象人足。

甲乙丙丁戊表示横膈膜之上阳部，**己庚辛壬癸**表示横膈膜之下阴部。

（四）十天干五行属性五方五脏

十天干的五行属性，按"地以五为制"五方属性划分，甲乙属东方肝木，丙丁属南方心火，戊己属中央脾土，庚辛属西方肺金，壬癸属北方肾水。

《针灸聚英》又根据十天干五方位配属人体脏腑，编成十二经纳甲歌诀：

甲胆乙肝丙小肠，丁心戊胃己脾乡。

庚属大肠辛属肺，壬属膀胱癸肾藏。

三焦阳腑须归丙，心包从阴丁火旁。

甲乙配东方肝胆，丙丁配南方小肠三焦、心和心包，戊己居中配脾胃，庚辛配西方大肠肺，壬癸配北方膀胱肾。

（五）以十天干五行属性生克决死生

《素问·脏气法时论》说：

肝病者，愈在丙丁，丙丁不愈，加于庚辛，庚辛不死，持于壬癸，起于甲乙……

心病者，愈在戊己，戊己不愈，加于壬癸，壬癸不死，持于甲乙，起于丙丁……

脾病者，愈在庚辛，庚辛不愈，加于甲乙，甲乙不死，持于丙丁，起于戊己……

肺病者，愈在壬癸，壬癸不愈，加于丙丁，丙丁不死，持于戊己，起于庚辛……

肾病者，愈在甲乙，甲乙不愈，甚于戊己，戊己不死，持于庚辛，起于壬癸。

此按五季五行相生顺序排十干次序。《素问·刺热论》说：

肝热病者……庚辛（日）甚，甲乙（日）大汗，气逆则庚辛（日）死……

心热病者……壬癸（日）甚，丙丁（日）大汗，气逆则壬癸（日）死……

脾热病者……甲乙（日）甚，戊己（日）大汗，气逆则甲乙（日）死……

肺热病者……丙丁（日）甚，庚辛（日）大汗，气逆则丙丁（日）死……

肾热病者……戊己（日）甚，壬癸（日）大汗，气逆则戊己（日）死。

此按五行相克次序排列十天干次序。此乃四柱八字中重视五行旺衰理论，能知衰旺之真机，五运六气思过半矣。

表 5-1　五行四时衰旺表

	旺	相	休	囚	死
春季	木	火	水	金	土
夏季	火	土	木	水	金
秋季	金	水	土	火	木
冬季	水	木	金	土	火
四季末	辰戌丑未	金	火	木	水

（六）以十天干定病位

《素问·风论》说：

以春**甲乙**伤于风者为肝风，

以夏**丙丁**伤于风者为心风，

以季夏**戊己**伤于邪者为脾风，

以秋**庚辛**中于邪者为肺风，

以冬**壬癸**中于邪者为肾风。

这说明十天干在决定所配五脏发生的疾病，而且十天干可用于定病位，以及用于五运有太过、不及、平气三气。

（七）十天干阴阳属性

《灵枢·根结》说"阴道偶而阳道奇"，故甲、丙、戊、庚、壬为五阳干，乙、丁、己、辛、癸为五阴干。

（八）十天干化五运

前文说过，十天干的五行属性是按"地以五为制"五方五行属性排列在月体纳甲图中，东方甲乙木、南方丙丁火、中央戊己土、西方庚辛金、北方壬癸水，为什么又会出现《素问·天元纪大论》说的"甲己之岁，土运统之；乙庚之岁，金运统之；丙辛之岁，水运统之；丁壬之岁，木运统之；戊癸之岁，火运统之"，即凡在甲己之年皆为土运，乙庚之年皆为金运，丙辛之年皆为水运，丁壬之年皆为木运，戊癸之年皆为火运的十天干化五运呢？此与岁气会同年一个道理，属于天象位相相同。《太始天元册》为什么说"丹天之气，经于牛女戊分；黅天之气，经于心尾己分；苍天之气，经于危室柳鬼；素天之气，经于亢氐昴毕；玄天之气，经于张翼娄胃。所谓戊己分者，奎壁角轸，则天地之门户也"？后世人对此五色解释的五花八门，难以入目。其实这就是十天干配属东方甲乙木、南方丙丁火、中央戊己土、西方庚辛金、北方壬癸水的五方之色：东方青色、南方赤色、中央黄色、西方白色、北方黑色。

笔者认为造成甲己、乙庚、丙辛、丁壬、戊癸之配的原因是"地以五为制"的5数周期有相同的特征点位相，则十天干有：甲己、乙庚、丙辛、丁壬、戊癸之配，形成了五运十天干。

朔望月的运行有**四相四特征点和封闭五特征点的规律**。甲为望月，乙为下弦，丙为朔月，丁为上弦，依次为朔望月运行之四相，运行到戊则为封闭五特征点。再一周又是五特征点，而合为中央（黄色）甲己、西方（白色）乙庚、北方（黑色）丙辛、东方（青色）丁壬、南方（赤色）戊癸。甲己有相同的月相位，乙庚有相同的月相位，丙辛有相同的月相位，丁壬有相同的月相位，戊癸有相同的月相位，只要把相同月相位的两个天干连起来就是五气经天了，如甲己两天干连起来就是"黅天（黄色）"，乙庚两天干连起来就是"素天（白色）"，丙辛两天干连起来就是"玄天（黑色）"，丁壬两天干连起来就是"苍天（青色）"，戊癸两天干连起来就是"丹天（赤色）"。此乃十天干**岁运会同年规律**。

天干甲位于二十八宿的心尾两宿，天干己位于二十八宿的角轸两宿（地户己），故云"黅天之气，经于心尾、己分"。

天干乙位于二十八宿的亢氐两宿，天干庚位于二十八宿的昴毕两宿，故云"素天之气，经于亢氐、昴毕"。

天干丙位于二十八宿的张翼两宿，天干辛位于二十八宿的娄胃两宿，故云"玄天之气，经于张翼、娄胃"。

天干丁位于二十八宿的柳鬼两宿，天干壬位于二十八宿的危室两宿，故云"苍天之气，经于危室、柳鬼"。

天干戊位于二十八宿的奎壁两宿（天门戊），天干癸位于二十八宿的牛女两宿，故云"丹天之气，经于牛女、戊分"。

《难经·十八难》破解甲己化土的奥秘，谓："手心主少阳火，生足太阴阳明土，土主中宫，故在中部也。"己为太阴脾土，甲为少阳春生三焦相火之气，相火生脾土，故甲己主土运，然后按**五行相生**次序是甲己土生乙庚金，乙庚金生丙辛水，丙辛水生丁壬木，丁壬木生戊癸火，形成了十天干化五运。李东垣继之谓**"甲己化土，此仲景妙法"**，《医学发明》"病有逆从，治有反正论"中说："坤元一正之土，虽主生长，阴静阳躁，禀乎少阳元气乃能生育也。"

以此看，"日月二十八宿天纲图"又是月体纳甲**五方十天干合化五运图**。这也可以看作"五行"的起源，即五行起源于月体纳甲的月相相位。

表 5-2　朔望月封闭周期表

始点朔	上弦	望	下弦	终点朔
1. 甲子	2. 乙丑	3. 丙寅	4. 丁卯	5. 戊辰
6. 己巳	7. 庚午	8. 辛未	9. 壬申	10. 癸酉
11. 甲戌	12. 乙亥	13. 丙子	14. 丁丑	15. 戊寅
16. 己卯	17. 庚辰	18. 辛巳	19. 壬午	20. 癸未
21. 甲申	22. 乙酉	23. 丙戌	24. 丁亥	25. 戊子
26. 己丑	27. 庚寅	28. 辛卯	29. 壬辰	30. 癸巳
31. 甲午	32. 乙未	33. 丙申	34. 丁酉	35. 戊戌
36. 己亥	37. 庚子	38. 辛丑	39. 壬寅	40. 癸卯
41. 甲辰	42. 乙巳	43. 丙午	44. 丁未	45. 戊申
46. 己酉	47. 庚戌	48. 辛亥	49. 壬子	50. 癸丑
51. 甲寅	52. 乙卯	53. 丙辰	54. 丁巳	55. 戊午
56. 己未	57. 庚申	58. 辛酉	59. 壬戌	60. 癸亥

所谓朔望月封闭周期，乃指朔望月月相相同的相位，实际是**岁运会同年周期**。

此日数用十天干，靳九成教授为什么要用古人完全不知道的水星 10 周年期和火星 2 周年期来定阴阳呢？靳九成教授说："十天干的天文背景是水星周 10 年视运动。火星影响叠加在水星的影响上，使天干具有阴阳性，甲、丙、戊、庚、壬为阳干，乙、丁、己、辛、癸为阴干。"❶

靳九成教授原书《中医学现代科学基础》以日心说、地心说开篇解读《黄帝内经》，而且没有读懂"日月二十八宿天纲图"（五气经天图）怎么可能"破解"《黄帝内经》？

其所谓"破解"的结论：

1. 甲乙木、丙丁火……来源于水星。

2. 十天干化五运来源于金星。

3. 十二地支化气来源于木星。

---

❶ 靳九成《中医学现代科学基础》，中医古籍出版社，2022 年。

4.干支阴阳属性来源于火星。

5.天干10年阴阳五行周期是水星、金星和火星的共同表征。

6.地支12年阴阳五行周期是木星和火星的共同表征。

7.干支的同时性匹配就是六十甲子。用它来纪年，既可以表年序，又能依干支表征该年七曜对地球、人体影响的特征。

靳九成教授此结论完全违背了《黄帝内经》原创理论体系。靳九成教授如果不用《黄帝内经》旗号或可为一家说。不过靳教授对五星视运动顺逆快慢留守的破解是可取的。

十天干计日数，可能与《山海经》记载有10个太阳有关，10个太阳轮流值日，每天有1个太阳值日，其余9个太阳休息，用十天干作标记，就是用十天干记日数。10天1旬，30天1个朔望月，故用十天干标记1个朔望月，古人用月体纳甲图标记。月亮是地球的卫星，地为阴，月也为阴，地分五方有五运，故云"地以五为制"。地阴气上升而为天，故称甲乙丙丁戊己庚辛壬癸为十天干。因为朔望月躔太阳日道永远不停的运动，故称五运"变动不居"。而太阳南北回归线视运动1周期"天以六为节"而"静而守位"。

既然五运用十天干标记，十天干又是标记月体纳甲的位置，那么可知五运各运的两个天干一定是记录五行各行月亮运行的位置，而且是一个阳干月行日道外，一个阴干月行日道内。那么如何定其五行五运呢？"首甲定运"，就是用"甲"来确定五行之始，然后以相生次序排列。为什么将"甲"定为土运呢？因为中国传统古历法都是以南回归线冬至点开始甲子年、甲子月、甲子日、甲子时，从《伤寒论》六经欲解时图可以看出，主冬至前后时间段的是太阴脾土，故将"首甲"定为土运，然后"五运相袭而皆治之，终期之日，周而复始"，"五运相袭"指五运五行按相生次序承袭下去，"治之"指"五行之治，各有太过不及也"（《素问·天元纪大论》）。

若按地道从北方冬至子位开始，月亮初三当见明于艮位，《说卦传》称艮为1岁之终始，王冰说始于艮之南，当是甲位，以"首甲定位"为黅天土运72天，甲（己）土生乙（庚）金，按月体纳甲图上十天干顺时针方向次序"右迁"，乙（庚）金生丙（辛）水，丙（辛）水生丁（壬）木，丁（壬）木生戊（癸）火，戊（癸）火生甲（己）土，如此"周而复始"，"五运相袭""各有太过不及"。

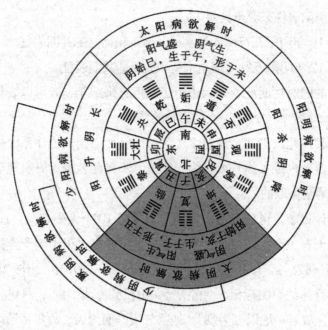

图5-8 《伤寒论》六经欲解时

（九）十天干"五十而复大会"周期

"地以五为制"，五五二十五，《灵枢·营卫生会》说"日中而阳陇为重阳，夜半而阴陇为重阴。故太阴主内，太阳主外，各行二十五度，分为昼夜。夜半为阴陇，夜半后而为阴衰，平旦阴尽而阳受气矣。日中为阳陇，日西而阳衰，日入阳尽而阴受气矣。夜半而大会，万民皆卧，命曰合阴，平旦阴尽而阳受气，如是无已，与天地同纪"，并说"卫气行于阴二十五度，行于阳二十五度，分为昼夜，故气至阳而起，至阴而止""五十而复大会，阴阳相贯，如环无端"，"卫出于下焦……常与营俱行于阳二十五度，行于阴亦二十五度一周也，故五十度而复大会于手太阴矣"。《灵枢·卫气行》说"卫气之行，一日一夜五十周于身，昼日行于阳二十五周，夜行于阴二十五周，周于五脏……从房至毕一十四舍，水下五十刻，日行半度……一日一夜水下百刻而尽矣。"《灵枢·五十营》说"水下百刻，日行二十八宿，漏水皆尽，脉终矣。所谓交通者，并行一数也，故五十营备，得尽天地之寿矣"。

（十）十天干决定阴阳二十五人体质

"地以五为制"，五五二十五。《灵枢·阴阳二十五人》说："天地之间，六合之内，不离于五，人亦应之。故五五二十五人……先立五形金木水火土，别其五色，异其五形之人，而二十五人具矣。"这就是《素问·异法方宜论》记载的分五方五行五色体质的人。

（十一）十天干计日属于人道，始于寅时

十天干计日属于人道，始于寅时，故始于东方春天甲，然后按《黄帝内经》《说文解字》《史记·律书》《汉书·律历志》记载的按1岁春夏秋冬四季之序排列，表示1岁阴阳变化规律，及1岁万物的生长化收藏和生长壮老死过程。

表 5-3　十天干表

天干	《史记·律书》	《汉书·律历志》	《说文解字》
甲	言万物剖符，甲而也	出甲于甲	东方之孟阳气萌动
乙	言万物生轧轧	奋轧于乙	象春草木冤曲而出，阴气尚强，其出乙乙也
丙	言阳著明	明炳于丙	位南方，万物成，炳然，阴气初起，阳气将亏
丁	言万物之丁壮	大盛于丁	夏时万物皆丁实
戊		丰茂于戊	中也。象六甲五龙相拘绞也
己		理纪于己	中宫也
庚	言阴气庚万物	敛更于庚	位西方，象秋时万物庚庚有实也
辛	万物之辛生	悉新于辛	秋时万物成而熟
壬	任也，言阳气任养万物于下也	怀任于壬	位北方也，阴极阳生，象人怀妊之形
癸	揆也，言万物可揆度	陈揆于癸	冬时。水土平。可揆度也，象水从四方流入地中之形

（十二）十天干模型图河图、洛书的应用

十天干变为 1 ~ 10 数的河图、洛书在《黄帝内经》中得到了应用，并且河图 10 数分别为生数、成数。

《黄帝内经》用生数和成数表示五运的运行变化，这在运气七大论中占有突出的地位。在运气学说中，生数和成数是其纲领。正如《素问·六元正纪大论》说："此天地之纲纪，变化之渊源。"

天地之数，终始奈何？岐伯曰：悉乎哉问也！是明道也。数之始，起于上而终于下，岁半之前，天气主之，岁半之后，地气主之，上下交互，气交主之，岁纪毕矣。故曰：位明气月可知，所谓气也。帝曰：余司其事，则而行之，不合其数何也？岐伯曰：气用有多少，化治有盛衰，衰盛多少，同其化也。

帝曰：太过不及，其数何如？岐伯曰：太过者其数成，不及者其数生，土常以生也。

"数"指生数和成数，即指五行数。五行"金木水火土，运行之数"（《素问·六元正纪大论》）。五行数是指生数和成数相合而言。木、火、土、金、水五行的偏盛偏衰谓"太过不及"。"太过"是五行的气盛，用成数表示；"不及"是五行的气衰，用生数表示。"太过"或"不及"皆能使人发生疾病，但有轻重。

太过不及，皆曰天符。而变行有多少，病形有微甚，生死有早晏耳。（《素问·六元正纪大论》）

《素问·六微旨大论》说：

帝曰：愿闻其用也。岐伯曰：言天者求之本，言地者求之位，言人者求之气交。帝曰：何谓气交？岐伯曰：上下之位，气交之中，人之居也。故曰：天枢之上，天气主之；天枢之下，地气主之；气交之分，人气从之，万物由之。此之谓也。

帝曰：何谓初中？岐伯曰：**初凡三十度而有奇**，中气同法。帝曰：初中何也？岐伯曰：所以分天地也。帝曰：愿卒闻之。岐伯曰：初者地气也，中者天气也。帝曰：其升降何如？岐伯曰：气之升降，天地之更用也。帝曰：愿闻其用何如？岐伯曰：升已而降，降者谓天；降已而升，升者谓地。天气

下降，气流于地；地气上升，气腾于天。故高下相召，升降相因，而变作矣。

《素问·六元正纪大论》说："夫六气者，行有次，止有位，故常以正月朔日平旦视之，睹其位而知其所在矣。运有余其至先；运不及其至后。此天之道，气之常也。运非有余，非不足，是谓正岁，其至当其时也。"《素问·六元正纪大论》说："运有余其至先，运不及其至后，此天之道也，气之常也。"太阳起始于正月朔日逆时针运行以定日道，朔望月躔日道有太过（大月、望月）、不及（小月、朔月）、正岁（日道上）五运三气。

《易纬·河图数》说：

五运皆起于月初，天气之先至，乾知大始也。

六气皆起于月中，地气之后应，坤作成物也。

月初为朔在日地之间发生日食（**灾发四维**），月中为望在日地沿线上发生月食。月亮五运地气升于天而为乾天气，动而不息先至，先至为太过。太阳六气天气下降于地为坤地气，静而守位后至，后至为不及。《素问·六微旨大论》说："位有终始，气有初、中……初凡三十度而有奇，中气同法……初者地气也（五运），中者天气也（六气）。"《逸周书》："凡四时成岁有春夏秋冬，各有孟、仲、季以名，十有二月，中气以著时。"时立气布，《周易》说"六位时成"，中气以著时，二十四节气有十二中气、十二节气。月亮运动与太阳运动阴阳相差 15 日，是否可以引申为男女更年期相差 15 岁呢？

其发病也有一定的规律。

甲子，甲午岁：热化二，雨化五，燥化四。

乙丑，乙未岁：灾七官，湿化五，清化四，寒化六。

丙寅，丙申岁：火化二，寒化六，风化三。

丁卯，丁酉岁：灾三官，燥化九，风化三，热化七。

戊辰，戊戌岁：寒化六，热化七，湿化五。

己巳，己亥岁：灾五官，风化三，湿化五，火化七。

庚午，庚子岁：热化七，清化九，燥化九。

辛未，辛丑岁：灾一官，雨化五，寒化一。

壬申，壬寅岁：火化二，风化八。

癸酉，癸卯岁：灾九官，燥化九，热化二。

甲戌，甲辰岁：寒化六，湿化五。

乙亥，乙巳岁：灾七宫，风化八，清化四，火化二。

丙子，丙午岁：热化二，寒化六，清化四。

丁丑，丁未岁：灾三宫，雨化五，风化三，寒化一。

戊寅，戊申岁：火化七，风化三。

己卯，己酉岁：灾五宫，清化九，雨化五，热化七。

庚辰，庚戌岁：寒化一，清化九，雨化五。

辛巳，辛亥岁：灾一宫，风化三，寒化一，火化七。

壬午，壬子岁：热化二，风化八，清化四。

癸未，癸丑岁：灾九宫，雨化五，火化二，寒化一。

甲申，甲寅岁：火化二，雨化五，风化八。

乙酉，乙卯岁：灾七宫，燥化四，清化四，热化二。

丙戌，丙辰岁：寒化六，雨化五。

丁亥，丁巳岁：灾三宫，风化三，火化七。

戊子，戊午岁：热化七，清化九。

己丑，己未岁：灾五宫，雨化五，寒化一。

庚寅，庚申岁：火化七，清化九，风化三。

辛卯，辛酉岁：灾一宫，清化九，寒化一，热化七。

壬辰，壬戌岁：寒化六，风化八，雨化五。

癸巳，癸亥岁：灾九宫，风化八，火化二。

《素问·五常政大论》记载如下。

委和之纪（木运不及年）……眚于三。

伏明之纪（火运不及年）……眚于九。

卑监之纪（土运不及年）……其眚四维。

从革之纪（金运不及年）……眚于七。

涸流之纪（水运不及年）……眚于一。

综上所述看，天地之至数一、二、三、四、五、六、七、八、九皆依**洛书九宫位**为说。其中三次陈述一、三、五、七、九等五宫受"灾"。这五宫皆是阳数，阴数二、四、六、八未言受"灾"。这是日月星辰分野说。

这是利用洛书作为人体五脏外应五运、五时、八方等的理论模型，阐明人体及人体与自然界是一个统一整体的思想。

按《黄帝内经》陈述五方及五行和物类是用**河图方位数表示**，而陈述五运的太过与不及却用**洛书九宫的方位数表示**，这是为什么呢？这大概是因为河图以生数和成数阴阳相合能生化万物，而洛书生数和成数阴阳不相合，阳无偶，阴无配，未得相成的缘故吧！其中或许有更奥妙而博深的哲理吧！这有待于进一步的研究。

《素问·玉版论要》和《素问·玉机真藏论》都说"至数之要，迫近以微"，在察"神机"与"八风四时（四时八节）"。《素问·八正神明论》说"必候日月星辰四时八正之气"。1987 年考古工作者发掘安徽省含山县长岗乡凌家滩村一处新石器时代大汶口文化晚期墓地，在第 4 号墓中，出土了一套5000 年前的奇特的玉器——玉龟和长方形玉版。

二、十二地支的天文背景

《黄帝内经》明确说十二地支是记月数和天地人三才八正的。

（一）十二地支记月数

十二地支是记月数和天地人三才"八正"的。《周髀算经》用十二地支标记太阳南北回归线往复视运动 1 岁 12 个朔望月，这是中国上古时代的科学记录。

《黄帝内经》对十天干、十二地支也有明确记载。《灵枢·阴阳系日月》说："天为阳，地为阴，日为阳，月为阴，其合之于人……足之十二经脉，以应十二月……寅者，正月之生阳也，主左足之少阳；未者，六月，主右足之少阳；卯者，二月，主左足之太阳；午者，五月，主右足之太阳；辰者，三月，主左足之阳明；巳者，四月，主右足之阳明……申者，七月之生阴也，主右足之少阴；丑者，十二月，主左足之少阴；酉者，八月，主右足之太阴；子者，十一月，主左足之太阴；戌者，九月，主右足之厥阴；亥者，十月，主左足之厥阴。"经文明白告诉我们，十二地支是标记月数的。

《黄帝内经》(《灵枢·阴阳系日月》)和《周髀算经》(七衡六间图)都记载十二地支是标记 12 个朔望月。

天地之道相差"凡三十度"，天道在子，地道在丑，所以十二地支也是"天地之数"，**"阴道偶而阳道奇"**，则天道的子、寅、辰、午、申、戌为阳，地道的丑、卯、巳、未、酉、亥为阴。这就是十天干、十二地支的阴阳属性及其天文背景。

十二地支与十天干相合来定，天干和地支组合，配阳干的为阳支，配阴干的为阴支。如甲子为阳干阳支，乙丑为阴干阴支。

《黄帝内经》时代用的是立竿测日影冬至调历置闰，这就是《黄帝内经》时代的科学，不能拿现代的科学证明《黄帝内经》时代的科学是错的。每年冬至调历置闰，就不考虑岁差问题了。

《黄帝内经》对十天干、十二地支如此明确的记载，靳九成教授对此视而不见，却搞出木星12年对应十二地支，水星对应十天干（《中医学现代科学基础》2020年版，83-84页），这绝不是《黄帝内经》原文原义。

关于地支的科学含义，古人多有解释，现将《史记》《汉书》《说文解字》对地支含义的解释列表于下（表5-4）。

表5-4 十二地支次序表

地支	《史记·律书》	《汉书·律历志》	《说文解字》
子	滋也，言万物滋于下	孳萌于子	十一月阳气动，万物滋，人以为称
丑	纽也，言阳气在上未降，万物厄纽未敢出	纽牙于丑	纽也，十二月万物动用物，像手之形
寅	言万物始生，螾（蚓）然也	引达于寅	髕也，正月阳气动，去黄泉欲上出，阴尚强也
卯	茂也，言万物茂也	冒茆于卯	冒也，二月万物冒地而出，像开门之形
辰	言万物之蜄也	振美于辰	震也，三月阳气动，雷电振，民农时也，物皆生
巳	言阳气之未尽	已盛于巳	已也，四月阳气已出，阴气已藏。万物见，成文章
午	阴阳交。故日午	咢布于午	牾也，五月阴气牾逆阳，冒地而出也
未	言万物皆成。有滋味也	昧薆于未	味也，六月滋味也，象木重枝叶也

地支	《史记·律书》	《汉书·律历志》	《说文解字》
申	言阴用事申贼万物	申坚于申	神也，七月阴气成体，自申束
酉	万物之老也	留孰于酉	就也，八月黍成可为酎酒
戌	言万物尽灭	毕入于戌	灭也，九月阳气微，万物毕成。阳下入地也
亥	该也，言阳气藏于下也	该阂于亥	荄也，十月微阳起接盛阴

《说文解字》《史记·律书》《汉书·律历志》和《黄帝内经》一样，十二地支安排的次序背景是太阳南北回归线视运动下的 12 个朔望月时间段。十二地支本义是标记太阳南北回归线往复视运动中 12 个朔望月时间段，是非常科学的设计。其既表达了 1 岁阴阳消长，也表达了 1 岁万物的生长化收藏及生长壮老死过程，以及人事安排。《类经图翼·气数统论》说："阳虽始于子，而春必起于寅。"这是对天人合气"五合局"的论述，阳气来复于天道冬至子时，但人道阳气开始微升则在立春寅时。太阳为天气"天以六六为节"而下降于地，故用十二地支标记，月为阴，故称地支为阴。十二地支是按太阳在南北回归线视运动安排的，其属于天道，始于南回归线冬至点子时，标记年周期。

（二）天地人三才之道的天文历法背景

《灵枢·逆顺肥瘦》说："圣人之为道者，上合于天，下合于地，中合于人事，必有明法，以起度数，法式检押，乃后可传焉。"

《素问·著至教论》说："上知天文，下知地理，中知人事，可以长久。以教众庶，亦不疑殆。"

《素问·气交变大论》说："夫道者，上知天文，下知地理，中知人事，可以长久。"

所以《素问·六微旨大论》说有天地人三才之气，谓"言天者求之本，言地者求之位，言人者求之气交。帝曰：何谓气交？岐伯曰：上下之位，气交之中，人之居也。故曰：天枢之上，天气主之；天枢之下，地气主之；气交之分，人气从之，万物由之。此之谓也。"一个好医师只有明白天地人才之道才能看好病。故《素问·宝命全形论》说："天覆地载，万物悉备，莫贵于人。人以天地之气生，四时之法成……夫人生于地，悬命于天，天地合气，命之曰人。人能应四时者，天地为之父母……人生有形，不离阴阳，天地合气，别为九野，分为四时，月有小大，日有短长，万物并至，不可胜量。"具体到人，脏腑谁主天地？是肺。肺主呼吸天地之气而主天。肺主皮毛主表主天，而肺天气生肠胃（胃、小肠、大肠、三焦、膀胱）地道，可知肺主人体天地两道，最重要。

（三）八正解

《素问·八正神明论》说："八正者，所以候八风之虚邪以时至者也……八正之虚邪，而避之勿犯也。"对于"八正"一词历来注家都没有解释清楚。在地平坐标系中不应该有八正，只有四正四隅。笔者认为，八正来源于天地人三才之道。八正、八风或称"八动之变"（《素问·宝命全形论》）。

天道以太阳在南北回归线三线四点视运动为主，起始于冬至。

地道与天道相差"凡三十度"，起始于大寒。

人道与天道相差 45 日，起始于冬至后 45 日立春。

天道太阳南北回归线三线四点视运动确定了**天道四正子冬至、卯春分、午夏至、酉秋分**，这是太阳在南北回归线之间的视运动，太阳的视运行日道从夏至日运行到冬至日，然后再从冬至日运行回到夏至日为一个圆周日道 360 度，称作"**天圆**"，这就是《黄帝内经》说的 1 岁 360 日太阳历。此 360 日太阳历"五日谓之候，三候谓之气，六气谓之时，四时谓之岁，而各从其主治焉"，5 日 1 候，15 日 1 个节气，30 日为 1 个月 2 个节气，6 个节气 3 个月 90 日是 1 个季节，谓之时，四时 360 日谓之岁，全岁二十四个节气。可知二十四节气的划分不是太阳回归年。天道分为五季，每季 72 日。《素问·阴阳类论》说"春甲乙青，中主肝，治七十二日，是脉之主时"，《素问·刺要论》说"脾动则七十二日四季之月"。

由于太阳南北回归线视运动是天道的基础，所以上古人将天道二分二至四个节气给每个节气匹配一位管理者或称之为神仙，如《尧典》记载尧帝任命"羲仲、羲叔、和仲、和叔"四个官员，分别"以殷仲春、以正仲夏、以殷仲秋、以正仲冬"，就是"四神"分别管理"二分二至"。或配以二十八宿，及青龙、朱雀、白虎、玄武四神。以河南濮阳西水坡遗址来看，最迟距今6500 年前，中国古人已经基本掌握二分二至了。

《尧典》记载仲春的"厥民析"、仲夏的"厥民因"、仲秋的"厥民夷"、仲冬的"厥民隩"，就是析、因、夷、隩四神。对比甲骨文，此四神名字几乎一样。殷墟出土甲骨文的"四方风"即应"四方神"。上个世纪，胡厚宣发表的《甲骨文四方风名考》一文中指山，卜辞记载的"东方曰析，风曰协；南方曰因，风曰微；西方曰夷，风曰彝；北方曰宛，风曰伇。"这"四神"在《山海经》也有记载，名"以司日月之长短"的四神系统：大荒东经"名曰折丹，东方曰折"，大荒南经"有神名曰因因乎，南方曰因乎"，大荒西经"有人名曰石夷，来风曰韦，处西北隅"，大荒北经"有人名曰鹓，北方曰鹓，来风曰鹓"，因此山海经中的四方神是折、因、夷、鹓，这与甲骨文的四方神名称可谓一样。

天地之道相差"凡三十度"（这用的是 1 岁 360 日），所以确定了**地道四正是丑大寒、辰谷雨、未大暑、戌霜降**。地道"地以五为制"，称作"**地方**"，而求"地中""建中"。地道分为四时四季，每季 90 日。地道四正丑未辰戌属四维。

冬至后 45 日立春是人道，**人道四正是寅立春、巳立夏、申立秋、亥立冬**，此四立四节为节气。人道四正寅申巳亥四立属四隅。

于此可知，**子午卯酉为天道四正**而决定太阳南北回归线视运动，**丑未辰戌为地道四正**而求"地中""建中"，**寅申巳亥为人道四正**而求四立定四季。原来子丑寅卯辰巳午未申酉戌亥**十二地支为天地人三才之道的四正**，二分之为二十四节气，即二十四节气太阳历，太阳南北回归线视运动是天地人三才之道的核心基础。这些见载于《灵枢·九针论》。《灵枢经·逆顺肥瘦》说："圣人之为道者，上合于天，下合于地，中合于人事，必有明法，以起度数，法式检押，乃后可传焉。故匠人不能释尺寸而意短长，废绳墨以起平水也，工人不能置规而为圆，去矩而为方。"《素问·著至教论》说："道上知天文，下知地理，中知人事，可以长久，以教众庶，亦不疑殆，医道论篇，可传后世，可以为宝。"《说卦传》说："立**天之道**，曰阴与阳；立**地之道**，曰柔与刚；立**人之道**，曰仁与义。兼三才而两之，故《易》六划而成卦；分阴分阳，迭用柔刚，故《易》六位而成章。"立天道知阴阳（说明阴阳本源于天道），就是知年明气；立地道知刚柔，就是知地道五行；立人道知仁义，就是知四时生长化收藏、生长壮老死的过程。《黄帝内经》称作天道阴阳风寒暑湿燥火，地道刚柔木火土金水五行，人道与天地相应。

地道和人道都以天道为基础，而天道则以太阳南北回归线往复视运动为核心。所以十二地支具有了全年阴阳消长及万物生长壮老死的特性。于此可知，十二地支既是记录 12 朔望月之数，又是天地人三才之道的四正，十二地支都在太阳视运动日道上，这就是十二地支的天文历法背景。靳九成教授何以必用木星 12 年周期作为十二地支的背景？何况《黄帝内经》研究的是五星视运动，有顺逆快慢留守之变，而不是研究五星的周期运动呢？

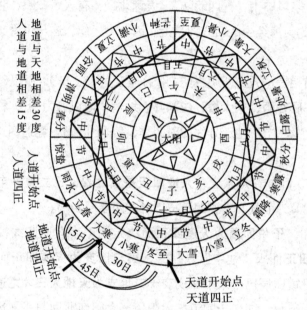

图 5-9　八正示意图

天道**冬至**后 45 日**立春**阳气微上、阴气微下。黄河中下游土壤解冻日期从立春开始；立春第一候应为"东风解冻"，天气下降，地气升腾，天地和同，草木萌动，人们开始准备农事。这是太阳南北回归线视运动形成 360 日太阳历和 365—366 日太阳历的基础。

大寒后 45 日**惊蛰**地道阳气微上、阴气微下，开始打雷，蛰虫停止冬眠而出地面，地温升起了，可以耕地了。

立春后 45 日**春分**人道阳气微上、阴气微下，这时太阳往北运动到赤道以北，北半球逐渐温暖，所以可以春耕种田了。《月令》记载此时古代帝王会带领群臣及后宫嫔妃去耕田种地，并祈祷生子及野合。现代演变为植树节。这里用的是阴阳合历，故《素问·六元正纪大论》说："夫六气者，行有次，止有位，故常以正月朔日平旦视之，睹其位而知其所在矣。"

前文谈及1987年考古工作者发掘安徽省含山县长岗乡凌家滩村一处新石器时代人汶口文化晚期墓地。在第4号墓中，出土了一套5000年前的奇特的玉器——玉龟和长方形玉版。这可能刻的就是四时八风图。

所以**"八正"有两套体系：**

一是**天地之道的八正**是冬至、春分、夏至、秋分、大寒、谷雨、大暑、霜降，此八节为中气。天地之道八正合成六合局。知天道以明地气。数术学术中常用之。天地八正主**丑、未、辰、戌**"四维"之灾，土不及、水不及，脾、胃、小肠、大肠，多肠道病。见《九宫八风》。《九宫八风》以天道二至二分为定点。

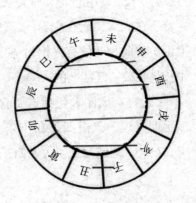

图5-10　六合局示意图

二是**天人之道的八正**是冬至、春分、夏至、秋分、立春、立夏、立秋、立冬。天人之道八正合成五合局。人是大地上的生物，人法于地，地法于天，天人相应。

天人八正主**寅、申、巳、亥**八风，见《岁露》《九宫八风》《八正神明论》，《岁露》以冬至定天道，立春定人道。八方虚风，左右肝肺"阴阳反作"及夏至冬至二至"阴阳更胜"。始于正月朔日。

地道始于大寒，人道始于立春，大寒在后天八卦东北艮卦之北，立春在艮卦之南，王冰注《素问·六微旨大论》说"常起于平明寅初一刻，艮中之南也"。这一现象在《周易·说卦传》有记载：

帝出乎震，齐乎巽，相见乎离，致役乎坤，说言乎兑，战乎乾，劳乎坎，成言乎艮。

万物出乎震，震，东方也。

齐乎巽，巽，东南也；齐也者，言万物之絜齐也。

离也者，明也，万物皆相见，南方之卦也。圣人南面而听天下，向明而治，盖取诸此也。

坤也者，地也，万物皆致养焉，故曰致役乎坤。

兑，正秋也，万物之所说也，故曰说言乎兑。

战乎乾，乾，西北之卦也，言阴阳相薄也。

坎者，水也，正北方之卦也，劳卦也，万物之所归也，故曰劳乎坎。

艮，东北之卦也，万物之所成终而所成始也，故曰成言乎艮。

一年"成始"于"艮中之南"的立春，"成终"于"艮中之北"的大寒，所以一年之首不在大寒，而在立春。《素问·六微旨大论》称此为"位有终始"。实际是讲万物生长化收藏"气数"的。

《九宫八风图》包括这两套八正系统。以平面来说，**天道四正**在正东、正西、正南、正北，**地道四正、人道四正**在四维。

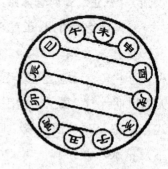

图5-11 五合局示意图

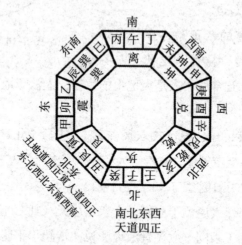

图5-12 九宫八风八正示意图

因为**地道四正**和**人道四正**都在东北**艮卦**处，故王冰称人道寅在艮之南、地道丑在艮之北。

"八正"的基础是太阳南北回归线视运动，故《灵枢·官能》说："用针之服，必有法则，上视天光，下司八正，以辟奇邪……故曰：必知天忌，乃言针意。""天忌"见《灵枢·九针论》。

《灵枢·岁露》说：

候此（八正）者，常以**冬至**之日，太一立于叶蛰之宫，其至也，天必应之以风雨者矣。风雨从南方来者，为虚风，贼伤人者也。其以夜半至也，万民皆卧而弗犯也，故其岁民少病。其以昼至者，万民懈惰而皆中于虚风，故万民多病。虚邪入客于骨而不发于外，至其**立春**，阳气大发，腠理开，因**立春**之日，风从西方来，万民又皆中于虚风，此两邪相抟，经气结代者矣。故诸逢其风而遇其雨者，命曰遇岁露焉。因岁之和，而少贼风者，民少病而少死；岁多贼风邪气，寒温不和，则民多病而多死矣。

黄帝曰：虚邪之风，其所伤贵贱何如？候之奈何？

少师答曰：正月朔日，太一居天留之宫，其日西北风，不雨，人多死矣。

正月朔日，平旦北风，春，民多死。正月朔日，平旦北风行，民病多者，十有三也。

正月朔日，日中北风，夏，民多死。正月朔日，夕时北风，秋，民多死。终日北风，大病死者十有六。

正月朔日，风从南方来，命曰旱乡；从西方来，命曰白骨，将国有殃，人多死亡。

正月朔日，风从东方来，发屋，扬沙石，国有大灾也。

正月朔日，风从东南方行，春有死亡。

正月朔日，天和温不风，籴贱，民不病；天寒而风，籴贵，民多病。

此所谓候岁之风，峨伤人者也。

二月丑不风，民多心腹病；

三月戌不温，民多寒热；

四月巳不暑，民多瘅病；

十月申不寒，民多暴死。

诸所谓风者，皆发屋，折树木，扬沙石，起毫毛，发腠理者也。

冬至是天道四正，**立春**是人道四正，古人注重天道人道四正。特别重视阴阳合历的"**正月朔日**"的风。"朔日"乃朔望月特定日朔日、上弦、望月、下弦之一（月相定点说），不仅看"八风"，还常发"日食"引发灾害。于此可知，所言"八正"，乃指天道人道"八正"。八正或称"八极"。《素问·阴阳类论》说"孟春始至，黄帝燕坐，临观八极，正八风之气"，"孟春始至"指"正月朔日"，故下文言"旦复侍坐""作朔晦却具合以正其理"。于此可知，古人最终以天道、人道为主，"合于天道、人事四时之变"（《灵枢·外揣》），必"上视天光，下司八正"（《灵枢·官能》）。

《尚书·舜典》记载："舜让于德，弗嗣。正月上日，受终于文祖。在璇玑玉衡，以齐七政。"所谓"上日"即朔日，正月初一。在训观察。"璇玑玉衡"指北斗，即《太始天元册》说的"九星悬朗"（面北授时法）。"以齐七政"即《太始天元册》中的"七曜"（面南授时法）。于此可知，尧帝、舜帝都要观察正月朔日的天象——天命，有没有灾害。

"日月二十八宿天纲图"中的十二地支、八天干、四后天卦与风水罗盘的二十四山相类，说明这是术数的通用结构。二十四节气对应风水罗盘二十四山方位，而太阳南北回归线往复视运动日道是其基本核心理论。看来一切术数理论都是以太阳南北回归线视运动日道为基础理论的，是科学的实践理论。

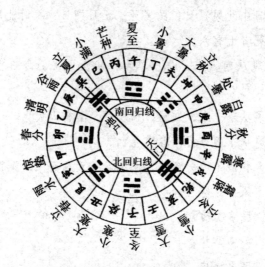

图5-13　黄道八正二十四节气对应二十四山示意图

天道是太阳系宇宙气场，有天体运转周期变化特性，中国风水学将天运变化概括为三元九运说，中医有《三部九候论》。

地道是地球气场，有地球地理地势变化特性，中国风水学将地运概括为龙穴、砂水说，中医则有365穴、十二经水。

人道是人体气场。人出生的年、月、日、时和地理位置，受天道宇宙气场和地球气场的综合影响，产生了人的不同性格。中国风水学将人运概括为四柱八字说，即年、月、日、时的天干地支。中国风水的具体操作，就是排布天运、地运、人运之间三才的相互关系。它们之间的相合相冲，取决于阴阳谐和和五行相生相克，并由此产生了吉凶的变化。中医五运六气的具体操作，就是推演天地人三才之间的相互关系，它们之间的相合相冲，取决于阴阳和谐和五行相生相克，由此决定吉凶。

中医五运六气学说，将天地人三才之道统摄在一个大系统中，并得出了它们之间的相干性、周期性、全息性。就是用现代科学观点来分析，都是极其科学的。五运动而不息为天盘，六气静而守位为地盘。

在二十四山地支中，**天道子午卯酉在四正位**，分别代表坎（正北）、离（正南）、震（正东）、兑（正西）四个方位。十二地支，由坎位开始隔位依顺时针方向排列，根据十二节月运，由寅开始，寅、卯、辰在东方；巳、午、未在南方；申、酉、戌在西方；亥、子、丑在北方。

在二十四山的十天干，是由天干五行属性所决定的，并根据"阴道偶而阳道奇"排序。甲、乙为木，甲为阳木，乙为阴木，东方为木，故甲乙排在东方。甲为阳，居卯之左方，乙为阴，居卯之右方。同理，丙丁排布在午的左右，庚辛排布在酉的左右，壬癸排在子的左右。而戊为阳土，己为阴土，排布在中央土的位置，一般省略。为什么阳干要排在地支的左方呢？对北半球来说，因为太阳从左东方升起来，而落于右西。

在二十四山的**后天四卦表示太阳的南北回归线往复视运动**。二十四山的方位和二十四节气以及二十八宿决定了五运六气的复杂时空关系，这是一个科学的庞大自然环境体系，有其系统性、周期性、逻辑性、全息性。中医学就是时空医学。

（四）地道丑未辰戌属土的天文历法背景

地道属土，故地道四正丑、未、辰、戌为土，土在"地以五为制"之中，属"地中"。古人创建中医学"建中"思想，甚则哲学"中道""中庸"之道。"中"道是《周易》的基本哲学概念。

地道四正丑在亥子丑冬三月之末，辰在寅卯辰春三月之末，未在巳午未夏三月之末，戌在申酉戌秋三月之末，故云丑未辰戌土在四季之末，谓土居中以制**四维**。

改"地以五为制"为"地以九九制会"是"九宫"。在《九宫八风》中脾、胃、小肠、大肠居"四维"。其根本不是靳九成说的用二十八宿照度来决定（238-244页）。

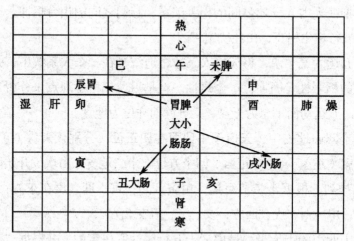

图5-14 丑未辰戌土居四维示意图

《素问·气交变大论》说：

土不及，**四维**有埃云润泽之化，则春有鸣条鼓拆之政，四维发振拉飘腾之变，则秋有肃杀霖霪之复，其眚四维，其脏脾，其病内舍心腹，外在肌肉四肢。

水不及，**四维**有湍润埃云之化，则不时有和风生发之应，四维发埃昏骤注之变，则不时有飘荡振拉之复，其眚北，其脏肾，其病内舍腰脊骨髓，外在溪谷踹膝。

《素问·五常致大论》说："卑监之纪……其病飧泄，邪伤脾也，振拉飘扬，则苍干散落，其**眚四维**，其主败折虎狼，清气乃用，生政乃辱。"

灾发生在大地，故云"**眚四维**"，可知"四维"是地道四正的专用名词。其实这是强调肠胃道的重要性，胃腑命门啊！又"肌肉四肢""溪谷"皆属于三焦腑腠理，可知四维灾病发于腠理矣。

按此四维受灾说，当谨候**四维**。《素问·至真要大论》说："夫气之生，与其化衰盛异也。寒暑温凉，盛衰之用，其在**四维**。故阳之动，始于温，盛于暑；阴之动，始于清，盛于寒。春夏秋冬，各差其分。故《大要》曰：彼春之暖，为夏之暑，彼秋之忿，为冬之怒，**谨按四维**，斥候皆归，其终可见，其始可知。此之谓也。帝曰：差有数乎？岐伯曰：又凡三十度也。"因为灾"眚"发四维，故"谨按四维"。《素问·六元正纪大论》说："五气之发，不当位者何也？岐伯曰：命其差。帝曰：差有数乎？岐伯曰：后皆三十度而有奇也。帝曰：气至而先后者何？岐伯曰：运太过则其至先，运不及则其至后，此候之常也。帝曰：当时而至者，何也？岐伯曰：非太过，非不及，则至当时，非是者眚也。帝曰：善。气有非时而化者，何也？岐伯曰：太过者当其时，不及者归其己胜也。"《素问·六微旨大论》说："帝曰：其有至而至，有至而不至，有至而太过，何也？岐伯曰：至而至者和；至而不至，来气不及也；未至而至，来气有余也。"此太过不及犹立竿测日影晷影之进或退也，以判断水旱。不过这里明确指出，太过或不及与正常平气各相差"凡三十度"，说明灾害的发生，或提前 30 日，或退后 30 日。候"四维"，就是候脾胃。候脾胃候四时的"寒暑温凉盛衰之用"，即候春夏阳仪和秋冬阴仪左右阴阳升降的情况。按天地人三才说，**天道**在南北回归线之间冬至夏至子午的往复视运动决定了天道的最寒和最热。《伤寒论·辨脉法》说："假令夜半得病，明日日中愈；日中得病，夜半愈。何以言之？日中得病，夜半愈者，以阳得阴则解也。夜半得病，明日日中愈者，以阴得阳则解也……五月之时，阳气在表，胃中虚冷，以阳气内微，不能胜冷，故欲著复衣；十一月之时，阳气在里，胃中烦热，以阴气内弱，不能胜热，故欲裸其身。又阴脉迟涩，故知血亡也。"**地道**与天道相差 30 天，地道最寒在大寒、最热在大暑。**人道**与天道相差 45 日，阳升于立春寅，阴降于立秋申。**地道、人道均以天道为基准**。天地人三才之道决定着自然界温度呈周期性波动变化，人应之，清晨丑、寅时体温最低，午后未、申时最高，前后至多约有一个时辰即 2 个小时之错位。故《素问·五运行大论》说："**先立其年，以知其气，左右应见，然后乃可以言死生之逆顺**。"《灵枢·五变》说："**先立其年，以知其时。时高则起，时下则殆，虽不陷下，当年有冲道，其病必起，是谓因形而生病，五变之纪也**。"《素问·六元正纪大论》说："**先立其年，以明其气，金木水火土，运行之数，寒暑燥湿风火，临御之化，则天道可见，民气可调，阴阳卷舒，近而无惑，数之可数者，请遂言之**。"

天人合构成五合局，天人五合局是笔者提出来的新概念。在天人五合局中丑未线与辰戌线垂直，这个垂直线分"地以五为制"，寅卯为东方春，巳午为南方夏，申酉为西方秋，亥子为北方冬，丑未辰戌处于四季之末为土，故《素问·太阴阳明论》说："脾者土也，治中央，常以四时长四脏，各十八日寄治，不得独主于时也。"从"地以五为制"来说，脾土在中央不主时，《素问·金匮真言论》说"中央黄色，入通于脾"。以六气来说，太阴脾主四之气，故云脾土主长夏，居天道之中，如《素问·脏气法时论》说"脾主长夏"。这是天地之道不同层次的分法，不能混淆。

（五）天地人三才四正的关系

四柱八字干支医学认为，天道"子午卯酉"四正之气大于人道"寅申巳亥"四长生之气，人道四长生之气大于地道"辰戌丑未"四维之气。

天道四正之月"子午卯酉"月因其气专，决定日干气的旺衰程度最大。

人道四生之月"寅申巳亥"月因其气不专，决定日干的旺衰程度较小。

地道四墓之月"辰戌丑未"是土，土通四季，土是两种五行之间的调谐气，当命局阴阳干支都有时，它是阴阳之间的调谐点。当命局的同类干支如：木火金水存在时，它们又是木火金水之间的平衡点，土的性质不定，会随着旺的五行而发生变化。丁未、丙戌的未戌火旺，必然不去生金，如果遇到癸未，庚戌则不然。癸丑、壬辰是水旺，如果是丁丑、丙辰也会克水。

辰月：谷雨前，木气有余：谷雨后，木气竭，火进气，少阳土值令。

未月：大暑前，火有余气，大暑后，火气竭，金进气，老阳土值令。

戌月：霜降前，金有余气；霜降后，金气竭，水进气，少阴土值令。

丑月：大寒前，水有余气；大寒后，水气竭，木进气，老阴土值令。

十天干生旺死绝表是以十天干的时令旺衰来说明事物由生长、兴旺到衰亡，再孕育、生长这样一个循环不已，生生不息的发展变化过程，这一过程是世间万物发展的必然规律。该表用长生、沐浴、冠带、临官、帝旺、衰、病、死、墓、绝、胎、养这样一个12种状态发展变化的全过程，反映人事的发展变化的规律。十天干生旺死绝表的具体内容见表5-5。

表 5-5　十天干五行衰旺死绝表

天干	长生	沐浴	冠带	临官	帝旺	衰	病	死	墓	绝	胎	养
甲	亥	子	丑	寅	卯	辰	巳	午	未	申	酉	戌
丙	寅	卯	辰	巳	午	未	申	酉	戌	亥	子	丑
戊	寅	卯	辰	巳	午	未	申	酉	戌	亥	子	丑
庚	巳	午	未	申	酉	戌	亥	子	丑	寅	卯	辰
壬	申	酉	戌	亥	子	丑	寅	卯	辰	巳	午	未
乙	午	巳	辰	卯	寅	丑	子	亥	戌	酉	申	未
丁	酉	申	未	午	巳	辰	卯	寅	丑	子	亥	戌
己	酉	申	未	午	巳	辰	卯	寅	丑	子	亥	戌
辛	子	亥	戌	酉	申	未	午	巳	辰	卯	寅	丑
癸	卯	寅	丑	子	亥	戌	酉	申	未	午	巳	辰

"长生"就像人出生于世的降生阶段，指万物萌发之际。

"沐浴"为婴儿降生后洗浴祛除污垢，指万物出生，接受大自然沐浴。

"冠带"为小儿可以穿衣戴帽了，指万物渐长。

"临官"指人长大可以做官做事了。

"帝旺"象征人壮盛到极点，可以大有作为了，指万物成熟。

"衰"指盛极而衰，指万物开始发生衰变。

"病"指人气已尽，形体已死，指万物死灭。

"墓"也称"库"，人死入墓，指万物成功后入库。

"绝"指人死灭绝归土，人气已绝。

"胎"指人受父母精卵结胎，象征万物复生。

"养"像人受胎在母腹中滋养，之后又出生，指万物如此循环不已。

天地人二才四正理论与《淮南子·天文训》称此为"生""壮""死"理论相合，谓：

木生于亥，壮于卯，死于未，三辰皆木也。

火生于寅，壮于午，死于戌，三辰皆火也。

土生于午，壮于戌，死于寅，三辰皆土也。

金生于巳，壮于酉，死于丑，三辰皆金也。

水生于申，壮于子，死于辰，三辰皆水也。

这又是太阳运动4年闰1日岁气会同年的"三合局"：水局"子辰申"，木局"卯未亥"，火局"午戌寅"，金局"酉丑巳"。可知五运六气理论与四柱八字理论是通的。

五运六气以太阳南北回归线周年视运动为基础核心而重视年柱，四柱八字以太阳周日视运动为基础核心而重视日柱。《伤寒钤法》以日柱为主。

（六）天道六气始终次序——子午少阴为标始，巳亥厥阴为终

十二地支标记十二个朔望月为一岁，从天道太阳南北回归线往复视运动来说，第一岁开始于地支子少阴，然后每一地支开始一岁，终于地支亥厥阴，十二地支共主十二岁。如《素问·天元纪大论》说：

子午之岁，上见少阴；

丑未之岁，上见太阴；

寅申之岁，上见少阳；

卯酉之岁，上见阳明；

辰戌之岁，上见太阳；

巳亥之岁，上见厥阴。

少阴所谓标也，厥阴所谓终也。

标，动词，开始也，与终相对。上半年始于子而终于巳，下半年始于午而终于亥，上下半年开始于南北回归线冬至夏至的**子午**少阴，终于**巳亥**厥阴，故云"少阴所谓标也，厥阴所谓终也"。《素问·五运行大论》说：

子午之上，少阴主之；

丑未之上，太阴主之；

寅申之上，少阳主之；

卯酉之上，阳明主之；

辰戌之上，太阳主之；

巳亥之上，厥阴主之。

这是讲天道南北回归线冬至夏至六气次序，始于二之气少阴，终于初之气厥阴。相对于太阳历始于春分，回归春分。

（七）地道六气始终次序

地道"地之阴阳也"。"地以五为制"为五行，《素问·六微旨大论》说**"地理之应六节**气位何如？岐伯曰：显明之右，君火之位也；君火之右，退行一步，相火治之；复行一步，土气治之；复行一步，金气治之；复行一步，水气治之；复行一步，木气治之；复行一步，君火治之。相火之下，水气承之；水位之下，土气承之；土位之下，风气承之；风位之下，金气承之；金位之下，火气承之；君火之下，阴精承之。"开始于少阴君火，然后依次是君火→相火→土→金→水→木→君火，是五行相生次序。五行相克次序是：相火←水←土←木←金←君火←阴精。

其六气次序是君火少阴→相火少阳→土太阴→金阳明→水太阳→木厥阴，君火相火合一为五行火，同于天道而相差"凡三十度"，此乃是地球主气的排列次序：二之气少阴→三之气少阳→四之气太阴→五之气阳明→终之气太阳→初之气厥阴。

地道四正丑、未、辰、戌土灾发四维。

（八）人道六气始终次序——寅申少阳为始，丑未太阴为终

从**人道上下半年太阳光照强弱来说**，第一岁开始于寅少阳，然后每一地支开始一岁，终于地支丑太阴，十二地支共主十二岁。如《素问·六微旨大论》说：

少阳之右，阳明治之；

阳明之右，太阳治之；

太阳之右，厥阴治之；

厥阴之右，少阴治之；

少阴之右，太阴治之；

太阴之右，少阳治之。

此所谓气之标，盖南面而待也。故曰：因天之序，盛衰之时，移光定位，正立而待之，此之谓也。

此乃面南立竿测日影见"天之阴阳也"。"天以六为节"，其模型是阴阳鱼太极图，**开始于寅时少阳**（人道立春阳气微上），**终于丑时太阴**。**少阳太阴**正

是标本中气理论中从本"火湿"的两经。《素问·五常致大论》说：

少阳司天……

阳明司天……

太阳司天……

厥阴司天……

少阴司天……

太阴司天……

这是立竿测日影获得正常的阴阳消长变化生理次序，正是人道太极图阴阳消长变化次序。相对于阴阳合历始于立春，回归立春。

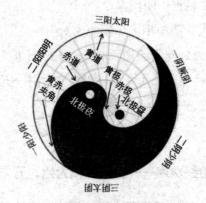

图 5-15　人道寅时少阳始太极图

病理则变为《素问·六元正纪大论》说的"太阳之政→阳明之政→少阳之政→太阴之政→少阴之政→厥阴之政"。这是讲五运六气的**客气**次序。

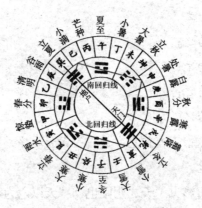

图 5-16　人道六经始终示意图

天道始于子，人道始于寅，属于术数范畴理论。在计时时，人道年周期始于正月寅，《黄帝内经》多言之；天道岁周期始于子，寅在东方木，月体纳甲图中甲也在东方木，干支甲子相合，甲和寅五行都属木。《素问·六微旨大论》说："天气始于甲（地气上升于天），地气始于子（天气下降于地），**子甲相合，命曰岁立**，谨候其时，气可与期。"《素问·脉要精微论》说："冬至四十五日，阳气微上，阴气微下。""天气下降，气流于地"，"降已而升，升者谓地"，故云"地气始于子"，由天道子位（冬至），变为地道子位（大寒）。"地气上升，气腾于天"，"升已而降，降者谓天"，故云"天气始于甲"，由天道地道"天地合气"而生人道——阴阳合历起始于正月朔日。

人道上半年始于寅为上半年阳道，下半年始于申为下半年阴道。《说文解字》包字云：

象人裹妊，巳在中，象子未成形也。元气起于子。子，人所生也。男左行三十，女右行二十，俱立于巳，为夫妇。裹妊于巳，巳为子，十月而生。男起巳至寅，女起巳至申。故男季始寅，女季始申也。凡包之属皆从包。

笔者在 1991 年 10 月出版的《生命与八卦——医易启悟》中有讨论：**男按子丑寅次序左行 30 年、女从子数右行 20 年皆为巳，故圣人因是制礼使男30 而娶，女 20 而嫁**。男子自巳数左行 10 得寅，故 10 月生于寅，男子数从寅始。女自巳数右行 10 得申，也 10 月生于申，故女子数从申始。阳生立于寅纯木之精，阴生立于申纯金之精。按今日者卜命男命起寅、女命起申，此古法也。《淮南子·氾论训》云：礼三十而娶。许叔重注曰：三十而娶者阴阳未分时俱生于子，男从子数左行三十年立于巳，女从子数右行二十年亦立于巳，合夫妇，故圣人因是制礼，使男子三十而娶，女二十而嫁，其男子自巳数左行十得寅，故人十月而生于寅，故男子数从寅起，女自巳数右行得申，亦十月而生于申，故女子数从申起。《素问·诊要经终论》云："正月二月天气始方，地气始发，人气在肝……七月八月阴气始杀，人气在肺。"《素问·脉解》云："七月万物阳气皆伤。"《灵枢·阴阳系日月》云："寅者正月之生阳也……申者，七月之生阴也。"《难经·十九难》云："经言脉有逆顺男女有常。而反者何谓也？ 然：**男子生于寅，寅为木阳也。女子生于申，申为金阴也**。"都认为寅申是生阳、生阴位，寅肝生阳在左，申肺生阴在右，肝肺左右阴阳升降之道路，金木者生成之终始也。《周髀算经》云：冬至日出辰而入申，夏至日出**寅**而入戌。《素问·五运行大论》云："臣览《太始天元册》文，丹天之气，经于牛女戊分；黅天之气，经于心尾己分；苍天之气，经于危室柳鬼；素天之气，经于亢氐昴毕；玄天之气，经于张翼娄胃。所谓戊己分者，奎壁角轸则天地之门户也。夫候之所始，道之所生，不可不通也。"天门、地户、戊己都属于寅申阴阳死生吉凶之位。

《难经·十九难》说："男子生于**寅**，寅为木，阳也。女子生于**申**，申为金，阴也。故男脉在关上，女脉在关下，是以男子尺脉恒弱，女子尺脉恒盛，是其常也。反者，男得女脉，女得男脉也。其为病何如？然。男得女脉为不足，病在内，左得之病则在左，右得之病则在右，随脉言之也。女得男脉为太过，病在四肢，左得之病在左，右得之病在右，随脉言之，此之谓也。"

先秦《鬼谷遗文》也说：**阳备于寅，阴备于申，故男一岁起于寅，女一岁起于申**。寅、申阴阳二命，一岁一移，周而复始。另太玄数阳始于寅，阴始于申，应该有先秦术数学根源，其寅居东北艮位，申居西南坤位，艮坤在后天八卦图中属于五行土，当人元生死之门，可知万物生于土，终归于土，故人死云入土为安。

李东垣在《此事难知》说："脾虽寄于**坤**，实用于**巳**，从上肺心，从下肾肝，脾中得三数也。如气寄于辛而用于**寅**，包络三焦寄于丑而用于**申**也，此人之所以肖天地而生。《易》曰：乾为首，坤为腹，震为足，巽为股，坎为耳，离为目，艮为手，兑为口。""手之三阳，从手走头；足之三阳，从头走足，是高能接下也。足之三阴，从足走腹；手之三阴，从腹走手，是下能趋上也。故上下升降而为和。《易》曰：'天道下济而光明，地道卑而上行。'《易》曰：'山泽通气。'故气寄于辛，用于寅，平旦始从中焦注，循天之纪，左旋至丑而终。昼夜通行五十度，周流八百一十丈。夫倡则妇随，血随气而上行，殊不见润下之意。《经》云：气主煦之，升也；血主濡之，润也。《书》云：'水曰润下。'如何说得从气之血有不行之体，如百川右行，东至于海"，"天地互为体用，此肺之体，肝之用。肝主诸血，血者，阴物也，此静体何以自动？盖肺主诸气，为气所鼓舞，故静得动。一者说肝之用，一者说肺之体，此天地互为体用，二者俱为当矣。是知肝藏血，**自寅至申**，行阳二十五度，诸阳用事，气为肝所使；肺主气，自申至寅，行阴二十五度，诸阴用事，血为肺所用。"此即肝肺左右升降也，也以寅申为界。寅在艮卦位，申在坤卦位，坤艮为土，万物生于土也。木能疏土，故《滴天髓》说"戊（土）得禄于巳亥（厥阴木）"。

天地人三才之道分别对应子午、丑未、寅申生阳、生阴之位。

天道言太阳南北回归线冬至夏至往复视运动 360 日日道，日主寒温，关乎光照变化渐变极变，而引起天气的极变灾害。在冬至夏至为水火之极，上下为阴阳之征兆也。

地道言大地在大寒、大暑之间温度极小值与极大值的时变，而引起地气的极变灾害。

人道言 1 年或 1 日人体在寅申之间体温之变化，而引起的生命节律变化对人体健康的影响。

天地人三才三元在"日月二十八宿天纲图"中。古人查看太阳在南北回归线之间往复日道视运动及朔望月躔日道的视运动，通过二十四山天地、门户"候之所始，道之所生"的"八正"变化审查吉凶祸福。

（九）天地人四正与胎数

时空究竟含有多少奥妙，谁也说不清楚，大家欣赏欣赏古代典籍中记载的"论胎数要诀"和"定小儿生时诀"吧。

1. 论胎数要诀

子午卯酉时辰生，男人胎数一四七，

女人正是二五八，不知生时由此推。

辰戌丑未时辰生，男人胎数二五八，

女人排在三六九，细查生章时辰诀。

寅申巳亥时辰生，男人胎数三六九，

女人生于一四七，此是仙人老君定。

此诀照父母所生男女所排胎数，如头胎死亡，第二胎存，第三死亡，第四胎存，第五胎算为第五，故死亡亦应算在内。

子午卯酉为天道四正，辰戌丑未为地道四正，寅申巳亥为人道四正。

2. 定小儿生时诀

子午卯酉面向天，**寅申巳亥**侧身眠。

辰戌丑未覆生下，千金君子不轻传。

亥子丑时面向北，**寅卯辰**人脚向西。

巳午未时头向南，**申酉戌**时头持西。

辰戌丑未北太阳，父虽在家不在傍。

一个时辰分八刻，妙诀推究理无疆。

子午卯酉为中顶，主人性急，声高细小，仰身出世，向父而生也。

寅申巳亥双脑顶，若单顶，必斜也。主人面大口阔，声高发粗，侧身出世，向父。

辰戌丑未顶戴斜，主沈性，顶次歪斜，啼慢，背父生。父若在傍，覆身出世。

按：顶即发旋。另一说为**子午卯酉**单顶在中，**寅申巳亥**单顶，偏，**辰戌丑未**双顶。似多验。

我们来看看其中有什么规律。

表5-6 胎次出生时辰表

	子	丑	寅	卯	辰	巳	午	未	申	酉	戌	亥
男胎	1、4、7	2、5、8	3、6、9	1、4、7	2、5、8	3、6、9	1、4、7	2、5、8	3、6、9	1、4、7	2、5、8	3、6、9
中												
女胎	2、5、8	3、6、9	1、4、7	2、5、8	3、6、9	1、4、7	2、5、8	3、6、9	1、4、7	2、5、8	3、6、9	1、4、7

十二地支之间的关系如下：

子午卯酉属于天道，子午属于少阴心火，卯酉属于阳明肺燥，是一对，互为司天在泉，生时面向天。

丑未辰戌属于地道，丑未属于太阴脾土，辰戌属于太阳寒水，是一对，互为司天在泉，生时面向地。

寅申巳亥属于人道，寅申属于少阳相火，巳亥属于厥阴风木，是一对，互为司天在泉。生时面向太阳。

心肺在膈上属阳天，故向天。脾肾在膈下属地阴，故向地。三焦相火为人体红太阳，故向太阳。

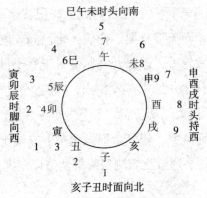

图 5-17　生时面向图

由此可知，其胎次就是十二地支顺时针排列的顺序（太阳东升西落的方向），**男胎从子**（半夜、夏至南回归线）开始为 1 顺时针方向排列，**女胎从寅**（平旦、农历正月、立春）开始 1 顺时针方向排列。所说胎次，是以嫡母为标准，无论所生是死是活，是男是女，都算一胎，总计多少胎，再看你是第几胎，那就是你的胎次。

男的是子 1、卯 4、午 7，故**子午卯酉**男胎为 1、4、7。**女**的是卯 2、午 5、酉 8，故**子午卯酉**女胎为 2、5、8。

男的是丑 2、辰 5、未 8，故**辰戌丑未**男胎为 2、5、8。**女**的是辰 3、未 6、戌 9，故**辰戌丑未**女胎为 3、6、9。

男的是寅 3、巳 6、申 9，故**寅申巳亥**男胎为 3、6、9。**女**的是寅 1、巳 4、申 7，故**寅申巳亥**女胎为 1、4、7。

（十）天地阴阳之六气与五运

《素问·天元纪大论》说："寒暑燥湿风火，天之阴阳也，三阴三阳上奉之。木火土金水火，地之阴阳也，生长化收藏下应之。"六气寒暑燥湿风火是天道的阴阳，名之三阴三阳，称作"天以六为节""天以六六为节"。木火土金水是地道的阴阳，名之五行、五运，称作"地以五为制""地以九九制会"。经文明确指出，"天以六六为节，地以九九制会"为天地之道。

《素问·六节藏象论》说："夫六六之节，九九制会者，所以正天之度，气之数也。天度者，所以制日月之行也，气数者，所以纪化生之用也。天为阳，地为阴。日为阳，月为阴。行有分纪，周有道理。日行一度，月行十三度而有奇焉，故大小月三百六十五日而成岁，积气余而盈闰矣。立端于始，表正于中，推余于终，而天度毕矣。帝曰：余已闻天度矣，愿闻气数何以合之？岐伯曰：天以六六为节，地以九九制会，天有十日，日六竟而周甲，甲六复而终岁，三百六十日法也。"经文指出，"天有十日"，6个10日是60日，6个60日是1岁360日太阳历。而"日行一度，月行十三度而有奇焉，故大小月三百六十五日而成岁，积气余而盈闰矣。立端于始，表正于中，推余于终，而天度毕矣"则是通过立竿测日影的调节以定太阳回归年365.25日太阳历。

（十一）十二地支"天以六为节"的"三百六十日法"

"天以六为节"，六六"三百六十日法也"，《素问·六节藏象论》说"天有十日，日六竟而周甲，甲六复而终岁，三百六十日法也。"

（十二）十二地支岁气会同周期

《素问·六微旨大论》说"日行一周，天气始于一刻，日行再周，天气始于二十六刻，日行三周，天气始于五十一刻，日行四周，天气始于七十六刻，日行五周，天气复始于一刻，所谓一纪也。是故寅午戌岁气会同，卯未亥岁气会同，辰申子岁气会同，巳酉丑岁气会同，终而复始"。

甲子年**"正月朔日平旦"**初之气始于水下1刻，（第1闰年365.25日开始时刻）

乙丑年**"正月朔日平旦"**初之气始于水下26刻，（第2闰年365.50日开始时刻）

丙寅年**"正月朔日平旦"**初之气始于水下51刻，（第3闰年365.75日开始时刻）

丁卯年**"正月朔日平旦"**初之气始于水下76刻，（第4闰年366日开始时刻）

戊辰年**"正月朔日平旦"**初之气复始于水下1刻。

表 5-7 太阳 60 甲子年岁气会同周期表

水下刻数	水下一刻	二十六刻	五十一刻	七十六刻
一大组	1. 甲子	2. 乙丑	3. 丙寅	4. 丁卯
	5. 戊辰	6. 己巳	7. 庚午	8. 辛未
	9. 壬申	10. 癸酉	11. 甲戌	12. 乙亥
二大组	13. 丙子	14. 丁丑	15. 戊寅	16. 己卯
	17. 庚辰	18. 辛巳	19. 壬午	20. 癸未
	21. 甲申	22. 乙酉	23. 丙戌	24. 丁亥
三大组	25. 戊子	26. 己丑	27. 庚寅	28. 辛卯
	29. 壬辰	30. 癸巳	31. 甲午	32. 乙未
	33. 丙申	34. 丁酉	35. 戊戌	36. 己亥
四大组	37. 庚子	38. 辛丑	39. 壬寅	40. 癸卯
	41. 甲辰	42. 乙巳	43. 丙午	44. 丁未
	45. 戊申	46. 己酉	47. 庚戌	48. 辛亥
五大组	49. 壬子	50. 癸丑	51. 甲寅	52. 乙卯
	53. 丙辰	54. 丁巳	55. 戊午	56. 己未
	57. 庚申	58. 辛酉	59. 壬戌	60. 癸亥
三合局	水局	金局	火局	木局

所谓岁气会同周期，乃指太阳运动相同的相位。

（十三）天干、地支的组合

天道"天之阴阳"主六气三阴三阳，地道"地之阴阳"主木火土金水五行五运。故《素问·六微旨大论》提出**"六气应五行"**的问题。《素问·天元纪大论》说："所以欲知天地之阴阳者，应天之气，动而不息，故五岁而右迁。应地之气，静而守位，故六期而环会。动静相召，上下相临，阴阳相错，而变由生也……天以六为节，地以五为制。周天气者，六期为一备；终地纪者，五岁为一周……五六相合而七百二十气为一纪，凡三十岁，千四百四十气，凡六十岁，而为一周，不及太过，斯皆见矣。"《素问·六微旨大论》说：

甲子之岁，

　　初之气，天数始于水下一刻，终于八十七刻半；

　　二之气，始于八十七刻六分，终于七十五刻；

　　三之气，始于七十六刻，终于六十二刻半；

　　四之气，始于六十二刻六分，终于五十刻；

　　五之气，始于五十一刻，终于三十七刻半；

　　六之气，始于三十七刻六分，终于二十五刻。

　　所谓初六，天之数也。

　　王冰注：**"常起于平明寅初一刻，艮中之南也"**。平明，即平旦。寅是在艮之南（图5-13），丑大寒在艮中之北。一年"成始"于"艮中之南"的立春，"成终"于"艮中之北"的大寒，所以一年之首不在大寒，而在立春。《灵枢·岁露论》说太一居"天留宫"立春日为"正月朔日"即指年首，而且是平气年。《素问·六微旨大论》称此为"位有终始"，王冰注："位，地位也。"大寒节为人道之终，冬至为天道之终，天地相差"凡三十度矣"。又王冰注《素问·六微旨大论》说："天之六气也，初之气，起于立春前十五日，余二、三、四、五、终气次至，而分治六十日余八十七刻半。"这里王冰定六气的条件是"天之六气"，天气一阳来复始于冬至，天地之气相差30日，故地气一阳来复"初之气，起于立春前十五日"的大寒，不是说一年的六气始于大寒。

　　乙丑岁，初之气，天数始于二十六刻，终于一十二刻半；二之气，始于一十二刻六分，终于水下百刻；三之气，始于一刻，终于八十七刻半；四之气，始于八十七刻六分，终于七十五刻；五之气，始于七十六刻，终于六十二刻半；六之气，始于六十二刻六分，终于五十刻。所谓六二，天之数也。

　　丙寅岁，初之气，天数始于五十一刻，终于三十七刻半；二之气，始于三十七刻六分，终于二十五刻；三之气，始于二十六刻，终于一十二刻半；四之气，始于一十二刻六分，终于水下百刻；五之气，始于一刻，终于八十七刻半；六之气，始于八十七刻六分，终于七十五刻。所谓六三，天之数也。

　　丁卯岁，初之气，天数始于七十六刻，终于六十二刻半；二之气，始于六十二刻六分，终于五十刻；三之气，始于五十一刻，终于三十七刻半；四之气，始于三十七刻六分，终于二十五刻；五之气，始于二十六刻，终于一十二刻半；六之气，始于一十二刻六分，终于水下百刻。所谓六四，天之数也。次戊辰岁，初之气复始于一刻，常如是无已，周而复始。

甲子年"**正月朔日平旦**"初之气始于水下 1 刻，

乙丑年"**正月朔日平旦**"初之气始于水下 26 刻，

丙寅年"**正月朔日平旦**"初之气始于水下 51 刻，

丁卯年"**正月朔日平旦**"初之气始于水下 76 刻，

戊辰年"**正月朔日平旦**"初之气复始于水下 1 刻。

于此可知，天干地支相合都以"**正月朔日平旦**"为始点，即从历元年冬至"**正月朔日平旦**"太阳与朔望月视运动同时开始出发，太阳南北回归线开始逆时针视运动，朔望月开始顺时针视运动，经过大约 18.67 年——约 19 年日月再回，是后世说的 19 年 7 闰月的时间。

由于十二地支标记的是太阳南北回归线往复视运动中的十二个朔望月，十天干标记的是朔望月躔日道视运动的月相变化，所以用干支推演五运六气理论就有了天文学依据，是上古时代人们的共识标准。这共识标准有四点：

第一，代代相传用肉眼实践观察出来，所谓经验检验。

第二，其逻辑一致性，代代相传。

第三，工具简单化，肉眼加立竿。

第四，预见性，有太阳在南北回归线之间的三线四点视运动周期为基础，以及"日行一度，月行十三度而有奇焉，故大小月三百六十五日而成岁，积气余而盈闰矣。立端于始，表正于中，推余于终，而天度毕矣"的规律和朔望月躔日道的穿行规律、二十八宿的定位规律，自然会预测到日食、月食、正月朔日的风向、冬至日影的进退长短、诸星联珠、太过不及等造成的自然灾害。

所谓五运六气理论存在的问题，并不是五运六气理论本身有问题，而是研究五运六气理论的人有问题，是他们没有读懂五运六气理论基础而制造出来的问题。

现在的人，连《黄帝内经》基础理论都没有读懂，没有守正传承，却急于创新，岂非咄咄怪事！

（十四）十天干、十二地支的阴阳属性及其科学性

十天干、十二地支的阴阳属性，一由"阴道偶而阳道奇"决定，二由"筮法"天地数来定。

《系辞传》筮法说"天一，地二，天三，地四，天五，地六，天七，地八，天九，地十"，《黄帝内经》称此为"天地之数""天地之大数"（《灵枢·九针论》《素问·六元正纪大论》），"天地之至数"（《素问·三部九候论》）。此天地数用十天干甲、乙、丙、丁、戊、己、庚、辛、壬、癸标记，天阳地阴，天数甲、丙、戊、庚、壬为阳，地数乙、丁、己、辛、癸为阴。古人将天地数用河图、洛书模型表示，河图的1、2、3、4、5、6、7、8、9、10之数，1、3、5、7、9单数阳数为天数，2、4、6、8、10偶数阴数为地数。这就是《周易·系辞传》所谓的天地之数，"天数五，地数五，五位相得而各有合。天数二十有五，地数三十，凡天地之数五十有五"。河图、洛书数在《黄帝内经》五运六气理论中有明确应用。靳九成教授说："十天干的天文背景是水星周10年视运动。火星影响叠加在水星的影响上，使天干具有阴阳性，甲、丙、戊、庚、壬为阳干，乙、丁、己、辛、癸为阴干。"（《中医学现代科学基础》217页）靳九成教授为什么要用古人完全不知道的水星十周年期和火星两周年期来定阴阳呢？

《黄帝内经》时代用的是"三岁一闰法""五岁再闰"法，冬至测日影调历法，这就是《黄帝内经》时代的科学，不能拿现代的科学证明《黄帝内经》时代的科学是错的。

（十五）人体十二经脉三阴三阳结构的天文学背景

《灵枢·五乱》说"经脉十二者，以应十二月。十二月者，分为四时。四时者，春秋冬夏，其气各异""经脉十二者，别为五行，分为四时"。《素问·阴阳别论》说"十二月应十二脉"。《素问·阴阳离合论》说"天为阳，地为阴，日为阳，月为阴，大小月三百六十日成一岁，人亦应之"。《灵枢·经别》说"人之合于天道也，内有五脏，以应五音、五色、五时、五味、五位也；外有六腑，以应六律，六律建阴阳诸经而合之十二月、十二辰、十二节、十二经水、十二时，十二经脉者，此五脏六腑之所以应天道也"。

十二经脉如何应十二朔望月呢？《灵枢·阴阳系日月》说："寅者，正月之生阳也，主左足之少阳；未者，六月，主右足之少阳；卯者，二月，主左足之太阳；午者，五月，主右足之太阳；辰者，三月，主左足之阳明；巳者，四月，主右足之阳明……申者，七月之生阴也，主右足之少阴；丑者，十二月，主左足之少阴；酉者，八月，主右足之太阴；子者，十一月，主左足之太阴；戌者，九月，主右足之厥阴；亥者，十月，主左足之厥阴。"十二经脉合为天道阴阳消长的三阴三阳见阴阳鱼太极图。

三、干支时空理论架构

十天干主朔望月月相定点运动规律，十二地支主太阳南北回归线视运动规律，所以干支必然有时空架构。

（一）十天干"地以五为制"居地道"地中"不主时和主天道之中"长夏"的理论

十天干按"地以五为制""地以九九制会"公理构建了"地中"观念，形成了中国特有的空间"中"思维理论，"九宫八风"理论，中医学的**少阳太阴**"中气"理论，有中国特有的"明堂制"理论，也有哲学的"中道""中庸"理论。而地气升于天则变为天道时间"长夏"之"中"，脾土主"长夏"。

（二）十二地支主天道"天以六为节"和"天以六六为节"理论

十二地支按"天以六为节""天以六六为节"公理构建了"七衡六间图"、阴阳鱼太极图三阴三阳理论、五运六气司天在泉理论。

（三）干支的空间方位属性

从十天干的模型月体纳甲图、日月二十八宿天纲图可以看出干支的空间方位属性。十天干"地以五为制"的建中空间属性，具有东南西北中地域属性，故有《素问·异法方宜论》及东方肝、南方心、西方肺、北方肾、中央脾之说。

（四）干支的时间属性

十天干主朔望月运动规律，十二地支主太阳南北回归线视运动规律，日月视运动规律具备了时间属性。太阳周日、周年运动的"天以六为节""天以六六为节"及朔望月视运动就是时间属性。

（五）干支的阴阳属性

十天干在天，十二地支在地，天阳地阴，故干支具备了阴阳属性。或按阴偶阳奇分十天干或地支的阴阳属性。

（六）干支的五行属性

十天干以"地以五为制""月行九道"的五行五方观念，甲乙配东方木，丙丁配南方火，戊己配中央土，庚辛配西方金，壬癸配北方水。

太阳的"天以六六为节"观念下降于地"静而守位"配五方位，寅卯配东方木，巳午配南方火，申酉配西方金，亥子配北方水，丑未辰戌配中央土。

（七）干支纪历开始时间

《黄帝内经》告诉我们，从上古《太始天元册》记载五运六气就开始使用干支纪历了，它既具有历法的特性，又不同于一般的历法，是一种非常特殊的纪历工具。五运六气历是依据太阳在北回归线视运动立竿测日影获得的永恒不变的1岁360日建立起来的一种特殊历法——永远不变的历法。

由于十天干记录的是朔望月视运动的特性，十二地支记录的是太阳南北回归线视运动的特性，月为太阴，日为太阳，天为阳，地为阴，而地阴月亮升于天，故云"十天干"；天阳降于地，故云"十二地支"。

10日间排列120个时辰干支，10年间排列120个月干支，说明天干是10日或10年一个循环周期，故《灵枢·天年》就将人以10年划分一个发育时间段。

（八）干支天文历法的精准性

十天干来源于朔望月视运动的月相的特征点，十二地支来源于太阳南北回归线视运动的三线四点，于此我们应该清楚地认识到，"中国传统历法是严格按太阳和月亮的视位置来排历的，因而永远也不会有多少年误差一天的问题；二十四节气同阴阳历'并行'，又'相和'，再配以干支纪时，更是相得益彰。因此，中国传统历法是一种面面俱到、浑然一体、精妙绝伦的历法"❶

（九）月建与二十四节气

有人说二十四节气是干支建月的根据，此说不妥当。

月建是面北观北斗授时系统，以地球赤极为中心。二十四节气属于 1 岁 360 日太阳历，是面南观日月授时系统，以黄极为中心。月建与二十四节气属于两个不同范畴概念，不得混淆。

（十）干支纪年

关于《黄帝内经》运气七篇大论的成书年代有人提出上限是：

第一条证据是中国何时开始用干支纪年。

这一点现经多方考定为始自东汉章帝元和二年（公元 85 年）（自注：网上有文章说：干支纪年始于东汉建武三十年——公元 54 年）。七篇大论成书自应在这之后。

第二条证据是关于"七曜"的说法。史书中最早记载七曜的是《后汉书·律历志中》："常山长史刘洪上作《七曜术》……固（班固）术与《七曜术》同。"这是熹平三年（公元 174 年）左右的事。

第三条证据是关于"九星"的说法。这应是唐代传入的印度占星术语。

第四条证据是全元起于公元 479 年左右注《黄帝素问》无"七篇大论"。

第五条证据是杨上善于公元 668 年左右编《黄帝内经太素》，亦无"七篇大论"，但有前两篇的部分内容。

这些证据是不可靠的，此说不可取。虽然全元起于公元 479 年左右注《黄帝素问》无"七篇大论"，可是比全元起晚的杨上善于公元 668 年左右编《黄帝内经太素》却有"七篇大论"的前两篇的部分内容，只能说明是全元起没有看到"七篇大论"。而比杨上善晚的王冰看到了"七篇大论"给补上了。比如殷墟甲骨文没有出土前，你知道殷商有汉字吗？你知道殷商有干支系统吗？没有看到不等于没有。又如马王堆出土那么多帛书文献，你能说古文献

---

❶ 刘南《地球概论》，高等教育出版社，1987。

没有记载而否定吗？

《太始天元册》的"九星"是指北斗九星，不是天蓬星、天芮星、天冲星、天辅星、天禽星、天心星、天柱星、天任星、天英星九星。

"七曜"日月五星在《黄帝内经》已经有记载，只是后世起名"七曜"术语而已。更不能以东汉章帝元和二年（公元85年）用干支纪年而定干支纪年的上限。

疑古气息总是不散，在研究《黄帝内经》中尤其如此。许多人总把《黄帝内经》定于秦汉时期创作的书，因为公元前104年（汉武帝太初元年）颁布太初历，还没有采用甲子干支纪年，到东汉元和二年（公元85年）颁布的四分历才用干支纪年法，认为《黄帝内经》中用干支纪年不可能。众所周知，殷墟出土甲骨文已经有了完整六十干支表，甲骨文中已经有干支记日、记月了，难道就没有干支纪年法？要知道，出土的甲骨文才有多少汉字？而且在已经出土的甲骨文中现在才辨认出多少个甲骨文？怎么知道甲骨文中没有纪年法呢？

从文献记载看，《盘古王表》记载："天皇始制干支之名以定岁之所在。"《春秋命历序》记载："天地开辟，万物浑浑，无知无识；阴阳所凭，天体始于北极之野……日月五纬一轮转；天皇出焉……定天之象，法地之仪，作干支以定日月度。"天皇氏制天干地支的历法，用以定岁时节候。先制定了十天干用来纪年，十天干分别是：关逢（甲）、旃蒙（乙）、柔兆（丙）、强圉（丁）、著雍（戊）、屠维（己）、上章（庚）、重光（辛）、玄默（壬）、昭阳（癸）。又立十二地支之名以纪时：困敦（子）、赤奋若（丑）、摄提格（寅）、单阏（卯）、执徐（辰）、大荒落（巳）、敦牂（午）、协洽（未）、涒滩（申）、作噩（酉）、阉茂（戌）、大渊献（亥）。《世本·作篇》记载"大挠作甲子"，"甲子"即干支。据东汉宋衷注，大挠是黄帝的史官。《竹书纪年》有"尧元年丙子"的记载，骆宾基在《新考》说起源于金文的《庚申角》有干支计时，是公元前2400年前的青铜器（《金文新考》，太原：山西人民出版社，1987年），说明最迟尧帝时期可能已用干支纪年了，黄帝在尧帝之前。为什么要怀疑古文献的记载呢？为什么不是我们错误解读呢？

（十一）天地合气建人道

《素问·六微旨大论》说："岐伯曰：言天者求之本，言地者求之位，言人者求之气交。帝曰：何谓气交？岐伯曰：上下之位，气交之中，人之居也。故曰：天枢之上，天气主之；天枢之下，地气主之；气交之分，人气从之，万物由之。此之谓也。"天道之要在"天以六为节"的太阳运动规律，地道之要在"地以五为制"的朔望月运动规律。《素问·至真要大论》说："本乎天者，天之气也，本乎地者，地之气也，天地合气，六节分，而万物化生矣。"《素问·宝命全形论》说："夫人生于地，悬命于天，天地合气，命之曰人。"所以最后落脚到人气人道上，人道即朔望月躔太阳日道日月运行的阴阳合历，始于正月朔日，历元年始于立春。《素问·六微旨大论》说："天气始于甲，地气始于子，子甲相合，命曰岁立，谨候其时，气可与期。""子甲相合"即"天地合气"，而人道生，故"命曰岁立，谨候其时，气可与期"。《周髀算经》概括谓："凡为日、月运行之圆周，七衡周而六间，以当六月节。"

（十二）干支数理

1.生命周期

十天干，不仅有"地以五为制"的五运5年周期，还有十天干10年周期。《灵枢·天年》说：

人生十岁，五脏始定，血气已通，其气在下，故好走。

二十岁，血气始盛，肌肉方长，故好趋。

三十岁，五脏大定，肌肉坚固，血脉盛满，故好步。

四十岁，五脏六腑十二经脉，皆大盛以平定，腠理始疏，荣华颓落，发颇斑白，平盛不摇，故好坐。

五十岁，肝气始衰，肝叶始薄，胆汁始灭，目始不明。

六十岁，心气始衰，苦忧悲，血气懈惰，故好卧。

七十岁，脾气虚，皮肤枯。

八十岁，肺气衰，魄离，故言善误。

九十岁，肾气焦，四脏经脉空虚。

百岁，五脏皆虚，神气皆去，形骸独居而终矣。

《素问·上古天真论》说：

上古之人，春秋皆度百岁，而动作不衰……上古之人，其知道者，法于阴阳，和于术数，食饮有节，起居有常，不妄作劳，故能形与神俱，而尽终其天年，度百岁乃去……夫上古圣人之教下也，皆谓之虚邪贼风，避之有时，恬惔虚无，真气从之，精神内守，病安从来？是以志闲而少欲，心安而不惧，形劳而不倦，气从以顺，各从其欲，皆得所愿。故美其食，任其服，乐其俗，高下不相慕，其民故曰朴。是以嗜欲不能劳其目，淫邪不能惑其心，愚智贤不肖，不惧于物，故合于道，所以能年皆度百岁，而动作不衰者，以其德全不危也。

十天干年的 10 年周期乘 10 则为 100 岁。

而"地以九九制会"是 9 年周期。《灵枢·阴阳二十五人》说：

凡年忌下上之人，大忌常加九岁，七岁，十六岁，二十五岁，三十四岁，四十三岁，五十二岁，六十一岁，皆人之大忌，不可不自安也，感则病行，失则忧矣。当此之时，无为好事，是谓年忌。

"常加九岁"是 9 年周期。1 至 9 是天地大数。《灵枢·九针论》说：

天地之大数也，始于一而终于九……夫圣人之起天地之数也，一而九之，故以立九野，九而九之，九九八十一，以起黄钟数焉。

黄钟是一种乐器，《周礼·春官·大司乐》："乃奏黄钟，歌大吕，舞云门，以祀天神。"郑玄注："以黄钟之钟，大吕之声为均者，黄钟阳声之首，大吕为之合。"

十二地支不仅有"天以六为节"的六气 6 年周期，还有"天以六六为节"的十二年本命年周期，故人们十分重视本命年。

十二地支乘十天干为 120，是 60 甲子的一倍，按阴阳学说，即前 60 岁为阳，后 60 岁为阴，可知人的生命可以活到 120 岁。

2. 生殖周期

《素问·上古天真论》说：

女子七岁，肾气盛，齿更发长。二七而天癸至，任脉通，太冲脉盛，月事以时下，故有子。三七，肾气平均，故真牙生而长极。四七，筋骨坚，发长极，身体盛壮。五七，阳明脉衰，面始焦，发始堕。六七，三阳脉衰于上，面皆焦，发始白。七七，任脉虚，太冲脉衰少，天癸竭，地道不通，故形坏而无子也。

丈夫八岁，肾气实，发长齿更。二八，肾气盛，天癸至，精气溢泻，阴阳和，故能有子。三八，肾气平均，筋骨劲强，故真牙生而长极。四八，筋骨隆盛，肌肉满壮。五八，肾气衰，发堕齿槁。六八，阳气衰竭于上，面焦，发鬓颁白。七八，肝气衰，筋不能动，天癸竭，精少，肾脏衰，形体皆极。八八，则齿发去。肾者主水，受五脏六腑之精而藏之，故五脏盛乃能泻。今五脏皆衰，筋骨懈惰，天癸尽矣。故发鬓白，身体重，行步不正，而无子耳。

此言人的生殖周期，不是生命周期。生殖周期言"阳生阴长"春夏阳仪系统。《素问·逆调论》说"肝一阳也，心二阳也"，故取东方肝的成数 8 和南方心的成数 7 为生殖周期。

3. 十二地支五行生旺死绝周期表

表 5-8 就是术数中五行天干地支生旺死绝表。表中的长生、沐浴、冠带、临官、帝旺为五顺年，衰、病、死、墓、绝为五衰年，胎、养为两平年。表现出人类生命规律的十二周期律。在这个表中的水、土是一样的，当然也有人认为火、土是一样的。

表 5-8　五行天干地支生旺死绝表

五行类别 / 所经过年份 / 十二周期	金	木	水、土	火
长生	巳（蛇年）	亥（猪年）	申（猴年）	寅（虎年）
沐浴	午（马年）	子（鼠年）	酉（鸡年）	卯（兔年）
冠带	未（羊年）	丑（牛年）	戌（狗年）	辰（龙年）
临官	申（猴年）	寅（虎年）	亥（猪年）	巳（蛇年）
帝旺	酉（鸡年）	卯（兔年）	子（鼠年）	午（马年）
衰	戌（狗年）	辰（龙年）	丑（牛年）	未（羊年）
病	亥（猪年）	巳（蛇年）	寅（虎年）	申（猴年）
死	子（鼠年）	午（马年）	卯（兔年）	酉（鸡年）
墓	丑（牛年）	未（羊年）	辰（龙年）	戌（狗年）
绝	寅（虎年）	申（猴年）	巳（蛇年）	亥（猪年）
胎	卯（兔年）	酉（鸡年）	午（马年）	子（鼠年）
养	辰（龙年）	戌（狗年）	未（羊年）	丑（牛年）

（十三）天干地支会同年

上古天文历法都是冬至调历置闰。人们只知道太阳历有 4 年闰 1 日的**岁气会同年三合局**，却不知道上古太阴历有"五岁再闰"（《系辞传》）的**岁运会同年**，其实所谓的十天干化五运就是太阴历的**岁运会同年**。因为十天干有 5 年周期和 10 年周期的岁运会同年，**5 年周期的岁运会同年就是天干化五运，10 年周期的岁运会同年就是 6 甲岁运会同年**。太阳历的 4 年 1 闰"五岁再闰"在冬至调历时和太阴历的"五岁再闰"在岁末置闰不同。

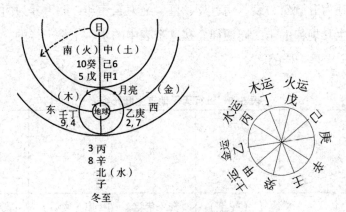

图 5-18　岁运会合年

而阴阳合历后世发展为 19 年 7 闰插入法置闰。

《系辞传》说：

天一地二，天三地四，天五地六，天七地八，天九地十。天数五，地数五，五位相得而各有合。天数二十有五，地数三十，凡天地之数五十有五。此所以成变化而行鬼神也。

大衍之数五十，其用四十有九。分而为二，以象两，挂一以象三，揲以四以象四时。归奇于扐以象闰，**五岁再闰**，故再扐而后挂。

《乾》之策，二百一十有六。《坤》之策，百四十有四，凡三百有六十。当期之日。二篇之策，万有一千五百二十，当万物之数也。是故四营而成《易》，十有八变而成卦，八卦而小成。引而伸之，触类而长之，天下之能事毕矣。

天地 10 数就是十天干，所谓"天数五，地数五，五位相得而各有合"就是指十天干的 5 年周期的岁运会同年。

对于大衍数这段文字必须首先弄清如下几个基本问题：①大衍数的来源。②为什么只用四十九，舍一不用。③为什么"分二""挂一"。④为什么揲用四象。⑤为什么五岁再闰。

古今对于"大衍之数"的解释，据《易学大辞典》的引载就有二类十几种之多，但均非本义，通为逞臆穿凿，没有科学依据，不足信。我们从"揲之以四，以象四时，归奇于扐以象闰，五岁再闰"的内容可以看出，此筮法是与历法有关，符合筮法的含义。从"五岁再闰"的内容看，这里讲的置闰方法是太阴历，不是太阳历。太阳历闰日，太阴历闰月。置闰是历法中的一件大事，在我国古代更是把告朔闰当作国家政治生活中的一件大事。《左传》文公六年："闰月不告朔，非礼也。闰以正时，时以作事，事以厚生，生民之道，于是乎在矣。不告朔闰，弃时政也，何以为民？"在尧帝时代就有置闰之法。《尚书·尧典》说："以闰月定四时成岁。"说明在尧帝时代对朔望月已有高深研究。12 个朔望月为 354 天，与回归年 365—366 天差 12 天，五年差 60 天，故置"五岁再闰"法。来知德《易注》："一年十二月，气盈六日，朔虚六日，共余十二日，三年则余三十六日。分三十日为一月，又以六日为后闰之积，其第四、第五年又各余十二日，以此二十四日凑前六日，以成一闰。此是五岁再闰也。"这里必须明白闰数包括"不用之一"和"挂一"两部分"积余"。筮法"分二，挂一，揲四，归奇"为四营一变，一爻三变则挂"三"数，六爻则挂"十八"，所谓"十有八变而成卦"也。

又太阳和月亮都是每年积余 1 特征点。太阳 4 年积余成 1 日，120 年才积余 30 日为 1 月。120 年两个 60 甲子周期。而朔望月 4 年就积余 1 个月 30 日。

筮法这种置闰规律，宋代易学大师邵雍已阐其奥秘。《皇极经世书》说："是以五十者，六十四卦闰岁之策也。其用四十有九者，六十卦一岁之策也。归奇卦（当为挂）一，犹一岁之闰也"[1]。六十四 64 卦 384 爻，六十卦 360 爻。360 爻当一年 360 天，384 爻比之多 24，这 24 就是闰年的闰月策数。一朔望月有 4 月相特征点（朔月，上弦月，望月，下弦月），一年实有 49 特征点。1 特征点长 7.3825 天，49 特征点长约 360 天，故曰"四十有九者，以

---

[1] 邵雍《皇极经世书》，中州古籍出版社，1993：301。

六十卦当之，为一岁之策"。一年十二个朔望月实有 48 特征点，其用 49 当挂一为一岁之闰。这所"挂一"的一岁之闰，即一年 360 天比 12 月长 354 天多余的 6 天。邵雍虽没有明确指出大衍数五十为朔望月月相特征点数，但确指明"揲之以四"为四时象数，当可比拟于朔望月的四月相。

那么，"大衍之数"是讲太阳周年运动"规律"呢？还是讲月亮周年运动规律呢？回答是讲月亮的。《说文》说："衍，水朝宗于海貌。从水行。"《素问·五常政大论》说："水曰流衍"。《释文》引郑玄曰："衍，演也。"《春秋元命包》说："水之为言演也。"《开元占经》载："王子年《拾遗记》曰：'瀛洲水精为月'。范子计然曰：'月者，水也。'"《淮南子》说："月者，天之使也。水气之精者为月。"《灵枢·阴阳系日月》说："月生于水。"这就是说，月为水精，月行犹如水行。所以"大衍之数"是专讲月亮的周年运行之数。众所周知，1 个朔望月有晦朔月、上弦月、望月、下弦月 4 个特征点（古人还不知近点月，故不取），1 回归年有 12.368 个朔望月（365.25 天 ÷ 29.53 天），约共有 49.47 个特征点，化为整数约为 50，此 50 即"大衍之数"。大，副词，训大约。言月亮在 1 回归年运动中大约运行 50 个特征点。其用 49 者，只取实数。《汉书·律历志》刘歆三统历就是以大衍之数 50 减 1 为"月法之实"的，故得知刘歆必知"大衍之数"本源于朔望月。一年用 49 月相特征点而成四时，所以据《序卦》49 位的《革·象》说："天地革而四时成。"而《革·象》则说："君子以治历明时。"49"挂一"，是除去不足一个朔望月的那个特征点。因为所用 48 恰是 12 个朔望月的特征点（4×12=48）。12 个朔望月为 354.36 天，与一回归年 365.25 天相差 10.89 天，5 年相差 54.45 天，与 2 朔望月仅差 4.61，故置"五岁再闰"法。由此可知"大衍之数"绝对不是"五十有五"之数。

一年朔望月在黄道面上运行 49 个特征点，比一个 12 月太阴年超前 1 个特征点 90°，4 年超前 4 个特征点 360°，月亮位相复原。所以《素问》以 4 岁为一小周，15 小周 60 岁为一大周。

第一次推算历法，49"挂一"之后所余 48 特征点，以四四一组（因 4 特征点为一个朔望月，故取 4 为一组）计数运算的结果，最后左余 1，右必余 3；左余 2，右必余 2；左余 3，右必余 1；左余 4，右也必余 4。左右余数相加或 4 或 8，余 4 特征点即闰 1 个朔望月，余 8 特征点即闰 2 个朔望月，为

"五岁再闰"法。第一次推算历数后，48减去4或8，就余下44或40了。

第二次推算历数，把余下的44或40，再经"分二""揲四""归奇"非4即8，所余下的数就出现三个数：或40，或36，或32（44-8=36，44-4=40，40-8=32，40-4=36）。即第二次又减去1个或2个闰月特征点数。

第三次推算历数，再减去1个或2个闰月特征点数，即出现24、28、32、36四个数。

第四次推算历数，即把24、28、32、36再用4特征点数除，即得：

$24 \div 4 = 6$

$28 \div 4 = 7$

$32 \div 4 = 8$

$36 \div 4 = 9$

6、7、8、9之和数为30，恰是朔望月大月之天数（或是30个月、30年）。6、7、8、9谓之"四营"，《周易集解》引荀爽曰："营者，谓七、八、九、六也。"筮法以四营象四时，四时即一年之四特征点，与一朔望月之四特征点相通。我称之为四象周期。即以8象上弦或春，以7象望或夏，以9象下弦或秋，以6象朔或冬，与河图数相通。

此历法的"五岁再闰"中的"五岁"，正是朔望月的封闭5年周期，我称之为五运周期或五行周期，即岁运会同年周期。

一年12个朔望月，6个大月，每月30天为180天，6个小月，每月29天为174天，全年12个月共354天。加上闰月30天，总共384天，与64卦384爻相符，可知卦象是来源于朔望月运动规律的。由此可知，筮数产生于朔望月运动规律。

由上述可知，"大衍之数五十"是朔望月在一回归年中运行的月相特征点数，是日月二体运动周期之调谐的基数，绝不是"天地之数五十有五"。有人认为"大衍之数五十"有阙文，应是"大衍之数五十有五"，此说为害甚大，其实他们不明白筮法的含义和来源，不明白筮法与历法的关系。其说不是定论，不是不可更易，其说是错论，不可更易的是"大衍之数五十"之说。

"大衍之数"的天文背景是朔望月在一回归年中运行的月相4特征点（朔月、上弦月、望月、下弦月）数，而朔望月视运动周期的4月相特征点见月体纳甲图中，前文我们已经阐述过，用数标示出月体纳甲图中的4月相特征点可得到河图、洛书，说明河图、洛书也是源于朔望月运动规律的。

一个位相复原的朔望月是 4 年一周期，但一个原始点复原的朔望月是 5 年一周期，就是说一个封闭式朔望月是 5 年周期。古人非常重视五年周期。《国语·越语下》说："天节不远，五年复反。"韦昭注："节，期也。五年再闰，天数一终，故复反也。"10 年两个封闭朔望月周，不就是十数河图吗？可知河图的天文背景是封闭朔望月周。古人将封闭点数放置在中央，是突出其核心作用。强调五年周期的重要。河图的 1、2、3、4、5、6、7、8、9、10 之数，古人称 1、3、5、7、9 单数阳数为天数，2、4、6、8、10 偶数阴数为地数。这就是《系辞传》所谓的天地之数，"天数五，地数五，五位相得而各有合。天数二十有五，地数三十，凡天地之数五十有五。"由此可知，"大衍之数五十"来源于朔望月在一回归年中的月相特征点数，"天地之数"来源于朔望月的 5 年周期数，两者绝对不是一回事。

朔望月一回归年绕地球行 50 特征点，太阳一回归年绕地球行 54 月相特征点。这 54 数，郑军称作"太极太玄"立体三维结构数。太阳一回归年绕地球行 54 月相特征点，4 年行 216 月相特征点，216 称为乾之策。为日月地的调谐数。54 是三维结构的六个结构面的总值，每一个结构面的值是 9。把地球看作一个六面体，则月亮绕地球只行四个结构面是 36，4 年行 144 月相特征点，144 称为坤之策。乾策 216，坤策 144，合之就是一年 360 天之数。故《系辞传》说："乾之策二百一十有六，坤之策百四十有四，凡三百六十，当期之日。"一年 360 天，32 年 11520 天，这就是《系辞传》说的"万有一千五百二十，当万物之数"。《易纬·乾凿度》也说"法于乾坤，三十二岁……万一千五百二十析（策）。"这就是筮法的秘密。

有了朔望月的 4 年周期和 5 年周期，及一回归年中朔望月所行的"大衍之数"、60 特征点的 60 年周期，还有河图洛书中的"天地之数五十有五"，就可以"成变化而行鬼神"了。其"成变化而行鬼神"的关键是 60 年周期，即 60 甲子周。

综合上述可知《系辞传》所讲筮法有四个层次，第一层次讲大衍之数，以朔望月的 4 年周期为基础数。第二层次讲天地之数，以朔望月的 5 年周期为基础数，五位相合成"叁天两地"，以河图为模型。第三个层次讲筮的具体推算方法，即揲蓍求卦。蓍和卦是《易》的基本内容，蓍用数，卦用象，数为历数，象为物象。蓍圆为天道循环规律，卦方为地道五方八方分物之象。第四个层次讲乾坤两卦及全部 64 卦都与策数有关。乾坤两卦合一年之日数，64 卦合万物之数。

筮法中讲的筮数是：（一）大衍之数五十；（二）天数一、三、五、七、九，地数二、四、六、八、十，天数二十有五，地数三十，合天地之数五十有五。（三）策数：乾策数 216，坤策数 144。64 卦的策数是 11520。

（十四）知年明气

《素问·六元正纪大论》说："先立其年，以明其气，金木水火土，运行之数，寒暑燥湿风火，临御之化，则天道可见，民气可调，阴阳卷舒，近而无惑，数之可数者，请遂言之。"《素问·五运行大论》说："先立其年，以知其气，左右应见，然后乃可以言死生之逆顺。"《素问·六节藏象论》说："不知年之所加，气之盛衰，虚实之所起，不可以为工矣。"经文告诉我们，知年明气很重要。《素问·六元正纪大论》阐述了这方面的内容。比如《素问·六元正纪大论》说辰戌太阳年：

帝曰：太阳之政奈何？岐伯曰：辰戌之纪也。

1）壬辰壬戌年

太阳　太角　太阴　壬辰　壬戌　其运风，其化鸣紊启拆，其变振拉摧拔，其病眩掉目瞑。（**田按**：知其年者，壬辰、壬戌年也。从日月二十八宿天纲图和月体纳甲图及图 5-16 得知，壬运朔望月时在大雪、二十八宿危，壬辰时太阳在谷雨、二十八宿角亢间，壬戌时太阳在霜降、二十八宿奎壁。明其气：太阳寒气司天，太阴湿气在泉，壬运风。壬为木运太过，《素问·气交变大论》说："岁木太过，风气流行，脾土受邪，民病飧泄，食减，体重，烦冤，肠鸣腹支满，上应岁星。甚则忽忽善怒，眩冒巅疾。化气不政，生气独治，云物飞动，草木不宁，甚而摇落，反胁痛而吐甚，冲阳绝者，死不治，上应太白星。"于此可知，由天体日月五星"七曜"及二十八宿之"天垂象"来决定"天时"，由"天时"来决定"天气"，所谓"时立气布"也。"时立气布"以定疫病的发生，"天垂象""时立气布"看"日月二十八宿天纲图"。"时立气布"确定了其投射天气的地理位置，像暴雨、干旱、蝗虫发生一样有地域性，还能决定疫病的性质是寒疫还是热疫，或寒热错杂疫。这是"象之见也"。所以《素问·五运行大论》说此"天时"的"**天地阴阳者，不以数推，以象之谓也……不形于诊也……天地之变，无以脉诊**"。然后根据个人体质看发病，"正气存内"者不发病，"正气不足"的人则发病。易感人群若能以时避邪，可以不发病，这是防疫法）

太角（初正）少徵 太宫 少商 太羽（终）（**田按：**壬辰壬戌年的主运、客运）

上太阳水，中太角木运，下太阴土，寒化六，风化八，雨化五，正化度也。其化上苦温，中酸和，下甘温，药食宜也。（**田按：**首先阐述"天之阴阳"知年明气，"时立气布"，上指太阳寒水司天，中太角指壬木运太过，下指太阴湿土在泉，天气有寒、风、雨之变；然后阐述"人中之阴阳""其病眩掉目瞑"；最后阐述药食治疗原则）

《素问·气交变大论》说"**五气之变，四时之应**"阐述了五运与六气结合产生的平气、不及、太过三气之变对自然界万物的影响。比如《素问·气交变大论》说"德、化、政、令、灾、变"之不同。《素问·五常致大论》说：

敷和之纪（木运平气），木德周行，阳舒阴布，五化宣平，其气端，其性随，其用曲直，其化生荣，其类草木，其政发散，其候温和，其令风，其脏肝，肝其畏清，其主目，其谷麻，其果李，其实核，其应春，其虫毛，其畜犬，其色苍，其养筋，其病里急支满，其味酸，其音角，其物中坚，其数八。

委和之纪（木运不及），是谓胜生，生气不政，化气乃扬，长气自平，收令乃早，凉雨时降，风云并兴，草木晚荣，苍干凋落，物秀而实，肤肉内充，其气敛，其用聚，其动软戾拘缓，其发惊骇，其脏肝，其果枣李，其实核壳，其谷稷稻，其味酸辛，其色白苍，其畜犬鸡，其虫毛介，其主雾露凄沧，其声角商，其病摇动注恐，从金化也，少角与判商同，上角与正角同，上商与正商同，其病肢废痈肿疮疡，其甘虫，邪伤肝也，上宫与正宫同，萧飋肃杀则炎赫沸腾，眚于三，所谓复也，其主飞蠹蛆雉，乃为雷霆。

发生之纪（木运太过），是谓启陈，土疏泄，苍气达，阳和布化，阴气乃随，生气淳化，万物以荣，其化生，其气美，其政散，其令条舒，其动掉眩巅疾，其德鸣靡启坼，其变振拉摧拔，其谷麻稻，其畜鸡犬，其果李桃，其色青黄白，其味酸甘辛，其象春，其经足厥阴少阳，其脏肝脾，其虫毛介，其物中坚外坚，其病怒，太角与上商同，上徵则其气逆，其病吐利，不务其德，则收气复，秋气劲切，甚则肃杀，清气大至，草木凋零，邪乃伤肝。

笔者列表 5-9 说明于下，以木运为例。

表 5-9　平气、不及、太过三气之变的影响

类别	木运			火运			土运			金运			水运		
	平气敷和	不及委和	太过发生	平气	不及	太过	平气	不及	太过	平气	不及	太过	平气	不及	太过
其德	阳舒阴布		鸣靡启折												
其气	端	敛	美												
其性	随														
其用	曲直	聚													
其化	生荣		生												
其类	草木														
其政	发散		散												
其候	温和														
其令	风		条舒												
其脏	肝	肝	肝脾												
其畏	清														
其主	目														
其谷	麻	稷稻	麻稻												
其果	李	枣李	李桃												
其实	核	核壳													
其畜	犬	犬鸡	鸡犬												
其应象	春		春												
其虫	毛	毛介	毛介												
其色	苍	白苍	青黄白												
其养	筋														

类别	木运			火运			土运			金运			水运		
	平气敷和	不及委和	太过发生	平气	不及	太过	平气	不及	太过	平气	不及	太过	平气	不及	太过
其病	里急支满	摇动注恐	怒												
其发		惊骇													
其味	酸	酸辛	酸甘辛												
其音	角	角商													
其物	中坚		中坚												
其数	八														
其动	软戾拘缓		掉眩颠疾												
其主		雾露凄沧													
其变			振拉摧拔												

2）戊辰戊戌年

太阳　太徵　太阴　戊辰　戊戌　同正徵　其运热，其化暄暑郁燠，其变炎烈沸腾，其病热郁。（**田按：**知其年者，戊辰、戊戌也。从日月二十八宿天纲图和月体纳甲图及图5-16得知，戊运朔望月在天门黄道上霜降、二十八宿奎壁，戊辰时太阳在地户黄道上谷雨、二十八宿角亢间，戊戌时太阳在天门黄道上霜降、二十八宿奎壁。明其气：太阳寒气司天，太阴湿气在泉，戊运热。《素问·气交变大论》说："岁火太过，炎暑流行，肺金受邪，民病疟，少气咳喘，血溢血泄注下，嗌燥耳聋，中热肩背热，上应荧惑星。甚则胸中痛，胁支满胁痛，膺背肩胛间痛，两臂内痛，身热骨痛而为浸淫。收气不行，长气独明，雨水霜寒，上应辰星，上临少阴少阳，火燔焫，水泉涸，物焦槁，病反谵妄狂越，咳喘息鸣，下甚血泄不已，太渊绝者死不治，上应荧惑星。"其理同木运太过）

太徵　少宫　太商　少羽（终）少角（初）（**田按**：戊辰戊戌年的主运、客运）

上太阳水，中太徵火运，下太阴土，寒化六，热化七，湿化五，所谓正化日也。其化上苦温，中甘和，下甘温，所谓药食宜也。（**田按**：首先阐述"天之阴阳"知年明气，"时立气布"，上指太阳寒水司天，中太徵指戊火运太过，下指太阴湿土在泉，天气有寒、热、雨之变；然后阐述"人中之阴阳""其病热郁"；最后阐述药食治疗原则）

3）甲辰甲戌年

太阳　太宫　太阴　甲辰（岁会 同天符）甲戌（岁会 同天符）其运阴埃，其化柔润重泽，其变震惊飘骤，其病湿，下重。[**田按**：知其年者，甲辰、甲戌也。岁会。亦称当位。岁运之气与年支的五行属性相同，属运气同化。同天符是指逢阳年（阳干），太过的中运之气与在泉之客气相合。从日月二十八宿天纲图和月体纳甲图及图5-16得知，甲运朔望月在东方时惊蛰、二十八宿心，甲辰时太阳在惊蛰、二十八宿心，甲戌时太阳在霜降、二十八宿娄。明其气：太阳寒气司天，太阴湿气在泉，甲运阴埃。《素问·气交变大论》说："岁土太过，雨湿流行，肾水受邪，民病腹痛，清厥，意不乐，体重烦冤，上应镇星。甚则肌肉萎，足痿不收，行善瘛，脚下痛，饮发中满食减，四肢不举。变生得位，脏气伏，化气独治之，泉涌河衍，涸泽生鱼，风雨大至，土崩溃，鳞见于陆，病腹满溏泄肠鸣，反下甚而太溪绝者，死不治，上应岁星。"其理同木运太过]

太宫　少商　太羽（终）太角（初）少徵（**田按**：甲辰甲戌年的主运、客运）

上太阳水，中太宫土运，下太阴土。寒化六，湿化五，正化日也。其化上苦热，中苦温，下苦温，药食宜也。（**田按**：首先阐述"天之阴阳"知年明气，"时立气布"，上指太阳寒水司天，中太宫指甲土运太过，下指太阴湿土在泉，天气有寒、湿之变；然后阐述"人中之阴阳""其病湿，下重"；最后阐述药食治疗原则）

4）庚辰庚戌年

太阳　太商　太阴　庚辰　庚戌　其运凉，其化雾露萧瑟，其变肃杀凋零，其病燥、背瞀、胸满。（**田按**：知其年者，庚辰、庚戌也。从日月二十八宿天纲图和月体纳甲图及图5-16得知，庚运朔望月在西方时白露、二十八宿毕，庚辰时太阳在谷雨、二十八宿角亢，庚戌时太阳在霜降、二十八宿娄。明其气：太阳寒气司天，太阴湿气在泉，庚运凉。《素问·气交变大论》说："岁金太过，燥气流行，肝木受邪，民病两胁下少腹痛，目赤痛眦疡，耳无所闻。肃杀而甚，则体重烦冤，胸痛引背，两胁满且痛引少腹，上应太白星。甚则喘咳逆气，肩背痛，尻阴股膝髀腨足皆病，上应荧惑星。收气峻，生气下，草木敛，苍干凋陨，病反暴痛，胠胁不可反侧，咳逆甚而血溢，太冲绝者死不治，上应太白星。"其理同木运太过）

太商　少羽（终）　少角（初）　太徵　少宫（**田按**：庚辰庚戌年的主运、客运）

上太阳水，中太商金运，下太阴土，寒化一，清化九，雨化五，正化度也。其化上苦热，中辛温，下甘热，药食宜也。（**田按**：首先阐述"天之阴阳"知年明气，"时立气布"，上指太阳寒水司天，中太商指庚金运太过，下指太阴湿土在泉，天气有寒、清、雨之变；然后阐述"人中之阴阳""其病燥，背瞀、胸满"；最后阐述药食治疗原则）

5）丙辰丙戌年

太阳　太羽　太阴　丙辰（天符）　丙戌（天符）　其运寒，其化凝惨栗冽，其变冰雪霜雹，其病大寒留于溪谷。（**田按**：知其年者，庚辰、庚戌也。中运之气与司天之气的五行属性相同即为天符年。从日月二十八宿天纲图和月体纳甲图及图5-16得知，丙运朔望月在南方时芒种、二十八宿张，庚辰时太阳在谷雨、二十八宿角亢，庚戌时太阳在霜降、二十八宿娄。明其气：太阳寒气司天，太阴湿气在泉，丙运寒。《素问·气交变大论》说："岁水太过，寒气流行，邪害心火，民病身热烦心，躁悸，阴厥上下中寒，谵妄心痛，寒气早至，上应辰星。甚则腹大胫肿，喘咳，寝汗出憎风，大雨至，埃雾朦郁，上应镇星。上临太阳，雨冰雪，霜不时降，湿气变物，病反腹满肠鸣，溏泄食不化，渴而妄冒，神门绝者死不治，上应荧惑、辰星。"其理同木运太过）

太羽（终）　太角（初）　少徵　太宫　少商（**田按**：丙辰丙戌年的主运、客运）

上太阳水，中太羽水运，下太阴土，寒化六，雨化五，正化度也。其化上苦热，中咸温，下甘热，药食宜也。（**田按**：首先阐述"天之阴阳"知年明气，"时立气布"，上指太阳寒水司天，中太角指丙水运太过，下指太阴湿土在泉，天气有寒、雨之变；然后阐述"人中之阴阳""其病大寒留于溪谷"；最后阐述药食治疗原则）

6）太阳司天太阴在泉之气化

凡此太阳司天之政，气化运行先天，天气肃，地气静，寒临太虚，阳气不令，水土合德，上应辰星、镇星。其谷玄黅，其政肃，其令徐。寒政大举，泽无阳焰，则火发待时。少阳中治，时雨乃涯，止极雨散，还于太阴，云朝北极，湿化乃布，泽流万物，寒敷于上、雷动于下，寒湿之气，持于气交。民病寒湿、发肌肉萎、足痿不收，濡泻血溢。（**田按**："天之阴阳"，明"天时"：司天太阳寒气和在泉太阴湿气临于气交为寒湿，上应辰星、镇星，水土合德，阳气不足。明天气："时雨乃涯，止极雨散，还于太阴，云朝北极，湿化乃布，泽流万物，寒敷于上、雷动于下，寒湿之气，持于气交"。"人中之阴阳"，"民病寒湿、发肌肉萎、足痿不收，濡泻血溢"）

7）"天以六为节"的客气加临主气

初之气，地气迁，气乃大温，草乃早荣，民乃厉，温病乃作，身热头痛呕吐，肌腠疮疡。（**田按**：太阳司天年，初之气的"天时"是客气少阳相火加临主气厥阴风木。明气："气乃大温，草乃早荣。""人中之阴阳"："民乃厉，温病乃作，身热头痛呕吐，肌腠疮疡。"）

二之气，大凉反至，民乃惨，草乃遇寒，火气遂抑，民病气郁中满，寒乃始。（**田按**：太阳司天年，二之气的"天时"是客气阳明燥金加临主气厥阴风木。明气："大凉反至，民乃惨，草乃遇寒，火气遂抑。""人中之阴阳"："民病气郁中满。"）

三之气，天政布，寒气行，雨乃降。民病寒反热中，痈疽注下，心热瞀闷，不治者死。（**田按**：太阳司天年，三之气的"天时"是客气太阳寒水加临主气少阳相火。明气："天政布，寒气行，雨乃降。""人中之阴阳"："民病寒反热中，痈疽注下，心热瞀闷。"）

四之气，风湿交争，风化为雨，乃长乃化乃成。民病大热，少气、肌肉萎、足痿，注下赤白。（**田按**：太阳司天年，四之气的"天时"是客气厥阴风木加临主气太阴湿土。明"人中之阴阳"："民病大热，少气、肌肉萎、足痿，注下赤白。"）

五之气，阳复化，草乃长，乃化乃成，民乃舒。（**田按**：太阳司天年，五之气的"天时"是客气少阴君火加临主气阳明燥金。明气："阳复化，草乃长，乃化乃成。""人中之阴阳"："民乃舒。"）

终之气，地气正，湿令行，阴凝太虚、埃昏郊野，民乃惨凄，寒风以至，反者孕乃死。（**田按**：太阳司天年，终之气的"天时"是客气太阴湿土加临主气太阳寒水。明气："地气正，湿令行，阴凝太虚、埃昏郊野。""人中之阴阳"："民乃惨凄，寒风以至，反者孕乃死。"）

一年六个时间段的"天时"不同，就有六个不同的"天气"，就有六个不同的投射地域环境，就会生长不同的生物，这就是所谓的生物"变异"，如病毒的不断"变异"。这种变化，《黄帝内经》称作"因天之序"的"天时"产生了天气的"盛衰之时"。

8）治疗养生

故岁宜苦以燥之温之，必折其郁气，先资其化源，抑其运气，扶其不胜，无使暴过而生其疾，食岁谷以全其真，避虚邪以安其正。适气同异，多少制之，同寒湿者燥热化，异寒湿者燥湿化，故同者多之，异者少之，用寒远寒，用凉远凉，用温远温，用热远热，食宜同法。有假者反常，反是者病，所谓时也。（**田按**：辰戌太阳司天之年，寒湿合德于气交，故"岁宜苦以燥之温之，必折其郁气，先资其化源，抑其运气，扶其不胜，无使暴过而生其疾，食岁谷以全其真，避虚邪以安其正"，治疗方法是"适气同异，多少制之，同寒湿者燥热化，异寒湿者燥湿化，故同者多之，异者少之，用寒远寒，用凉远凉，用温远温，用热远热，食宜同法"）

其余的卯酉阳明年、寅申少阳年、丑未太阴年、子午少阴年、巳亥厥阴年与辰戌太阳年的理法相同，就不赘述了。

四、天地人三才之道小结

十天干、十二地支的天文历法背景全记载于《黄帝内经》之中。

十天干以记日数和"地以五为制"为核心基础理论，并记人体的部位、病位，以"地以五为制"分配五方配应五行、五脏及化五运，十天干五行生克属性决死生，十天干有阴阳、昼夜二十五周期及五十复大会周期，以十天干定人阴阳二十五人体质，十天干记日数的模型是八卦月体纳甲图、河图、洛书。

十二地支以记十二月数和"天以六为节"为核心基础理论，十二地支配应天地人三才四正，合为"八正"，十二地支有岁气会同周期。丑未辰戌土属于地道四正，居中不主时，在四时之末，在《灵枢·九针论》和《灵枢·九宫八风》中有应用。

十天干、十二地支的阴阳属性按"阴道偶而阳道奇"分别，甲、丙、戊、庚、壬为阳干，乙、丁、己、辛、癸为阴干；子、寅、辰、午、申、戌为阳支，丑、卯、巳、未、酉、亥为阴支。并以"天以六为节"分为6气，天道6气始于少阴，终于厥阴，其次序是少阴→太阴→少阳→阳明→太阳→厥阴，是客气次序；地道6气始于少阴，终于厥阴，其次序是少阴→少阳→太阴→阳明→太阳→厥阴，是主气次序；人道6气始于少阳，终于太阴，其次序是少阳→阳明→太阳→厥阴→少阴→太阴。十二地支的模型是太阳南北回归线往复视运动360日圆周太极图。

天道与人道相差45日（《素问·脉要精微论》说："冬至四十五日，阳气微上，阴气微下；夏至四十五日，阴气微上，阳气微下。"），人道开始于立春，故农历开始于立春寅月，十二地支依次表示农历十二个朔望月。

太阳在天道上运行到南回归线时是冬至点，天道最寒冷，而天地之道相差30度，故地道在大寒日最寒冷。冬至后45日立春后阳气才渐渐上升，阴气微下，古人称作**天开于子，地开辟于丑，人生于寅**（图5-19）。立春是依据太阳在冬至位来确定的，一切要依据太阳往复南北回归线视运动来确定。每一年反复其道，60岁1大周期。靳九成教授说"只用日月二曜'天'模型过于简单，仅有60年周期性压根还引不出天干、地支、六十甲子纪年来"（《中医学现代科学基础》82页），其实这是靳九成教授根本没有读懂《黄帝内经》的上古天文历法。中国上古天文是用肉眼观察出来的，上古历法是用立竿测日影定出来的，不是数推出来的。地支、天干、60甲子统统来源于日月视运动周期，抬出五星运行标记天干、地支、60甲子完全是画蛇添足。靳教授的根本缺失之一是没有读懂《黄帝内经》所创天文历法体系是用肉眼观察出来的，上古时代人观天只看到日月绕大地转，看不到地球绕太阳转，哪里来的日心说、地心说？只有观察者地中说，而靳教授却用日心说、地心说解读之，如拿今天的高铁否定第一台蒸汽机火车，这是不妥当的。科学有时代性，必须用《黄帝内经》时代的天文历法阐释去解读当时的天文历法，必须以经解经，绝对不能将现代的日心说、地心说及天文软件推演出来的科学强加到《黄帝内经》头上；其缺失之二，靳教授不明白《黄帝内经》两部太阳历的来历 ❶；其缺失之三，《太始天元册》记载北斗是"九星悬朗"，唐代王冰时代的北斗是北斗七星，不能拿王冰时代的天文历法解释《黄帝内经》。再是靳教授称预测了 2019 年"疠气"疫病的发生，有点贪功，《素问·六元正纪大论》明确记载 2019 年厥阴司天年六之气"其病温厉"。靳教授不是"破解"《黄帝内经》，而是破坏了《黄帝内经》的原创理论体系 ❷。

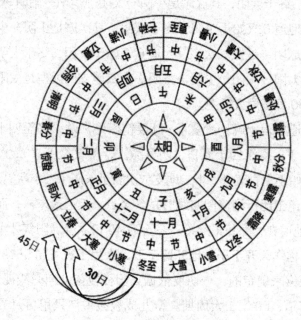

图 5-19　天地人三才示意图

❶ 田合禄.五气经天的天文背景考释 [J].中华中医药杂志，2021，36（11）：6352-6363.
田合禄.从黄帝内经说古代天文历法基础知识 [M].北京：人民卫生出版社，2022：250-398.
❷ 靳九成.中医学现代科学基础 [M].北京：中医古籍出版社，2022：19-25，82，253.

表 5-10　上下半年地支六数周期（天以六为节，六数周期）

1. 甲子	2. 乙丑	3. 丙寅	4. 丁卯	5. 戊辰	6. 己巳
7. 庚午	8. 辛未	9. 壬申	10. 癸酉	11. 甲戌	12. 乙亥
13. 丙子	14. 丁丑	15. 戊寅	16. 己卯	17. 庚辰	18. 辛巳
19. 壬午	20. 癸未	21. 甲申	22. 乙酉	23. 丙戌	24. 丁亥
25. 戊子	26. 己丑	27. 庚寅	28. 辛卯	29. 壬辰	30. 癸巳
31. 甲午	32. 乙未	33. 丙申	34. 丁酉	35. 戊戌	36. 己亥
37. 庚子	38. 辛丑	39. 壬寅	40. 癸卯	41. 甲辰	42. 乙巳
43. 丙午	44. 丁未	45. 戊申	46. 己酉	47. 庚戌	48. 辛亥
49. 壬子	50. 癸丑	51. 甲寅	52. 乙卯	53. 丙辰	54. 丁巳
55. 戊午	56. 己未	57. 庚申	58. 辛酉	59. 壬戌	60. 癸亥

这是 10 个上下半年地支六数周期表，这即地支合化的来源，对应 1 日的 12 时辰、1 岁的 12 个朔望月或 12 岁。

日月始点位置复原图所示，甲、乙、丙、丁为相位 4 特征点周，而甲、乙、丙、丁、戊则为始点位置复原周。60 年中有 15 个四象周期，即含有 15 个朔望月特征点周。再者，60 岁中有 12 个五运周期，即含 12 个首尾封闭朔望月原始点周期。就是说，在 60 岁中，有 12 个位置相同周，15 个相位相同周，其调谐周期是 60 岁。这 12 个封闭朔望月周期，笔者称其为 1 朔望月朔点（或望点）回归周，即 1 岁日月相会朔合 12 次，所以古人称"日月之会是为辰"。12 和 15 的谐调周期是 20（4×3=12，5×3=15，4×5=20）。日月运动的 5 岁 1 周期有 5 个特征点，划分成五行。就是说，每相邻的 5 个特征点构成一组五行，60 岁 1 周有 12 个封闭朔望月，五行经过 12 次编码，即为60 卦。

12 个封闭朔望月周构成 6 个完整的阴阳大周期。将 1 岁划分成 6 个时间段，即六气。1 个封闭朔望月为 1 个月，1 个完整阴阳大周期是 2 个月。实际一个阴阳大周期是开放的螺旋运动，有 9 个特征点，6 个完整阴阳大周期有 54 个特征点，恰是朔望月 1 岁的运动特征点。

1 太阳南北回归线视运动周期是五运六气主运主气的五位和六位周期，一主运长 360÷5 = 72 天，一主气长 360÷6=60 天。一主气长就是一个60甲子周期。笔者认为"五"和"六"两数起源于五方观念和六合观念，于是就将1个太阳南北回归线视运动周期分为五位周和六位周。如《素问·天元纪大论》说："天以六为节，地以五为制。周天气者，六期为一备；终地纪者，五岁为一周……五六相合，而七百二十气为一纪，凡三十岁；千四百四十气，凡六十岁而为一周，不及太过，斯皆见矣。"

60月相特征点，含有15个朔望月，而不用15近点月的观点。因为15朔望月回归周期是很重要的。它是五运六气的一个重要周期，是日、月、地三体系统的基本周期。

15朔望月回归周是五运六气客运客气的六位和七位周期。15朔望月长442.95天，除以一运长72天得6(取整数)，除以一气长60天得7(取整数)，可知15朔望月回归周期是客运的六位周期和客气的七位周期。这是15近点月回归周所没有的内涵。

60岁有742.1个朔望月，除去22个闰月是720.1朔望月，则60岁有49.5个15朔望月回归周，不算闰月有48个15朔望月回归周。这49.5正是一回归年朔望月所行的特征点数，48正是1岁12个朔望月所行的特征点数。

4个15朔望月回归周是60朔望月，为1个甲子周期。这15和4两数，不就是洛书4个纵横15的数字吗？可知15朔望月回归周是洛书的重要内容。以1甲子60朔望月为一太极，15朔月就是太极四象之一。

60岁742.1个朔望月有12.37个60朔望月甲子周，这12.37正是一回归年朔望月所行的特征点数。720个朔望月有12个甲子周，这12正是1岁12朔望月之数。

15朔望月回归周有12个封闭式朔望月和10个对点朔望月，把一周天划分成12等份和10等份，笔者就用十二地支标记12等份、十天干标记10等份，这也是天干、地支纪年的天文背景。根本不必用古人原本不知道的近点月周期和钱德勒极移周期去解释。15朔望月回归周和12封闭朔望月的调谐周是60年。

干支甲子记历源远流长，传说公元前2697年，黄帝命史官大挠始作甲子。

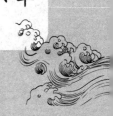

第六章

六气司天在泉

六气属于天道阴阳，是"**天以六为节**"的公理所决定的。将一年划分为6个时间段，源于太阳南北回归线视运动规律。因为太阳南北回归线视运动，从南回归线冬至点向北回归线运动到夏至点是春夏上半年为司天，从南回归线夏至点向南回归线运动到冬至点是秋冬下半年为在泉。反映在人道是阴阳合历，起始于正月朔日平旦。如《素问·六元正纪大论》说："岁半以前，天气主之；岁半以后，地气主之。"《素问·至真要大论》说："初气终三气，天气主之；四气尽终气，地气主之。"

六气是天之阴阳寒、暑、燥、湿、风、火的简称，包括主气、客气及主客加临。六气是日地相互运动关系。

六气分布在以六为节的气位上，而有主气、客气、司天之气、在泉之气及岁气等之分，分为三阴三阳。《素问·天元纪大论》说："阴阳之气各有多少，故曰三阴三阳也"，三阴三阳是六气之标，风寒燥湿火热是六气之本。

六气是太阳视运动的产物。《素问·至真要大论》说"**六气分治，司天地**"，并说：

厥阴司天为风化，在泉为酸化，司气为苍化，间气为动化。

少阴司天为热化，在泉为苦化，不司气化，居气为灼化。

太阴司天为湿化，在泉为甘化，司气为黅化，间气为柔化。

少阳司天为火化，在泉为苦化，司气为丹化，间气为明化。

阳明司天为燥化，在泉为辛化，司气为素化，间气为清化。

太阳司天为寒化，在泉为咸化，司气为玄化，间气为藏化。

故治病者，必明六化分治，五味五色所生，五脏所宜，乃可以言盈虚病生之绪也。

太阳视运动是五运六气的核心基础理论，这是日地相互运动关系，故云"**天地合气，六节分（指主气、客气），而万物化生矣**"。立竿测日影从夏至日中无影开始，夏至一阴生，故三阴从一阴厥阴开始，然后是二阴少阴、三阴太阴，到冬至一阳生，故三阳从一阳少阳开始，然后是二阳阳明、三阳太阳，"阴阳之气各有多少，故曰三阴三阳也"。

一、主气

主气是地球大气层内主时之气，属于地理六步。

主气属地，《黄帝内经》称之为**"地理之应六节气位"**，或谓"应地之气"，本于地球绕太阳公转一周所受光照之气。上半年为天气，下半年为地气。《素问·六微旨大论》说："愿闻地理之应六节气位何如？岐伯曰：显明之右，君火之位也。君火之右，退行一步，相火治之，复行一步，土气治之；复行一步，金气治之；复行一步，水气治之；复行一步，木气治之；复行一步，君火治之。"这就是六气主气的气位划分。

但《素问·六元正纪大论》说六气始于**"正月朔日"**，是阴阳合历。一气"六十度而有奇，故二十四步积盈百刻而成日也"，则初之气厥阴风木在正月二月。《素问·脉解》《灵枢·阴阳系日月》等篇指出正月属寅（表6-1）。

表6-1　主气气位表

主气位	初之气	二之气	三之气	四之气	五之气	终之气
三阴三阴主气	厥阴风木	少阴君火	少阳相火	太阴湿土	阳明燥金	太阳寒水
月份	正月二月	三月四月	五月六月	七月八月	九月十月	十一月十二月
十二地支	寅卯	辰巳	午未	申酉	戌亥	子丑
六季	风季	热季	火季	湿季	燥季	寒季

主气的这种划分是稳定的，是化生常法。如《素问·六元正纪大论》说：**"自得其位，常化也""命其位而方月可知也"**。主气主六气的常化规律，即"六气之应见"。现据《六元正纪大论》列于表6-2。

表6-2　主气常化规律

气位	初之气	二之气	三之气	四之气	五之气	终之气
主气	厥阴风气	少阴君火	少阳相火	太阴湿气	阳明燥气	太阳寒气
气象特点	风化	热化	热化	雨化	燥化	寒化

气位	初之气	二之气	三之气	四之气	五之气	终之气
时化之常	和平	暄	炎暑	埃溽	清劲	寒雾
司化之常	风府，璺启	火府，舒荣	热府，行出	雨府，员盈	杀府，庚苍	寒府，归藏
气化之常	生，风摇	荣，形见	长，蕃鲜	化，云雨	收，雾露	藏，周密
德化之常	风生终为肃	热生中为寒	火生终为蒸溽	湿生终为注雨	燥生终为凉	寒生中为温
	毛化	羽化	羽化	倮化	介化	鳞化
布政之常	生化	荣化	茂化	濡化	坚化	藏化
气变之常	飘怒太凉	太暄寒	飘风燔燎霜凝	雷霆骤注烈风	散落温	寒雪冰雹白埃
令行之常	挠动，迎随	高明焰，曛	光显彤云	沉阴白埃	烟埃霜，劲切，凄鸣	刚固，坚芒，立
发病之常	风动，肝病	热肿，心病	热肿，心病	湿濡泄，水闭胕肿	燥干，肺病	寒浮，肾病
用归不胜	施于太阴	施于阳明	施于阳明	施于太阳	施于厥阴	施于少阴

古人认为，地道方，所以属地之主气，必合地道五方之义，即合于地道五方五运也。如《素问·六微旨大论》说："六气应五行"，如何应合呢？又说："土运之岁，上见太阴；火运之岁，上见少阳少阴；金运之岁，上见阳明；木运之岁，上见厥阴；水运之岁，上见太阳。"可知应地之六气位与五方五运之合，在于君火、相火合二为一。于是主气就有了明显的五运特性。《黄帝内经》常用五运的一些代称作为六气的代号，见表 6-3。

表 6-3 六气五运相应表

五运	木运	火运	土运	金运	水运
六气	厥阴	少阴、少阳	太阴	阳明	太阳
五色	苍	丹	黄	白	黑
五星	上应岁星	上应荧惑星	上应镇星	上应太白星	上应辰星
五音	角	徵	宫	商	羽

总之，五运六气皆与时同化。如《素问·六元正纪大论》说："风温春化同，热曛昏火夏化同……燥清烟露秋化同，云雨昏暝埃长夏化同，寒气霜雪冰冬化同，此天地五运六气之化，更用盛衰之常也。"

二、客气

客气是地球大气层外天道主时之气，属于天道"天以六为节""天以六六为节"公理之气。天气下降于地为地气，静而守位。

客气属天道。《素问·六微旨大论》说："天道六六之节……上下有位，左右有纪。故少阳之右，阳明治之；阳明之右，太阳治之；太阳之右，厥阴治之；厥阴之右，少阴治之；少阴之右，太阴治之；太阴之右，少阳治之；此所谓气之标，盖**南面而待**也。故曰：**因天之序，盛衰之时，移光定位，正立而待之，此之谓也。**"《素问·至真要大论》说："六气分治，司天地……上合昭昭，下合冥冥，此道之所主……**天地之大纪，人神之通应。**"由"移光定位"可知，**客气**源于太阳运动。太阳在圆周 360 日日道上运行一周，六分之，每气有 60 日。其言"上下之位"，指司天、在泉之位。"左右有纪"，指"间气"。客气的顺序不同于主气，是少阳→阳明→太阳→厥阴→少阴→太阴→少阳。主气顺序中的少阳在太阴之前，太阴在少阳之后。客气年年轮转，不固定，六年为一周期。客气的推算方法是先确定当年的上下位，即司天（夏至）在泉（冬至）之位（太阳在南北回归线之间的视运动），由当年代表风寒暑湿燥火六气的年支确定。司天居三之气（夏至），在泉居终之气（冬至）。如甲子年，年支是子，子为少阴，则少阴在司天位，位居三之气。然后按客气的顺序数，少阴之后是太阴居四之气，太阴之后是少阳居五之气，少阳之后是阳明居终之气，即阳明位在泉。司天在泉之气确定了，则在泉的左间为初之气、右间为五之气，司天右间为二之气、左间为四之气（图 6-1）。

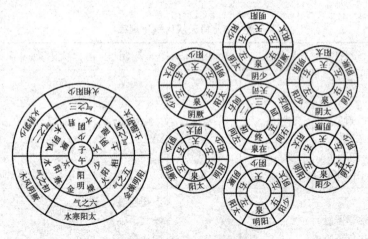

图 6-1　六气司天在泉间气图

同一客气，由于有司天、在泉及间气、主时令之不同，其作用也不同。司天时从在天本气之化，在泉时从在地五味之化，在间气时呈现本气之特性，主时令从五色之化（表 6-4）。

表 6-4　六气从时化生规律

	厥阴	少阴	太阴	少阳	阳明	太阳
司天	风化	热化	湿化	火化	燥化	寒化
在泉	酸化	苦化	甘化	苦化	辛化	咸化
间气	动化	灼化	柔化	明化	清化	藏化
司气（主时令）	苍化	（丹化）	黅化	丹化	素化	玄化

三、六气司天在泉

（一）司天之气

司天之气是位于夏至三之气气位上的客气，主司上半年的岁气。司天之气是在天本气下临为害，所不胜从之起用，使生我者受害。如厥阴司天，本气风气下临，脾气上从，水受害。现据《素问·五常政大论》《素问·至真要大论》列于表 6-5，以解司天之气的气化规律。

表 6-5 司天从化气化规律

司天	少阴	太阴	少阳	阳明	太阳	厥阴
本气	热气	湿气	火气	燥气	寒气	风气
脏气上从	肺气	肾气	肺气	肝气	心气	脾气
起用之气	白起金用木眚	黑起水变火眚	白起金用木眚	苍起木用土眚	丹起火明金眚	黄起土隆水眚
气象、物候、病候	热淫所胜，热气下临，佛热至，大暑流行，火行其政，大雨且至。民病胸中烦热，嗌干，右胠满，皮肤痛，寒热咳喘，鼻窒，唾血，血泄。鼽衄嚏呕，溺色变，甚则疮疡胕肿，燔灼，金烁石流，肩背臂臑及缺盆中痛，心痛肺膜，腹大满膨，膨而喘咳，病本于肺。尺泽绝，死不治	湿淫所胜，湿气下临，沉阴且布，埃冒云雨，雨变枯槁。胸中不利，咳唾有血，心如悬；阴痿，气大衰而不起不用，当其时（土旺时）反腰脽痛，动转不便，厥逆腰脊头项痛时眩，胕肿骨痛阴痹，阴痹者按之不得，大便难，阴气不用，饥不欲食。痛本于肾，太溪绝，死不治	火淫所胜，火气下临，火见燔焫大暑，温气游行，革金且耗，使金政不平。民病头痛发热恶寒而疟，热上皮肤痛，色变黄赤，传而为水，身面胕肿，腹满仰息，泄注赤白，咳嚏，唾血，鼽衄，鼻窒口疡，疮疡，烦心，胸中热。病本于肺，天府绝，死不治	燥淫所胜，燥气下临，凄沧数至，木乃晚荣，草乃晚生，筋骨内变，大凉革候，名木敛生，菀于下，草焦上首（木伐草萎），蛰虫乃见。民病左胠胁痛，寒清于中，感而疟，咳，腹中鸣，注泄鹜溏，心胁暴痛，不可反侧，嗌干面尘，腰痛，筋痿，不能久立，掉振鼓栗。丈夫癩疝，妇人少腹痛，目赤，眦疡疮痤病。病本于肝，太冲绝，死不治	寒淫所胜，寒气下临，寒清时举，胜则水冰，火气高明，热气妄行，寒乃夏，霜不时降，雨暴乃雹。民病血，变于中，发为痈疡，心热烦，嗌干，善渴欲饮，厥心痛，呕血，血泄，鼽衄，鼽嚏，善忘，善悲，数欠，时眩仆，胸腹满，手热肘挛，腋肿，心澹澹大动，胸胁胃脘不安，面赤目黄，甚则色炱心痛。病本于心。神门绝，死不治	风淫所胜，风气下临，风行太虚，土用革埃昏，云物摇动，寒生春气，流水不冰蛰虫不去。民病胃脘当心而痛，上支两胁，目转耳鸣，膈咽不通。饮食不下，舌本强，冷泄腹胀，溏泄瘕水闭，体重肌肉萎，食则呕，食减口爽。病本于脾，冲阳绝，死不治

司天	少阴	太阴	少阳	阳明	太阳	厥阴
治则	平以咸寒，佐以苦甘，以酸收之	平以苦热，佐以酸辛，以苦燥之，以淡泄之	平以咸冷，佐以苦甘，以苦发之，以酸复之	平以苦温，佐以酸辛，以苦下之	平以辛热，佐以甘苦，以咸泻之	平以辛凉，佐以苦甘，以甘缓之，以酸泻之
助五虫	羽虫静介虫育	倮虫静鳞虫育	羽虫静毛虫育	介虫静羽虫育	鳞虫静倮虫育	毛虫静羽虫育
制五虫	毛虫不成	羽虫不成	倮虫不成	介虫不成	鳞虫不成	介虫不成

（二）在泉之气

在泉之气是位于冬至终之气气位上的客气，主司下半年的岁气。在泉之气只是本气为害，没有上从起用者，为害在下而不上。现据《素问·五常政大论》《素问·至真要大论》列于表 6-6，以解在泉之气的气化规律。从表 6-6 可以看出，在泉之气使五虫"不成""不育"，在司天之气时皆称"静"。说明**在泉之气对五虫化生的影响是主要的**，司天之气对本气同化的五虫仅有保护作用，没有化生作用，到了下半年这种保护作用也没有了，在在泉之气的作用下使上半年之"静"也变成了"不成""不育"，显示了司天之气在"天为气"、在泉之气在"地成形"的不同作用。**司天者本乎天**，亲上；**在泉者本乎地**，亲下。对于植物，《素问·至真要大论》说："先岁物何也？……天地之专精也""非司岁物何谓也……气味有薄厚，性用有躁静，治保有多少，力化有浅深"。《素问·五常政天论》说："五味所资，生化有薄厚，成熟有少多，终始不同，其何故也……地气制之也。"**说明在泉之气对地面上万物的影响比司天之气大**，它不仅影响气象诸要素，而且影响**动植物生育**和**药物性味**。人虽是高级动物，亦会受此影响。

表 6-6　在泉的气化规律

在泉	阳明	太阳	厥阴	少阴	太阴	少阳
本气	燥气	寒气	风气	热气	湿气	火气
气候、物候、病候	燥淫所胜，地乃燥清，凄沧数至，肃杀行，草木变，霿雾清瞑。民病喜呕，呕有苦，善太息，心胁痛不能反侧，甚则嗌干而尘，身无膏泽，足外反热	寒淫所胜，地乃藏阴，大寒且至，蛰虫早伏，地裂冰坚，凝肃惨栗。民病少腹痛控睾，引腰脊，上冲心痛，血见，嗌痛颔肿，时害于食，乘金则止，水增，味乃咸，行水减也	风淫所胜，风行于地，尘沙飞扬，地气不明，平野昧，草乃早秀。民病洒洒振寒，善伸数欠，心痛，胃脘痛，两胁里急，支满饮食不下，膈咽不通，食则呕，腹胀善噫，得后与气，则快然如衰，身体皆重，厥逆，其主暴速	热淫所胜，暴热至，土乃暑，阳气郁发，焰浮川泽，阴处反明，火行于槁，（冬令），流水不冰，蛰虫不藏。民病腹中常鸣，气上冲胸，喘不能久立，寒热如疟，皮肤痛，目瞑齿痛，颇肿，腹大，少腹中痛，小便变	湿淫所胜，土乃润，水丰衍，寒客至，沉阴化，湿气变物，草乃早荣，埃昏岩谷，黄反见黑，至阴之交。民病饮积，中满不食，皮痹肉苛，筋脉不利，心痛耳聋，浑浑焞焞，嗌肿喉痹，阴病血见，少腹痛肿，不得小便，病冲头痛，目似脱，项似拔，腰似折，髀不可以回。腘如结，腨如别，甚则跗肿	火淫所胜，火纵其暴，土乃暑，大热消烁，焰明郊野，寒热更至，蛰虫数见，流水不冰。民病注泄赤白，少腹痛，溺亦，甚则便血
助五虫	介虫育	鳞虫育	毛虫育	羽虫育	倮虫育	羽虫育
制五虫	毛虫耗，羽虫不成	羽虫耗，倮虫不成	倮虫耗，羽虫不育	介虫耗，介虫不育	鳞虫不成	介虫耗，毛虫不育

在泉	阳明	太阳	厥阴	少阴	太阴	少阳
助五谷	丹、素	黔、柜	苍、赤	白、丹	黔、柜	苍、丹
制五味	味酸	味苦	味甘	味辛	味咸	味辛
五味治化	辛苦甘	淡咸	酸苦	辛苦甘	甘咸	苦酸
助化五味	辛化	咸化	酸化	苦化	甘化	苦化
制毒	湿毒不生	热毒不生	清毒不生	寒毒不生	燥毒不生	寒毒不生
发病	燥邪发病 燥邪伤肝	寒邪发病 寒邪伤心	风邪发病 风邪伤脾	热邪发病 热邪伤肺	湿邪发病 湿邪伤肾	火邪发病 火邪伤肺
治则	治以苦温，佐以甘辛，以苦下之	治以甘热，佐以苦辛，以咸泻之，以辛润之，以苦坚之	治以辛凉，佐以苦，以甘缓之，以辛散之	治以咸寒，佐以甘苦，以酸收之，以苦发之	治以苦热，佐以酸淡，以苦燥之，以淡泄之	治以咸冷，佐以苦辛，以酸收之，以苦发之

司天在上主上半年春夏为阳，在泉在下主下半年秋冬为阴，阳施阴受，万物化生。就人来说，男为阳施精，女为阴受精，于是女人受精怀胎而生儿女，这恐怕也是受上述理论的影响吧！说明这大概是自然界的一种普适规律。《素问·五常政大论》说："五类盛衰，各随其气之所宜也。"动物与司天之气五行属性同者（同化）"静"或"不成"，与在泉之气五行属性同者（同化）"育"，而与在泉之气所胜气（在泉所克者）五行属性同者"不成"或"耗"。说明**动物的生长虽靠天气，而繁育靠地气**，所谓天生地成也。司天与在泉组成"寒湿相遘，燥热相临，风火相值"三组遘临关系，反映的是天地人三才理论及三角格局。《黄帝内经》认为，厥阴为一阴，少阳为一阳，少阴为二阴，阳明为二阳，太阴为三阴，太阳为三阳。《素问·三部九候论》说："一者天，二者地，三者人。"《老子》说："一生二，二生三，三生万物。"据此可列表6-7。

表 6-7　三部六经一、二、三关系表

数	阴阳	六经	本气	关系	主	部位
一	一阴	厥阴	风	风火相值 互为司天在泉	一主天	属表部
	一阳	少阳	火			
二	二阴	少阴	热	燥热相临 互为司天在泉	二主地	属里部
	二阳	阳明	燥			
三	三阴	太阴	湿	寒湿相遘 互为司天在泉	三主生息	表里相合
	三阳	太阳	寒			

《素问·阴阳类论》说："三阳为父，三阴为母。"父母相遘而生育，即三主生息之意。

（三）岁气

岁气一词，见于《素问·六微旨大论》。在《素问·至真要大论》称作"岁主"或"主岁"，并说"主岁者纪岁，间气者纪步"。就是说，主岁之气——岁气，由司天在泉之气组成，司天在泉上下相临，主司一年的气化，间气只主一步一气的气化。岁气属于客气，包括客气中的司天在泉之气。司天之气不等于天气，其为一年中的三之气，天气则包括初之气、二之气和三之气。在泉之气也不等于地气，其为一年中的终之气，地气则包括四之气、五之气和终之气。如《素问·至真要大论》说："初气终三气，天气主之；四气尽终气，地气主之。"《素问·六元正纪大论》说："岁半以前，天气主之；岁半以后，地气主之。"司天在泉之气，虽然不等于天地之气，但司天之气主司上半年的天气，在泉之气主司下半年的地气。六气轮转，主司全年的上下半年之气，所以笔者称之为"司岁六气"，简称岁气。《素问·天元纪大论》说："周天气者，六期为一备"，即指出六气司岁的周期是六年。

需要注意的是，上面所谈的岁半前后的天地之气，只是阴阳之气的互语，即上半年为阳，后半年为阴，这样的天地之气，乃是客气之一体，不是真正的天地之气。真正的天气是客气，真正的地气是主气，必须分辨明白。岁气的推算，由年支确定。

子午之岁，上见少阴；丑未之岁，上见太阴；寅申之岁，上见少阳；卯酉之岁，上见阳明；辰戌之岁，上见太阳；巳亥之岁，上见厥阴。少阴所谓标也，厥阴所谓终也。(《素问·天元纪大论》)子午之上，少阴主之；丑未之上，太阴主之；寅申之上，少阳主之；卯酉之上，阳明主之；辰戌之上，太阳主之；巳亥之上，厥阴主之。(《素问·五运行大论》)

张景岳注:"标，首也。终，尽也。60年阴阳之序，始于子午，故少阴谓标；尽于巳亥，故厥阴为终。"少阴之上，君火主之。所谓以少阴为首，即《素问·六微旨大论》所载"显明之佑，君火之位"的意思。说明岁气是首子定气，与五运"首甲定运"相似。岁气为什么要起始于少阴君火、首子定气呢？这还得从日地关系说起。从地道主气六气说，厥阴主正月二月，少阴主三月四月，少阳主五月六月，太阴主七月八月，阳明主九月十月，太阳主十一月十二月。从天道客气说，少阴在冬至点。客气首少阴的冬至点在南回归线上，正是南半球的夏至时。夏至在午，冬至点在子，故曰子午之上，少阴主之（图6-2）。

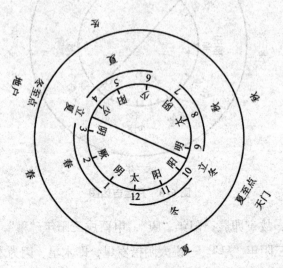

图6-2 首子定气图

注：内圈为地道左旋，为主气。外圈为天道右旋，为客气。

这就是其天文背景，余气仿此。"首甲定运"，甲为土运。土运不独主于时，治中央而主四季之末（四维）。首子定气，子为少阴君火。《素问·至真要大论》说少阴"不司气化，居气为灼化"。新校正：少阴不曰间气，而云居气者，盖尊君火无所不居，不当间之也。说明少阴君火与土运有相似的性质。

在自然界指太阳普照四季及万物，土能长养万物。在人体指心血灌溉全身，脾主运化摄取营养而养全身。岁气随客气流转不固定，由年支而定，六年一小周期，一半阴一半阳，即厥阴、少阴、太阴为三阴年，少阳、阳明、太阳为三阳年。12年一大周期，寅卯辰三阳年属木，巳午未三阴年属火，申酉戌三阳年属金，亥子丑三阴年属水，木火为阳，金水为阴，也是一半阴一半阳。《越绝·计倪内经》说："太阴三岁处金则穰，三岁处水则毁，三岁处木则康，三岁处火则旱。""六岁一穰，六岁一康，凡十二岁一饥"，大概即指此言。太阴指月亮，是说月亮位于**申酉戌**的位置则丰收，位于**亥子丑**的位置则歉收，位于**寅卯辰**的位置则富足，位于**巳午未**的位置则干旱（图6-3）。

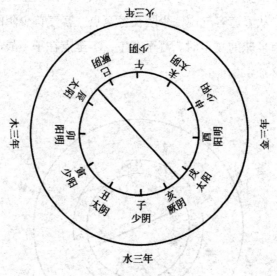

图6-3　月运吉凶图

　　阳吉阴凶，故寅卯辰三阳年"康"，申酉戌三阳年"穰"，亥子丑三阴年"毁"，巳午未三阴年"旱"。一说太阴指岁星，即木星，因为木星的公转周期是12年，谁对谁错，有待天文学家考核验证之。由图6-3可以看出，**亥子丑**对应北方玄武，**寅卯辰**对应东方苍龙，**巳午未**对应南方朱雀，**申酉戌**对应西方白虎。据张巨湘的研究结果知，对应朱雀的**巳午未**三阴年和对应玄武的**亥子丑**三阴年均在"黑道凶日"范围内，故为"毁""旱"。

　　岁气由年支而定，每年的气位在司天与在泉之位，现据《素问·天元纪大论》《素问·五运行大论》《素问·六元正纪大论》列表6-8。

表 6–8　岁气司天在泉表

年支		子	丑	寅	卯	辰	巳	午	未	申	酉	戌	亥
司天	标	少阴	太阴	少阳	阳明	太阳	厥阴	少阴	太阴	少阳	阳明	太阳	厥阴
	本	热气	湿气	火气	燥气	寒气	风气	热气	湿气	火气	燥气	寒气	风气
在泉	标	阳明	太阳	厥阴	少阴	太阴	少阳	阳明	太阳	厥阴	少阴	太阴	少阳
	本	燥气	寒气	风气	热气	湿气	火气	燥气	寒气	风气	热气	湿气	火气

　　岁气的化生规律是由司天在泉之气上下相临产生的（表 6-9），如《素问·六微旨大论》说："寒湿相遘，燥热相临，风火相值"；《素问·六元正纪大论》说："水土合德""金火合德""火木同德"。

表 6–9　岁气化生规律表

年支	子午	丑未	寅申	卯酉	辰戌	巳亥
司天在泉上下相临	金火合德 燥热相临	湿寒合德 寒湿相遘	火木同德 风火相值	金火合德 燥热相临	水土合德 寒湿相遘	风火同德 风火相值
气化运行	先天	后天	先天	后天	先天	后天
气象与物候	地气肃，天气明，寒交暑，热加燥，云驰雨府，湿化乃行，时雨乃降。水火寒热持于气交而为病始也。热生于上，清生于下，寒热凌犯，而急于中	阴专其政，阳气退避，大风时起，天气下降，地气上腾，原野昏霿，白埃四起，云奔南极，寒雨数至，物成于差夏。黄黑埃昏，流行气交。阴凝于上，寒积于下，寒水胜火，则为冰雹，阳光不治，杀气乃行	天气正，地气扰，风乃暴举，木偃沙飞炎火乃流，阴行阳化，雨乃时应。风热参布，云物沸腾，太阴横流，寒乃时至，凉雨并起	天气急，地气明，阳专其令，炎暑大行，物燥以坚，淳风乃治，风燥横运，流于气交，多阳少阴，云趋雨府，湿化乃敷而泽，燥极乃见，蛰虫不冰，流水清先而劲，毛虫乃死，介虫乃殃，清热之气，持于气交	天气肃，地气静，寒临太虚，阳气不令。寒政大举，泽无阳焰，则火发待时。少阳中治，时雨乃涯，止极雨散，还于太阴，云朝北极，湿化乃布，泽流万物，寒敷于上，雷动于下寒湿之气，持于气交	天气扰，地气正，风生高远，炎热从之，云趋雨府，湿化乃行。风燥火热，胜复更作，蛰虫来见，流水不冰，热病行于下，风病行于上，风燥胜复形于中

年支	子午	丑未	寅申	卯酉	辰戌	巳亥
上应五星	荧惑星、太白星	镇星、辰星	荧惑星、岁星	太白星、荧惑星	辰星、镇星	岁星、荧惑星
政令	政明、令切	政肃、令寂	政严、令扰	政切、令暴	政肃、令徐	政挠、令速
岁谷	丹谷、白谷	黅谷、玄谷、间谷命太	丹谷、苍谷	白谷、丹谷、间谷命太	玄谷、黅谷	苍谷、丹谷、间谷命太
湿化	湿化乃行	寒雨数至	雨乃时应	湿化乃敷	湿化乃布	湿化乃行
发病	民病咳喘，血溢，血泄，鼽嚏，目赤，眦疡，寒厥入胃，心痛，腰痛腹大，嗌干肿上	民病寒湿，腹满，身膜愤，胕肿痞逆，寒厥拘急	民病寒中，外发疮疡内为泄满	民病咳嗌塞，寒热发暴，振溧癃闷	民病寒湿，发肌肉萎，足痿不收，濡泄血溢	热病行于下，风病行于上，风燥行于中

从表 6-9 可以得知，岁气的正常化生作用有：

第一，司天在泉上下相临合德主司全年，司天在泉之气交互，流行气交。这种互交之气，是岁气的重要内容。

第二，土常以生，六气皆能湿化。

第三，司天在泉之气皆可以助长本气所生之谷物。气化运行先天不助间谷，气化运行后天则间气所化之谷得助而大，且能损伤本气所生之虫类。

第四，明确指出岁气受到五大行星顺逆快慢留守视运动的影响。

第五，发病性质皆为六淫，或司天之气发病，或在泉之气发病，或两者合并发病，或间气发病。

六淫除"风火相值""燥热相临"发新感温病外，"寒湿相遘"也能导致"火发待时"，而发新感温病。这对温病学的发展产生了重大影响。岁气虽然由司天在泉之气建构组成，但又与司天在泉之气不同。岁气由司天在泉之气共同组成（岁气中的司天之气与在泉之气、在泉之气与司天之气同时存在），上下交互，流行气交，缺一不可。因为《素问·至真要大论》言："阳之动，始于温，盛于暑；阴之动，始于清，盛于寒……彼春之暖，为夏之暑；彼秋之忿，为冬之怒”，故位于夏暑的司天之气能主上半年之气，位于冬寒的在泉之气能主下半年之气。而司天之气是只位于三之气气位上的客气，在泉之气是只位于终之气气位上的客气。为什么《黄帝内经》要称前半年为天气，后半年为地气呢？笔者从日月五星视运行天象图和足经相应图可以得知，前半年太阳运行在北半球，北半球气温高，天气热，故称初之气至三之气为天之阳、为天气；后半年太阳运行到南半球，北半球气温低，故称四之气至终之气为地之阴、为地气。北半球春夏，则南半球秋冬；北半球秋冬，则南半球春夏。古人习惯称上为南、为热、为夏、为天，下为北、为寒、为冬、为地，故这里所指的上下天地之气交互，实际上指的是南北半球的气体交流。就是说，南北半球气体的横向交流主宰着一年的气候变化，其司天在泉之气是同时存在的。而客气加临主气形成的气体升降交流，则是竖向的交流，两者有一竖一横之妙。司天在泉南北及间气东西气体的交流，可能是产生**厄尔尼诺现象**和**拉尼娜现象**的原因。

四、客主加临

主客加临指天道“天以六为节”之气加临地球大气层内主时之气上的复合作用。主客加临的主要内容是六气司天在泉。

《素问·五运行大论》说：

帝曰：善。论言**天地者，万物之上下，左右者，阴阳之道路**，未知其所谓也。岐伯曰：所谓上下者，**岁**上下见阴阳之所在也。

左右者，诸上见厥阴，左少阴右太阳；见少阴，左太阴右厥阴；见太阴，左少阳右少阴；见少阳，左阳明右太阴；见阳明，左太阳右少阳；见太阳，左厥阴右阳明。所谓**面北而命其位**，言其见也。

帝曰：何谓下？岐伯曰：厥阴在上则少阳在下，左阳明右太阴；少阴在上则阳明在下，左太阳右少阳；太阴在上则太阳在下，左厥阴右阳明；少阳在上则厥阴在下，左少阴右太阳；阳明在上则少阴在下，左太阴右厥阴；太阳在上则太阴在下，左少阳右少阴。所谓**面南而命其位**，言其见也。

上下相遘，寒暑相临，气相得则和，不相得则病。帝曰：气相得而病者何也？岐伯曰：以下临上，不当位也。

帝曰：动静何如？岐伯曰：上者右行，下者左行，左右周天，余而复会也。帝曰：余闻鬼臾区曰：应地者静，今夫子乃言下者左行，不知其所谓也，愿闻何以生之乎？岐伯曰：天地动静，五行迁复，虽鬼臾区其上候而已，犹不能遍明。夫变化之用，天垂象，地成形，七曜纬虚，五行丽地。地者，所以载生成之形类也。虚者，所以列应天之精气也。形精之动，犹根本之与枝叶也，仰观其象，虽远可知也。

这是以北半球人坐明堂面南观日月定左右，中华传统文化绘图是上南下北，所以面南人身左为东、右为西在下，面北人身左为东、右为西在上。（图6-4）

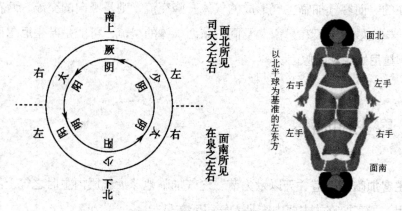

图6-4　司天在泉定位示意图

主气将一年分为初之气、二之气、三之气、四之气、五之气、终之气六步，六步所主六气的顺序是初气为厥阴风木，然后依次是二气少阴君火，三气少阳相火，四气太阴湿土，五气阳明燥金，终气太阳寒水。此顺序和气位都是固定不变的。**客气**六气的顺序是首少阴，然后依次是太阴、少阳、阳明、太阳、厥阴，即二阴、三阴、一阳、二阳、三阳、一阴。这个顺序虽不同于主气六气的顺序，但也是固定不变的。其所变者，乃下临之气位，年年轮转，六年一周期（图6-5和表6-10）。

然后据此而推演主客气的演变。

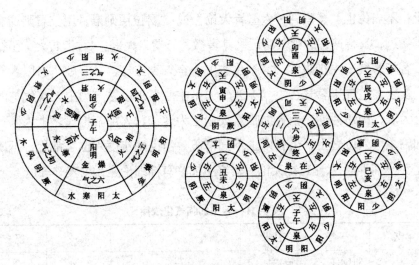

图 6-5　司天在泉主客气演变示意图

表 6-10　客主加临表

	六气	厥阴	少阴	少阳	太阴	阳明	太阳
主气气位	气位	初之气（风季）	二之气（热季）	三之气（火季）	四之气（湿季）	五之气（燥季）	终之气（寒季）
	左右间	左间	右间	司天	左间	右间	在泉
客气气位	子午年	太阳	厥阴	少阴	太阴	少阳	阳明
	丑未年	厥阴	少阴	太阴	少阳	阳明	太阳
	寅申年	少阴	太阴	少阳	阳明	太阳	厥阴
	卯酉年	太阴	少阳	阳明	太阳	厥阴	少阴
	辰戌年	少阳	阳明	太阳	厥阴	少阴	太阴
	巳亥年	阳明	太阳	厥阴	少阴	太阴	少阳
	月份	正月 二月	三月 四月	五月 六月	七月 八月	九月 十月	十一月 十二月
	季节	春		夏	秋		冬

　　《素问·至真要大论》说："六气往复，主岁不常也。"客气加临主气之上，会产生与主气相生、相克、同气、不当位等不同情况。如《素问·至真要大论》说："客主之气，胜而无复也……主胜逆，客胜从，天之道也。"《素问·五运行大论》说："气相得则和，不相得则病""气相得而病者……以下

临上，不当位也"。《素问·六微旨大论》说："君位臣则顺，臣位君则逆。逆则其病近，其害速；顺则其病远，其害微，所谓二火也。"君指君火，臣指相火。客指客气，主指主气。客气生主气、客气克主气，是客胜，当以客气为主。反之，主气生客气、主气克客气，是主胜，当以主气为主。客气与时令相合为顺，相违为逆。相火加临君火之上为逆，君火加临相火之上为顺。客气加临主气六位之上，虽有以上不同情况，但也属年度六位之常化，不属胜复之变。《素问·六元正纪大论》对客主加临有详细论述，见表6-11。

表6-11　客主加临气化规律

年支		子午	丑未	寅申	卯酉	辰戌	巳亥
初之气	气象与物候	地气迁，燥将去，寒乃始，蛰复藏，水乃冰，霜复降，风乃至，阳气郁，民反周密	地气迁，寒乃去，春气正，风乃来，生布，万物以荣，民气条舒，风湿相薄，雨乃后	地气迁，风胜乃摇，寒乃去，候乃大温，草木早荣，寒来不杀	地气迁，阴始凝，气始肃，水乃冰，寒雨化	地气迁，气乃大温，草乃早荣	寒始肃，杀气方重
	发病	风寒为邪	风邪	温病	风湿化热	风火邪	燥风为邪
二之气	气象与物候	阳气布，风乃行，春气以正，万物应荣，寒气时至，民乃和	大火正，物承化，民乃和，湿蒸相薄，雨乃时降	火反郁，白埃四起，云趋雨府，风不胜湿，雨乃零，民乃康	阳乃布，民乃舒，物乃生荣	大凉反至，民乃惨，草乃遇寒，火气遂抑，寒乃始	寒不去，华雪水冰，杀气施行，霜乃降，名草上焦，寒雨数至，阳复化
	发病	风热为邪	热邪	外湿郁火	火邪	外寒热中	寒热为邪
三之气	气象与物候	天政布，大火行，庶类蕃鲜，寒气时至	天政布，湿气降，地气腾，雨乃时降，寒乃随之，感于寒湿	天政布，炎暑至，少阳临上，雨乃涯	天政布，凉乃行，燥热交合，燥极而泽	天政布，寒气行，雨乃降。民病寒，反热中	天政布，风乃时举
	发病	热邪	寒湿邪	火邪	燥热为邪	外寒热中	风火为邪

年支		子午	丑未	寅申	卯酉	辰戌	巳亥
四之气	气象与物候	溽暑至，大雨时至，寒热互至	畏火临，溽蒸化，地气腾，天气否隔，寒风晓暮，蒸热相薄，草木凝烟，湿不流，白露阴布，以成秋令	凉乃至，炎暑间化，白露降。民气和平	寒雨降	风湿交争，风化为雨，乃长，乃化，乃成	溽暑湿热相薄，争于左之上
	发病	湿热为邪	湿热为邪	清凉与湿热为邪	寒湿为邪	风湿化热	湿热为邪
五之气	气象与物候	畏火临，暑反至，阳乃化，万物乃生，乃长荣，民乃康	惨令已行，寒露下，霜乃早降，草木黄落，寒气及体，君子周密	阳乃去，寒乃来，雨乃降，气门乃闭，刚木早凋，民避寒邪，君子周密	春令反行，草乃生荣，民气和	阳复化，草乃长，乃化，乃成，民乃舒	燥湿更胜，沉阴乃布，寒气及体，风雨乃行
	发病	病温	凉燥为邪	寒邪	风燥为邪	热邪	燥湿为邪
终之气	气象与物候	燥令行，余火内格，寒气数举，则霧雾翳。地将易也	寒大举，湿大化，霜乃积，阴乃凝，水坚冰，阳光不治。寒湿推于气交	地气正，风乃至，万物反生，霧露以行	阳气布，候反温，蛰虫来见，流水不冰，民乃康平	地气正，湿令行，阴凝太虚，埃昏效野，民乃惨凄，寒风以至	畏火司令，阳乃大化，蛰虫出见，流水不冰，地气大发，草乃生，人乃舒
	发病	寒燥为邪	寒邪	风寒为邪	病温	寒湿为邪	病温

这种客主加临产生的气象、物候情况，《礼记·月令》也有记载，见表6-12。

表 6–12 《月令》气化规律

四季	十二月	气象与物候	主气
春	孟春正月	行夏令（少阴、少阳），则风雨不时，草木早落（按：落当为荣）	初之气
		行秋令（阳明），则其民大疫，猋风暴雨总至，藜莠、蓬蒿并兴	
		行冬令（太阳），则水潦为败，雪霜大挚，首种不久	
	仲春二月	行夏令，则国乃大旱，暖气早来，虫螟为害	
		行秋令，则某国大水，寒气总至	
		行冬令，则阳气不胜，麦乃不熟	
	季春三月	行夏令，则民多疾疫，时雨不降，山陵不收	二之气
		行秋令，则天多沉阴，淫雨早降	
		行冬令，则寒气时发，草木皆肃	
夏	孟夏四月	行秋令，则苦雨数来，五谷不滋	
		行冬令，则草木早枯，后乃大水，败其城郭	
		行春令（厥阴），则蝗虫为灾，暴雨来格，秀草不实	
	仲夏五月	行秋令，则草木零落，果实早成，民殃于疫	三之气
		行冬令，则雹冻伤谷，道路不通	
		行春令，则五谷晚熟，百螣时起，其国乃饥	
	季夏六月	行秋令，则丘隰水潦，禾稼不熟，乃多女灾	
		行冬令，则风寒不时，鹰隼早鸷	
		行春令，则谷实鲜落	

四季	十二月	气象与物候	主气
秋	孟秋七月	行冬令，则阴气大胜，介虫败谷	四之气
		行春令，其国乃旱，阳气复还，五谷无实	
		行夏令，则国多火灾，寒热不节，民多疟疾	
	仲秋八月	行冬令，则风灾数起，收雷先行，草木早死	
		行春令，则秋雨不降，草木生荣	
		秋月行夏令，其国乃旱，蛰虫不藏，五谷复生	
	季秋九月	行冬令，土地分裂	五之气
		行春令，则暖风来至，民气解惰	
		行夏令，其国大水，冬藏殃败，民多鼽嚏	
冬	孟冬十月	行春令，则冻闭不密，地气上泄	
		行夏令，则国多暴风，方冬不寒，蛰虫复出	
		冬月行秋令，则雪霜不时	
	仲冬十一月	行春令，则蝗虫为败，水泉咸竭，民多疥疬	终之气
		行夏令，其国乃旱，氛雾冥冥，雷乃发声	
		行秋令，则天时雨汁，瓜瓠不成	
	季冬十二月	行春令，则胎夭多伤，国多固疾，命之曰逆	
		行夏令，则水潦败国，时雪不降，冰冻消释	
		行秋令，则白露早降，介虫为妖	

　　客气与主气之间，只有胜气，没有复气，主胜客为逆，客胜主为顺。如《素问·至真要大论》说："客主之胜复奈何？岐伯曰：客主之气，胜而无复也。帝曰：其逆从何如？岐伯曰：主胜逆，客胜从，天之道也。"见表6-13。

表 6–13　客主相胜表

客主之胜		客胜	主胜
少阴	司天	衄嚏颈项强，肩背督热，头痛少气，发热耳聋目瞑，甚则胕肿血溢，疮疡咳喘	心热烦躁，甚则胁痛支满
	在泉	腰痛，尻股膝髀腨骱足病，瞀热以酸，胕肿不能久立，溲便变	厥气上行，心痛发热，鬲中，众痹皆作，发于胠胁，魄汗不藏，四逆而起
	治则	以咸补之，以甘泻之，以咸收之	其泻以甘，其补以咸
太阴	司天	首面胕肿，呼吸气喘	胸腹满，食已而瞀
	在泉	足痿下重，便溲不时，湿客下焦，发而濡泻，及为肿、隐曲之疾	寒气逆满，食饮不下，甚则为疝
	治则	以甘补之，以苦泻之，以甘缓之	其泻以苦，其补以甘
少阳	司天	丹胗外发，及为丹熛疮疡，呕逆喉痹，头痛嗌肿，耳聋血溢，内为瘛疭	胸满咳仰息，甚而有血，手热
	在泉	腰腹痛而反恶寒，甚则下白、溺白	热反上行而客于心，心痛发热，格中而呕
	治则	以咸补之，以甘泻之，以咸软之	其泻以甘，其补以咸
阳明	司天	清发内余，则咳嗌塞	心鬲中热，咳不止，血出者死
	在泉	清气动下，少腹坚满而数便泻	腰重腹痛，少腹生寒，下为鹜溏，则寒厥于肠，上冲胸中，甚则喘不能久立
	治则	以酸补之，以辛泻之，以苦泄之	其泻以辛，其补以酸
太阳	司天	胸中不利，出清涕，感寒则咳	喉嗌中鸣
	在泉	寒复内余，则腰尻痛屈伸不利，股胫足膝中痛	同客气
	治则	以苦补之，以咸泻之，以甘坚之，以辛润之	其泻以咸，其补以苦

客主之胜		客胜	主胜
厥阴	司天	耳鸣掉眩，甚则咳	胸胁痛，舌难以言
	在泉	大关节不利，内为痉强拘瘈，外为不便	筋骨繇并，腰腹时痛
	治则	以辛补之，以酸泻之，以甘缓之	其泻以酸，其补以辛

治疗客主之胜，当以平和为主。如《素问·六元正纪大论》说："天气反时，则可依时，及胜其主则可犯，以平为期，而不可过，是谓邪气反胜者。故曰无失天信，无逆气宜，无翼其胜，无赞其复，是谓至治。"张景岳注："天气即客气，时即主气，客气与主气不合，称为反时，反时者可以从主气。"客主之间的关系，就是日地之间的关系。太阳为天，地球为地，太阳运动形成客气，地球运动形成主气，所以客气又称天气，主气又称地气。前文我们阐述过，天气的最冷时在太阳运行到南回归线的冬至点，由于黄赤交角和地球自转的原因，使地气的最冷时间滞后于大寒点。以致天地之气间就差"凡三十度而有奇"。就是说，天气的春夏秋冬与地气的春夏秋冬相差"凡三十度而有奇"（《素问·至真要大论》），指阴阳合历。

岐伯曰：位有终始，气有初、中，上下不同，求之亦异也……帝曰：何谓初、中？岐伯曰：初**凡三十度而有奇**，中气同法。帝曰：初、中何也？岐伯曰：所以分天地也。……初者地气也，中者天气也。帝曰：其升降何如？岐伯曰：气之升降，天地之更用也。……升已而降，降者谓天；降已而升，升者地。天气下降，气流于地；地气上升，气腾于天。故高下相召，升降相因，而变作矣。（《素问·六微旨大论》）

王冰注："气之初，天用事。天用事，则地气上腾于太虚之内。气之中，地气主之。地气主之，则天气下降于有质之中。"地气上升，气腾于天，故曰天气用事。天气下降，气流于地，故曰地气主之。这里非常重要，将六气中的每一气中分为初、中两段，则初、中各为"凡三十度而有奇"。为什么要将一气分为初、中两部分呢？《素问》讲得很清楚，因为每一气之中包含天气和地气两部分，为了区分天地阴阳二气。每一气之中包括天气和地气，所以《素问·至真要大论》说："天地合气，六节分而万物化生矣。"日地之间形成的上下升降运动，是竖向的气流运动。而客气中司天在泉形成的上下升降运动，是南北东西横向的气流运动。这一横一竖就形成了一年中复杂的气候变化。天气始于冬至子时，地气差后"凡三十度而有奇"始于大寒丑时。这种天地之气的六分法，正是同岁会、同天符的发生时间。同岁会为辛丑、辛未、癸卯、癸酉、癸巳、癸亥六年，同天符为甲辰、甲戌、庚午、庚子、壬申、壬寅六年。同天符者是天气六步之分，故以"天开于子"为始点六分之。同岁会者是地气六步之分，故以"地辟于丑"为始点六分之。由上述可知，子丑两点和午未两点是天地二气的最冷点和最热点，于是就出现了十二地支的六合现象，即子与丑合、寅与亥合、卯与戌合、辰与酉合、巳与申合、午与未合。凡相合者，温度大致相同（见十二辰次六合图）。这也是周年日道十二辰右行与斗建、十二次左行的六合现象。《协纪辨方书·本原·六合》说："考原曰六合者，以月建与月将（指太阳）教相合也。如正月建寅，月将在亥，故寅与亥合。"正月太阳由子宫到亥宫，故太阳在亥，余类推。按：前文讲到的十二地支三合局，即子辰申合、丑巳酉合、寅午戌合、卯未亥合，是日月的位相相同者，《黄帝内经》称为岁气会同年。此处的十二地支六合局，则是月建与日月会的相合，即凡相合者，其气同或相似。据此，六合、三合说便产生了古代属相合婚之说。属相与十二地支的配合是：子鼠、丑牛、寅虎、卯兔、辰龙、巳蛇、午马、未羊、申猴、酉鸡、戌狗、亥猪。由于子辰申合，即属鼠之人与属龙、猴之人婚配，两人性格爱好略同，能合得来，故是吉婚。又因子与丑合，故属鼠之人与属牛之人婚配，吉；午与未合，故属马之人与属羊之人婚配，吉；卯与戌合，故属狗之人与属兔之人婚配，吉。余皆依此类推。说明属相配婚有一定的科学道理，是一种最佳配合选择，并非无稽之谈，不是迷信。虽然是最佳的配合选择，但不是唯一的选择。

所谓"凡三十度而有奇"是指太阳回归年365—366日言的。

（一）六气胜复

胜复之作有五运胜复和六气胜复之分。六气胜复属于客气所变范畴，客气依岁气而定，岁气分上半年为天气，下半年为地气，而胜气发生在上半年，复气发生在下半年，所以也属于岁气之变。上半年以司天之气为主，下半年以在泉之气为主，所以胜复之气也发生于司天在泉。上半年有胜气，下半年必有复气，无胜则无复。若无胜复自制的调和作用，就会发生损害而伤生。如《素问·六元正纪大论》说："夫六气正纪，有化有变，有胜有复……"《素问·至真要大论》说："初气终三气，天气主之，胜之常也；四气尽终气，地气主之，复之常也。有胜则复，无胜否。"就是说，天气所主是胜气常见的时位，地气所主是复气常见的时位。但是"胜有微甚，复有少多"，所以说"胜复之变"有早晚，"胜复之作，动不当位，或后时而至"。这是因为"气之生与其化，衰盛异也"，大概早晚差"凡三十度而有奇"，就是说，胜复之气虽有常见的时位，却不一定都发生丁所主时位。"时有常位，而气无必也"，此之谓也。胜气发生的时候，复气就已萌始，胜气尽而复气发作。胜复之变，随气之盛衰，可反复发作。所以说"胜至则复，无常数也，衰乃止耳。复已而胜，不复则害""胜至已病，病已愠愠，而复已萌也。夫所复者，胜尽而起，得位而甚，胜有微甚，复有少多，胜和而和，胜虚而虚，天之常也"，说明复气是对胜气系统的自调节反映。胜复的传变规律，如《素问·五运行大论》说："气有余，则制已胜，而侮所不胜；其不及，则己所不胜，侮而乘之，己所胜轻而侮之；侮反受邪，侮而受邪，寡于畏也"。以木为例，如木胜则克土，而侮金，土之子金受侮极反成复气。木不足，则金成胜气，而木之子火成为复气。《素问·六元正纪大论》载，"天地之气，盈虚何如？岐伯曰：天气不足，地气随之，地气不足，天气从之……上胜则天气降而下，下胜则地气迁而上，多少而差其分，微者小差，甚者大差，甚则位易气交易，则大变生而病作矣。大要曰：甚纪五分，微纪七分，其差可见。"胜气，盛也，"太过则其至先……太过者化先天"。不但先至，且至而不去，会影响到其后面的气位，如《素问·至真要大论》说："胜复之作，动不当位，或后时而至"。盛微小差，盛甚大差，小差者七分，大差者五分。一回归年分天气三气和地气三气共六气。一回归年 365—366 天，七分之约为 52 天，影响到后面相邻的一个气位；五分之约为 72 天，可影响到后面相邻的两个气位，加上本气位为三个气位，所谓天气三位、地气三位也。《素问·六元正纪大论》说："太者之至徐而常，少者暴而亡。"就是说，胜甚者徐缓**而时间长**，胜微者急暴而很快消失。复气也如此。

在泉的地气不足，则司天的天气有余而胜，天气胜则降下，气流于地，于是在泉的地三气"俱病"，就以地三气为其病名。司天的天气不足，则在泉的地气有余而胜，地气胜则上升，气腾于天，于是司天的天三气"俱病"，就以天三气为其病名。这就是所谓的"位易气交易"，是对有胜气而复气未发而言的。若复气发生，则不论上胜与下胜，其病名都根据复气的性质来定。如《素问·至真要大论》说："上胜而下俱病者，以地名之；下胜而上俱病者，以天名之。所谓胜至，报气屈伏而未发也。复至，则不以天地异名，皆如复气为法也。"

天气与地气的升降，是气候变化的根源，也是万物生死的根源。

岐伯曰：气之升降，天地之更用也。帝曰：愿闻其用何如？岐伯曰：升已而降，降者谓天，降已而升，升者谓地。天气下降，气流于地，地气上升，气腾于天。故高下相召，升降相因，而变作矣。帝曰：善。寒湿相遘，燥热相临，风火相值，其有闻乎？岐伯曰：气有胜复，胜复之作，有德有化，有用有变，变则邪气居之。帝曰：何谓邪乎？岐伯曰：夫物之生，从于化，物之极，由乎变，变化之相薄，成败之所由也。故气有往复，用有迟速，四者之有，而化而变，风之来也。帝曰：迟速往复，风所由生，而化而变，故因盛衰之变耳。成败倚伏游乎中，何也？岐伯曰：成败倚伏，生乎动，动而不已，则变作矣。（《素问·六微旨大论》）

寒湿相遘，指太阳太阴的司天在泉。燥热相临，指阳明少阴的司天在泉。风火相值，指厥阴少阳的司天在泉。六气的往来产生气流，形成风。气流的快慢大小，决定着风的快慢大小，客气加临主气形成的是上下升降的竖向气流，客气司天三气和在泉三气形成的是南北东西横向气流。胜复之气发生在司天三气与天气及在泉三气与地气之间，所以胜复之气形成的是南北东西的横向气流，此八风所成也。据《素问·六元正纪大论》，胜复之气发生的作用灾病规律可列于表 6-14，以说明之。

表 6-14　六气胜克施化

	厥阴	少阴	太阴	少阳	阳明	太阳
六气之用	厥阴风化，施于太阳	少阴热化，施于阳明	太阴雨化，施于太阳	少阳火化，施于阳明	阳明燥化，施于厥阴	太阳寒化，施于少阴
六气之变	飘怒（木胜），太凉（金复）	太暄（火胜），寒（水复）	雷霆骤注（土胜），烈风（木复）	飘风燔燎（火胜），霜凝（水复）	散落（金胜），温（火复）	寒雪冰雹（水胜），白埃（土复）
病候	里急，支病，緛戾，胁痛，呕泄	疡胗身热，惊惑，恶寒战栗，谵妄，悲妄，蚘蚘，语笑	积饮否隔，畜满，中满，霍乱，吐下，重，胕肿	嚏呕，疮疡，惊躁，瞀昧，暴病，喉痹，耳鸣，呕涌，瞤瘛，暴注，瞤瘛，暴死	浮虚，鼽，尻阴股膝髀腨胻足病，皴揭，鼽嚏	屈伸不利，腰痛，寝汗，痉，流泄

关于六气之胜，《素问·六元正纪大论》说："风胜则动，热胜则肿，燥胜则干，寒胜则浮，湿胜则濡泄，甚则水闭胕肿，随气所在以言其变耳"。

六气胜复的治则是，"气之胜也，微者随之，甚者制之；气之复也，和者平之，暴者夺之。皆随胜气，安其屈伏，无问其数，以平为期，此其道也"。

《素问·至真要大论》对胜气称"××之胜"，对复气称"××之复"，即以三阴三阳称胜复之气，说明胜复之气病在标，而不在本（表6-15）。

表 6-15　六气胜复表

三阴三阳		厥阴	少阴	太阴	少阳	阳明	太阳
胜气	气象、物候、病候	耳鸣头眩，愦愦欲吐，胃鬲如寒，大风数举，倮虫不滋，胠胁气并，化而为热，小便黄赤，胃脘当心而痛，上支两胁，肠鸣飧泄，少腹痛，注下赤白，甚则呕吐，膈咽不通	心下热善饥，齐下反动，气游三焦。火暑至，木乃津，草乃萎。呕逆躁烦，腹满痛溏泄，传为赤沃	火气内郁，疮疡于中，流散于外，病在胠胁，甚则心痛热格，头痛，喉痹，项强。独胜则湿气内郁，寒迫下焦，痛留顶，互相眉间，胃满。雨数至，燥化乃见，少腹满，腰脽重强，内不便，善注泄，足下温，头重足胫胕肿，饮发于中，胕肿于上	热客于胃，烦心心痛，目赤欲呕，呕酸善饥，耳痛溺赤，善惊谵妄，暴热消烁，草萎水涸，介虫乃屈，少腹痛，下沃赤白	清发于中，左胠胁痛溏泄，内为嗌塞，外发㿗疝，大凉肃杀，华英改容，毛虫乃殃，胸中不便，嗌塞而咳	凝溧且至，非时水冰，羽乃后化。痔疟发，寒厥入胃，则内生心痛，阴中乃疡，隐曲不利，互引阴股，筋肉拘苛，血脉凝泣，络满变色，或为血泄，皮肤否肿，腹满食减，热反上行，头项囟顶脑户中痛，目如脱，寒入下焦，传为濡泻
	治则	治以甘清，佐以苦辛，以酸泻之	治以辛寒，佐以苦咸，以甘泻之	治以咸热，佐以辛甘，以苦泻之	治以辛寒，佐以甘咸，以甘泻之	治以酸温，佐以甘辛，以苦泄之	治以甘热，佐以辛酸，以咸泻之

三阴三阳		厥阴	少阴	太阴	少阳	阳明	太阳
复气	气象、物候、病候	少腹坚满，里急暴痛，偃木飞沙，倮虫不荣。厥心痛，汗发呕吐，饮食不入，入而复出，筋骨掉眩清厥，甚则入脾，食痹而呕。冲阳绝，死不治	燠热内作，烦躁鼽嚏，少腹绞痛。火见燔焫，嗌燥，分注时止，气动于左，上行于右，咳，皮肤痛，暴瘖心痛，郁冒不知人，乃洒淅恶寒，振栗谵妄，寒已而热，渴而欲饮，少气骨痿，隔肠不便，外为浮肿，哕噫，赤气后化，流水不冰，热气大行，介虫不复，病痱胗胕疮疡，痈疽痤痔，甚则入肺，咳而鼻渊。天府绝，死不治	湿变乃举，体重中满，食饮不化，阴气上厥，胸中不便，饮发于中，咳喘有声。大雨时行，鳞见于陆。头顶痛重，而掉瘛尤甚，呕而密默，唾吐清液，甚则入肾，窍泻无度。太溪绝，死不治	大热将至，枯燥燔焫，介虫乃耗。惊瘛咳衄，心热烦躁，便数憎风，厥气上行，面如浮埃，目乃瞤瘛，火气内发，上为口糜呕逆，血溢血泄，发而为疟，恶寒鼓栗，寒极反热，嗌络焦槁，渴引水浆，色变黄赤，少气脉萎，化而为水，传为胕肿，甚则入肺，咳而血泄。尺泽绝。死不治	清气大举，森木苍干，毛虫乃厉。病生胠胁，气归于左，善太息，甚则心痛痞满，腹胀而泄，呕苦咳哕，烦心，病在膈中，头痛，甚则入肝，惊骇筋挛。太冲绝，死不治	厥气上行，水凝雨冰，羽虫乃死。心胃生寒，胸膈不利，心痛否满，头痛善悲，时眩仆，食减，腰脽反痛，屈伸不利，地裂冰坚，阳光不治，少腹控睾，引腰脊，上冲心，唾出清水，及为哕噫，甚则入心，善忘善悲。神门绝，死不治

三阴三阳		厥阴	少阴	太阴	少阳	阳明	太阳
复气	治则	治以酸寒，佐以甘辛，以酸泻之，以甘缓之	治以咸寒，佐以苦辛，以甘泻之，以酸收之，以辛苦发之，以咸软之	治以苦热，佐以酸辛，以苦泻之，燥之泄之	治以咸冷，佐以苦辛，以咸软之，以酸收之，辛苦发之，发不远热，无犯温凉	治以辛温，佐以苦甘，以苦泄之，以苦下之，以酸补之	治以咸热，佐以苦辛，以苦坚之

（二）五运胜复

五运胜复规律不同于六气胜复规律。六气胜复详见于《素问·六元正纪大论》《素问·至真要大论》，胜气发生于前半年，复气发生于后半年，前半年有胜气，后半年必有复气，甚则有"位易气交易"之变。五运胜复详见于《素问·气交变大论》，不分上下半年。如木运不及，所不胜之金气成为胜气，木之子火气成为复气。

木不及……春有惨凄残贼之胜，则夏有炎暑燔烁之复。（《素问·气交变大论》）

木不及，燥金胜，春行秋令，故有"惨凄残贼"之象。木之子为火，火克金，故夏有火气之复。由此可知，在不及年发生胜复之变，胜复之气总是相继发生，前运有胜气，相邻后一运必有复气。太过之年又不同于此，如木运太过，则本气之气为胜气，所不胜之金气成为复气，且不是相继发生。五运胜复的规律，是本气与所生及所不胜之气间的关系，本气不及，所不胜之气为胜气，所生为复气，本气太过而胜，所不胜之气为复气。五运胜复没有"气交易"之说，但必与上应五星有关，"岁运太过，畏星失色而兼其母，不及，则色兼其所不胜"。现据《素问·气交变大论》《素问·五常正大论》《素问·六元正纪大论》列于表6-16。

表 6-16 五运胜复表

五运	木运		火运		土运		金运		水运	
	太过	不及	太过	不及	太过	不及	太过	不及	太过	不及
性质	木胜	金胜	火胜	水胜	土胜	木胜	金胜	火胜	水胜	土胜
胜气 气象、物候、病候	春,风气流行,脾土受邪。民病飧泄食减,体重烦冤,肠鸣腹支满,甚则忽忽善怒,眩冒巅疾。化气不政,生气独治,云物飞动,草木不宁,甚而摇落,反胁痛而吐甚,冲阳绝者死不治。四维发振拉飘腾之变,其变振拉摧拔。	春,燥乃大行,生气失应,草木晚荣,肃杀而甚,则刚木辟著,悉萎苍干,眩冒巅疾。民病中清,胠胁痛,少腹痛,肠鸣溏泄,凉雨时至。其谷苍。病内舍胠胁,外在关节。春有惨凄残贼之胜。	夏炎暑流行,肺金受邪。民病疟,少气,咳喘,血溢血泄注下,嗌燥耳聋,中热肩背热。甚则胸中痛,胁支满胁痛,膺背肩胛间痛,两臂内痛,身热骨痛而为浸淫。收气不行,长气独明,雨水霜寒,大渊绝者死不治。	夏,寒乃大行,长政不用,物荣而下,凝惨而甚,则阳气不化,乃折荣美。民病胸中痛,胁支满,两胁痛,膺背肩胛间及两臂内痛,郁冒朦昧,心痛暴喑,胸腹大,胁下与腰背相引而痛,甚则屈不能伸,髋髀如别。病内舍膺胁,外在经络。	长夏雨湿流行,肾水受邪。民病腹痛,清厥,意不乐,体重烦冤。甚则肌肉萎,足痿不收,行善瘈,脚下痛,饮发中满,食减,四肢不举。变生得位,脏气伏,化气独治之,泉涌河衍,涸泽生鱼,死不治。四维发埃昏骤注之变,飘骤崩溃。	四维风凓乃大行,发振拉,化气不令,草木荣美,秀而不实,成而粃也。民病飧泄,霍乱,体重腹痛,筋骨繇复。肌肉瞤酸,善怒,举事不时,实不善怒,其病内舍心腹,外在肌肉四肢。	秋,燥气流行,肝木受邪。民病两胁下少腹痛,目赤痛眦疡,耳无所闻。肃杀而甚,则体重烦冤,胸痛引背,两胁满且痛引少腹。收气峻,生气下,草木敛,苍干凋陨,病反暴痛,胠胁不可反侧,咳逆甚而血溢,太冲绝者死不治。	夏,炎烁燔燎,炎火乃行,长气乃用,庶物以茂,燥烁以行,民病肩背瞀重,鼽嚏,血便注下,收气乃后。其谷坚芒。病内舍膺胁肩背,外在皮毛。炎光赫烈。	寒乃流行,邪害心火。民病身热烦心,躁悸,阴厥,上下中寒,谵妄,心痛,寒疾至,甚则腹大胫肿,喘咳,寝汗出,憎风,神门脉绝者死不治。有惨凄凝冽,其变冰雪霜雹。	四维发埃昏骤注之,湿乃大行,长化乃反用,其化乃速,暑雨数至,民病腹满,身重,濡泄,寒疡流水,腰股痛发,腘腨股膝不便,烦冤,足痿清厥,脚下痛,甚则胕肿,肾气不衡,气不政,其病内舍腰脊骨髓,外在溪谷踹膝。
五星	上应岁星	上应太白星	上应荧惑星	上应辰星、荧惑星	上应镇星	上应岁星、镇星	上应太白星	上应荧惑星、太白星	上应辰星、荧惑星	上应镇星、辰星

五运	木运		火运		土运		金运		水运	
性质	太过	不及	太过	不及	太过	不及	太过	不及	太过	不及
	金复	火复	水复	土复	木复	金复	火复	水复	土复	木复
气象、物候、病候、病气、复气	摇落，反胁痛而吐，甚。秋气劲切，草木凋零，邪乃伤肝，秋有霜雾露之复。	夏，炎暑流行，湿性燥，柔脆草木焦槁，下体再生，华实齐化。病寒热疮疡疿胗痈痤，其谷不成，咳而鼽，其主飞蠹蛆雉，乃为雷霆。	雨水霜寒，时见凝惨，甚则雨水霜雹切寒，伤心。冰雹霜雪杀物，邪伤心。	埃郁，大雨且至，黑气乃辱。病溏泄，食饮不下，寒中，肠鸣，泄注，腹痛，暴挛痿痹，足不任身，青乃不时有，埃昏大雨之复。埃郁，其主骤注，雷霆震惊，沉霒淫雨。	风雨大至，鳞虫病，土崩溃，见干陆，腹满，溏泄，肠鸣，反下，甚。大风迅至，邪伤脾，不时有飘荡振拉之复。	秋肃杀霖霪，收政严峻，名木苍凋，胸胁暴痛，下引少腹，善太息，食少失味，苍谷乃损。苍谷乃损，其主败折虎狼，清气乃用，生政乃辱。	喘咳逆气，肩背痛，尻阴股膝髀腨胻足皆病，气客于胃，长气乃救，大火流，炎烁且至，暑雨数至，暑燔烁肺，暑燔烁之复。	秋有雾雨零至，乃冰雪霜雹杀物，阴厥且格，阳反上行，头脑户痛，延及囟顶，发热，丹谷不成，民病口疮，甚则心痛。鳞伏彘鼠，脏气早至，乃生大寒。	大雨下降，埃雾朦郁，埃昏气交，大雨时降。邪伤肾，时有埃昏大雨之复。	不时有飘荡振拉，暴发。大风暴发，草偃木零，不鲜，面色时变，筋骨并辟，肉瞤瘛，目视，物疏璺，肌肉胗发，气并鬲中，痛于心腹，黄气乃损，其谷不登，毛虫不显孤貉，变化不藏，上应岁星。
五星	上应太白星	上应荧惑星、太白星	上应辰星	上应镇星、辰星	上应岁星	上应太白星、岁星	上应荧惑星	上应辰星	上应镇星	上应岁星
灾处	东方、肝、管三		南方、心、管九		四维、脾、管四维		西方、肺、管七		北方、肾、管一	

五、六气的开始时间

大凡推演理论，必须首先建立一个始点，始点的正确与否决定了推演的成败。就五运六气推演的始点，目前广为热议的学术观点主要有《黄帝内经》的正月朔日说和后世的大寒说、立春说三种，本文将逐一剖析这些观点的理论源流。综观而论，《黄帝内经》正月朔日说是正确的六气开始时间。

（一）《黄帝内经》正月朔日说

《黄帝内经》从五个方面论述了六气开始于正月朔旦时刻。

1. "正月朔日说"源出

《黄帝内经》明确提出六气始于农历每年的正月初一。

《素问·六元正纪大论》说："夫六气者，行有次，止有位，故常以**正月朔日平旦视之，睹其位而知其所在矣。运有余，其至先；运不及，其至后。此天之道，气之常也。运非有余，非不足，是谓正岁，其至当其时也。**"经文明确指出，六气的次序和气位要以"正月朔日"为始点。故以正月朔日为正岁的起始时刻，是《黄帝内经》原文给出的标准答案。"正月朔日"是阴阳合历，日月合朔（历朔有31年周期），然后分道扬镳。太阳主寒温，月亮主风雨，故预测多用阴阳合历，多从"正月朔日"开始（见《灵枢·岁露论》和《灵枢·九宫八风》）。

这段经文先讲太阳历六气，后讲太阴历朔望月五运有太过、不及、平气三气。而"正月朔日"属阴阳合历。

经文说得明确，六气开始于每年的**"正月朔日平旦"**，从年来说是"正月朔日"，即正月初一，属于阴阳合历年，而"平旦"则是指每日太阳视运动，《黄帝内经》多次言之。如《灵枢·卫气》说人气运行"以平旦为纪，以夜尽为始"。在人身中，气血在经脉的流动中，也是"以日之加于宿上，一日一夜与天地同纪"。《素问·脉要精微论》中说脉诊也开始于平旦，谓："诊法常以平旦，阴气未动，阳气未散，饮食未进，经脉未盛，络脉调匀，气血未乱，故乃可诊有过之脉。"《素问·平人气象论》称这一脉象的人是"平人"，谓："人一呼脉再动，一吸脉亦再动，呼吸定息，脉五动，闰以太息，命曰平人。平人者，不病也。"但是，每日的"平旦"却在不停地变化，有**寅、卯、辰**之差，并非每日"平旦"都出于寅时。冬至"平旦"出于辰时（北京日出时间是 7:30），夏至"平旦"出于寅时（北京日出时间是 4:30），所以要"睹其位而知其所在"。但"正月朔日平旦"是固定在"正月朔日"的，因为每日昼夜长短不一，故谓有有余与不及。且每日的气位要有天地之分，《素问·六微旨大论》说："天气始于甲，地气治于子，子甲相合，命曰岁立，谨候其时，气可与期。"子指天道太阳南北回归线视运动，永恒不变而定位。甲乙属东方，甲指始春。《素问·六节藏象论》说"求其至也，皆归始春"。大寒在丑，属亥、子、丑冬三月时间，无论如何"天气始于甲"不会在大寒丑时。《素问·六微旨大论》说："日行一周，天气始于一刻，日行再周，天气始于二十六刻，日行三周，天气始于五十一刻，日行四周，天气始于七十六刻，日行五周，天气复始于一刻，所谓一纪也。是故寅午戌岁气会同，卯未亥岁气会同，辰申子岁气会同，巳酉丑岁气会同，终而复始。"因为每日"平旦"时间不同，而日 4 年闰 1 日，故有子丑寅卯或寅卯辰巳等 4 时周期说，所谓"六气始终"有"早宴"也。也就是说"正月朔日平旦"是有 4 年周期变化的，不可不知。《素问·六微旨大论》说：

甲子之岁，初之气，天数始于水下一刻，终于八十七刻半；二之气，始于八十七刻六分，终于七十五刻；三之气，始于七十六刻，终于六十二刻半；四之气，始于六十二刻六分，终于五十刻；五之气，始于五十一刻；终于三十七刻半；六之气，始于三十七刻六分，终于二十五刻，所谓初六，天之数也。

乙丑岁，初之气，天数始于二十六刻，终于一十二刻半；二之气，始于一十二刻六分，终于水下百刻；三之气，始于一刻，终于八十七刻半；四之气，始于八十七刻六分，终于七十五刻；五之气，始于七十六刻，终于六十二刻半；六之气，始于六十二刻六分，终于五十刻，所谓六二，天之数也。

丙寅岁，初之气，天数始于五十一刻，终于三十七刻半；二之气，始于三十七刻六分，终于二十五刻；三之气，始于二十六刻，终于一十二刻半；四之气，始于一十二刻六分，终于水下百刻；五之气，始于一刻，终于八十七刻半；六之气，始于八十七刻六分，终于七十五刻，所谓六三，天之数也。

丁卯岁，初之气，天数始于七十六刻，终于六十二刻半；二之气，始于六十二刻六分，终于五十刻；三之气，始于五十一刻，终于三十七刻半；四之气，始于三十七刻六分，终于二十五刻；五之气，始于二十六刻，终于一十二刻半；六之气，始于一十二刻六分，终于水下百刻，所谓六四，天之数也。

次戊辰岁，初之气，复始于一刻，常如是无已，周而复始。

就是说，

甲子年"正月朔日平旦"初之气始于水下1刻，

乙丑年"正月朔日平旦"初之气始于水下26刻，

丙寅年"正月朔日平旦"初之气始于水下51刻，

丁卯年"正月朔日平旦"初之气始于水下76刻，

戊辰年"正月朔日平旦"初之气复始于水下1刻。

《灵枢·卫气行》说：

是故一日一夜，水下百刻，二十五刻者，半日之度也……水下一刻，人气在太阳；水下二刻，人气在少阳；水下三刻，人气在阳明；水下四刻，人气在阴分。水下五刻，人气在太阳；水下六刻，人气在少阳；水下七刻，人气在阳明；水下八刻，人气在阴分。水下九刻，人气在太阳；水下十刻，人气在少阳；水下十一刻，人气在阳明；水下十二刻，人气在阴分。水下十三刻，人气在太阳；水下十四刻，人气在少阳；水下十五刻，人气在阳明；水下十六刻，人气在阴分。水下十七刻，人气在太阳；水下十八刻，人气在少阳；水下十九刻，人气在阳明；水下二十刻，人气在阴分。水下二十一刻，人气在太阳；水下二十二刻，人气在少阳；水下二十三刻，人气在阳明；水下二十四刻，人气在阴分。水下二十五刻，人气在太阳，此半日之度也。从房至毕一十四舍，水下五十刻，日行半度；从昴至心，亦十四舍，水下五十刻，终日之度也。日行一舍，水下三刻与七分刻之四。大要常以日之加于宿上也，人气在太阳，是故日行一舍，人气行三阳行与阴分，常如是无已，天与地同纪……终而复始，一日一夜水下百刻而尽矣。

人气行"三阳一阴"的情况见表6-17。

表 6-17 人气行"三阳一阴"

人气		在太阳	在少阳	在阳明	在阴分
水下刻数	昼	1	2	3	4
		5	6	7	8
		9	10	11	12
		13	14	15	16
		17	18	19	20
		21	22	23	24
		25			
			26	27	28
		29	30	31	32
		33	34	35	36
		37	38	39	40
		41	42	43	44
		45	46	47	48
		49	50		
	夜			51	52
		53	54	55	56
		57	58	59	60
		61	62	63	64
		65	66	67	68
		69	70	71	72
		73	74	75	
					76
		77	78	79	80
		81	82	83	84
		85	86	87	88
		89	90	91	92
		93	94	95	96
		97	98	99	100
		1 刻	26 刻	51 刻	76 刻

2. 一年之六气论

五运六气基本理论的要点是推算五运和六气，其基本条件是明确设立一个推演始点，因六气必须是在一年之中的六气，故其始点必须符合既是年首又是春季之首的条件。《素问·至真要大论》说："初气终三气，天气主之；四气尽终气，地气主之。"《素问·六元正纪大论》又说："岁半以前，天气主之；岁半以后，地气主之。"说明六气必须是在一年之中的。

六气的始点具有天文背景，应从一年的"正月朔日"开始，不可能跨越年度到大寒节，这是"天之道，气之常"。

3. 子甲相合，命曰岁立

五运六气纪时以60甲子历，用天干地支表示，而天干地支具有天时阴阳之义，如《说文解字》有明确阐释。

子：十一月阳气动，万物滋，人以为称。象形。古文从巛，象发也。籀文从囟，有发、臂、胫，在几上也。

丑：丑，纽也。十二月，万物动，用事。象手之形。时加丑，亦举手时也。

寅：寅，髌也。正月，尚气动，去黄泉，欲上出，阴尚彊，象宀不达，髌寅于下也。

卯：冒也，二月万物冒地而出。象开门之形，故二月为天门。

辰：震也。三月阳气动，雷电振，民农时也。物皆生。从乙、匕，象芒达；厂，声也；辰，房星，天时也；从二，二，古文上字。

巳：已也。四月阳气已出，阴气已藏，万物见，成文章。故巳为蛇，象形。

午：牾也。五月阴气午逆阳，冒地而出。此与矢同意。

未：味也，六月滋味也。五行，木老于未，象木重枝叶也。

申：神也。七月，阴气成，体自申束。从臼，自持也。吏臣铺时听事，申（辅）旦政也。

酉：就也。八月黍成，可为（酎）酒。象古文酉之形。

戌：灭也。九月阳气微，万物毕成，阳下入地也。五行，土生于戌，盛于戌。从戊含一。

亥：荄也。十月微阳起，接盛阴。从二，二，古文上字；一人男，一人女也。从乙，象怀子咳咳之形……古文为亥，与豕同。亥而生子，复从一起。

十二地支表示的是天道太阳南北回归线视运动的阴阳变化之相位状态，这里用的是阴阳合历——农历，是面南观日月授时的，与北斗没有关系。11月子月冬至太阳运动到南回归线是天道最冷之时，成终成始，也是太阳返回北回归线的开始而一阳来复，故云"阳气动，万物滋"，即阳气来复藏于下而万物开始萌蘖于下。而12朔望月则用阴阳合历——农历，故正月在寅。

甲：东方之孟，阳气萌动。从木，戴孚甲之象。一曰人头宜为甲，甲象人头。

乙：象春草木冤曲而出，阴气尚强，其出乙乙也。与丨同意。乙承甲，象人颈。

丙：位南方，万物成，炳然。阴气初起，阳气将亏，从一入门，一者，阳也。丙承乙，象人肩。

丁：夏时万物皆丁实。象形。丁承丙，象人心。

戊：中宫也。象六甲五龙相拘绞也。戊承丁，象人胁。

己：中宫也。象万物辟藏诎之形也。己承戊，象人腹。

庚：位西方。象秋时万物庚庚有实也。庚承己，象人脐。

辛：秋时万物成而熟。金刚味辛，辛痛即泣出。从一从辛。辛，皋也。辛承庚，象人股。

壬：位北方也。阴极阳生，故《易》曰"龙战于野"；战者，接也。象人怀妊之形。承亥壬以子，生之叙也。与巫同意。壬承辛，象人胫；胫，任体也。

癸：冬时水土平，可揆度也。象水从四方流入地中之形。癸承壬，象人足。

地支所表示的天道太阳在南回归线的一阳来复，照射到地面需要45日用天干表示，故《素问·脉要精微论》说："冬至四十五日，阳气微上，阴气微下。夏至四十五日，阴气微上，阳气微下。"冬至后45日是立春，属于人道，在农历正月，故云"甲：东方之孟，阳气萌动"，孟者春正月也。11月是天道"阳气动"，正月是地面"阳气萌动"。甲表示春生少阳之气，所以用十天干表示五方之五行五位：东方甲乙木，南方丙丁火，中宫戊己土，西方庚辛金，北方壬癸水。

《素问·六微旨大论》说："天气始于甲，地气始于子，子甲相合，命曰岁立。谨候其时，气可与期。"此乃"天地合气"而生人道——阴阳合历起始于正月朔日。

天地之气相差"三十度"。地道一阳来复于丑时大寒节，地道阳气出于地面是大寒后45日的惊蛰节。此时冬眠动物复苏，打雷下雨了，可以农耕稼穑了。这一事实记载于《说卦传》后天八卦之中。于此可知，五运六气60甲子历可推算天道变化对地道、人道生物的影响。

其中既有天道阴阳五行规律信息，也有地道阴阳五行规律信息，以及人道阴阳五行规律信息，可以用时间把天地人三才信息融合嵌套在一起，形成一个完整的生物信息，其贯通线就是太阳南回归线和北回归线之间的视运动距离线段（图6-6）。

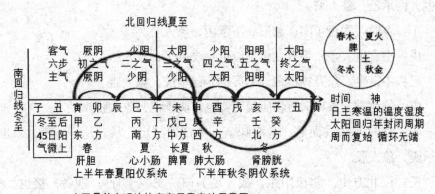

中医最基本理论的宇宙元素表达示意图

图6-6　中医基础理论太阳回归运动线示意图

于此可以看出，所有的一切生生化化都是围绕太阳视运动展开的。

4. 测病灾实例

《黄帝内经》记载：预测全年气候疾病的关键是观测每年正月初一的气候。如《灵枢·岁露论》说："此八正之候也……候此者，常以冬至之日，太一立于叶蛰之宫，其至也，天必应之以风雨者矣。风雨从南方来者，为虚风，贼伤人者也。其以夜半至也，万民皆卧而弗犯也，故其岁民少病。其以昼至者，万民懈惰而皆中于虚风，故万民多病。虚邪入客于骨而不发于外，至其立春，阳气大发，腠理开，因立春之日，风从西方来，万民又皆中于虚风，此两邪相抟，经气结代者矣。故诸逢其风而遇其雨者，命曰遇岁露焉。因岁之和，而少贼风者，民少病而少死；岁多贼风邪气，寒温不和，则民多病而死矣……

正月朔日，太一居天留之宫，其日西北风，不雨，人多死矣。

正月朔日，平旦北风，春，民多死。

正月朔日，平旦北风行，民病多者，十有三也。

正月朔日，日中北风，夏，民多死。……"

《黄帝内经》在这里提出**冬至、立春、正月朔日**三个关键日。冬至日是太阳运动到南回归线之日，天道一阳来复之时。立春是冬至日后45日，阳气微上、阴气微下之日。正月朔日是一年的开始，古人以正月朔日观察气候的变化，以候厥阴风来判断一年的灾异。

《灵枢·九宫八风》也有类似记载："正月朔日，太一居天留之宫，其日西北风，不雨，人多死矣。正月朔日，平旦北风，春，民多死。"

又如《开元占经》载："正月一日，风雨，其年大恶，微风小雨，年小恶。风悲鸣，疾作灾起。……米贵蚕伤……正月一日，无风而雨，岁中下，田麦成，禾黍小贵。""正月晦日，雨风兼至，籴贵禾恶。"

5. 从运说

五运主要是月地关系，其次是五星地关系。五运的太过、不及是朔望月一年354日与60甲子历1年360日之间协调形成的。60甲子历用的是360日为1年，而太阳运行1回归年实际是365—366日，要比60甲子历多出5.25日，于是形成岁差成闰。这也是形成"太过、不及"的原因。太过年又是五星近地球，不及年又是五星远地球。

《素问·脉要精微论》说："是故冬至四十五日，阳气微上，阴气微下；夏至四十五日，阴气微上，阳气微下。"《素问·六微旨大论》说："帝曰：善。愿闻其步何如？岐伯曰：所谓步者，六十度而有奇。故二十四步积盈百刻而成日也……岐伯曰：位有终始，气有初、中，上下不同，求之亦异也……帝曰：愿闻其用也。岐伯曰：言天者求之本，言地者求之位，言人者求之气交……帝曰：何谓气交？岐伯曰：上下之位，气交之中，人之居也。故曰：天枢之上，天气主之；天枢之下，地气主之；气交之分，人气从之，万物由之，此之谓也。帝曰：何谓初、中？岐伯曰：初凡三十度而有奇？中气同法。帝曰：初、中何也？岐伯曰：所以分天地也。帝曰：愿卒闻之？岐伯曰：初者地气也，中者天气也。帝曰：其升降何如？岐伯曰：气之升降，天地之更用也。帝曰：愿闻其用何如？岐伯曰：升已而降，降者谓天；降已而升，升者谓地。天气下降，气流于地；地气上升，气腾于天。故高下相召，升降相因，而变作矣。"王冰注："气之初，天用事，天用事则地气上腾于太虚之内。气之中，地气主之，地气主则天气下降于有质之中。""六十度而有奇""凡三十度而有奇"指的是太阳回归年。

将太阳南北回归线视运动分为六步六气，每气为60日，每气两个月分为初、中两段，每一气开始的一个月为"初"，后一个月为"中"，每个月30日。划分初、中两段，是为了区分天地之气。岁从冬至子时开始为天道最寒冷的时候，至地道最寒冷的时候在丑时大寒节，即气温相同的天地之气相差"凡三十度"，所以称子丑为天地同温度六合中的一合，谓"天地合气"。天地"气交之分，人气从之，万物由之"，乃言天地气交于大寒后地道阳气微升于冬至45日后的寅时立春则为"人气"，所以古人说"天开于子，地辟于丑，人生于寅"。只有"阳气微上"的时候才是一年春天的开始，而地气上升为天，故用天干"甲"代表"阳气微上"。冬至天用事乃地气上升所致，故用地支"子"代表天气一阳来复。故《素问·六微旨大论》说："天气始于甲，地气始于子，子甲相合，命曰岁立，谨候其时，气可与期。"由此可知，"子甲相合"即"天地合气"于"气交之分，人气从之，万物由之"的时候，而"人生于寅"，可知六气始于寅，不始于大寒。"天地合气"于"气交之分"的"人气"时段，《素问·至真要大论》说"天地合气，六节分"，所以六气当开始于"人气"阶段，即"人生于寅"的用天干甲表示的阶段。从冬至天气到地气大寒后阳生阴长的人气升是立春、雨水节气，则是冬至后60日，所谓"六十日而有奇"。地气最寒冷始于大寒，大寒45日后地气阳气上升是惊蛰节，蛰虫出洞矣。从天气"阳气微上"的立春节到地气"阳气微上"的惊蛰节是"三十度而有奇"。这样就组成了天气、地气、人气的不同六步六气（表6-17），其中只有"人气"六气才能"万物由之"，即阳生阴长而生化万物。夏代天地阴阳合历之年首立春才是六气的开始时刻。

表 6-18　天气地气人气六步表

六气	初之气	二之气	三之气	四之气	五之气	终之气	
天气	冬至至雨水	雨水至谷雨	谷雨至夏至	夏至至处暑	处暑至霜降	霜降至冬至	周代年首
地气	大寒至春分	春分至小满	小满至大暑	大暑至秋分	秋分至小雪	小雪至大寒	商代年首
人气	立春至清明	清明至芒种	芒种至立秋	立秋至寒露	寒露至大雪	大雪至立春	夏代年首

每年主运的五运相生次序及其五音的关系见表6-19。

表 6-19　主运及五音表

初运木运	二运火运	三运土运	四运金运	五运水运
角	徵	宫	商	羽

　　主运始于木角而终于水羽的次序，年年不变，但初运是太角还是少角，却要按当年客运年干是属于阳干太、阴干少而定。根据五音太少建运理论，依据客运太过不及确定的主运太过不及是以木气太少定位，壬太角统五太过，丁少角统五不及，丁壬各统五年（表6-20）。

表 6-20　主运五步太少相生表

年干	初运	二运		三运		四运		终运
丁	木 →少生太→	火	太生少→	土	→少生太→	金	→太生少→	水
戊	木 →少生太→	火	太生少→	土	→少生太→	金	→太生少→	水
己	木 →少生太→	火	太生少→	土	→少生太→	金	→太生少→	水
庚	木 →少生太→	火	太生少→	土	→少生太→	金	→太生少→	水
辛	木 →少生太→	火	太生少→	土	→少生太→	金	→太生少→	水
壬	木 →太生少→	火	少生太→	土	→太生少→	金	→少生太→	水
癸	木 →太生少→	火	少生太→	土	→太生少→	金	→少生太→	水
甲	木 →太生少→	火	少生太→	土	→太生少→	金	→少生太→	水
乙	木 →太生少→	火	少生太→	土	→太生少→	金	→少生太→	水
丙	木 →太生少→	火	少生太→	土	→太生少→	金	→少生太→	水

主气、客气、主运、客运都起始于年首的同一日，不应该有日错移，只有一日之内的时刻差异，4年闰1日。运有五年太过和五年不及的规律。木运太过则暖，木运不及则凉，其与厄尔尼诺和拉尼娜现象大约5年的周期有何关系，值得深入研究。厄尔尼诺和拉尼娜现象是赤道中、东太平洋海温冷暖交替变化的异常表现，这种海温的冷暖变化过程构成一种循环，在厄尔尼诺之后接着发生拉尼娜并非稀罕之事。同样拉尼娜后也会接着发生厄尔尼诺。

（二）王冰三说

王冰次注《黄帝内经·素问》，其注文中涉及运气推演的三个观点。

1. 艮南说

《素问·六微旨大论》说："甲子之岁，初之气，天数始于水下一刻，终于八十七刻半。二之气，始于八十七刻六分，终于七十五刻。三之气，始于七十六刻，终于六十二刻半。四之气，始于六十二刻六分，终于五十刻。五之气，始于五十一刻，终于三十七刻半。六之气，始于三十七刻六分，终于二十五刻。所谓初六天之数也。"

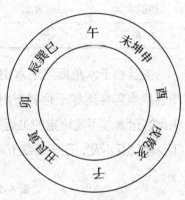

图6-7　太阳周年视运行纳子图

王冰注："常起于平明寅初一刻，**艮中之南也**"。平明，即平旦。寅是在艮之南（图6-7），丑大寒在艮中之北。

这一现象在《周易·说卦传》有记载：

帝出乎震，齐乎巽，相见乎离，致役乎坤，说言乎兑，战乎乾，劳乎坎，成言乎艮。

万物出乎震，震，东方也。

齐乎巽，巽，东南也；齐也者，言万物之絜齐也。

离也者，明也，万物皆相见，南方之卦也。圣人南面而听天下，向明而治，盖取诸此也。

坤也者，地也，万物皆致养焉，故曰致役乎坤。

兑，正秋也，万物之所说也，故曰说言乎兑，战乎乾。

乾，西北之卦也，言阴阳相薄也。

坎者，水也，正北方之卦也，劳卦也，万物之所归也，故曰劳乎坎。

艮，东北之卦也，万物之所成终而所成始也，故曰成言乎艮。

1年"成始"于"艮中之南"的立春，"成终"于"艮中之北"的大寒，所以1年之首不在大寒，而在立春。《素问·六微旨大论》称此为"位有终始"，王冰注："位，地位也。"大寒节为地道之终，冬至为天道之终，天地相差"凡三十度矣"。

又王冰注《素问·六微旨大论》说："天之六气也，初之气，起于立春前十五日，余二、三、四、五、终气次至，而分治六十日余八十七刻半。"这里王冰定六气的条件是"天之六气"，天气一阳来复始于冬至，天地之气相差30日，故地气一阳来复"初之气，起于立春前十五日"的大寒，不是说一年的六气始于大寒。

2. 立春说

王冰注经有立春说，可惜他的立春说没有被后世人重视。

王冰在《素问·六节藏象论》"立端于始，表正于中，推余于终，而天度毕矣"中注说："言立首气于初节之日，示斗建于月半之辰，退余闰于相望之后。"初节为立春日，以立春为1岁之首。

又《素问·六元正纪大论》云："岁半以前，天气主之。""岁半之后，地气主之。"王冰注："岁半，谓立秋之日也。"以立秋日推算，岁首当始于立春。

《素问·六节藏象论》说："求其至也，皆归始春。"王冰注曰："始春，谓立春之日也。"又注："候其年，则始于立春之日。"

3. 大寒说

一般认为，唐代王冰注经，提出初之气始于大寒节的说法，根据以下注文：

《素问·六节藏象论》"皆归始春"，王冰注说："始春，谓立春之日也。春为四时之长，故候气皆归于立春前之日也。"又注："凡气之至，皆谓立春前十五日，乃候之初也。"立春前15日，即"大寒"节。

王冰注《素问·六微旨大论》"天之六气"一节："初之气，起于立春前十五日，余二、三、四、五、终气次至，而分为六十日余八十七刻半。"又

注："风之分也，即春分前六十日有奇，自斗建丑正至卯之中，初之气也。"春分前六十日，即"大寒"节。

《素问·至真要大论》说："帝曰：分至何如？岐伯曰：气至之谓至，气分之谓分。至则气同，分则气异，所谓天地之正纪也。帝曰：夫子言春秋气始于前，冬夏气始于后，余已知之矣。"王冰注："言冬夏二至，是天地气主岁至其所在也。春秋二分，是间气初、二、四、五，四气各分其政于主岁左右也。故曰至则气同，分则气异也。所言二至二分之气配者，此所谓是天地气之正纪也。以分、至明六气分位，则初气、四气，始于立春、立秋前各一十五日为纪法；三气、六气，始于立夏、立冬后各一十五日为纪法；由是四气前后之纪，则三气、六气之中，正当二至日也。故曰，春秋气始于前，冬夏气始于后也。"立春前15日，即大寒节。

王冰为什么要提出大寒为气之始呢？《素问·六节藏象论》说："求其至也，皆归始春。"王冰注曰："始春，谓立春之日也。春为四时之长，故候气皆归于立春前之日也。"又注："凡气之至，皆谓立春前十五日，乃候之初也。""候其气，则始于四气定期；候其日，则随于候日，故曰谨候其时，气可与期也。"又王冰注："四时谓之岁也，各从主治，谓一岁之日，各归从五行之一气而主以王也。""时，谓立春之前当至时也。气，谓当王之**脉气**也。春前气至，脉气亦至，故曰时立气布也。"可知王冰说的是"脉气"，这个"脉气"反映的是地道大寒节来复一阳之气，但这个一阳来复之气尚处于潜藏阶段，属于前文说的地道回归日期，而不是1年六气之始。所以六气始于大寒是后人的错误理解。

由经文可知，判断五运的太过、不及、平气的关键在于"始春"。清·陆儋辰《运气辨》说："'始春'者，或指立春或指立春前大寒或指正月朔旦，未有定解。"《黄帝内经》对春天的解释只有两种：一是从立春到立夏为春天，如王冰注"始春"，谓春始于立春日。这是以太阳运动规律所划分的节气，使用的是太阳历。二是以农历正月二月三月为春天，称为"春三月"，此始于正月朔日，这是以朔望月运动规律所划分的月份，使用的是阴阳合历。在传世农历的历元年，这两种春天的始点皆在立春日，即正月初一合于立春日，没有大寒说。其后则在立春日前后徘徊，过60年周期就又重合于始点。这两种春天时段的调谐，就是日月运动周期的调谐，也就是五运与六气的调谐。据此才能真正解释清楚"求其至也，皆归始春"中"皆"字概括春的二种含义。就是说，五运与六气都要以"始春"为基准日（在历元年，主运与主气"皆"始于立春），才能衡量太过、平气、不及，即早至或迟至。由此可知"始春"和"立春"不是一回事，这也在《黄帝内经》中有明确的阐述。

（三）气候变化说

众所周知，五运六气是讲常变的，知常才能达变。大寒、立春属于太阳历，太阳历节气是固定不变的，是常。而1年的五运六气则是有太过、不及的变化的，"正月朔日"的不定变化正符合这一点。日、地关系的太阳历只主一年寒热温度的变化，不能主风雨气候变化，只有日、月、地关系形成的朔望月所主风雨才是气候物候变化的主角。《尚书·洪范》说："月之从星，则以风雨"，"星有好风，星有好雨"。孔传："箕星好风，毕星好雨，亦民所好。"箕是东方青龙的木宿，毕是西方白虎的金宿。古人认为月亮在箕星就会大风，在毕星就会下雨。孔子曾有"月离于毕，必滂沱矣"。孙武子曾说"月于箕、壁、翼、轸，风起之日也"。

此外，还要依据五大行星的定位，才能定风雨。大寒是地道一阳来复时，一阳来复必然会在脉象上有反应，王冰称此为"脉气"，但此时的来复之阳尚处于潜藏阶段，没有出地面，故不可能是1年初之气的开始，只有到了立春时才会阳气微上出地面而阴气微下。

古人聪慧，于是把不变的立春定为参照基准日，将变的正月朔日合于立春日的那天定为历元年，从而将立春和正月朔日统一起来。就是说在历元年，正月朔日合于立春日，而且六气的始点与五运的始点重合，在历元年之外则正月朔日在立春有前后徘徊。因此说，只有《黄帝内经》初之气始于正月朔日说是正确的。所以《灵枢·岁露论》《灵枢·九宫八风》《开元占经》等古籍推测天灾都是从正月朔日开始，没有从大寒、立春开始的。《伤寒论·伤寒例》也是以阴阳合历"正月二月"为初之气，即以正月朔日为六气始点，而不是以大寒、立春为始点。

徐振林用立春日作为初气之始，是以太阳历二十四节气定的，强调的是日地关系。日主寒温，以温度为主，而忽视了月地关系。月主风雨以湿度为主，《素问·八正神明论》说："月始生则血气始精，卫气始行；月郭满则血气实，肌肉坚；月郭空，则肌肉减，经络虚，卫气去，形独居，是以因天时而调血气也。"《灵枢·岁露论》说："人与天地相参也，与日月相应也，故月满则海水西盛，人血气积，肌肉充，皮肤致，毛发坚，腠理郄，烟垢著，当是之时，虽遇贼风，其入浅不深；至其月郭空，则海水东盛，人气血虚，其卫气去，形独居，肌肉减，皮肤纵，腠理开，毛发残，膲理薄，烟垢落，当是之时，遇贼风，则其入深，其病人也卒暴。"气候物候的变化是受日、月、地一起影响的，所以要用阴阳合历最好。因此《黄帝内经》以阴阳合历的年首正月朔日为初气之始。

从气候温度说，太阳运行到南回归线，是天道最寒冷的冬至日，即黄道上的冬至，其时阳气内藏不出。然天地之气相差"三十度"，地道最寒冷的日子不在冬至日，而在大寒日这也是地道阳气内藏不出的时间。大寒是地道最寒时，天寒地冻，冰封万里，时在三九、四九天，故不可能是春季的开始。天道一阳生于冬至，地道一阳生于大寒，尚属于潜藏期。春天必须是阳气上升的时候，故开始于立春时间。如《素问·脉要精微论》说："冬至四十五日，阳气微上，阴气微下；夏至四十五日，阴气微上，阳气微下。"《黄帝内经》还指出，农历的正月在寅不在丑，丑月的两个节气是小寒、大寒，寅月的两个节气是立春、雨水（最早为惊蛰），所以一年的六气开始之时绝对不在大寒。《灵枢·岁露论》说"正月朔日，太一居天留之宫"，天留宫起于立春，不在大寒。

支持大寒说者，最迷惑人心的是高春廷等人所撰《从气象资料变异系数看六气主气时段划分合理性》一文。该文通过对乌鲁木齐、哈尔滨、长春、哈密、郑州、上海、南平、喀什、南宁、海口10个地区的大寒起始与立春起始气象要素变异系数的大小总体比较得出初之气始于大寒的结论。此文以科学统计手段来说明问题，表面看来很科学，所以迷惑性最大，伤害也最深。实际上，其研究方法及研究结论却非常值得商榷。因为五运六气理论产生于中原地带，而所取10个城市只有郑州是中原的。哈尔滨、长春2个城市在东北，乌鲁木齐、喀什、哈密3个城市在西部，上海、南平、南宁、海口4个城市在长江以南，故统计结论必然偏移，而提前到了大寒时节。如果在北方取4个城市进行统计，则结果想必会退后到雨水。对数据获取地域的代表性分布考虑若欠缜密，其数据偏移可想而知，而且海口、南宁与哈尔滨、长春在同 1 天气温有一季之差，以此研究则结论陷于数字游戏，只能欺骗不懂五运六气的人或涉足不深的人。其研究方法有待改进，不值得提倡。

六、正化对化

《灵枢·阴阳系日月》说：

寅者，正月之生阳也，主左足之少阳；　未者，六月，主右足之少阳；

卯者，二月，主左足之太阳；　　　　　午者，五月，主右足之太阳；

辰者，三月，主左足之阳明；　　　　　巳者，四月，主右足之阳明……

申者，七月之生阴也，主右足之少阴；　丑者，十二月，主左足之少阴；

酉者，八月，主右足之太阴；　　　　　子者，十一月，主左足之太阴；

戌者，九月，主右足之厥阴；　　　　　亥者，十月，主左足之厥阴。

春三月、冬三月主左足，夏三月、秋三月主右足，左与右形成正化对化，以天门地户为界。（图6-8）

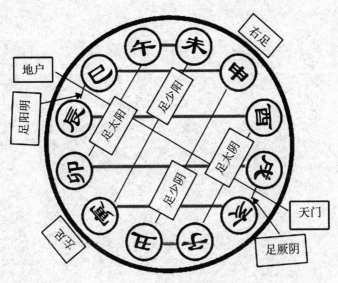

图 6-8　正化对化示意图

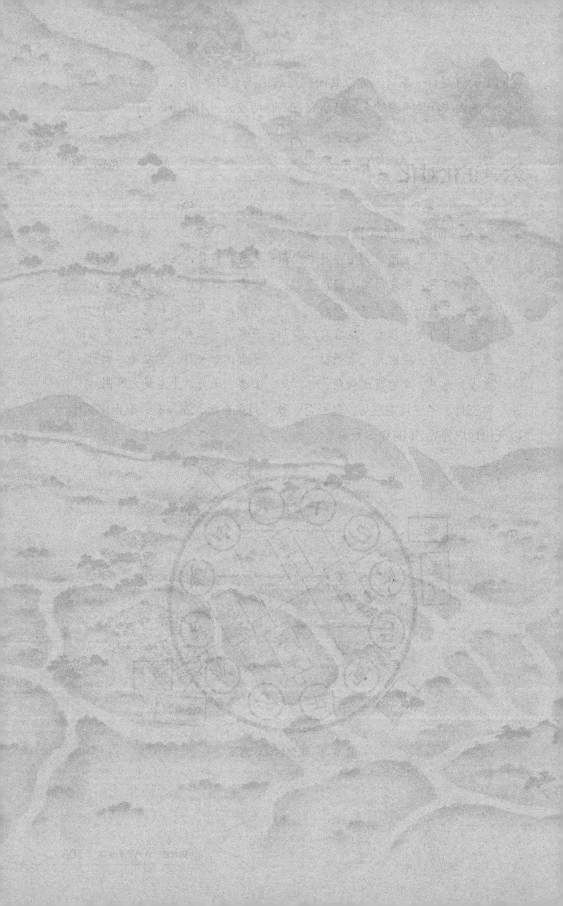

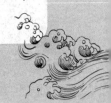

第七章

标本中气

标本中气理论是在"**地以五为制**"公理下构建起来的少阳太阴从本"火湿"的"中气"理论，临制左右金木生成之终始及阴阳升降和上下水火之征兆。

《黄帝内经》五运六气标本中气理论认为，少阳太阴从本，阳明厥阴从"中气"少阳太阴，太阳少阴从本从标，从而组成以**少阳太阴为核心中气**的标本中气理论，以主神机出入升降。笔者通过深入学习研究发现，标本中气从人体脏腑基础上说，根源于脾胃土类，而非纯粹思辨的结果。

为什么少阳三焦和太阴脾能合二为一形成黄庭太极呢？因为太阴脾主肌肉，组成肌肉的细胞之间有空隙，即组织间隙，《黄帝内经》称之为腠理。腠理是少阳三焦腑，所以少阳三焦和太阴脾永远不能分离，故称黄庭太极。

一、标本中气理论的提出

《素问·至真要大论》说："少阳太阴从本，少阴太阳从本从标，阳明厥阴不从标本，从乎中也。故从本者化生于本，从标本者有标本之化，从中者以中气为化也。"

"本"，指风、寒、暑、湿、燥、火六气。

"标"，指三阴三阳，为六气的标识，是六气的通道。

"中气"，指处于标本之间的三阴三阳，"中气"与"标"两者互为表里。

《素问·六微旨大论》说：

标	本气	中气

少阳之上，火气治之，中见厥阴。

阳明之上，燥气治之，中见太阴。

太阳之上，寒气治之，中见少阴。

厥阴之上，风气治之，中见少阳。

少阴之上，热气治之，中见太阳。

太阴之上，湿气治之，中见阳明。

所谓本也，本之下，中之见也，见之下，气之标也，本标不同，气应异象。

标本中气理论概括了六气对人体病机影响的规律。笔者认为，不仅"六气之本标中气不明，不可以读《伤寒论》"，更重要的是，不懂标本中气理论，不可以读《黄帝内经》。标本中气理论是中医核心理论的核心，标本中气理论是中医之魂。

《素问·至真要大论》说："百病之起，有生于本者，有生于标者，有生于中气者，有取本而得者，有取标而得者，有取中气而得者，有取标本而得者……知标与本，用之不殆……不知是者，不足以言诊，足以乱经。"说明有的病发于本，有的病发于标，有的病发于中气，有的病发于标本。

六经中，少阳、太阴、厥阴、阳明四经以中部胃气、营卫血气、神为主，只有太阳少阴以标本为主。这是从化问题，从化可以分为三类。

（一）从本——同气相求

少阳标阳本火，属性皆阳，标本同气，其正常的相火功能是生发阳气，太过则热盛，不及则寒湿。太阴标阴本湿，属性皆阴，标本同气，其正常的脾湿功能是输布湿气——阴气，太过则湿盛而寒，不及则脾阴虚。少阳太阴从本主"火湿"而生"神"。

少阳三焦相火主人体的基本温度而主寒、热，太阴脾土主人体的基本湿度而主燥、湿，概括了人体的寒、热、燥、湿生化变化，这是万物生存的基本保障。

（二）从中气——根于神

经言厥阴、阳明从中气而生，物生谓之化。厥阴的中气是少阳，阳明是中气是太阴，少阳太阴从本以生神。厥阴从中气少阳相火寄于肝胆而主春阳升浮，阳明从中气太阴脾湿而主秋阴沉降，故经言："左右者，阴阳之道路也；金木者（肝肺），生成之终始也"。厥阴主春生阳气，阳气来复则生，阳气不复则死，故厥阴最多厥热胜复之病，最急是回阳，以回阳扶阳为主，有大小补肝汤证、大小阳旦汤证、四逆汤证、当归四逆汤证，主要是四逆汤、桂枝汤、黄芪等。阳明主秋生阴气，秋主肺之燥气，得中气太阴湿化则不燥，燥湿互济，故阳明最多燥病，最急是"存津液"扶阴气，以扶阴为主，有大小阴旦汤证、大小白虎汤证、大小承气汤证等，主要有黄芩汤、小柴胡汤、白虎汤、承气汤、柴胡等。

标本中气理论创建了表里四大系统，一是从本的少阳太阴黄庭太极系统，火湿为本；二是少阳与厥阴互为表里，风火相值系统；三是阳明与太阴互为表里，燥湿互济系统；四是太阳与少阴互为表里，寒热互相调制系统。这四个系统是人体生理病理的基本建构。

（三）从本从标——标本异气

经言太阳少阴从本从标而转化阴阳，物极谓之变。太阳本寒标阳，少阴本热标阴，标本异气，所以发病，或从本，或从标，或从标本。从热者热化，从寒者寒化，从标本者寒热错杂为病。太阳位于夏至阳盛极阶段而一阴来复，少阴位于冬至阴盛极阶段而一阳来复，物极而变，阴阳转化，多发二至病。

二、张子和重视从本的少阳太阴

张子和《儒门事亲》编成"标本中气歌"赞之：

> 少阳从本为相火，太阴从本湿上坐；
> 厥阴从中火是家，阳明从中湿是我；
> 太阳少阴标本从，阴阳二气相包裹；
> 风从火断汗之宜，燥与湿兼下之可；
> 万病能将火湿分，彻开轩岐无缝锁。

中气与本气相连，从而体现出六气之间互相影响、互相制约及互相接济的复杂关系，风火就是少阳厥阴表里系统，燥湿就是太阴阳明表里系统，太阳少阴寒热为表里系统。并指出了其阴阳升降的治疗原则是汗、下二法，而太阳少阴寒热是阴阳水火的标识，经言"水火者，阴阳之征兆也"。

张子和抓住了标本中气理论的要害点，认为从本的少阳太阴才是最根本的中医灵魂，因为"火湿"造成了人体的胃气——中气升降运动。由少阳太阴构建成人体之黄庭太极，生成营卫气血——神，与人生死攸关，所以说"万病能将火湿分，彻开轩岐无缝锁"。

三、李东垣"甲己化土"说

"甲己化土"说本指五运六气中的土运，而被李东垣改造为"甲"指少阳春生之气，"己"指太阴脾土。李东垣说："甲己化土，此仲景妙法也。"李东垣在《医学发明》又阐述说"坤元一正之土，虽主生长，阴静阳躁，禀乎少阳元气乃能生育也。""坤"指太阴脾，只有在少阳三焦相火的作用下才能腐熟水谷、化生营卫气血神的功能。

四、标本中气黄庭太极图

笔者根据标本中气理论的论述，绘成下面的黄庭太极图（图7-1）。

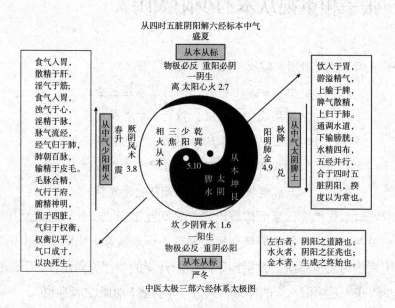

图7-1 标本中气黄庭太极图

《素问·六节藏象论》说："天食人以五气，地食人以五味，五气入鼻，藏于心肺，上使五色修明，音声能彰。五味入口，藏于肠胃，味有所藏，以养五气，气和而生，津液相成，**神乃自生**。"神生于黄庭，其变化莫测。《素问·天元纪大论》说："物生谓之化，物极谓之变。"从中的厥阴和阳明主左右阴阳之升降及金木生成之终始，从标从本的太阳和少阴主阴阳之极变转化。标本中气理论以"从本""从中""从本从标"系统为体系，形成以"火湿"为本、风火互助升阳、燥湿互济降沉、寒热阴阳升降至极转化四大系统。

在中医史上，只有《难经》《扁鹊镜经》、李东垣知道少阳太阴为本的奥秘。

《难经·十八难》说："手心主少阳火，生足太阴阳明土，土主中官，故在中部。"少阳相火生太阴脾土，故少阳太阴从本火湿建中宫。此言少阳三焦和手厥阴心主相火主中宫。唐·崔希范《入药镜》有乾六大肠，坎一肾，艮八膀胱，震三肝，巽四胆，离九心，坤二小肠，兑七肺脾，土者中宫之火之说，《道藏·内丹还元诀》则说肝卦震为雷，胆卦巽为风，心卦离为火，小肠卦坤为地，肺卦兑为泽大肠卦，乾为天肾卦坎为水，膀胱卦艮为山。二者虽然四正四维与《黄帝内经》不同，但都继承《难经》观点取中宫为脾胃土与三焦心主之火。清代《秘本伤寒第一书》也继承之将脾胃土与三焦心主火置于中宫（图7-2）。

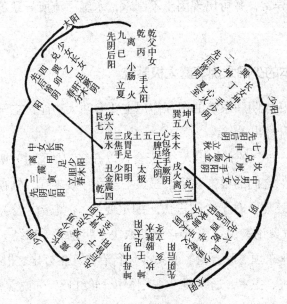

图7-2 《秘本伤寒第一书》图

《扁鹊镜经》说："手厥阴胞络者，长养五脏六腑精气也。脉横右关入寸中，膈中不通，喉中咽难"，"胞络三焦（手厥阴少阳，同于《难经》），气布五脏六腑，脉通冲任督跷，乃枢机之寸也。"手厥阴胞络相火生太阴脾土，故能"长养五脏六腑精气也"。

李东垣之所以只抓以少阳太阴组成的黄庭太极，是因为这里生神。《医学发明·病有逆从》说："**厥阴心包乃包络，十二经之总**也……手厥阴心包不系五行，是坤元一正之土，虽主生长，阴静阳躁，禀乎少阳元气，乃能生育也"，《脾胃论·脾胃盛衰论》又说："**手厥阴为十二经之领袖，主生化之源**"。这突出了心包络为十二经之本源，而其根源在于心包络为相火，主生化之源腐熟水谷。又胃为气血生化之源，脏腑之海，可知心包络与胃有密切关系。李东垣《脾胃论》说："相火，下焦包络之火（**田按**：李东垣按"少阳属肾"说少阳相火在下焦，所以相火属于三焦心包络），元气之贼也。火（阴火）与元气不两立，一胜则一负。"心包络相火代心火行事而称为"阴火"，心包络相火——阴火与源于脾胃的元气不两立，故云"一胜则一负"。自主神经功能紊乱多为阴火病，根源为少阳三焦衰弱，脾胃不足，气血生化乏源，阳不升，阴不长，心血不足而心火（阴火）偏亢，阴火乘客肺金，故而心肺受伤，出现心烦胸闷，心慌心悸，掌心发热，甚或手心出汗，以及睡眠障碍，甚或嬉笑怒骂等精神异常，并可出现因土不制水，水湿下流所导致的腰冷，下肢发凉等症状。

（一）从本的少阳太阴黄庭太极系统

少阳三焦和太阴脾系统的相互作用主要有两大功能：主气和饮食的开阖出入以及神的升降出入。

一是呼吸——气的开阖出入。"天食人以五气"是通过呼吸来完成的，呼吸是人与大自然之间的根本联系。三焦主一身呼吸之气，气存则生，气散则死，人何不重三焦？对于少阳三焦胆的重要性，《黄帝内经》已有论述。如《素问·六节藏象论》说："凡十一藏，取决于胆也。"《难经》说少阳三焦为"呼吸之门"。李东垣《脾胃论》说："少阳行春令，生万化之根蒂也。"三焦主呼吸之气、元气、主水，通腠理，为人体中一轮红日，你说重要不重要？

二是饮食的开阖出入。"地食人以五味"是由太阴脾土系统来完成的，按

《素问·六节藏象论》说脾土系统包括"脾、胃、大肠、小肠、三焦、膀胱"在内，口为水谷出入的上口，大肠、膀胱主二阴为水谷出入的下口，皮肤毛孔则是水谷精微出入的外口。《素问·六微旨大论》说"出入废则神机化灭"，肠胃道无出入则天地气味不能摄入，神何以生成？无神则死。

少阳太阴的作用如鼎器（图7-3）。

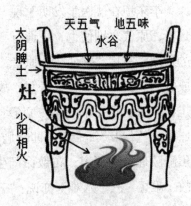

图7-3 鼎器图示

脾胃阳虚则水湿不化，水湿不化则下流下焦及肾，水湿合气，或为肾着汤证，或为五苓散证，或为真武汤证，或为当归芍药散证，或为水毒、湿毒等证，或从少阴传厥阴，出现寒热胜复症状等。水湿日久则为痰为瘀为气郁滞，可出现各种囊肿病，甚则成癥瘕积聚、肿瘤。水湿日久上逆可累及脾、肺、肾，可为奔豚证等。

少阳主"阳生阴长"，少阳阳虚则"阴精"不能上奉而生心火——阴火。少阳传太阳心，行血脉，克肺金，可出现循环血脉病、心肺病、血液病、心脑血管系统疾病、呼吸系统疾病等，特别是免疫系统的疾病更多。有心火乘于脾土而热中证。

1. 鼎器图

鼎器图源于道教内丹家，道家将"药物""炉鼎""火候"称之为丹道三秘，实际就是标本中气理论中气味（药物）、灶（太阴）、少阳相火（火候）。这个鼎器见于《修真图》中。

2. 玄关

玄关是道家修炼中的门户，又称"玄关一窍""玄窍"，所谓"玄窍开时窍窍开"，于此可理解玄关即玄府，"玄窍"即玄府之窍，那么玄关之窍即少阳三焦腠腠理中的太虚，陈撄宁在《口诀钩玄录》中曾指出："学者果能将玄窍之理论，一一贯通，玄窍之工夫，般般实验，何患不能籍天地于壶中，运阴阳于掌上？功成证果，可与三清元始并驾齐肩，岂区区玉液、金液、长生、尸解之说所能尽其量哉？！"三清即三焦之别名。华佗在《中藏经·论三焦虚实寒热生死逆顺脉证之法》中说："三焦者，人之三元之气也，号曰中清之腑。总领五脏六腑，荣卫经络，内外左右上下之气也。三焦通，则内外左右上下皆通也。其于周身灌体，和内调外，荣左养右，导上宣下，莫大于此者也……三焦之气和，则内外和。逆，则内外逆。故云，三焦者，人之三元之气也，宜修养矣！"《难经·六十六难》说："脐下（按：脐下指人平躺后的脐下，不是站着的脐下）肾间动气者，人之生命也，十二经之根本也，故名曰原（李东垣在《医学发明》说"手厥阴为十二经之领袖，主生化之源"）。三焦者，原气之别使也，主通行三气，经历于五脏六腑（指三焦腑腠理是原气的通道，故称"别使"）。原者，三焦之尊号也（原气是三焦相火腐熟水谷生成的，故云"三焦之尊号"），故所止辄为原（止者，原意指足。可引申为行走、流动、居所等。指原气流动于三焦腑腠理）。五脏六腑之有病者，皆取其原也。"肾间动气命门，即胃腑命门、神命门。命门为人生命之本源，而三焦腑腠理这个通道，布散命门生气于五脏六腑及四肢百骸，其气通行诸经。故《难经·三十八难》亦说："三焦（腑腠理通道）也，有原气之别焉，主持诸气。"故包络相火既为"心主"，又为下丹田胃腑命门之火（而心主厥阴包络相火及下丹田命门火在脾胃，脾胃所化生的气血上奉于心，心主才得以行令）。其表现在少腹小肠募穴关元和膀胱募穴中极，并下合于胫部，形成了胫部→少腹部→目脑部的命门系统，命门是一个系统，不是一个脏器。

在后天鼎器中生成的营卫血气——神，滋养着先天形体，故道家说**"玄关"是"后天"通往"先天"的门户，那这个通道就是三焦腑腠理，人体无处不在。所以李道纯**在《中和集·玄关一窍》中说："夫玄关一窍者，至玄至要之机关者。非印堂、非囟门、非肚脐、非膀胱、非两肾、非肾前脐后、非两肾中间。上至顶门，下至脚跟，四大一身，才着一处，便不是也。亦不可离了此身向外寻之。"又云："时人若以有形着落处为玄关者，纵勤功苦志，事终不成。欲直指出来，恐汝信不及，亦不得用，须是自见始得。"（《洁庵琼蟾子程安道问三教一贯之道》）

3. 称玄关为中

李道纯在《中和集·赵定庵问答》说："诸丹经皆不言（玄关）正在何处者，何也？难形笔舌，亦说不得，故曰玄关，所以圣人只书一'中'字示人，此'中'字，玄关明矣。所谓中者，非中外之中，亦非四维上下之中，不是在中之中。"同时引用《礼记·中庸》等儒家思想予以阐述"玄关"在丹道中的作用，如引："喜怒哀乐未发谓之中，发而皆中节谓之和。中也者，天下之大本也。和也者，天下之达道也。致中和，天地位焉，万物育焉（地中也）。"并因之指出，"见得玄关，药物火候，运用抽添，乃至脱胎神化，并不出此一窍。"笔者认为，此"中"字即"地中"之"中"、标本中气之"中"。

4. 神机升降

神本于天地气味，生于黄庭。故《素问·六微旨大论》说："出入废则神机化灭，升降息则气立孤危。故非出入则无以生长壮老已；非升降则无以生长化收藏。是以升降出入，无器不有。故器者生化之宇，器散则分之，生化息矣。故无不出入，无不升降。"这个"生长壮老已"，《道德经》称作"道生一，一生二，二生三，三生万物"，"道生一，一生二，二生三"是讲"生长"，"物壮则老，是谓不道，不道早已"是讲"壮老已"。"不"假借为"否"，"不道"指阳气否塞不通（《四气调神大论》称"阳气者闭塞"），《素问·阴阳离合论》说："故生因春，长因夏，收因秋，藏因冬，失常则天地四塞。"阳气走向衰，阳气衰早死，故云"不道早已"。春夏阳多阴少则升，秋冬阴多阳少则降，河图生数为阳升，成数为阴降。

《素问·五常致大论》说："根于中者，命曰神机，神去则机息。根于外者，命曰气立，气止则化绝。故各有制，各有胜，各有生，各有成。故曰：不知年之所加，气之同异，不足以言生化，此之谓也。"

肺天吸入天气，脾地摄入五味，气味从外出入体内，故云"出入"。天地气味在肠胃升降中化生"神气"，故"出入废则神机化灭，升降息则气立孤危"。

《灵枢·刺节真邪》说："腰脊者，身之大关节也；肢胫者，人之管以趋翔也，茎垂者，身中之机，阴精之候，津液之道也。故饮食不节，喜怒不时，津液内溢，乃下留于睾，水道不通，日大不休，俯仰不便，趋翔不能。此病荥然有水，不上不下，铍石所取，形不可匿，常不得蔽，故命曰去爪。"脾主"肢胫"，肾主"腰脊""茎垂"，脾肾失常则阴精精液失常不能滋濡关节，水道不通，身体浮肿。

在宇宙中各大星系的核心，都有超大质量的黑洞可以吞噬一切，科学家发现在距离银心大约3500光年的位置有1个巨大的反物质喷射源，向天空中源源不断地喷射出反物质而生成能量生化万物。人亦应之。

肠胃道黄庭吞噬天地气味而生成营卫血气神的能量，输送给五脏六腑、奇恒之腑、皮肉筋脉骨五体等各个组织的生长壮老已。那个巨大的喷射源当是泥丸宫头脑。

5.脾为胃行津液

《素问·太阴阳明论》说：

四肢皆禀气于胃，而不得至经，必因于脾，乃得禀也。今脾病不能为胃行其津液，四肢不得禀水谷气，气日以衰，脉道不利，筋骨肌肉，皆无气以生，故不用焉……脾者土也，治中央，常以四时长四脏，各十八日寄治，不得独主于时也。脾脏者常著胃土之精也，土者生万物而法天地，故上下至头足，不得主时也。

《素问·平人气象论》说：

脾脉者土也，孤脏以灌四旁者也。

《素问·经脉别论》说：

饮入于胃，游溢精气，上输于脾。脾气散精，上归于肺，通调水道，下输膀胱。水精四布，五经并行，合于四时五脏阴阳，揆度以为常也。

经文为什么说脾能为胃行津液灌溉四旁的呢？是通过什么途径行津液的呢？有没有解剖生理基础呢？对这个问题各注家没有说清楚，笔者试着阐释如下。

脾主肌肉，肌肉中是少阳三焦腑腠理，腠理中间隙（《扁鹊镜经》称作三焦太虚），是血脉、经脉、津液、元气、神经循行的通道，故云脾能为胃行津液，而且是"常以四时长四脏，各十八日寄治""合于四时五脏阴阳"，按"时"输送给五脏六腑，《素问·太阴阳明论》说"脏腑各因其经而受气于阳明，故为胃行其津液。"脏腑是按时通过经脉接受肠胃水谷精微的。

6.伤寒与温病

《灵枢·根结》说：

发于春夏，阴气少而阳气多，阴阳不调，何补何泻？发于秋冬，阳气少而阴气多，阴气盛而阳气衰，故茎叶枯槁，湿雨下归，阴阳相移。

春夏肝心正常生理是阳气多、阴气少，反之病理则是阳不生阴不长，最易感受寒邪得伤寒病。秋冬肺肾正常生理是阴气多、阳气少，反之病理是阳多阴少，最易感受温热得温病。再加上火湿直中少阳太阴得湿热病。这就是伤寒、温病、湿热外感三大病。

（二）阳明从中气太阴系统

本系统阳明肺天食人以五气，脾地食人以五味，从而化生胃气、神气、真气。《灵枢·刺节真邪》说："真气者，所受于天，与谷气并而充身者也。"真气通行经脉。《素问·平人气象论》说："平人常禀气于胃，胃者，平人之常气也。人无胃气曰逆，逆者死……人以水谷为本，故人绝水谷则死，脉无胃气亦死。"胃气为生命之源。《素问·经脉别论》说："饮入于胃，游溢精气，上输于脾，脾气散精，上归于肺，通调水道，下输膀胱，水精四布，五经并行，合于四时，五脏阴阳，揆度以为常也。"脾胃上通于肺而通调水道。这里是生神之处，《灵枢·平人绝谷》说："神者，水谷之精气也。"《素问·八正神明论》说："血气者，人之神。"《灵枢·营卫生会》说："血者，神气也。"可知神是五气、五味合和化生成的营卫血气。《灵枢·天年》说："失神者死，得神者生。"《素问·移精变气论》说："得神者昌，失神者亡。"可知这里主宰着人的生死大权。

《素问·天元纪大论》说："阳明之上，燥气主之。"可知阳明是以燥为本气，而燥气是由肺和大肠系统所主。肺系统的生理功能是主气、主皮毛、主宣发、主肃降。《素问·阴阳应象大论》说："天气通于肺。"而《素问·五脏别论》说："夫胃、大肠、小肠、三焦、膀胱，此五者天气之所生也，其气象天，故泻而不藏。"《素问·六节脏象论》说："脾、胃、大肠、小肠、三焦、膀胱者，仓廪之本，营之居也，名曰器，能化糟粕，转味而入出者也，其华在唇四白，其充在肌，其味甘，其色黄，此至阴之类，通于土气。"所以是肺的宣发与肃降在决定着腑道的"通""降"功能。一旦肺的宣发、肃降功能失常，就会发生"胃家实"（注意是"胃家"，包括上面的五腑，不独指胃）、"脾约"的病变。无论是伤于寒，还是伤于热，都能使肺之宣发、肃降功能失常而发病。王孟英在叶天士《外感温热篇》注中说："夫温热之邪迥异风寒，其感人也，自口鼻入先犯于肺，不从外解，则里结而顺传于胃。胃为阳土，宜降宜通，所谓腑以通为补也。"所以肺主"开鬼门，洁净府"两大功能的汗、下两法。

《素问·经脉别论》说:"饮入于胃,游溢精气,上输于脾,脾气散精,上归于肺,通调水道,下输膀胱,水精四布,五经并行。合于四时,五脏阴阳,揆度以为常也。"脾气即湿气,肺主燥,燥湿互济,这就是阳明肺从中气太阴脾的关系。阳明肺金之燥气需要靠太阴湿来调节,正如唐容川《伤寒论浅注补正》所言:"燥气太过……必赖太阴脾湿以济之。《内经》言阳明不从标本,从中见之气化,正是赖中见太阴湿气,以济其燥之义,仲景存津液亦是此义。"阳明燥气若得不到太阴脾湿的濡润,则可形成"胃家实"之承气汤证、"脾约"麻子仁丸证、白虎加人参汤证、蜜煎方证以及喘咳、痿厥、消渴、噎膈等内伤燥病。

脾胃土生肺金,众所周知,如《素问·玉机真藏论》说:"五脏者,皆禀气于胃,胃者五脏之本也。脏气者,不能自致于手太阴,必因于胃气,乃至于手太阴也,故五脏各以其时,自为而至于手太阴也。"《素问·五脏别论》说:"胃者,水谷之海,六腑之大源也。五味入口,藏于胃以养五脏气,气口亦太阴也,是以五脏六腑之气味,皆出于胃,变见于气口。"《素问·经脉别论》说:"食气入胃,散精于肝,淫气于筋。食气入胃,浊气归心,淫精于脉。脉气流经,经气归于肺,肺朝百脉,输精于皮毛。毛脉合精,行气于腑。腑精神明,留于四脏,气归于权衡。权衡以平,气口成寸,以决死生。饮入于胃,游溢精气,上输于脾。脾气散精,上归于肺,通调水道,下输膀胱。水精四布,五经并行,合于四时五脏阴阳,揆度以为常也。"而肺金生脾胃土知之者少。《素问·五脏别论》说"夫胃、大肠、小肠、三焦、膀胱,此五者,天气之所生也,其气象天",而肺正主天气。《素问·六节藏象论》说"脾、胃、大肠、小肠、三焦、膀胱者,仓廪之本,营之居也,名曰器,能化糟粕,转味而入出者也。其华在唇四白,其充在肌,其味甘,其色黄,此至阴之类,通于土气",于此可知,肺金与脾土可以互生。《素问·示从容论》论肺脾互伤说:"今夫脉浮大虚者,是脾气之外绝,去胃外归阳明也。夫二火不胜三水,是以脉乱而无常也。四肢懈惰,此脾精之不行也。喘咳者,是水气并阳明也。血泄者,脉急血无所行也。若夫以为伤肺者,由失以狂也。不引比类,是知不明也。夫伤肺者,脾气不守,胃气不清,经气不为使,真脏坏决,经脉傍绝,五脏漏泄,不衄则呕。"

再者，肺天和脾地之气味合而生神，神生于脾胃土，脾胃土主脐腹，故肚脐为神阙穴，是人体之中。然肺开窍于鼻，脾开窍于口，所以鼻口之间名人中穴，可以急救醒神。茎垂为身中之机，主肠胃阴阳两道，故人中穴又名膀胱子处。

（二）厥阴从中气少阳系统

少阳为一阳，厥阴为一阴，厥阴主春风，少阳主相火生发春阳，此风火乃人身阳气之根，人体气化的决定者，十一脏皆取决于此，寿夭取决于此。本系统的主要功能是升奉心肺营卫气血营养物质，如《素问·经脉别论》说："食气入胃，散精于肝，淫气于筋。食气入胃，浊气归心，淫精于脉。脉气流经，经气归于肺，肺朝百脉，输精于皮毛。毛脉合精，行气于腑，腑精神明，留于四脏。气归于权衡，权衡以平，气口成寸，以决死生。"这就是厥阴肝从中气少阳相火的关系，是营血上行肝、心、肺，然后输布全身的过程。营血者，阴气，阴气上奉靠的是阳气，所谓阳生阴长也。

《素问·阴阳别论》说："一阴一阳结，谓之喉痹。"《素问·阴阳类论》说："一阴一阳代绝，此阴气至心，上下无常，出入不知，喉咽干燥，病在土脾。"《素问·太阴阳明论》说："喉主天气，咽主地气。"咽喉病就是肺脾病。一阳少阳和一阴厥阴不及则阳气虚衰，李东垣说阳气不足则脾胃病，故云"病在土脾"。阳气不足则阴气有余，寒湿阴气伤心火，故云"阴气至心"。太阳失光，则阴气弥漫寰宇，故"上下无常，出入不知"。

其实，少阳厥阴系统的病，涉及《伤寒论》的厥阴病和少阳病。若从标本中气说，厥阴不从标本而从中气少阳看，厥阴病一是有风火太过的白虎汤证、白头翁汤证（按：风火太过，君相二火亢盛，相火伤气分，君火伤及血分，白头翁汤苦寒泻血热）、大小泻肝汤证等，二是有风火不及的大小阳旦汤证、乌梅丸证（按：风火不及，脏寒阳虚而有心火，故而形成寒热错杂的病机）、干姜黄连黄芩人参汤证（按：风火不及，脾胃虚寒而有心火）、当归四逆汤证、四逆汤证等。《伤寒论》厥阴病第337条所说的"凡厥者，阴阳气不相顺接，便为厥。厥者，手足逆冷者是也"，就是厥阴不从中气少阳相火所致。

厥阴从中气从左升发春夏阳仪系统阳气，而肝为一阳开窍于目，心为二阳亦开窍于目，通于目脑命门，后出于风府，卫气平旦出于目，行风府。

（四）太阳少阴从本从标系统

太阳少阴从本从标，心主太阳主夏为阳极，肾主少阴主冬为阴极，太阳的中气是少阴，少阴的中气是太阳，太阳心主夏至有一阴生，少阴肾主冬至有一阳生，其象为坎离，心肾相交为既济，不交为未济。物极必反，阴阳转化。所以太阳有从本寒气为病（如麻黄汤证等）和从标阳心火为病（如栀子豉汤证等），少阴有从本热气为病（如黄连阿胶汤证等）和从标阴肾寒为病（如麻黄附子细辛汤证等）。

1. 阴阳转化

左阳从春厥阴肝木上升，至夏天太阳心火而盛极。右阴从秋阳明肺金下降，至冬天少阴肾水而盛极。故云水火之极，阴阳之征兆。《素问·六微旨大论》说："夫物之生，从于化，物之极，由乎变。"

黄庭太极言"生化"，此冬至夏至物极则言"变"，《素问·阴阳应象大论》说："寒极生热，热极生寒……重阴必阳，重阳必阴。"阳极为火热而一阴生，阴极为寒水而一阳生，故云"水火者，阴阳之征兆也"，此属阴阳之转化，与"生化"是两个概念。这个过程，《黄帝内经》用水的循环作比喻，《素问·阴阳应象大论》说："清阳为天，浊阴为地；地气上为云，天气下为雨；雨出地气，云出天气。故清阳出上窍，浊阴出下窍；清阳发腠理，浊阴走五脏；清阳实四肢，浊阴归六腑。"太阳心火之热加于少阴肾水而化云，少阴肾水之寒加于太阳心热而化为雨。

太阳纯阳为乾卦为真火，太阴纯阴为坤卦为真水，乾坤之真水真火相交而生离火坎水二卦，离坎二卦不是真火真水，坎离是有形五行水火，离火中有阴、坎水中有阳，只能代表阴阳互根转化，不能代表真阳真阴真火真水，希望学子明白，不要误入歧途。郑钦安认为，坎中之阳为真阳，离中之阴为真阴，不妥。坎中火阳离中水阴乃有形五行之水火，非无形真火真水（见图7-4）。

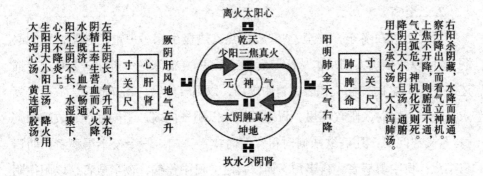

图上文字（左侧竖排）：左阳生阴长，气升而水布，阴精上奉生营血而心火降，水火既济，血气畅通，阳不生阴不长，心火不降炎上，水湿聚下，生阳用大小泻旦汤，降火用大小泻心汤、黄连阿胶汤。

厥阴肝风地气左升　寸关尺　心肝肾

离火太阳心　乾天　少阳三焦真火　元神气　太阴脾真水　坤地　坎水少阴肾

阳明肺金天气右降　肺脾命　寸关尺

（右侧竖排）右阳杀阴藏，水降而腑通，察升降出入而看气立神机，上焦不开不降，气立孤危则死，神机化灭则死，则腑道不通，降阴用大小阴旦汤，通腑用大小承气汤、大小泻肺汤。

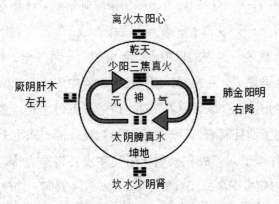

离火太阳心　乾天　少阳三焦真火　元神气　太阴脾真水　坤地　坎水少阴肾

厥阴肝木左升　　肺金阳明右降

图 7-4　真水真火示意图

无形的真火是光热，无形的真水是湿气，离火坎水是五行有形的水火，真火真水与离火坎水是两个不同的概念，隶属不同的部位，不得混淆。

少阳三焦相火和太阴脾土湿从本"火湿"在中部黄庭，厥阴肝从左升而生太阳心主阳于上，阳明肺从右降而生少阴肾主阴于下。故《难经·十八难》说："手太阴、阳明金也，足少阴、太阳水也。金生水，水流下行而不能上，故在下部也。足厥阴、少阳木也，生手太阳、少阴火，火炎上行而不能下，故为上部。手心主、少阳火，生足太阴、阳明土，土主中官，故在中部也。此皆五行子母更相生养者也。脉有三部九候，各何所主之？然。三部者，寸关尺也；九候者，浮中沉也。上部法天，主胸以上至头之有疾也；中部法人，主膈以下至脐之有疾也；下部法地，主脐以下至足之有疾也。审而刺之者也。"阳从左升而木火阳极于太阳则一阴来复，故太阳从本从标谐和而大吉；阴从右降而金水阴极于少阴则一阳来复，故少阴从本从标谐和而大吉。

2. 二至病

水火之极在冬至、夏至，"寒极生热，热极生寒……重阴必阳，重阳必阴"，所以"少阴太阳从本从标"而生二至病。《伤寒论·辨脉法》是这样描述的："五月之时，阳气在表，胃中虚冷，以阳气内微，不能胜冷，故欲著复衣；十一月之时，阳气在里，胃中烦热，以阴气内弱，不能胜热，故欲裸其身。"又"问曰：凡病欲知何时得？何时愈？答曰：假令夜半得病者，明日日中愈；日中得病者，夜半愈。何以言之？日中得病，夜半愈者，以阳得阴则解也。夜半得病，明日日中愈者，以阴得阳则解也。"《伤寒例》说："冬至以后，一阳爻升，一阴爻降也；夏至以后，一阳气下，一阴气上也。"一年里的五月夏至，就是一天中的日中；一年里的十一月冬至，就是一天中的夜半。张仲景在这里说"五月之时，阳气在表，胃中虚冷"。这个时候正是盛夏季节，为什么会怕冷而"欲著复衣"呢？因为夏五月之时，盛阳向上、向外，一方面阳气得到了消耗而虚，另一方面盛极则反，而一阴生于内。天人相应，善言天者，必有验于人，故在人则"阳气在表，胃中虚冷"。《灵枢·九针十二原》说："阳病发于冬，阴病发于夏。"所以《素问·四气调神大论》说："春夏养阳，秋冬养阴。"《素问·金匮真言论》说："长夏善病洞泄寒中。"夏中寒，多发霍乱、伤寒、疟疾、痢疾等消化系统肠胃病。冬中热，多发心肺系统疾病、白喉、猩红热等。李时珍《本草纲目》称此为"夏月伏阴""冬月伏阳"，并在《四时用药例》中说春夏内寒宜用热药，秋冬内热宜用寒药，谓"春月宜加辛温之药……以顺春升之气"，"长夏宜加甘苦辛之药，以顺化成之气"，"冬月宜加苦寒之药，以顺冬沉之气"，此即"所谓顺时气而养天和也"。到了冬天十一月，正是隆冬封藏的季节，盛寒在外，阳气潜藏于内，即所谓一阳生于内，故在人则表现出"阳气在里，胃中烦热"。

因为太阳处于阳极转阴阶段，少阴处于阴极转阳阶段，所以太阳少阴有标本寒热病，而且最多寒热同病，笔者称之为二至病。

二至病在临床中比较常见，比如胃肠溃疡病多发于每年12月至次年3月，慢性肾炎多发于每年11月至次年3月，上述两个时间段属于中医五运六气理论的终之气和初之气的时间段。支气管哮喘多发于每年10月至次年3月，而且每天夜里0—3点时发作最频，这属于中医运气理论的五之气、终之气、初之气时间段。心脏病也多发于冬季，心源性哮喘、心律失常、心力衰竭等患者多发于半夜，死亡多见于下半夜。衰老或慢性疾病多死亡于冬至、夏至两个时令。有人统计死亡时间发现，夜里戌、亥、子时死亡率最高，白天巳、午时死亡率最低，并且发现冬季和冬春交替时死亡人数最多。

冬至，太阳运行到南极的南回归线开始北返，阴极而一阳生，白昼最短，日影最长，阳热潜藏于地下最深，泉水热，故谓之冬藏，"冬月伏阳"，在人则"胃中烦热"。冬时阳热内藏，地温最热，于人最多心火内郁而伤及心肺及血脉、肠胃，上热下寒之人雪上加霜而多病，死人最多最速。如果冬时天暖阳气不藏外泄，阳热多动于下，多病遗精带下，阴部潮湿多汗。《月令》说："是月也，日短至。阴阳争，诸生荡……此所以助天地之闭藏也。仲冬行夏令，则其国乃旱，氛雾冥冥，雷乃发声。行秋令，则天时雨汁，瓜瓠不成，国有大兵。行春令，则蝗虫为败，水泉咸竭，民多疥疠。"

夏至，太阳运行到北回归线开始南返，阳极而一阴生，白昼最长，日影最短，阴寒潜藏于地下最深，泉水冷，谓之"夏月伏阴"，在人则"胃中虚冷"。夏时阴寒内藏，肠胃寒，于人最多消化道系统疾病，对于内多寒湿之人是雪上加霜，死人最多最速。如果夏时天寒阳气不外泄，"阴阳争"于内则"死生分"。《月令》说："是月也，日长至，阴阳争，死生分……仲夏行冬令，则雹冻伤谷，道路不通，暴兵来至。行春令，则五谷晚熟，百螣时起，其国乃饥。行秋令，则草木零落，果实早成，民殃于疫。"

（五）从中的厥阴阳明主左右阴阳升降

《素问·天元纪大论》说："左右者，阴阳之道路也；水火者，阴阳之征兆也；金木者，生成之终始也。"左厥阴主阳升，右阳明主阴降，厥阴木，阳明金，为生成之终始，导致阴经升而阳经降。《素问·太阴阳明论》说：

阴气从足上行至头，而下行循臂至指端；阳气从手上行至头，而下行至足。

厥阴从中气少阳主春生夏长，位春分前后。阳明从中气太阴主秋降冬藏，位秋分前后。阳左生发主春夏阳气，就是"阳生阴长"的过程，就是"阳化气"的过程，以阳化阴而升布。阴右下降主秋冬阴气，就是"阳杀阴藏"的过程，就是"阴成形"的过程，以阴敛阳而潜藏。

"阳生阴长，阳杀阴藏"主要是讲一年里的阴阳变化以及万物的生长情况。阳生阴长是讲上半年春夏的变化，阳杀阴藏是讲下半年秋冬的变化。从人体来说，这是在讲生理现象，春天开始阳生阴长，则湿度大而多湿。秋天开始阳杀阴藏（杀，指削弱），阳杀阴藏是相对阳生阴长说的，阳衰则阴下藏，实际是阴降阳藏。阳气减退阴气降，则湿度小而多燥。阳生阴长——湿，阴精上奉其人寿；阳杀阴藏——燥，阳气失所其人夭。这一现象记载于《灵枢·九宫八风》，谓肝主湿，肺主燥，心主热，肾主寒（图7-5）。

		热		
	胃	心	脾	
湿	肝		肺	燥
	大肠	肾	小肠	
		寒		

图7-5　阳生阴长、阳杀阴藏示意图

阳生阴长，阳舒阴布，其清阳上升为天，在天为气，就是阳化气的过程。阳杀阴藏，阳降阴凝，其浊阴下降为地，在地成形，就是阴成形的过程。故《素问·天元纪大论》说："在天为气，在地成形，形气相感，而化生万物矣。"《灵枢·根结》说："天地相感，寒暖相移，阴阳之道，孰少孰多，阴道偶，阳道奇。发于春夏，阴气少，阳气多……发于秋冬，阳气少，阴气多，阴气盛而阳气衰，故茎叶枯槁，湿雨下归，阴阳相移。"故春夏湿热而秋冬燥寒，这一过程就是《素问·五常政大论》所说"阴精所奉其人寿，阳精所降其人夭"的道理，于此可知，心既是阳气最盛的脏，也是阴血最旺的脏；肾既是阴气最盛的脏，也是阳气潜藏的脏，所谓"水火者，阴阳之征兆也"，阳旺于夏呈现火的征兆，阴盛于冬呈现水的征兆。

1. 阴阳反作

《素问·阴阳应象大论》提出阴阳更胜和阴阳反作机理，谓："积阳为天，积阴为地。阴静阳燥，阳生阴长，阳杀阴藏，阳化气，阴成形。寒极生热，热极生寒，寒气生浊，热气生清。清气在下，则生飧泄；浊气在上，则生膜胀。此阴阳反作，病之逆从也……重阴必阳，重阳必阴……阳胜则身热，腠理闭，喘粗为之俯抑，汗不出而热，齿干以烦冤，腹满死，能冬不能夏。阴胜则身寒，汗出，身常清，数栗而寒，寒则厥，厥则腹满死，能夏不能冬。此阴阳更胜之变，病之形能也。"

所谓"阴阳反作"，是指逆阴阳生理现象的病理。"阳生阴长，阳杀阴藏，阳化气，阴成形"是讲正常生理情况，逆之则出现阳不生阴不长、阴不降阳不藏的病理现象。故《素问·阴阳应象大论》云："清气在下，则生飧泄；浊气在上，则生膜胀，此阴阳反作，病之逆从也"。《素问·四气调神大论》则说：逆春气则少阳不生，肝气内变。春三月……逆之则伤肝，夏为寒变。逆秋气则太阴不收，肺气焦满。秋三月……逆之则伤肺，冬为飧泄。清气本该上升而不升，浊气本该下降而不降，此即"阴阳反作，病之逆从"。从《灵枢·九宫八风》看阴阳反作的表现多为肝燥、肺湿、心寒、肾热，其谓：

> 太一在冬至之日有变，占在君；
>
> 太一在春分之日有变，占在相；
>
> 太一在中宫之日有变，占在吏；
>
> 太一在秋分之日有变，占在将；
>
> 太一在夏至之日有变，占在百姓。

《素问·灵兰秘典论》说：心为君，肺为相，肝为将，而吏和百姓则指代脾胃土类多个脏腑。心为君者，确定冬至的准确时刻是君王的权利，所以占变在心君，心君主夏热，变则为夏寒。春分是肝胆风木阳气上升的时候，肺金秋气克春分风木，所以占变在肺相，春湿变为春燥。秋分是凉秋肺金阴气下降的时候，将肝是春天阳气温升，秋分不凉反温，所以占在肝将，秋燥变为秋湿。夏至炎热万物繁茂生长，夏行寒水冬令则万物不长，所以占在万物百姓。中宫脾胃输送营卫血气于全身如官吏，所以占在吏。

		寒		
	胃	心	脾	
燥	肝		肺	湿
	大肠	肾	小肠	
		热		

图 7-6　左右阴阳反作示意图

《灵枢·九宫八风》和《灵枢·岁露》所言八方之风是四时正气——五运六气主气之风，而从对面来虚邪贼风则是非时之气——五运六气客气之风。

从春夏阳仪系统来说，春气厥阴少阳不升浮，则厥阴少阳生病。

从秋冬阴仪系统来说，秋气阳明不宣发肃降，则阳明少阴太阴生病，如《素问·阴阳类论》说："二阴（少阴）二阳（阳明），病在肺，少阴脉沉，胜肺伤脾，外伤四肢。二阴二阳皆交至，病在肾，骂詈妄行，巅疾为狂。"就涉及肺脾肾三脏。

2. 阴阳更胜

阴胜则阳病，阳胜则阴病。阳胜则热，阴胜则寒。阳胜则身热……能冬不能夏。阴胜则身寒……能夏不能冬。此阴阳更胜之变，病之形能也。

厥阴风木从中气少阳相火，风火相值，主生发升浮。阳明燥金从中气太阴湿土，燥湿合德，主敛降沉伏，故经言"左右者，阴阳之道路也"，"金木者，生成之终始也"。风火，有太过与不及，太过用风引汤等，不及用乌梅丸、大小阳旦汤等。这里的阳明太阴是燥金和湿土，不是太阴脾和阳明胃。燥金肺为天，湿土脾为地，关系到燥湿的生理病理。

一年六个时间段的主气，上半年春夏阳仪系统是风、热、火，其性属阳为阳邪，下半年秋冬阴仪系统是湿、燥、寒，其性属阴为阴邪。按其五行生克规律说，阴邪伤人阳仪阳气，阳邪伤人阴仪阴气，可用下图表示（图7-7）。

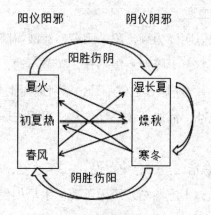

图 7-7 阴阳更胜示意图

冬至夏至子午时阴阳寒热转化。《灵枢·九针论》说："冬夏之分，分于子午，阴与阳别，寒与热争，两气相搏，合为痈脓者也……膺喉首头应夏至……腰尻下窍应冬至。"

阳胜伤阴，故阴病治阳。阴胜伤阳，故阳病治阴。经文说"阴胜则阳病，阳胜则阴病。阳胜则热，阴胜则寒"。所以张仲景在《伤寒例》说："夫阳盛阴虚，汗之则死，下之则愈；阳虚阴盛，汗之则愈，下之则死……虚盛之治，相背千里，吉凶之机，应若影响，岂容易哉……此阴阳虚实之交错，其候至微；发汗吐下之相反，其祸至速，而医术浅狭，懵然不知病源，为治乃误，使病者殒殁，自谓其分，至今冤魂塞于冥路，死尸盈于旷野，仁者鉴此，岂不痛欤！"李东垣在《脾胃论·脾胃胜衰论》中说："大抵脾胃虚弱，阳气不能生长，是春夏之令不行，五脏之气不生。脾病则下流乘肾，土克水则骨乏无力，是为骨蚀，令人骨髓空虚，足不能履地，是阴气重叠，此阴盛阳虚之证。大法云，汗之则愈，下之则死。若用辛甘之药滋胃，当升当浮，使生长之气旺。言其汗者，非正发汗也，为助阳也。"总之，万物的生死都是阳气的消长造成的。大家要重视李东垣对"汗法"的阐述，"言其汗者，非正发汗也，为助阳也"，扶阳就是汗法，助阳既可发汗，如桂枝汤法，又可敛汗，如桂枝加附子汤法。

厥阴从中气少阳，以阳气上升为顺。阳生阴长而气升水湿四布以养神柔筋，阳气不升则阳虚，阳虚则不化水湿，而水湿蓄积下焦，上焦干旱燥渴丛生，最多《脾胃论》讲的阳虚三联证；升之太过气有余则为火，而上实下虚，火不降则血不下，气血逆上。

阳明从中气太阴以阴降为顺，阳杀阴藏，津液得降，胃气因和，腑道通畅，神机升降出入正常。不降则上焦不开，腑道不通，神机升降出入失常而生化息；降之太过则中气下陷，血气不升，溏泄崩漏生矣。

左右阴阳升降逆乱，都能导致宗气失常，君相失职，天下大乱，当以调神机为主。

《周易参同契》总括二至二分灾害说："二至改度，乖错委曲，隆冬大暑，盛夏霜雪。二分纵横，不应漏刻，风雨不节，水旱相伐，虫蝗涌沸，山崩地裂，天见其怪，山崩地坼，草异旁出。"

《素问·三部九候论》说：帝曰：冬阴夏阳奈何？岐伯曰：九候之脉，皆沉细悬绝者为阴，主冬，故以夜半死。盛躁喘数者为阳，主夏，故以日中死。是故寒热病者，以平旦死。热中及热病者，以日中死。病风者，以日夕死。病水者，以夜半死。其脉乍疏乍数乍迟乍疾者，日乘四季死。

夜半、日中为二至，平旦、日夕为二分。四季为中宫脾。五方九宫八风。合《灵枢·九针论》之九野，落实到《九宫八风》，乃中宫神气所游行出入也，故笔者创建"中医太极三部六经体系"（图7-9）。而神气表现出于目命门，故《素问·三部九候论》说："目内陷者死……足太阳气绝者，其足不可屈伸，死必戴眼。"诊断候在"上去踝五寸"足三焦光明穴处，即言胫酸冷痛处。

3. 诊要经终论论阴阳升降

《素问·诊要经终论》说：

正月二月，天气始方，地气始发，人气在肝。

三月四月，天气正方，地气定发，人气在脾。

五月六月，天气盛，地气高，人气在头。

七月八月，阴气始杀，人气在肺。

九月十月，阴气始冰，地气始闭，人气在心。

十一月十二月，冰复，地气合，人气在肾。

《素问·阴阳别论》说："所谓阳者，胃脘之阳也。"阳气本源于脾胃土地，厥阴肝出土生发阳气至头顶，故上半年春夏阳气从地生发达头顶，谓

"人气在脾""人气在肝""人气在头"；下半年秋冬，天阳降藏于肾，心肺在横膈膜之上为天阳而降藏于肾，故谓"人气在肺""人气在心""人气在肾"。

4. 三丹田命门

笔者在 2013 年提出心肺脾三本说对应三丹田命门，肺脾为后天二本司天地气味主标本中气黄庭丹田，属于胃腑命门；先天之本心主中丹田命门；心开窍于目命门，肠胃腑道生脑、髓目脑命门。此处所谓三丹田是后天肺脾气味所生之神居及神舍之处。有神则生，无神则死，神在肠胃、心、脑三丹田，就是三命门。

五、标本中气理论的脏腑基础

既然标本中气理论这么重要，那么标本中气理论有没有脏腑基础呢？有。（图 7-8）

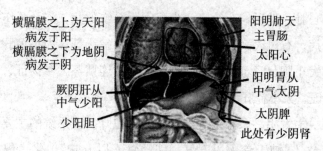

横膈膜之上为天阳
病发于阳
横膈膜之下为地阴
病发于阴
厥阴肝从
中气少阳
少阳胆

阳明肺天
主胃肠
太阳心
阳明胃从
中气太阴
太阴脾
此处有少阴肾

图 7-8　标本中气脏腑基础示意图

少阳和太阴从本，入十二指肠下小肠进行消化水谷，而生化成营卫血气，即生神气。

肝胆相连，少阳相火寄于肝胆，故有厥阴肝从中气少阳之说。脾胃相连，脾输胃津于肺，故有阳明从中气太阴之说，肺天气主胃肠三焦膀胱腑道，故阳明上属肺而从中气太阴脾之说。上有太阳心，下有少阴肾，二者皆从本从标。

《素问·气穴论》说："上纪者，胃脘也。下纪者，关元也。"关元是小肠募穴。胃主纳物，故云"上纪"。小肠主消化、吸收、排泄，故云"下纪"。

六、结语

《黄帝内经》标本中气理论从人体生理解剖基础上说，根源于脾胃土类，而非纯粹思辨的结果。

标本中气理论中从本的二经少阳太阴最为重要，少阳太阴火湿保证了人体的基本温度和湿度，太阴脾湿在少阳三焦相火的主导下主肠胃饮食生化营卫血气神，"失神者死，得神者生"，是生死之地，是人体生命的根本。少阳太阴的生理功能是主气和饮食的开阖出入以及神的升降出入。少阳太阴内伤火湿病，以李东垣《脾胃论》"阳虚三联证"（脾胃虚弱证候、阴火病和水湿下流于肾的证候）为特征。

厥阴从中气少阳，风火相值，生发阳气主升。该系统的主要生理功能是通过厥阴肝从中气少阳相火的关系，把脾胃化生的营卫气血等营养物质从门静脉上奉肝心肺，然后输布全身。少阳厥阴系统的病，涉及《伤寒论》的厥阴病和少阳病，有风火太过的白虎汤证、白头翁汤证、大小泻肝汤证等以及风火不及的大小阳旦汤证、乌梅丸证、干姜黄连黄芩人参汤证、当归四逆汤证、四逆汤证、大小补肝汤证等。

阳明从中气太阴，燥湿相济，生发阴气主降。该系统的主要生理功能是通过天地合气（"肺天食人以五气，脾地食人以五味"）化生胃气、神气和真气。若燥湿互济功能失调，可形成"胃家实"之承气汤证、"脾约"麻子仁丸证、白虎加人参汤证、蜜煎方证以及喘咳、痿厥、消渴、噎膈等内伤燥病。

从中的厥阴阳明主左右阴阳升降，体现了"阳生阴长，阳杀阴藏"的自然规律及生理现象，在病理上则反映为阴阳反作和阴阳更胜。

太阳少阴从本从标，寒热互相调制，主阴阳盛极转化，不转化则为亢害。该系统在生理上阴阳转化，即左阳从春厥阴肝木上升，至夏天太阳心火盛极而转化；右阴从秋阳明肺金下降，至冬天少阴肾水盛极而转化。在病理上可形成二至病，太阳少阴从本从标有寒热之病。

五运六气理论，分为司天在泉和标本中气两部分，司天在泉推演部分知年明气主"气立"。《素问·生气通天论》说："是以圣人陈阴阳，筋脉和同，骨髓坚固，气血皆从。如是则内外调和，邪不能害，耳目聪明，**气立如故**。"《素问·五常致大论》说："根于外者，命曰**气立**，气止则化绝。"标本中气黄庭太极主生神。《素问·六节藏象论》说："天食人以五气，地食人以五味，五气入鼻，藏于心肺，上使五色修明，音声能彰。五味入口，藏于肠胃，味有所藏，以养五气，气和而生，津液相成，**神乃自生**。"神本源于天地气味，若没有气味出入，就没有神了。《素问·五常致大论》说："根于中者，命曰**神机，神去则机息**。"故《素问·六微旨大论》说："出入废则神机化灭，升降息则气立孤危。故非出入，则无以生长壮老已；非升降，则无以生长化收藏。是以升降出入，无器不有。故器者生化之宇，器散则分之，生化息矣。故无不出入，无不升降。化有小大，期有近远，四者之有，而贵常守，反常则灾害至矣。故曰无形无患，此之谓也。"有神则生，无神则死。

总之，《黄帝内经》标本中气理论从人体脏腑基础上说，根源于脾胃土类，而非纯粹思辨的结果。其中少阳太阴"从本"，直接与脾胃土类有关；厥阴从中气少阳主升，与食气入胃散精于肝心肺有关；阳明从中气太阴与饮入于胃散精于脾肺有关；太阳少阴从本从标与心肾有关，不离脾胃。这实际上概括了不被人们重视的《黄帝内经》脏气法时升浮降沉辨证法。

标本中气理论以少阳太阴为黄庭太极神命门部，左右为阴阳升降部，上下为阴阳转化水火征兆部，这是笔者创建"中医太极三部六经体系"的本源。

左右春秋主阴阳升降部，《素问·至真要大论》谓"初气终三气（春夏），天气主之……四气尽终气（秋冬），地气主之"。

上下为阴阳转化水火征兆部，《素问·至真要大论》谓"身半以上，其气三矣，天之分也，天气主之。身半以下，其气三矣，地之分也，地气主之……半，所谓天枢也"。

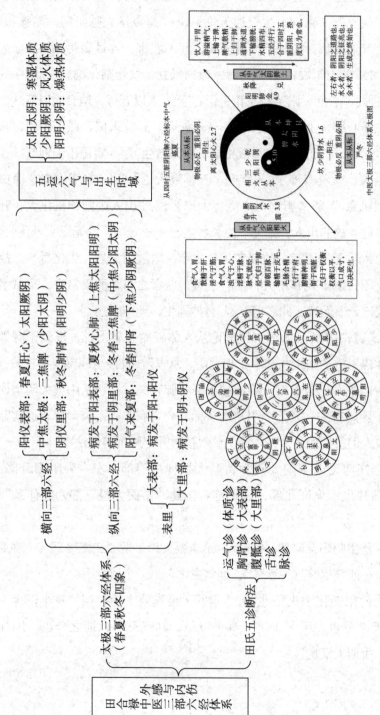

图 7-9 中医太极三部六经理论结构示意图

对五运六气理论来说，其核心理论是标本中气，标本中气的核心是从本的少阳太阴。司天在泉的推演和《灵枢·九宫八风》《灵枢·岁露论》中求开始点只是实战内容。司天在泉的推演是为了求"年之所加"而知脏腑经脉虚实，《灵枢·九宫八风》《灵枢·岁露论》是阐述阴阳术数预测的开始点，《素问·六节藏象论》和《太始天元册》则论述五运六气的天文历法背景。在标本中气理论中，少阳太阴从本反映了《黄帝内经》的"建中"思想，主人道（中道）六气始少阳终太阴。从脏腑六经来说，厥阴从中气少阳是一对脏腑表里关系，阳明从中气太阴是一对脏腑表里关系，从本从标的太阳少阴是一对脏腑表里关系。在中医学史上，只有张仲景、张子和、李东垣重视从本"火湿"的少阳太阴。李东垣《脾胃论》对少阳太阴应用得出神入化，淋漓尽致。可是人们多不知晓张仲景重视少阳太阴。这其实从《伤寒论》六经欲解时图中就可以一目了然。从图中看到，少阳主春温三个月，太阴主冬寒三个月，太阴包含少阴厥阴在内。六经欲解时告诉我们，少阳主春温而生太阳夏热，阳明肺主皮毛，所以一个少阳升发阳气主太阳阳明，太阴终于丑连于寅，少阴终于寅，厥阴终于卯，少阳起于寅，可知一个少阳主温三阴，可见是一个少阳主六经矣。

竖看，厥阴从中气少阳生太阳主春夏风火阳仪系统，如此才能理解厥阴病为什么有白虎汤证、为什么会有少阳太阳合病并病，太阳病才会有伤寒（太阳之上，寒气主之）、温病（少阳之上，相火主之）、中风（厥阴之上，风气主之）；阳明从中气太阴生少阴主秋冬金水阴仪系统，如此才能理解痉（阳明之上，燥气主之）、湿（太阴之上，湿气主之）、暍（少阴之上，热气主之）三种病为什么是阴仪系统疾病。四时阴阳分明。少阳太阴条文虽少，内容最多，少阳病多在阳仪系统厥阴太阳，太阴病多在阴仪系统阳明少阴。

横看，太阳心火、阳明肺金主夏秋在横膈膜之上，主表，"病发于阳"，有"阳病十八：头痛、项、腰、脊、臂、脚掣痛（《金匮要略》）"；太阴少阴厥阴脾肝肾在横膈膜之下，所以四逆辈在太阴少阴厥阴三经，主里，"病发于阴"，有"阴病十八：咳、上气、喘、哕、咽、肠鸣、胀满、心痛、拘急（《金匮要略》）"。

其次是养生《内经图》和《修身图》，以少阳太阴形成的黄庭为基础理论，演绎出众多养生大法。

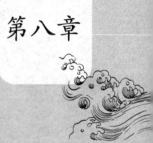

第八章

五运

五运属于地道朔望月视运动规律，"地以五为制""地以九九制会"是其公理，所以其模型为月体纳甲图、河图、洛书。

运，《说文解字》说：移徙也。从辵军声。天圆地方，足代表地道的地方。月体纳甲图是"地以五为制"的模型。军，从冖从车，《说文解字》说：冖，覆也。朔望月的运行如车轮在天盖下转运，形容朔望月的五方迁徙，即五方运行，简称"五运"。五运是月地关系。

五运有中运、主运、客运之分，所以以五为制的时间周期与空间具有不同的层次。

中运，又称大运、岁运，不过应以中运之名最恰当。因为运由月亮运动而定，以地球为参考，日月皆绕大地做视运动，而太阳比月亮离地球远，月亮在日地之间绕地球运行，故称中运。或谓太阳在日道上所化之六气，上为司天、下为在泉，而月运居其中而得名。

中运的首运起于何运呢？其推算方法如何？《素问·五运行大论》说"正五气之各主岁尔，首甲定运"，即以甲年土运为中运之始。这是因为天干始于甲，甲己化为土运之故。中运的运转排列顺序是五行相生：土→金→水→木→火→土，并以五音太少相生顺序运转。所以天干10年的次序为甲年太宫→乙年少商→丙年太羽→丁年少角→戊年太徵→己年少宫→庚年太商→辛年少羽→壬年太角→癸年少徵。

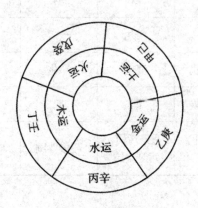

图8-1　五运图

中运为什么会有有余不足呢？因为五运源于朔望月运动，一朔望月是29.53天，小月29天，不足一个朔望月，大月30天有余于一个朔望月。《黄帝内经》回归年是365—366天，年用朔望月纪，这是朔望月运动的一般正常规律。故《素问·六元正纪大论》说："运有余其至先，运不及其至后，此天之道也，气之常也。"太阳运行化六气而主寒温，上半年春夏主温热，下半年秋冬主清寒，对气候的影响年年如此，没有多大变化。朔望月运行化五运而主风雨，气候的变化主要是受月亮运动的影响，月运规律决定着全年的气候气象变化，故曰中运统主一年的气候变化。尽管太阳运化的六气有司天在泉加临的不同，中运有余者仍为有余、不足者仍为不足，即使天符、岁会、太一天符年也如此。如2023年癸卯年，中运是癸火运不足而多寒，加之阳明司天的清燥凉气，导致2023年3—5月都在发生暴雨冰雹之灾。

中运主全年的气候变化而人天相感，故中运必然影响人体的生理和病理变化，特别是对当年出生的婴儿影响特别大，几乎可以决定后天个体人婴儿的生理素质特征及病理定位——人体脏腑终生易发病的薄弱环节。特别是在幼儿和老年抗病能力弱的时期，表现更为突出。这是抓个人养生的主要环节，也是治病必须注意的问题。（表8-1）

表8-1　五运常态气候征象表

中运	甲己土	乙庚金	丙辛水	丁壬木	戊癸火
五音	宫	商	羽	角	徵
生成数	五	四九	一六	三八	二七
特点	雨化湿化	清化	寒化	风化	热化火化
常态气候	阴雨阴埃	凉	寒	多风	暑热
征象	柔润重泽，时雨	雾露清切，肃瑟肃飂	凝惨栗冽	鸣紊启拆	暄暑郁燠

一、五行五运

"地以五为制"而为五行、五运。《素问·天元纪大论》说："木火土金水火，地之阴阳也，生长化收藏下应之。"五行有形，"形有盛衰，谓五行之治，各有太过不及也"。《素问·五运行大论》说："夫子之所言，正五气之各主岁尔，首甲定运，余因论之。鬼臾区曰：**土主甲己，金主乙庚，水主丙辛，木主丁壬，火主戊癸。**"《素问·天元纪大论》说："**甲己之岁，土运统之；乙庚之岁，金运统之；丙辛之岁，水运统之；丁壬之岁，木运统之；戊癸之岁，火运统之。**"上述经文明言：土行主甲己，金行主乙庚，水行主丙辛，木行主丁壬，火行主戊癸，其按五行相生次序排列为：土生金→金生水→水生木→木生火→火生土。

为什么五运从土运开始呢？因为月亮是地球的卫星，五运属于月地体系，属于地道土，故五运从土运开始。甲是十天干之首，故五运以"首甲定运"。"地以五为制"，所以十天干有**岁运会同年**五数周期，合为甲己、乙庚、丙辛、丁壬、戊癸五行，从土运开始，然后按五行相生次序排列。

由此可知，五行是木、火、土、金、水的简称，五运是木运、火运、土运、金运、水运的简称。五运本于地之五行，因为地气升于天称为天气，于是称为天五行五运，变动不居。

五运包括岁运（又称中运、大运）、主运和客运。

岁运反映全年的气候物候特征及发病规律。主运是地球大气层内五方内的物候特征及发病规律反映。客运是地球大气层外天气加临地气大气层内的外来影响之气。

"地以五为制"和"天以六为节"古人称作"天六地五"。《国语·周语下》单襄公说："天六地五，数之常也，经之以天，纬之以地，经纬不爽，文之象也。"[1] "天六""经之以天"指"天之六气"，"地五""纬之以地"指"地之五行"。五运六气理论通过地气上升于天、天气下降于地的气交形式把对立隔阂的天地之气共同纳入到一个不可分割的整体之中。"天六"指六气，"地

---

[1] 杜预《春秋左传集解》，上海人民出版社，1977：1516。

五"指五味，天气与地味相合则生神，神驾驭人体健康，有神则生，无神则死。

二、五行主五方五脏

"地以五为制"的五行主东西南北中，《素问·五运行大论》说：

东方生风，风生木，木生酸，酸生肝，肝生筋，筋生心……

南方生热，热生火，火生苦，苦生心，心生血，血生脾……

中央生湿，湿生土，土生甘，甘生脾，脾生肉，肉生肺……

西方生燥，燥生金，金生辛，辛生肺，肺生皮毛，皮毛生肾……

北方生寒，寒生水，水生咸，咸生肾，肾生骨髓，髓生肝……

木主东方肝风，火主南方心火，土主中央脾土，金主西方肺金，水主北方肾水。

三、五行主四时五色应五星

《素问·金匮真言论》说"五脏应四时"：

东方青色，入通于肝……其类草木……其应四时，上为岁星……其音角，其数八……

南方赤色，入通于心……其类火……其应四时，上为荧惑星……其音徵，其数七……

中央黄色，入通于脾……其类土……其应四时，上为镇星……其音宫，其数五……

西方白色，入通于肺……其类金……其应四时，上为太白星……其音商，其数九……

北方黑色，入通于肾……其类水……其应四时，上为辰星……其音羽，其数六……

这里的五方五色就是"日月二十八宿天纲图（五气经天图）"中的五色。并言五行应四时五星。这是五大行星的分野。

四、五星运行

五大行星最大的影响是视运动的顺、逆、快、慢、守、留，其次才是五大行星的运行周期。五星主风雨，主要表现在五星的顺、逆、快、慢、守、留视运动。

五、地以五方为制应朔望月之五方五运

五运三气指月亮运行日道上及日道内外。

六、主运、客运

（一）主运

《素问·六节藏象论》说："五运之始……求其至也，皆归始春。"王冰注："始春，谓立春之日也。"立春正是颛顼历历元年的正月朔日，可知主运主气不是始于大寒。《素问·六元正纪大论》说："**夫六气者，行有次，止有位，故常以正月朔日平旦视之，观其位而知其所在矣。**"这说明五运与六气在历元年都开始于立春日，过了历元年则运气始点徘徊于立春日前后。

《素问·天元纪大论》说："五运终天，布气真灵，总统坤元。"坤脾为土地，地道主木火土金水五行，五行有五运，故曰"地以五为制"，所以五运应遵循"地方"的规律。《黄帝内经》以春夏秋冬四方四时各 72 日分为木、火、金、水四运，如《素问·阴阳类论》说："春甲乙青，中主肝，治七十二日。"此举木运为例，余可类推。而土运不独主于时，分布于四维，亦即四季之末月各18日。如《素问·太阴阳明论》说："脾者土也，治中央，常以四时长四脏，各十八日寄治，不得独主于时也。"《素问·刺要论》说："脾动则七十二日四季之月……"所以《素问·气交变大论》指出土运主四维。地之五方即地理之五方主五运，《黄帝内经》多处皆论之，如《素问·异法方宜论》《素问·四气调神大论》《素问·金匮真言论》《素问·阴阳应象大论》《素问·五运行大论》等。

主运起始于立春，其排列顺序是：木→火→土→金→水，五行相生始于木，终于水，固定不变，年年如此。但运分五音太少，则哪些年份始于太角，哪些年份始于少角呢？根据《素问·六元正纪大论》"太角"和"少角"为"初正""太羽"，以及"少羽"为"终"的记载，将主运太少与年份的关系列于表8-2。

表8–2　主运太角少角起始五分表

纪年	主运				
	初运木	二运火	三运土	四运金	五运水
壬、癸、甲、乙、丙	太角_{初正}	少徵	太宫	少商	太羽_终
丁、戊、己、庚、辛	少角_{初正}	太徵	少宫	太商	少羽_终

推算方法以中运为基准，如庚年中运为太商，按太少相生的原理逆推之，生太商者为少宫，生少宫者为太徵，生太徵者为少角，所以庚年主运的初运为少角，余四主运则按太少五行相生规律排下去，二运火为太徵，三运土为少宫，四运金为太商，五运水为少羽。其他年份的推算仿此。由此可以看出，五运之治，太角壬统五运，少角丁统五运。壬癸甲乙丙五年，主运初运皆太角，终运皆太羽。客运则以壬癸甲乙丙回环，初运为中运。丁戊己庚辛五年主运初运皆少角，终运皆少羽。客运则以丁戊己庚辛五运回环，初运为中运。而壬丁直生不环，故曰"正"。自壬至丙五运为一周，自丁至辛五运也为一周，所谓地以五为制，终地纪者，五岁为一周，此之谓也。（图8-2）

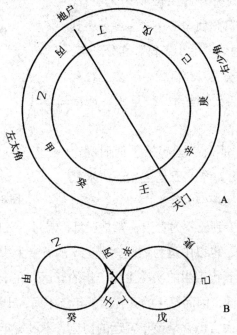

图 8-2　主运太角少角五分图

（二）客运

五运是月地二体系之间的关系，就是主运与客运的关系。主运源于地的五方五季，客运源于朔望月视运动。客运朔望月的视运动规律见月体纳甲图（图2-16）。《素问·天元纪大论》说："天有五行御五位，以生寒暑燥湿风。"所谓"天有五行御五位"，乃指"地以五为制"的五行五运上升于天时言。《素问·气交变大论》说："五运更治，上应天期，阴阳往复，寒暑迎随。"《素问·六节藏象论》说："五运相袭，而皆治之，终期之日，周而复始，时立气布，如环无端。"点出了主运与客运的关系，以地五方之位静而守位，天上之月周转不息地运行九道于五方与其相应。月运本属地道五方五行，地道月运升于天道，则月躔天上日道为圆，所以月运随日道划分为五时间段。如《素问·玉机真藏论》说："一日一夜五分之。"《素问·六节藏象论》称之为"五行时"。一日之五运的划分是：平旦、日中、日昳、下晡和夜半。一年之五运的划分是：春、夏、长夏、秋、冬。如《素问·阴阳类论》说："春甲乙青，中主肝，治七十二日。"《素问·脏气法时论》说："肝主春……其日甲乙……

心主夏……其日丙丁……脾主长夏……其日戊己……肺主秋……其日庚辛……肾主冬……其日壬癸。"客运按每运"七十二日"均分一年，不能按回归年长度分为 73.05 日，长夏土在夏秋之间的位置。若按方位言，长夏土在西南（图8-3）。

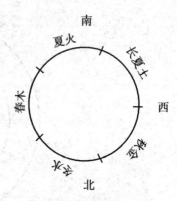

图 8-3　客运五气图

客运分五步，那么初运起始于何时呢？《素问·六节藏象论》说："五运之始……求其至也，皆归始春。"《黄帝内经》中"春"有两种含义：一是从立春到立夏为春天，二是正月、二月、三月称"春三月"。客运五步的推算方法，也以中运为准则。中运年的五音太少，就是该年客运的初运，然后循五运五行相生的次序生出一年的五运。在十年之间，每一年天干不同，初运就不同，因而每年的五客运就年年不同，十年一周期。例如甲年的中运为太宫，太宫也就是该年客运的初运。不过每年的五客运顺序，只有丁壬木运年是按五音太少相生排列的，其余火运、土运、金运、水运八年的五客运顺序的推算法有顺有逆。《素问·六元正纪大论》对此有详细记载，见表8-3。

表 8-3　客运五分表

五客运		初运	二运	三运	四运	五运
太角壬所统五客运	壬年	太角（初正）	少徵（癸）	太宫（甲）	少商（乙）	太羽（丙终）
	癸年	少徵	太宫（甲）	少商（乙）	太羽（丙终）	太角（壬初）
	甲年	太宫	少商（乙）	太羽（丙终）	太角（壬初）	少徵（癸）
	乙年	少商	太羽（丙终）	太角（壬初）	少徵（癸）	太宫（甲）
	丙年	太羽（终）	太角（壬初）	少徵（癸）	太宫（甲）	少商（乙）

五客运		初运	二运	三运	四运	五运
少角丁所统五客运	丁年	少角（初正）	太徵（戊）	少宫（己）	太商（庚）	少羽（辛终）
	戊年	太徵	少宫（己）	太商（庚）	少羽（辛终）	少角（丁初）
	己年	少宫	太商（庚）	少羽（辛终）	少角（丁初）	太徵（戊）
	庚年	太商（庚）	少羽（辛终）	少角（丁初）	太徵（戊）	少宫（己）
	辛年	少羽（终）	少角（丁初）	太徵（戊）	少宫（己）	太商（庚）

从表 8-3 可以看出，甲年客运的初运为太宫，太宫生少商为二运，少商生太羽为三运，若按太少相生顺推序当为太羽生少角，但经文记载为太角，乃逆推后两运。即生太宫的是少徵，生少徵的是太角。说明主运和客运都受丁壬太少两分统辖，将十年大周期分成两个五年小周期。若以太羽和少羽的变化作图 8-4，从中可看出其变化是一对旋臂，一个旋臂为阴，一个旋臂为阳。

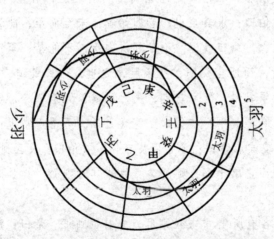

图 8-4　客运太少两分图（陆笺泉《运气辩》）

注：内圈十天干处是客运每年的初运，往外数第 2 圈为二运，第 3 圈为三运，第 4 圈为四运，第 5 圈为五运

这与主运初运一半是太角、一半是少角一致。十年周期中的客运，每年都在轮转变化，所以我们称客运为变法。但从十年周期来说，这又是变法中的常法，有一定的规律，是相对固定的。客运的这种常变法，是由中运的有余或不足造成的，所以这种常变法就是前面中运中阐述过的有余不足变化。在客运中应特别引起我们注意的是气不承袭现象。如甲年土运，客运的三运为太羽，四运为太角，以太生太，不符合太少相生的规律，因此就产生了气不承袭现象。

（三）五运客主加临

主运是五运的常法，客运是五运的变法，在我们掌握了主运常法和客运变法的基础上，就能知常而达变，执常而御变，从而推算出五运客主加临所发生的变化，这才是五运真正的变法。

五运相袭，而皆治之，终期之日，周而复始；时立气布，如环无端，候亦同法。故曰：不知年之所加，气之盛衰，虚实之所起，不可以为工矣。帝曰：五运之始，如环无端，其太过不及何如？岐伯曰：五气更立，各有所胜，盛虚之变，此其常也。帝曰：平气何如？岐伯曰：无过者也。帝曰：太过不及奈何？岐伯曰：在经有也。帝曰：何谓所胜？岐伯曰：春胜长夏，长夏胜冬，冬胜夏，夏胜秋，秋胜春。所谓得五行时之胜，各以气命其藏。帝曰：何以知其胜？岐伯曰：求其至也，皆归始春，未至而至，此谓太过，则薄所不胜，而乘所胜也，命曰气淫，不分邪僻内生工不能禁；至而不至，此谓不及，则所胜妄行，而所生受病，所不胜薄之也，命曰气迫。所谓求其至者，气至之时也，谨候其时，气可与期，失时反候，五治不分，邪僻内生，工不能禁也。帝曰：有不袭乎？岐伯曰：苍天之气，不得无常也；气之不袭，是谓非常，非常则变矣。帝曰：非常而变奈何？岐伯曰：变至则病，所胜则微，所不胜则甚，因而重感于邪，则死矣。故非其时则微，当其时则甚也。（《素问·六节藏象论》）

五气更立，各有所先 非其位则邪，当其位则正。帝曰：病生之变何如？岐伯曰：气相得则微，不相得则甚。（《素问·五运行大论》）

不知年之所加，气之同异，不足以生化。（《素问·五常政大论》）

先立其年，以明其气，金木水火土运行之数，寒暑燥湿风火临御之化，

则天道可见，民气可调，阴阳卷舒，近而无惑，数之可数者，请遂言之。（《素问·六元正纪大论》）

经文告诉我们，判断五运太过、不及、平气的关键在于"始春"，而《黄帝内经》对春天的解释有两种；一是从立春到立夏为春天，如王冰注"始春"，谓春始于**立春日**。这是以太阳运动规律划分的节气，太阳运动是六气划分的依据。二是以正月、二月、三月为春天，称为"春三月"，此始于**正月朔日**。这是以朔望月运动规律划分的月份。朔望月运动是五运划分的依据。在颛顼历的历元年，这两种春天的始点皆在立春日，即正月朔日合于立春日，其后则有差错，过60年又重合于始点。这两种春天时段的调谐，就是日月运动周期的调谐，也就是五运与六气的调谐。据此才能真正解释清楚"求其至也，皆归始春"的意思，"皆"字概括春的两种含义。这就是说，五运与六气都要以"始春"为基准日（在历元年，主运与主气"皆"始于立春），才能测量太过、平气与不及，即早至或迟至，这在《黄帝内经》中有明确阐述。《素问·六元正纪大论》说："**夫六气者，行有次，止有位，故常以正月朔日平旦视之，睹其位而知其所在矣。运有余，其至先；运不及，其至后。此天之道，气之常也。运非有余，非不足，是谓正岁，其至当其时也。**"这表明六气的次序和气位，要以"正月朔日"为始点。《素问·至真要大论》说"初气终三气，天气主之……四气尽终气、地气主之"《素问·六元正纪大论》说："岁半以前，天气主之；岁半以后，地气主之"，上半年、下半年之分以"正月朔日"为始点。而判断运的先至后至，要以六气的始点"**正月朔日**"为参照点，这是"天之道，气之常"，就是说它是有天文背景的。由经文所述可以明白，六气主气属于春天风木的初之气厥阴，应当始于"正月朔日"，而不是一般所说的大寒。从上面对春天的两种解释来看，大寒不能划在春天范围内。在颛顼历元年，正月朔日合于立春日，即六气的始点与五运的始点重合，在历元年之外则有差错。六气化生于太阳，二十四节气的划分也源于太阳运动，若以立春日为参照基准日，那么以朔望月运动规律春天始日"正月朔日"的到来，就有先后之别。先于立春者为早春太过，后于立春者为晚春不及，合于立春者为"正岁"平气。五运化生于月亮，12月划分于朔望月运动，若以"正月朔日"为参照基准日，也可以说明问题。为什么要以立春为"始春"呢？因为立春日在地户到天门之半，即在太阳从地户冬至点运行到天门夏至点之半的春分点，正是阴阳气分之时，术数推算以立春为分界点的含义亦在于此。

《黄帝内经》中的有余、不足与太过、不及、平气三气是两个概念，不容混淆。有余、不足讲中运和主运的规律，有余而往，不足随之，不足而往，有余随之，不是有余，就是不足，没有中间无有余无不足者。虽然有时也称有余为太过、不足为不及，但应注意两者的真正区别，这是对一个事物相邻两阶段不同长短盛衰来讲的。而太过、不及、平气三气则是讲客气加临客运的规律，有先至、后至及同至之不同，是对两个事物的比较，即一个事物与另一事物的比较。就会出现所谓的天符、岁会等"三合为治"的情况，如《素问·五常正大论》《素问·六元正纪大论》等篇章中所论。客运加临主运，客气加临主气，它们只是在同一时间阶段内的加临，没有先至后至之分，故没有太过不及之别，只有盛衰强弱之分。如甲年土运，主运初运是太角，客运初运是太宫，太宫加临于太角，木克其土，风木强于湿土，风当是该年初运的主气。另外应注意的一点是《黄帝内经》二十四气的划分，其1年是360日。《素问·六节藏象论》说："五日谓候，三候谓之气，六气谓之时，四时谓之岁，而各从其主治焉。"1候5天，3候15天为1节气，六气90天为一季，四季360日为1年。这是五运的时间长度，也是五运六气1年的时间长度。所以"正月朔日"与立春日的比较，应以360日为期限，不是回归年365—366日的长度。由上述可知，五运的太过、不及、平气三气是与六气始点比较得出的结论，不是五运自己主运与客运比较得出的结论。客运加临主运得出的结论有三如下：

第一，主运主常，客运主变，太少主盛衰。主运五运的阶段性气候是固定不变的，属常规运转，故主常。客运在60年内年年流转，变化不定，故主变。其相同点是，无论主运还是客运，其盛衰都可由五音太少表示，太表示盛，少表示衰。

第二，客运加临主运后的盛衰。首先要明白"年之所加"，据"年之所加"定出中运，由中运推算出主运五运和客运五运。然后以生克判盛衰，即客运生、克主运，以客运为主；主运生、克客运，以主运为主。以太少判盛衰，即客运太临主运少，则客盛主弱，以客运为主；客运少临主运太，则主盛客弱，以主运为主。

第三，看是否合时位节气。当位则为正，不当位则为邪。太过（强盛）

则薄所不胜（即克我者）而乘所胜（即我克者）；不及（衰弱）则所胜（即我克者）妄行而所生（即我生者）受病，所不胜（即克我者）薄之。当其位，虽病而轻；不当位，病重。时胜邪则病轻，邪胜时则病重（表8-4）。

表8-4　客运加临主运表

主运		初运木太角	二运火少徵	三运土太宫	四运金少商	五运水太羽
年之所加客运	壬	太角	少徵	太宫	少商	太羽
	癸	少徵	太宫	少商	太羽	太角
	甲	太宫	少商	太羽	太角	少徵
	乙	少商	太羽	太角	少徵	太宫
	丙	太羽	太角	少徵	太宫	少商

主运		初运木少角	二运火太徵	三运土少宫	四运金太商	五运水少羽
年之所加客运	丁	少角	太徵	少宫	太商	少羽
	戊	太徵	少宫	太商	少羽	少角
	己	少宫	太商	少羽	少角	太徵
	庚	太商	少羽	少角	太徵	少宫
	辛	少羽	少角	太徵	少宫	太商

如壬年木运，初运主客都是太角，同运相助，故初运风气盛；二运主客都是少徵，同运相助，热气平而不衰；三运主客都是太宫，故湿气盛；四运主客都是少商，故燥气平；五运主客都是太羽，故寒气盛。又如己年土运，主运初运是少角，客运初运是少宫，少角木克少宫土，应以主运为主，所以初运风气为主；主运二运是太徵，客运二运是太商，太徵火克太商金，所以二运热气为主；主运三运是少宫，客运三运是少羽，少宫土克少羽水，所以三运湿气为主；主运四运是太商，客运四运是少角，太商金克少角木，所以四运燥气为主；主运五运是少羽，客运五运是太徵，少羽水克太徵火，少水虽克不了太火，但也能消其火势，所以五运气平。客运加临主运并不能单独形成每年各季的气候，还必须考虑司天在泉之气的影响，所以这里就不列每年的气候变化了。

七、五音建运

五音建运的基础是"地以五为制"的五方思想。《素问·异法方宜论》讲一方水土养一方人，各方最明显的差别就是说话的语音。五方五运的五音用角、徵、宫、商、羽表示，东方木运是角音，南方火运是徵音，中方土运是宫音，西方金运是商音，北方水运是羽音。根据五音的太、少推定五运的太过与不及，称作五音建运。如甲年土运太过，则建运为太宫；丁年**木运**不及，则建运为少角等。五音建运，太、少相生为五步推运的理论基础，每年主运的太过和不及对自然变化都有一定的影响。

角、徵、宫、商、羽五音有清浊、高低、长短不同，古人用这五种音调代表五运，然后根据五音的太少，推求主运五步的太过和不及。五音建运不仅适用于主运，也用于客运。《素问·阴阳应象大论》说："在地为木……在音为角……在地为火……在音为徵……在地为土……在音为宫……在地为金……在音为商……在地为水……在音为羽"。

五音的定法，最早见于《管子·地员篇》，为"三分损益"法。三分损益法就是将一个损益体均分为三部分，如果取其2/3，等于去1/3，就称为三分损一；如果均分为三部分，又加上1/3，即取4/3，称为三分益一。这种三分损一、三分益一的推演方法，就称三分损益法。首先是定宫音"先主一而三之，四开以合九九，以是生黄钟小素之首，以成宫"。用数学方式表示就是：$1 \times 3^4 = 9 \times 9 = 81$，此81是黄钟宫音的数；由宫音三分益一得108（$81 \times 4/3 = 108$），为徵音；由徵音三分损一得72（$108 \times 2/3 = 72$），为商音；由商音三分益一得96（$72 \times 4/3 = 96$），为羽音；由羽音三分损一得64（$96 \times 2/3 = 64$），为角音。《史记·律书》载，由宫音三分去一得54（$81 \times 2/3 = 54$），为徵音；由徵音三分益一得72（$54 \times 4/3 = 72$），为商音；由商音三分去一得48（$72 \times 2/3 = 48$），为羽音；由羽音三分益一得64（$48 \times 4/3 = 64$），为角音（图8-5）。五音之数是些什么数呢？先看宫音的81数，其为《太玄经》的81家之数，郑军称此为"太玄体系"。太玄体系是三进制，三进制有两个系列，即1×3^n系列和2×3^n系列。$2 \times 3^3 = 54$，表现出的是三维结构；$1 \times 3^4 = 81$，表现出的是四维结构。

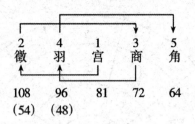

图 8-5 五音相声图

《灵枢·九针论》说:"天地之至数也,始于一而终于九……九而九之,九九八十一,以起黄钟数焉。"《素问·三部九候论》说:"天地之至数,始于一,终于九焉。一者天,二者地,三者人;因而三之,三三者九,以应九野。"《素问·六节藏象论》说:"地以九九制会。"看来这81个数是地之制,故《管子》在"地员篇"言之。《淮南子·天文训》说:"一生二,二生三,三生万物。天地三月而为一时……以三参物,三三如九,故黄钟之律九寸,而宫音调。因而九之,九九八十一,故黄钟之数立焉。黄者,土德之色,钟者,气之所种也。"54位三维结构有六个结构面,每一结构面有九数,对应地之九野,上应月行九道,九九八十一,可推知81是月亮在地面的对应点。六个结构面,应有486个对应点。而《周髀算经》所载圆周率为3,这3正是三分损益数和81之底数,又载宇宙的直径为81万公里。前文已讲过,54是朔望月绕太阳一周的特征点数,108则是其倍数。48是朔望月运行1太阴年12个月的特征点数,96则是两个相对应的太阴年特征点数。梁武帝萧衍崇信佛教,曾改制刻漏,将一日百刻,改为96刻及108刻,都与历法有关。72是一运的长度64是16个朔望月的特征点数,即一个封闭15朔望月回归周特征点数。由此可知,五音之数皆源于朔望月运行之数,而与"大衍之数"有关。故五音在古代与天文、历法密切相关,凡一切天文历法有关的事项都与五音有关。因为五音数和五运都来源于朔望月运动规律,故《黄帝内经》就有了五音建运之说,谓土运配宫音,金运配商音,水运配羽音,木运配角音,火运用徵音,并与五方五行相配应。东方青色,入通于肝……其音角。南方赤色,入通于心……其音徵。中央黄色,入通于脾……其音宫。西方白色,入通于肺……其音商。北方黑色,入通于肾……其音羽。(《素问·金匮真言论》)又因五运有太过、不及之分,故五音有太少之分(图8-6)。

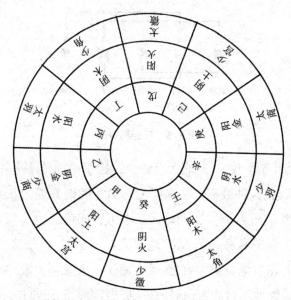

图 8-6　五音建运太少相生图

因为在一朔望月朔点回归周内朔点将周大划分成十二等份，故在《管子·地员篇》之后，《吕氏春秋》就把五音相生的三分损益法，由五音推演到十二律。虽然其范围扩大了，但也未出朔望月运动规律。《吕氏春秋》说："黄钟生林钟，林钟生太簇，太簇生南吕，南吕生姑洗，姑洗生应钟，应钟生蕤宾，蕤宾生大吕，大吕生夷则，夷则生夹钟，夹钟生无射，无射生仲吕。三分所生，益之一分以上生；三分所生，去其一分以下生。黄钟、大吕、太簇、夹钟、姑洗、仲吕、蕤宾为上；林钟、夷则、南吕、无射、应钟为下。"（表8-5）

表 8-5　十二音律表

相生次序	1	8	3	10	5	12	7	2	9	4	11	6
律名	黄钟	大吕	太簇	夹钟	姑洗	仲吕	蕤宾	林钟	夷则	南吕	无射	应钟
律数	81	76	72	67.6	64	60	57	54	50.7	48	45	42.7
上下生		上生						下生				

因为从黄钟到林钟、从林钟到太簇等的相生，都是八位，故称"隔八相生"。所谓"隔八"，是指子生在第八位上，中间并没有隔开八位，实际只隔

开六位。其规律是阳律生阴吕，阴吕生阳律。音律源于朔望月运动规律，卦象也源于朔望月运动规律，所以有人用乾坤两卦表示三分损益法则，绘成纳音图，使人一目了然，易记易算。《运气论奥》说："五音变而周，乃十二辰各舍五音，则成三十位，而遍六十甲子也。"所谓"五音变而周"，是指朔望月运动形成的朔点回归周。十二朔点将周天划分成十二等份，用十二地支表示，故曰"乃十二辰"。十二辰合为六气，每一气各含五音，五六三十，故曰"成三十位"。五音分太少配十干，十干与十二支相配合，而成六十甲子，就形成了六十花甲子纳音法。清代江永《河洛精蕴》卷七明言音律纳音皆本于河图、洛书，真名言也，读者详阅之，定会受益多多。为什么以月亮运行规律来定五音呢？因为日为寒温，月为风雨。《淮南子·本经训》说："风雨之变，可以音律知也。"风雨以改变空气的温度和湿度，使弦乐器的弦发生张、驰、缓、急的变化。弦缓增长，振动频率低则音浊；弦急而短，振动频率高则音清高。我国冬季风寒冷干燥，夏季风温暖湿润，因此五音随之而变。土运宫音在长夏雨季，音最低浊，故用 81 数；雨季要到秋分后才结束，故金运商音用 72 数，立次浊；春秋气温相同而春的湿度比秋低，故木运角音用 64 数；冬天寒冷干燥，音最清高，故水运羽音用 48 数（图 8-7）。

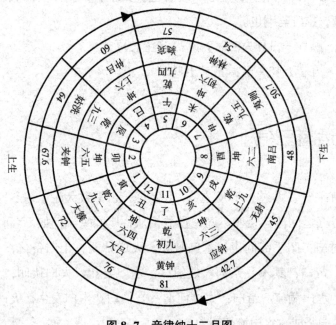

图 8-7　音律纳十二月图

在同一时间里可用弦的粗细分清浊，如《礼记·乐记》孔颖达疏说："宫弦81丝，商弦72丝，角弦64丝，徵弦54丝，羽弦48丝"。宫弦最粗，音最低浊，羽弦最细，音最清高。

《灵枢·经别》说："人之合于天道也，内有五脏，以应五音、五色、五时、五味、五位也；外有六腑，以应六律，六律建阴阳诸经而合之十二月、十二辰、十二节、十二经水、十二时，十二经脉者，此五脏六腑之所以应天道也。"

《灵枢·邪客》说："天有五音，人有五脏；天有六律，人有六腑。"

《灵枢·九针》说："六者，律也。律者，调阴阳四时而合十二经脉。"

《素问·五脏生成》说："五脏相音，可以意识。"

《素问·逆调论》"人有逆气不得卧而息有音者；有不得卧而息无音者；有起居如故而息有音者；有得卧，行而喘者；有不得卧，不能行而喘者，有不得卧，卧而喘者，皆何脏使然？愿闻其故。岐伯曰：不得卧而息有音者，是阳明之逆也，足三阳者下行，今逆而上行，故息有音也。阳明者，胃脉也，胃者，六腑之海，其气亦下行，阳明逆不得从其道，故不得卧也。《下经》曰：胃不和则卧不安。此之谓也。夫起居如故而息有音者，此肺之络脉逆也，络脉不得随经上下，故留经而不行，络脉之病人也微，故起居如故而息有音也。夫不得卧，卧则喘者，是水气之客也。夫水者，循津液而流也，肾者水脏，主津液，主卧与喘也。"

《灵枢·顺气一日分为四时》说："音主长夏。"

《灵枢·五音五味》说："五音五味。"

八、五运有三气

五运有平气、太过、不及之分。《素问·五常致大论》说："黄帝问曰：太虚寥廓，五运回薄，衰盛不同，损益相从，愿闻平气何如而名，何如而纪也？岐伯对曰：昭乎哉问也！木曰敷和，火曰升明，土曰备化，金曰审平，水曰静顺。帝曰：其不及奈何？岐伯曰：木曰委和，火曰伏明，土曰卑监，金曰从革，水曰涸流。帝曰：太过何谓？岐伯曰：木曰发生，火曰赫曦，土曰敦阜，金曰坚成，水曰流衍。"

（一）五运的平气

《素问·五常致大论》说："愿闻平气何如而名，何如而纪也？岐伯对曰：昭乎哉问也！木曰敷和，火曰升明，土曰备化，金曰审平，水曰静顺。"平气是五运的正常之气，是朔望月运行于黄道上。

（二）五运的太过与不及

运有太过与不及之分，是朔望月运行于黄道内外。朔望月运行黄道外为太过，朔望月运行黄道内为不及，60甲子年中，甲、丙、戊、庚、壬五阳干年为太过年，乙、丁、己、辛、癸五阴干年为不及年。如《素问·天元纪大论》说："五行之治，各有太过不及也。"《素问·六微旨大论》说："至而不至，来气不及也；未至而至，来气有余也。"《素问·气交变大论》说"太过者先天，不及者后天"，《素问·六元正纪大论》说"运有余其至先；运不及其至后。此天之道，气之常也"。运太过、有余，指运气化来得早；运不及，指运气化来得迟。《素问·气交变大论》记载有各运太过不及的详细情况。

表8-6　五运太过不及表

五运	太过		不及	
土	甲	雨湿流行	己	风乃大行
金	庚	燥气流行	乙	炎火大行
水	丙	寒气流行	辛	湿乃大行
木	壬	风气流行	丁	燥乃大行
火	戊	炎暑流行	癸	寒乃大行

关于五运太过不及是以什么为标准的问题从来没有注家说过。笔者认为是月主五运，月躔日道内外运行，行日道之外为太过，行日道之内为不及。那什么是"先至""后至"呢？其标准是指每年日道太阳历开始于立春的时间，因为月亮躔日道运行变动不居的太阴历，所以有"先至""后至"，正月初一在立春前者为先至，在立春后者为后至。

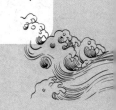

第九章

运气相合

六气属于天道"天以六为节"的太阳视运动规律，五运属于地道"地以五为制"的朔望月视运动规律，五运与六气相合则是反映日月视运动规律，这是属于中医学的公理。

《素问·天元纪大论》说："天有五行，御五位，以生寒暑燥湿风，人有五脏，化五气，以生喜怒思忧恐，论言五运相袭而皆治之，终期之日，周而复始，余已知之矣，愿闻其与三阴三阳之候，奈何合之？鬼臾区稽首再拜对曰：昭乎哉问也。夫五运阴阳者，天地之道也，万物之纲纪，变化之父母，生杀之本始，神明之府也，可不通乎？故物生谓之化，物极谓之变，阴阳不测谓之神，神用无方谓之圣。夫变化之为用也，在天为玄，在人为道，在地为化，化生五味，道生智，玄生神。神在天为风，在地为木，在天为热，在地为火，在天为湿，在地为土，在天为燥，在地为金，在天为寒，在地为水，故在天为气，在地成形，形气相感而化生万物矣。然天地者，万物之上下也；左右者，阴阳之道路也；水火者，阴阳之征兆也；金木者，生成之终始也。气有多少，形有盛衰，上下相召，而损益彰矣。"这叫作"上终天气，下毕地纪"。"所以欲知天地之阴阳者，应天之气，动而不息，故五岁而右迁。应地之气，静而守位，故六期而环会。动静相召，上下相临，阴阳相错，而变由生也。帝曰：上下周纪，其有数乎？鬼臾区曰：天以六为节，地以五为制。周天气者，六期为一备；终地纪者，五岁为一周。君火以明，相火以位。五六相合而七百二十气为一纪，凡三十岁，千四百四十气，凡六十岁，而为一周，不及太过，斯皆见矣。"

五运六气是研究日月地三体系关系的学术，六气是日地关系，五运是月地关系，五运有太过不及，六气有司天在泉，五运与六气相临则有同化、异化及从化三种情况。

《素问·六元正纪大论》说："夫五运之化，或从五（当作"天"）气，或逆天气，或从天气而逆地气，或从地气而逆天气，或相得，或不相得……使上卜合德，无相夺伦，天地升降，不失其宜，五运宣行，勿乖其政。"又说："天气不足，地气随之，地气不足，天气从之，运居其中，而常先也。恶所不胜，归所同和，随运归从，而生其病也。"这里的"天气"指司天之气，"地气"指在泉之气。即五运与六气司天在泉相临合，是发生灾病的根源。该经文概述了六气与五运相合的总规律，所以又说"此天地之纲纪，变化之渊源"。如何掌握这些规律呢?《素问·六元正纪大论》说:"先立其年，以明其气，金木水火土运行之数(五运)，寒暑燥湿风火(六气)临御之化，则天道可见，民气可调，阴阳卷舒，近而无惑。"《素问·五运行大论》又指出"五运"与"六气"相合，为什么"不合阴阳之数"? 因为"天地阴阳者，不以数推，以象之谓也"。故其强调的是天象，并描绘出了"七曜纬虚"——日月五星运行天空的天象图，这是自然界万象的根本。六气属日地体系，五运属月地体系，六气与五运相临，阐述的就是日月地三体系的事，是讲日月相临及五星运行对地球产生的影响情况(图9-1)。

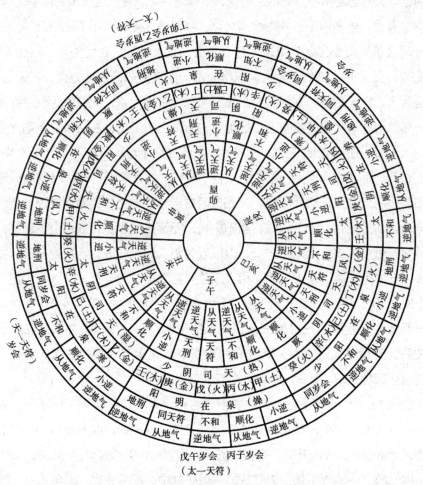

图9-1 六十年气运相临图（徐振林，1990 年）

附《医宗金鉴》六十年运气上下相临歌: 客运中运主一岁，客气天泉主半年。气生中运曰顺化，运被气克天刑言。运生天气乃小逆，运克司天不和愆。气运相同天符岁，另有天符岁会参。

一、六气与五运相临出现同化规律

《素问·六微旨大论》和《素问·六元正纪大论》都讲述了六气与五运相临的同化问题。所谓同化，是指中运与六气的司天、在泉之气及岁支之气的五行属性相同，有天符、岁会、太乙天符、同天符、同岁会等情况。中运与司天之气属性相同者称为天符年，《素问·天元纪大论》谓之"应天"，《素问·六微旨大论》谓之"天之与合"。中运与岁支之气十二辰方位属性相同者称为岁会年，《素问·天元纪大论》谓"承岁为岁直"，《素问·六微旨大论》谓之"当位"。中运与司天之气及岁支之气属性都相同者称为太乙天符年，《素问·天元纪大论》谓之"三合为冶"。中运太过（阳年）与在泉之气属性相同者称为同天符年，中运不及（阴气）与在泉之气属性相同者称为同岁会。木运临卯，火运临午，土运临四季，金运临酉，水运临子，所谓岁会，气之平也。……土运之岁，上见太阴；火运之岁，上见少阳少阴；金运之岁，上见阳明；木运之岁，上见厥阴；水运之岁，上见太阳……天之与会也……故《天元册》曰天符。天符岁会何如？……太乙天符之会也。……天符为执法，岁会为行令，太乙天符为贵人……寅午戌岁气会同，卯未亥岁气会同，辰申子岁气会同，巳酉丑岁气会同，终而复始。（《素问·六微旨大论》）五运行同天化者，命曰天符，余知之矣。愿闻同地化者……太过而同天化者三，不及而同天化者亦三，太过而同地化者三，不及而同地化者亦三，此凡二十四岁也。……甲辰甲戌太宫下加太阴，壬寅壬申太角下加厥阴，庚子庚午太商下加阳明，如是者三；癸巳癸亥少徵下加少阳，辛丑辛未少羽下加太阳，癸卯癸酉少徵下加少阴，如是者三；戊子戊午太徵上临少阴，戊寅戊申太徵上临少阳，丙辰丙戌太羽上临太阳，如是者三；丁巳丁亥少角上临厥阴，乙卯乙酉少商上临阳明，己丑己未少宫上临太阴，如是者三；除此二十四岁，则不加不临也。（《素问·六元正纪大论》）中运太过与司天相同处有三，即戊子戊午、戊寅戊申、丙辰丙戌天符六年，运为火运、水运，气为少阴、少阳、太阳。子辰申与寅午戌都是岁气会同年，属阳支。中运不及与司天相同处有三，即丁巳丁亥、乙卯乙酉、己丑己未天符六年，运为木运、金运、土运，气为厥阴、阳明、太阴。巳酉丑与亥卯未都是岁气会同年，属阴支。这十二年阐述的是日月同位相会于司天三之气（约五月、六月）时的情况。中运太过与在泉相同处有三，即甲辰甲戌、壬寅壬申、庚子庚午同天符六年，运为土运、木运、金运，气为太阳、少阳、少阴。中运不及与在泉相同处有三，即癸巳癸亥、辛丑辛未、癸卯癸酉同岁会六年，运为火运、水运，气为厥阴、太阴、阳明。这十二年阐述的是日月同位相会于在泉终之气（约十一月、十二月）时的情况。少阴君火、少阳相火、太阳寒水，常与阳年太过合为司天在泉。厥阴风木、太阴湿土、阳明燥金，常与阴年不及合为司天在泉。三之气在农历的五月、六月，对应北方玄武；终之气在十一月、十二月，对应南方朱雀。由杨公忌日天象可知，这正是张巨湘所说的黑道时间窗。在甲子六十年中，太乙天符四年、天符十二年、岁会八年、同天符六年、同岁会六年，五者分而言之，共三十六年，合而言之，除去太乙天符四年，剩下三十二年。经言二十四年，除去了岁会八年。但有人说在岁会八年中，除了与"天符"相同的四年（乙酉、己丑、戊午、己未）和"同天符"相同的两年（甲辰、甲戌）外，还有丁卯、丙子不与任何年相同，所以实际应有二十六年。今有人主张再加类岁会两年（辛亥、庚甲），则运气同化共有二十八年。六气与五运同化年要注意气化的偏胜现象，一般大符年易引起上半年气化偏胜，岁会年易引起下半年气化偏胜，太乙天符年则常出现全年的气化偏胜。气化偏胜导致暴郁发作。天符为执法，岁会为行令，太乙天符为贵人。邪之中也……中执法者，其病速而危，中行令者，其病徐而持；中贵人者，其病暴而死。（《素问·六微旨大论》）"执法"在司天之位，"行令"在在泉之位，"贵人"如君主统上下全年。

张景岳根据《运气论奥》在《类经图翼》提出顺化、天刑、小逆、不和4个概念名词。

司天之气生运为顺化12年。司天之气克运为天刑12年。

运生司天之气为小逆12年。运克司天之气为不和12年。

"天以六为节"为六气，司天之气主上半年，在泉之气主下半年，分为上半年三气、下半年三气2个时间阶段小周期变化及发病周期变化。有4个**"岁气会同年"**周期。"地以五为制"为五运，中运主一年。地道十天干有5年小周期。有2个5年时间阶段小周期变化及发病周期变化，名**"岁运会同**

年"周期。"岁运会同年"就是十天干化五运的基本理论，现在表示如下：

甲乙丙丁戊 ⎫
　　　　　⎬ 岁运会同年
己庚辛壬癸 ⎭

土 金 水 木 火——五运

《黄帝内经》于此告诉我们，某种异常气候或极端气候变化往往持续发生在这些周期阶段。

笔者在《疫病早知道》概括疫病发生规律如下。

表 9-1　六气疫病发生时间段

年份	疫病发作阴历时段	加临的客气	疫情
辰戌太阳司天	初之气（1—2月）	少阳相火	温病乃作
卯酉阳明司天	二之气（3—4月）	少阳相火	厉大行，民善暴死
卯酉阳明司天	终之气（11—12月）	少阴君火	其病温
寅申少阳司天	初之气（1—2月）	少阴君火	温病乃起
丑未太阴司天	二之气（3—4月）	少阴君火	温厉大行，远近咸若
子午少阴司天	五之气（9—10月）	少阳相火	其病温
巳亥厥阴司天	终之气（11—12月）	少阳相火	其病温厉

综合上述可知，**辰戌**太阳寒水十年疫病多发生在初之气（阴历1-2月），原因是太阳寒水克少阳相火，相火郁极而发所致。**卯酉**阳明燥金十年疫病多发生在二之气（阴历3-4月）和终之气（阴历11-12月），原因是，二之气的君火、相火被清凉金气所郁；终之气的少阴君火被太阳寒水所郁。**寅申**少阳相火十年疫病多发生在初之气（阴历1-2月），原因是厥阴风木助君相二火为害。**丑未**太阴湿土十年疫病多发生在二之气（阴历3-4月），原因是主客二君火被寒湿所郁。**子午**少阴君火十年疫病多发生在五之气（阴历9-10月），原因是少阳相火被清凉金气所郁。**巳亥**厥阴风木十年疫病多发生在终之气（阴历11-12月），原因是少阳相火被太阳寒水所郁。由此不难看出，疫病的发作原因，主要是少阴君火和少阳相火被**太阳寒水、阳明燥金、太阴湿土的寒凉湿三气郁遏所致**。更特别要注意的是，经文中提出的"厉大行"，一是为阳明司天的二之气的主气是少阴君火，客气是少阳相火，是臣临君位逆的异常变化；一是为太阴司天的二之气的主客气都是少阴君火，是"一国两君"的异常变化。

只有如此，才能导致严重的疫病大流行。并不是所有的"二火"相临都能发生严重的疫病大流行。如少阴司天之年的三之气是少阴君火加临少阳相火之上，君临臣位为顺，故不言"厉大行"。《黄帝内经》记载的这一规律只适用于六气主客气的加临，若再加临岁运则会改变这一现象。如戊辰年，岁运是火太过，司天是太阳寒水，火能克水，能使寒水不太过。

卯酉阳明秋燥清凉之气司天，阳杀阴藏，再遇**五运不及阴年**，故往往形成**卯酉开头**的运气气候异化的 8 个 5 年变化周期。

气生运顺化 12 年：辛卯、壬辰、癸巳、甲午、乙未；辛酉、壬戌、癸亥、甲子、乙丑。

气克运天刑 12 年：丁卯、戊辰、己巳、庚午、辛未；丁酉、戊戌、己亥、庚子、辛丑。

运生气小逆 12 年：己卯、庚辰、辛巳、壬午、癸未；己酉、庚戌、辛亥、壬子、癸丑。

运克气不和 12 年：癸卯、甲辰、乙巳、丙午、丁未；癸酉、甲戌、乙亥、丙子、丁丑。

以及五运天干**乙庚辛秋金**开头的 4 个同化 5 年周期变化的极端气候。气运同化有天符、同天符、岁会、同岁会、太乙天符五种情况。

乙卯（天符）、丙辰（天符）、丁巳（天符）、戊午（太乙天符）、己未（太乙天符）。

乙酉（太乙天符）、丙戌（天符）、丁亥（天符）、戊子（天符）、己丑（太乙天符）。

庚子（同天符）、辛丑（同岁会）、壬寅（同天符）、癸卯（同岁会）、甲辰（同天符、岁会）。

庚午（同天符）、辛未（同岁会）、壬申（同天符）、癸酉（同岁会）、甲戌（同天符、岁会）。

中运与司天之气地支五行属性相同的天符有 12 年：乙卯乙酉，丙辰丙戌，丁巳丁亥，戊寅戊申，戊子戊午，己丑己未，包括 4 个太乙天符年。也是气从卯酉开头，运为乙、丙、丁、戊、己 5 年周期。《黄帝内经》本已阐明**乙卯**天符年会发疫病，可是靳九成教授却贪功称他推算出乙卯年要发疫病。2019 年己亥**天刑**年发疫病，经历 2020 庚子年、2021 辛丑年两**天刑**年及壬寅

同天符年、癸卯**同岁会**年5年都发疫病。

中运与在泉之气地支五行属性相同的岁会有8年：甲辰甲戌，己丑己未，丙子丁卯，戊午乙酉。其中己丑己未戊午乙酉4年既是天符又是岁会的太乙天符年，单纯岁会只有4年。

中运太过阳干与司天地支五行属性相同是同天符有6年，甲辰甲戌，庚子庚午，壬寅壬申。其中甲辰甲戌既是同天符，又是岁会，单纯同天符只有4年。

中运不及阴干与在泉地支五行属性相同是同岁会有6年：辛丑辛未，癸卯癸酉，癸巳癸亥。

既是天符又是岁会称作太乙天符年，有己丑、己未、戊午、乙酉4年，三合为治，乙酉年是三金，戊午年是三火，己丑己未是三土，会导致极端灾害发生。

丑未太阴是至阴，再加己运阴土，重阴无阳，故己丑己未年为"太乙天符"。酉为阳明秋燥，乙为金运阴年，重燥阳杀，故乙酉年为"太乙天符"。戊午年火上加火为重火，故戊午年为"太乙天符"。总之，阳气不足阴盛火郁年多灾。

破解十天干十二地支标记五运六气同化实质

《素问·六微旨大论》阐述十天干十二地支标记日月视运动的同化有岁会、天符、太一天符、同岁会、同天符五种情况，古今注家都没有解释清楚其自然科学实质，笔者现在试解于下，请同道指教。

岁会，指每年值年岁运与同年年支之气的五行属性相同，**而且是东南西北中五方正位**。而四方子午卯酉正位正是先天八卦图八卦月体纳甲的上乾卦望月、下坤卦朔月、左离卦上弦月、右坎卦下弦月，这是**岁会的五方正位**，也是发生自然灾害的时间点。见图9-2。

五运是朔望月"岁运会同年"形成的，见月体纳甲图。司天在泉是太阳视运动形成的，所以"岁

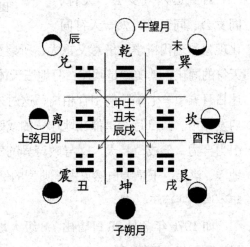

图9-2　先天八卦图月体纳甲示意图

会""天符""太一天符"实际是日月会于五方正位。**五运六气同化现象的奥秘，是表达古人观测到的日食、月食所造成的灾害规律，不过那时候还没有日食、月食之名罢了，古今没有人知晓，笔者将之公诸于世，彰显五运六气的自然科学属性。**

寒暑燥湿风火六气本源于太阳周年视运动的"天以六为节"规律，木火土金水五运本源于朔望月视运动的"地以五为制"规律。而天符指主一年的岁运之气与司天之气相符合的年份，也就是说主岁运的月亮与主司天之气的太阳在地球的同一边位置，会发生日食。

同岁会指岁运不及之年的五行属性与客气在泉之气的阴干阴支五行属性相同，同天符指阳干岁运之年的五行属性与客气在泉之气的阳支五行属性相同。在泉之气与司天之气方向相反，司天之气面北，在泉之气面南，所以同岁会、同天符是主岁运的月亮与主司天之气的太阳在地球的两边位置，会发生月食。见图9-3。

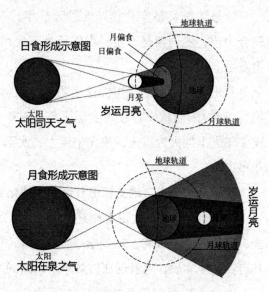

图9-3　五运六气同化日食月食示意图

对五运六气岁会、天符、同岁会、同天符、太一天符同化现象的现代科学破解意义重大，所谓岁会、天符、同岁会、同天符、太一天符的同化，其实就是阐述日月地三天体的相合，《素问·气交变大论》则阐述日月五星"七曜"的相合相离，这对未来五运六气的现代科学研究有很大启发作用。当日月五星都在地球一侧或两侧时，它们会对地球产生特别大的引力合力，形成奇特天象，导致奇异的气象、地象、物象发生，引发特大的地震、洪涝、干旱等自然灾害，典型的例子如五星连珠，在1665年发生的百年不遇的寒冷年。

如1976年7月28日唐山7.8级大地震，农历7月初二（朔月）凌晨3时（丙辰年，天符年）。

1978年9月16日，伊朗塔巴斯镇及周围许多村庄发生里氏7.5级至7.9级之间的大地震。（农历戊午年八月十四日，太一天符年）

1990年6月21日，伊朗西北地区发生里氏7.7级地震（农历庚午年五月初二日，同天符年）。

1999年8月17日，土耳其西北部城市伊兹米特发生里氏7.4级地震（农历己卯年七月初七日，上弦月）。

2004年12月26日，印度尼西亚苏门答腊岛以北海域发生里氏9级大地震（农历甲申年十二月十五日，望月）。

北京时间2008年5月12日14时28分04.1秒汶川8级大地震（农历戊子年，天符年四月初八，上弦月）。

月食：2009年7月7日（己丑年五月十五，望月），发生了一次月全食。这次月食在亚洲、欧洲、大洋洲和北美洲的部分地区可见。

2010年：庚寅年

日食：2010年1月15日（己丑年腊月初一，朔月），发生了一次日环食。这次日食在非洲南部、马达加斯加和印度洋的部分地区可见。

月食：2010年12月21日（庚寅年，十二月十六日，望月），发生了一次月全食。这次月食在北美、南美、欧洲西部和东亚的部分地区可见。

2017年：丁酉年

日食：2017年8月21日（丁酉年，六月三十日，朔月），发生了一次日全食。这次日全食在美国的多个州可见，包括俄勒冈州、爱达荷州、内华达州、加利福尼亚州等。

月食：2017年8月7日（丁酉年，六月十六日，望月），发生了一次月偏食。这次月偏食在北美、南美、非洲、欧洲和亚洲的部分地区可见。

2020年：庚子年

日食：2020年12月4日（庚子年，十一月三十日，近下弦月），发生了一次日全食。这次日全食在南美洲的智利和阿根廷可见。

月食：2020年11月30日（庚子年，十月十六日，望月），发生了一次月偏食。这次月偏食在北美、南美、欧洲和亚洲的部分地区可见。

这些例子展示了地震、日食、月食可以在同一年内的不同时间发生，且它们的可见性取决于地球、月球和太阳之间的相对位置以及观察者所处的地理位置，不在同一个地方。在 60 甲子年中有同化 24 年发生，异化 36 年没有，所以地震、日食、月食不是每年都发生。

二、六气与五运相临出现异化规律

六气与五运相临的异化现象，指由于气与运的五行属性不同，其间发生、克、乘、侮情况而呈现运盛气衰或气盛运表的规律，即运生气、克气，运盛气衰，以运为主；气生运、克运，气盛运衰，以气为主。在运气甲子六十年周期中，除气、运同化的二十四年，所余三十六年皆为气、运异化年。

三、六气与五运相临出现从化规律

六气五运相临的从化现象，又分为齐化与兼化两种情况。齐化，一般指五运太过的阳年，本气旺，若遇克我之气，不仅不能克我，反被我侮，与其平等，彼我同化，故曰齐化。如戊火运遇太阳寒水司天，水能克火，是以火齐水，曰"火齐、水化""上羽与正徵同"，余皆仿此。若五运不及，遇本气所胜之气司天而从其化，也属齐化现象。如木运不及的"上宫与正宫相同"，即指土出现"齐化平气"。兼化，一般指五运不及的阴年，本气弱，若遇克我之气，被克受制，而从其化。如己土运遇厥阴风木司天，木能克土，是以木兼土，曰"木兼、土化""上角与正角同"，余皆仿此。若五运太过，遇本气所胜之气司天而从其化，则属兼化现象。如丙子丙午年，水运太过，上遇少阴君火司天，则火从水化。总之，如《运气论奥》说："其司天与运相临，间有逆顺、相刑、相佐，司天则同其正，抑运则反其平"。运生同天谓之"逆"，司天生运谓之"顺"。司天克运谓之"相刑"，也叫天刑。司天与运五行属性相同，叫作相佐，即天符。司天克抑太过之运，则反成平气之年。齐化可以化为平气，但兼化则往往形成"春行秋令""夏行冬令"等气候反常现象。《素问·五常政大论》为什么提出"其岁有不病（此"岁"指岁运，指主岁中运不足引发疾病的原因）而脏气不应不用（指主岁中运相应的脏气不发生作用）"呢？这是因为"天气（司天之气）制之，气（指五运之气，因五脏应五运）有所从"，即司天之气能够使所胜的运气（五脏所应）从化（表9-2）。如"太阳司天，寒气下临，心气上从，而火且明，丹起，金乃眚"。火运被胜己的司天寒水克制，则从司天寒水之气而化，即火从水化。而且被起用从化的火运还可以形成胜气，寒水变为复气。如曰"太阳司天，寒气下临，心气上从……胜则水冰，火气高明……热气妄行，寒乃复，霜不时降"。

表9-2　从化起用表

司天之气及年支	少阳寅申年火气下临	阳明卯酉年燥气下临	太阳辰戌年寒气下临	厥阴巳亥年风气下临	少阴子午年热气下临	太阴丑未年湿气下临
起用运气及年干	白起（金用）甲、丙、戊、壬	苍起（木用）乙、己、辛、癸	丹起（火用）甲、丙、庚、壬	黄起（土用）乙、丁、辛、癸	白起金用甲、丙、戊、壬	黑起（水变）乙、丁、己、癸
上从脏气	肺气上从	肝气上从	心气上从	脾气上从	肺气上从	肾气上从
被眚之运	草木眚	土乃眚	金乃眚	水乃眚	草木眚	火乃眚
气象			火且明，火气高明，热气妄行，胜则水冰			
复气			寒乃复，霜不时降			

四、六气与五运相临化平气规律

《素问·六微旨大论》说："天道六六之节，盛衰何也……因天之序，盛衰之时，移光定位，正立而待之……至而至者，和；至而不至，来气不及也；未至而至，来气有余也"。所谓"至而至者，和"，即言六气的平气。《素问·六节藏象论》载："帝曰：五运之始，如环无端，其太过不及何如？岐伯曰：五气更立，各有所胜，盛虚之变，此其常也。帝曰：平何如？岐伯曰：无过也。"所谓"无过"，就是没有太过与不及。《素问·六元正纪大论》

说:"运非有余,非不足,是谓正岁",此言五运的平气。《素问·五常政大论》说:"委和之纪(木不及)……上角与正角同,上商与正商同……上宫与正宫同。"上角,指厥阴风木司天。上商,指阳明燥金司天。上宫,指太阴湿土司天。正角、正商、正宫,指木运、金运、土运为平气。木运不及,若遇厥阴司天,得其助,则化为平气;若遇阳明司天,金克于木,金反化为平气;若遇太阴司天,土不畏木,侮而乘之,土则化为平气。此言六气与五运相临所化之平气。太角改为正角,太商改为正商,太宫改为正宫。由上述可知,看一年是否为平气,主要取决于六气与五运相临的变化。原有的五音"太""少"则改为五音"正"。《素问·天元纪大论》说:"形有盛衰,谓五行之治,各有太过不及也。故其始也,有余而往,不足随之;不足而往,有余从之。"《素问·六节藏象论》说:"五气更立,各有所胜,盛虚之变,此其常也。"就是说:五运不是有余,就是不足。太过、不及是正常规律,五运的平气则不是其正常规律。故《素问·六元正纪大论》载:"凡运太过用阳天干纪年,运不及用阴大十纪年"。那么,五运何以化为平气呢?主要取决于相临的岁气。司天之气及在泉之气,其中起关键作用的是司天之气,因为司天之气主要影响上半年的气化,而上半年的气化又决定下半年的变化。若上半年有胜气,则下半年必有复气,胜微复微,胜甚复甚,无胜则无复。正如《素问·五常政大论》说:"天气制之,气(运)有所从也。"运太过而得司天之气抑制,运不及而得司天之气扶助,即可由太过不及年转化为平气年。其中有齐化平气、同化平气、兼化平气、得政平气及岁支同化平气之分。徐振林将中运形成平气的主要原因归纳为六种,载于《内经五运六气学》。

五、六气与五运相临出现升降失常及郁发规律

六气司天在泉在运动时有迁正、退位的时候。中运会影响对司天在泉之气的迁正、退位升降。

(一)升降失常

客气是太阳周年运化之气,运动方向是右旋,左升而右降,升是上移,

降是下移。正，指司天在泉之位。上一年司天的左间气，今年升迁为司天三之气，上一年在泉的左间气，今年降迁为在泉终之气，这叫作迁正。上一年的司天之气，今年退降为司天右间气，上一年的在泉之气，今年退升为在泉右间气，这叫作退位。如果客气受到运气的克制，前一年的左间气不能轮迁为今年的司天、在泉之位，则叫作不迁正。前一年的司天、在泉之气滞留不退位于右间气，则叫作不退位。前一年司天的右间不能降为今年在泉的左间，前一年在泉的右间不能升为今年司天的左间，这种四间气的当升不升、当降不降现象，则叫作升降不前（图9-4）。

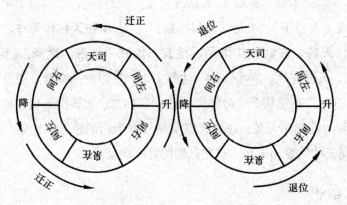

图9-4　客气迁正退位示意图

谓其上下升降，迁正退位，各有经论，上下各有不前，故名失守也。升降不前，愿闻其故……**气交有变，是为天地机，但欲降而不得降者，地窒刑之**。又有**五运太过**，而先天而至者，即交不前，但欲升而不得其升，**中运抑之**，但欲降而不得其降，中运抑之。于是有升之不前，降之不下者，有降之不下，升而至天者，有升降俱不前……（《素问·本病论》）

由此可知，升降不前是**中运**（有上应之五星）抑制所应升降的客气而形成的。如厥阴木气本应上升，却遇到**金星天柱**和**中运金运的抑制**。而不迁正、不退位则是司天、在泉之气太过盛所造成的。

木欲升而天柱窒抑之……

火欲升而天蓬窒抑之……

土欲升而天冲窒抑之……

金欲升而天英窒抑之……

水欲升而天芮窒抑之……

木欲降而地晶窒抑之……

火欲降而地玄窒抑之……

土欲降而地苍窒抑之……

金欲降而地彤窒抑之……

水欲降而地阜窒抑之（《素问·刺法论》）

所谓**天柱、天蓬、天冲、天英、天芮及地晶、地玄、地苍、地彤、地阜**，分别是**金、水、木、火、土五星**的代称。五星应五运，故五星抑之亦曰"中运抑之"。木运应木星（岁星），火运应火星（荧惑星），土运应土星（镇星），金运应金星（太白星），水运应水星（辰星）。五星**在天称作天柱、天蓬、天冲、天英、天芮，在地称作地晶、地玄、地苍、地彤、地阜**。《素问》谓："岁半之前，天气主之，岁半之后，地气主之。岁半前为春夏，主升；岁半后为秋冬，主降。"这里将五星分作天、地异名称之，大概指五星在初之气至三之气岁半前的位置叫天某，在四之气至终气岁半后的位置叫地某，或者是专指五星在司天的位置叫天某，在在泉的位置叫地某。

（二）郁发

《素问·刺法论》说："升降不前，气交有变，即暴郁。"又说："升之不前"，木、火、土、金、木"欲发郁，亦须待时"，木、火、土、金、水"降而不下，抑之郁发"。《素问·六元正纪大论》说："郁极乃发，待时而作。"并指出郁气发作之前，必有先兆，而且发有兼作。所谓"待时而作"，指或发于本旺之时，或发于所生之令，或发于所胜之令，或发无时，总之是对郁气发作有利之时。

1. 土金郁，发于主时

《素问·六元正纪大论》说，土郁"其乃发也，以其四气"，金郁"怫乃发也，其气五"。因为太阴湿土主四之气，阳明燥金主五之气。

2. 火郁发于所生之时

《素问·六元正纪大论》说，火郁"其乃发也，其气四"。火生湿土，湿土主时于四之气，夏秋之交，乃暑令热极之时，也可谓发于火旺时，但不是火气主时者。

3. 水郁发于所胜之时

《素问·六元正纪大论》说："水郁之发……而乃发也，其气二火前后。"少阴君火主二之气，少阳相火主三之气，水克火，故曰发于所胜之时。

4. 发作无时

《素问·六元正纪大论》说："木郁之发……而乃发也，其气无常。"因为风性动，风气之起没有定候，所以其发作也无定期。

郁气发作为什么不一样？应该如何识别。《素问·六元正纪大论》认为是因为"五常之气"，有"太过、不及"所以"其发异也"。其发作"太过者暴，不及者徐，暴者为病甚，徐者为病持……太过者其数成，不及者其数生，土常以生也"。对于郁发现象的形成，有两种不同观点。有的学者认为，郁发是五运系统自己的事，郁指本运之气太亢，致所胜之运气被压抑而成为郁气。发指被郁运气郁到一定程度时的暴发，如木运太过则土气被郁，郁到一定程度则土气暴发成为发气。有的学者则认为，郁发是五运系统与六气系统之间的事，是岁气出现胜气，所胜中运被郁所致。如太阳辰戌之政，戊辰戊戌年，"寒政大举，泽无阳焰，则火发待时"。这是因为太阳之政年，寒气主司全年气候，寒水克火，而戊运为火运，"其运热，其化暄暑郁燠，其炎烈沸腾，其病热郁"。中运火运被岁气寒水抑郁而怫发则成为发气。我赞同后一种观点。因为五运本系统之间太过与不及会发生胜复之气，六气系统也是只发生胜复之气。而在五运与六气之间，无论是气制运还是运制气，都可能出现郁发现象。《素问·六元正纪大论》将郁发现象放在"五运气行主岁之纪"后阐述，其意义即在于此。每言五运主岁居中，即言上有司天、下有在泉之气。而且郁气的暴发，往往有一种引导因素，据《素问·气交变大论》看，引导因素就是上应之五星。从《素问·六元正纪大论》火郁发与土郁发后的化生规律看，经过郁发，化生作用归为平衡，不再反复发作。而胜复之气则有反复发作现象，直到气衰乃止。对于郁发的治疗，《素问·刺法论》提出当"折郁扶运，补弱全真，泻盛蠲余"，即消散郁结之气，补助不足之虚，泻其有余，勿犯"虚虚实实"之戒。无论是用药，还是针刺，皆遵此法。

五大行星，两个内行星（**水星、金星**）和三个外行星（**火星、木星、土星**）对地球的影响很大。**水星**反常至大而明亮时就会对地球放射寒冷之气。**金星**反常至大而明亮时就会对地球放射寒凉之气。**火星**反常至大而明亮时就会对地球放射火热之气。**木星**反常至大而明亮时就会对地球放射大风之气。**土星**反常至大而明亮时就会对地球放射土湿之气。

2023 年 3 月 20 日水星伴日、金星大而明亮，预示寒潮袭击地球。木星大而明亮，预示风暴将来。

结果是：2023 年 03 月 21 日 08 时，中央气象台将沙尘暴提升至黄色。北方超 10 省迎来大范围沙尘天气。

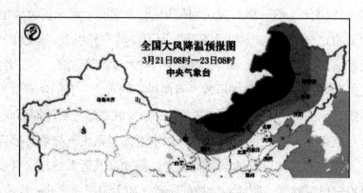

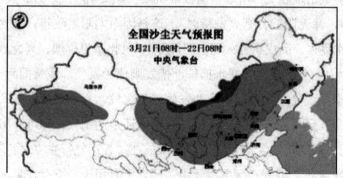

图 9-5　2023 年 03 月 21 日 08 时中央气象台预报

受冷空气大风影响，2023 年 3 月 21 日白天到夜间，西北、华北等地有扬沙或浮尘天气，其中，内蒙古中西部的偏北地区有沙尘暴，局地有强沙尘暴。伴随着沙尘入侵，北方地区也将出现明显的大风降温天气。西北地区东北部、内蒙古、华北、东北地区等地的部分地区有 4~6 级偏北风，阵风 7~9 级，上述地区大部有 4~6℃降温，部分地区 10℃以上。

2023 年 4 月 1—5 日我国大范围强雨雪。2023 年 4—4 日（阳历，清明前 1 天）多地暴雨大冰雹。江西、浙江、福建、广东、吉林冰雹大如鸡蛋。北京房山大雪。

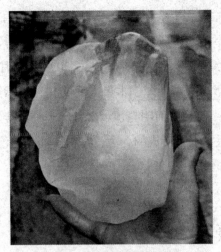

图 9-6 冰雹大如鸡蛋

中央气象台2023年4月13日早晨继续发布沙尘暴蓝色预警。4月13日，影响我国的沙尘天气覆盖范围仍然较广，京津冀、山西、山东、河南、甘肃、宁夏、内蒙古等多地出现扬沙或浮尘，部分地区遭遇严重污染；另外，受冷空气影响，西北地区、内蒙古、东北地区等地出现大风天气，阵风7~9级，局地10级以上。14日，新疆东部和南疆盆地、内蒙古中西部、甘肃河西、青海柴达木盆地、宁夏、陕西中北部、河北大部、北京、天津、辽宁中西部、吉林西部、河南北部、上海等地的部分地区有扬沙或浮尘天气，其中，内蒙古中西部等局地有沙尘暴。

2023年4月10—13日内蒙古沙尘暴。2023年，癸年火运不足，阳明金司天，4月1—5日全国大范围秋冬寒凉下暴雨大冰雹，厥阴春气受压，于是郁发为沙尘暴。《素问·五常致大论》说："阳明司天（**阳明司天将见金星强而出现寒凉天气**），燥气下临，**肝气上从（出现木星强见风暴）**，苍起木用而立，土乃眚，凄沧数至，木伐草萎，胁痛目赤，掉振鼓栗，筋痿不能久立。暴热至，土乃暑，阳气郁发，小便变，寒热如疟，甚则心痛，火行于槁，流水不冰，蛰虫乃见。"《素问·六元正纪大论》说："木郁之发……而乃发也，其气无常。"《素问·气交变大论》说："**岁火不及，寒乃大行**，长政不用，物荣而下，凝惨而甚，则阳气不化，乃折荣美，上应**辰星**（水星伴日将出现寒冷天气），民病胸中痛，胁支满，两胁痛，膺背肩胛间及两臂内痛，郁冒朦昧，心痛暴喑，胸腹大，胁下与腰背相引而痛，甚则屈不能伸，髋髀如别，上应**荧**

惑、辰星（火星、水星伴日），其谷丹。复则埃郁，大雨且至，黑气乃辱，病鹜溏腹满，食饮不下，寒中肠鸣，泄注腹痛，暴挛痿痹，足不任身，上应**镇星、辰星**（土星、水星伴日），玄谷不成。"2023 年 3 月 20 日水星伴日、金星大而明亮，预示寒潮袭击地球。木星大而明亮，预示风暴将来。2023 年 4 月 13 日，木星伴日，而且大而明亮预示着大风来临。金星大而明亮，预示着寒凉之气强大。木星、水星形成的合力，将制造沙尘与沙尘暴天气。《黄帝内经》将上述情况称作郁发。

六、三年化疫与治疗

（一）三年化疫

运气七篇大论的预测推演方式主要是司天、中运、在泉、主气、客气"五位一体"的推演方式（除去五运的主运、客运），而《素问》运气"遗篇"则重点论述岁气旧司天不退位、新司天不迁正及上下甲子刚柔失守的非常规的变化情况，不能只看纪年干支的阴阳属性来推演运气的太过与不及。所以"遗篇"的推演方式是司天、中运、在泉，加上上位甲子（司天）及下位甲子（在泉）来论述"刚柔失守"的特殊"变"的情况，是一种新的"五位一体"推演方式。所谓上位甲子，即当年的干支；下位甲子，干为当年天干所合的天干，如与当年天干甲所合的天干己，地支为当年地支向后推三位，如当年地支子的后三位是卯，成为己卯。可以排列如下：

上位甲子——中运：湿土太过
  ╱司天：少阴君火
  ╲在泉：阳明燥金

下位甲子：己卯

《素问·本病论》论述了三年化疫理论，所谓"本"者，指六气也，有本有标，此论"本"病，不是"标"病。三年化疫理论是怎么来的呢？请看下面的 60 甲子表（表 9-3）。

表9–3　60甲子表

0	1	2	3	4	5	6	7	8	9
甲	乙	丙	丁	戊	己	庚	辛	壬	癸
子	丑	寅	卯	辰	巳	午	未	申	酉
10	11	12	13	14	15	16	17	18	19
甲	乙	丙	丁	戊	己	庚	辛	壬	癸
戌	亥	子	丑	寅	卯	辰	巳	午	未
20	21	22	23	24	25	26	27	28	29
甲	乙	丙	丁	戊	己	庚	辛	壬	癸
申	酉	戌	亥	子	丑	寅	卯	辰	巳
30	31	32	33	34	35	36	37	38	39
甲	乙	丙	丁	戊	己	庚	辛	壬	癸
午	未	申	酉	戌	亥	子	丑	寅	卯
40	41	42	43	44	45	46	47	48	49
甲	乙	丙	丁	戊	己	庚	辛	壬	癸
辰	巳	午	未	申	酉	戌	亥	子	丑
50	51	52	53	54	55	56	57	58	59
甲	乙	丙	丁	戊	己	庚	辛	壬	癸
寅	卯	辰	巳	午	未	申	酉	戌	亥

大家请看，甲子年的后3年是丁卯年，甲为土运太过，丁为木运不及，甲土乘丁木，湿土更加旺盛，故病"土疫"，即湿土为病。因为，甲子年的上一年是癸亥年，是厥阴风木司天当政，如果上一年当政的厥阴不退位，厥阴风木克制土运甲不迁正司天正位，则在下位的己卯孤立无援，湿土被抑郁而表现为不及。同理，如果下位的己卯不迁正，而上位的甲了已经即位，就会表现出土运太过无制而发生土疫。又如乙丑年是金运不及，后三年遇戊辰年是戊运火太过，燥金肺系更加受病，必发"火疫"。

由此看来，人生的第3岁是第一个容易生病之年，需要小心养护，其后的13、23、33、43、53、63、73等都要注意养生。

甲子年的后 4 年是戊辰年，火运太过而反乘侮肾水，与太过之湿土克侮肾水，故需要小心养肾，这是人生的第 4 岁，其后的 14、24、34、44、54、64、74、84 等都要注意养肾。所谓 73、84 阎王不叫自回去，可能与此也有关系。

甲子年的后 6 年是庚午年，金运太过必克肝木，与太过之湿土一起克侮肝木，故需要小心养肝，这是人生的第 6 岁，其后的 16、26、36 等都要注意养肝。

甲子年的后 7 年是辛未年，水运不及遇到湿土太过，更加不及，故要小心养肾。其后的 17、27、37 等都要小心养肾。

第 10 年又回到本运年，强者更强，弱者更弱，所以自古以来人们就非常重视本命年。其后有 20、30、40……

总之，从五运来说，人生的 3 岁、4 岁、6 岁、7 岁、10 岁及其乘 10 之年都要小心养生。

表 9-4　本命流年五脏病速查表

五运年	病脏系	太过不及	遇到不利年，括号内为公历年尾数	遇到有利年，括号内为公历年尾数
木运	肝脾肺	太过	壬（2）、己（9）、乙（5）	丁（7）、甲（4）、庚（0）
		不及	丁（7）、甲（4）、庚（0）	壬（2）、己（9）、乙（5）
火运	心肺肾	太过	戊（8）、乙（5）、辛（1）	癸（3）、庚（0）、丙（6）
		不及	癸（3）、庚（0）、丙（6）	戊（8）、乙（5）、辛（1）
土运	脾肾肝	太过	甲（4）、辛（1）、丁（7）	己（9）、丙（6）、壬（2）
		不及	己（9）、丙（6）、壬（2）	甲（4）、辛（1）、丁（7）
金运	肺肝心	太过	庚（0）、丁（7）、癸（3）	乙（5）、壬（2）、戊（8）
		不及	乙（5）、壬（2）、戊（8）	庚（0）、丁（7）、癸（3）
水运	肾心脾	太过	丙（6）、癸（3）、己（9）	辛（1）、戊（8）、甲（4）
		不及	辛（1）、戊（8）、甲（4）	丙（6）、癸（3）、己（9）

因为十天干是 10 年一个周期，每过 10 年就会回归到本命出生时的天时，遇到同样的气候变化（必须是同地区），即遇到同样的自然遗传信息密码，从而使其本命年不健康的三脏系更加"太过"或"不及"，不利于人体健康，所

以中国人特别重视本命年。本命年有五运本命年和六气本命年之分，这里讲的是五运本命年。10 年一个自然遗传信息周期及人生命运一道坎，《灵枢》称此为"天年"周期，谓：

人生十岁，五脏始定，血气已通，其气在下，故好走；

二十岁，血气始盛肌肉方长，故好趋；

三十岁，五脏大定，肌肉坚固，血脉盛满，故好步；

四十岁，五脏六腑十二经脉，皆大盛以平定，腠理始疏，荣华颓落，发颇斑白，平盛不摇，故好坐；

五十岁，肝气始衰，肝叶始薄，胆汁始灭，目始不明；

六十岁，心气始衰，若忧悲，血气懈惰，故好卧；

七十岁，脾气虚，皮肤枯；

八十岁，肺气衰，魄离，故言善误；

九十岁，肾气焦，四脏经脉空虚；

百岁，五脏皆虚，神气皆去，形骸独居而终矣。

一年或一日都可以分为四时，按照天人相应的观点，人也可以分为四时。人体阴阳之气呈现一日"四时"消长变化的节律。如《素问·生气通天论》说"阳气者，一日而主外，平旦人气生，日中而阳气隆，日西而阳气已虚，气门乃闭"，"平旦阴尽而阳受气矣。日中为阳陇，日西而阳衰，日入阳尽而阴受气矣。"《灵枢·顺气一日分为四时》说："一日分为四时，朝则为春，日中为夏，日入为秋，夜半为冬。"人年 35 岁左右进入壮年，所以 35 岁以前为青春期。八八六十四岁男人进入更年期（《素问·上古天真论》），所以 35 岁至 70 岁左右为夏天期。70 岁左右更年期以后进入衰老期（《灵枢·天年》："七十岁，脾气虚，皮肤枯。八十岁，肺气衰，魄离，故言善误。九十岁，肾气焦，四脏经脉空虚。百岁，五脏皆虚，神气皆去，形骸独居而终矣。"），所以 70 岁左右至 105 岁左右为秋天期。进入冬天冬眠期就死亡了。故称 100 岁左右为天年。

（二）三年化疫针刺法

1. 三年化土疫

《素问·本病论》说："假令甲子阳年，土运太窒，如癸亥天数有余者，年虽交得甲子，厥阴犹尚治天……木既胜而金还复，金既复而少阴如至，即木胜如火而金复微，如此则甲己失守，后三年化成土疫"。还说：

已亥之岁，君火升天，主窒天蓬，胜之不前。又厥阴未迁正，则少阴未得升天，水运以至其中者。君火欲升，而中水运抑之，升之不前，即清寒复作，冷生旦暮。民病伏阳，而内生烦热，心神惊悸，寒热间作；日久成郁，即暴热乃至，赤风瞳翳，化疫，温疠暖作，赤气彰而化火疫，皆烦而躁渴，渴甚，治之以泄之可止。

厥阴不退位，即大风早举，时雨不降，湿令不化，民病温疫，疵废风生，皆肢节痛，头目痛，伏热内烦，咽喉干引饮。

少阴不迁正，即冷气不退，春冷后寒，暄暖不时。民病寒热，四肢烦痛，腰脊强直。木气虽有余，而位不过于君火也。

已亥之岁，阳明降地；主窒地彤，胜而不入。又或遇太阳未退位，即阳明未得降，即火运以至之。火运承之不下，即天清而肃，赤气乃彰，暄热反作。民皆昏倦，夜卧不安，咽干引饮，懊热内烦，天清朝暮，暄还复作。久而不降，伏之化郁，天清薄寒，远生白气。民病掉眩，手足直而不仁，两胁作痛，满目晾晾。

少阳不退位，即热生于春，暑乃后化，冬温不冻，流水不冰，蛰虫出见，民病少气，寒热更作，便血上热，小腹坚满，小便赤沃，甚则血溢。

阳明不迁正，则暑化于前，肃杀于后，草木反荣。民病寒热鼽嚏，皮毛折，爪甲枯焦，甚则喘嗽息高，悲伤不乐。热化乃布，燥化未令，即清劲未行，肺金复病。

假令甲子阳年，土运太窒，如癸亥天数有余者，年虽交得甲子，厥阴犹尚治天，地已迁正，阳明在泉，去岁少阳以作右间，即厥阴之地阳明，故不相和奉者也。癸已相会，土运太过，虚反受木胜，故非太过也，何以言土运太过，况黄钟不应太窒，木即胜而金还复，金既复而少阴如至，即木胜如火而金复微，如此则甲己失守，后三年化成土疫，晚至丁卯，早至丙寅，土疫至也，大小善恶，推其天地，详乎太乙。

又只如甲子年，如甲至子而合，应交司而治天，即下己卯未迁正，而戊寅少阳未退位者，亦甲己下有合也，即土运非太过，而木乃乘虚而胜土也，金次又行复胜之，即反邪化也。阴阳天地殊异尔，故其大小善恶，一如天地之法旨也。

《素问·刺法论》说：

假令甲子，刚柔失守，刚未正，柔孤而有亏，时序不令，即音律非从，如此三年，变大疫也。详其微甚，察其浅深，欲至而可刺，刺之，当先补肾俞，次三日，可刺足太阴之所注。又有下位己卯不至，而甲子孤立者，次三年作土疠，其法补泻，一如甲子同法也。其刺已毕，又不须夜行及远行，令七日洁，清净斋戒。所有自来肾有久病者，可以寅时面向南，净神不乱思，闭气不息七遍，以引颈咽气顺之，如咽甚硬物，如此七遍后，饵舌下津令无数。

根据以上内容可作图9-7。

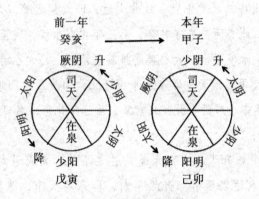

图9-7 甲子三年化疫

甲子为太过阳年，虽然得交司天位，但上一年司天的癸亥厥阴之气还在司天没有退位。然而少阴司天年的在泉之气阳明己就位在泉。上一年癸亥厥阴司天年的在泉之气少阳相火已退位到右间，出现了癸亥厥阴司天和己卯阳明在泉的形势，下己和上癸相会，土运虽太过，因失其位，土虚反受木克，故不得算阳年甲运太过，而且六律的黄钟（太宫）不应太窒，木既胜土，则燥金之气来复。金虽来复而少阴司天之气忽至，则木胜助火反来克金，故金之复气必微，如此则甲己失守，其后三年当化成土疫（病位在脾），甚则快到丙寅年，微则慢到丁卯年，土疫就发生。至于其病发生的大小轻重程度，则要看发病之年司天在泉的气数盛衰以及北斗（太乙）所指之月份而定。所以，《素问·刺法论》说："假令甲子，刚柔失守，刚未正，柔孤而有亏，时序不令，即音律非从，如此三年，变大疫也。"意思是说，甲子的前一年癸亥年是厥阴风木司天，厥阴木气强"犹尚治天"，会有金气来复制木，而这时少阴君火来了可以制金而导致制木力量减弱，故"金复微"小，如此"甲己失守"，"癸巳相会，土运太过，（土）虚反受木胜"，即土受前一年"犹尚治天"厥阴木气之制而化为"土疫"，所化之疫五行属性为前一年"犹尚治天"厥阴木气所胜之土气。这种疫病是在五行克制之间发生的，与《素问·六元正气大论》所说的非时之气——杂气所导致的疫病完全不同。

2. 三年化水疫

《素问·本病论》说：

假令丙寅阳年太过，如乙丑天数有余者，虽交得丙寅，太阴尚治天也，地已迁正，厥阴司地，去岁太阳以作右间，即天太阴而地厥阴，故地不奉天化也。乙辛相会，水运太虚，反受土胜，故非太过，即太簇之管，太羽不应，土胜而雨化，水复即风，此者丙辛失守其会，后三年化成水疫，晚至己巳，早至戊辰，甚即速，微即徐，水疫至也，大小善恶推其天地数，乃太乙游宫。又只丙寅年，丙至寅且合，应交司而治天，即辛巳未得迁正，而庚辰太阳未退位者，亦丙辛不合德也，即水运亦小虚而小胜，或有复，后三年化疠，名曰水疠。

还说：

丑未之年，少阳升天，主窒天蓬，胜之不前。又或遇太阴未迁正者，即少阳未升天也，水运以至者。升天不前，即寒雾反布，凛冽如冬，水复涸，冰再结，暄暖乍作，冷复布之，寒暄不时。民病伏阳在内，烦热生中，心神惊骇，寒热间争。以成久郁，即暴热乃生，赤风气瞳翳，化成疫疠，乃化作伏热内烦，痹而生厥，甚则血溢。

太阴不退位，而取寒暑不时，埃昏布作，湿令不去，民病四肢少力，食饮不下，泄注淋满，足胫寒，阴萎，闭塞，失溺小便数。

少阳不迁正，即炎灼弗令，苗莠不荣，酷暑于秋，肃杀晚至，霜露不时，民病痎疟骨热，心悸惊骇，甚时血溢。

丑未之岁，厥阴降地，主窒地皛，胜而不前。又或遇少阴未退位，即厥阴未降下，金运以至中。金运承之，降之未下，抑之变郁，木欲降下，金运承之，降而不下，苍埃远见，白气承之，风举埃昏，清躁行杀，霜露复下，肃杀布令。久而不降，抑之化郁，即作风躁相伏，暄而反清，草木萌动，杀霜乃下，蛰虫未见，惧清伤脏。

《素问·刺法论》说：

假令丙寅，刚柔失守，上刚干失守，下柔不可独主之，中水运非太过，不可执法而定之，布天有余，而失守上正，天地不合，即律吕音异，如此即天运失序，后三年变疫。详其微甚，差有大小，徐至即后三年，至甚即首三年，当先补心俞，次五日，可刺肾之所入。又有下位地甲子，辛巳柔不附刚，亦名失守，即地运皆虚，后三年变水疠，即刺法皆如此矣。其刺如毕，慎其大喜欲情于中，如不忌，即其气复散也，令静七日，心欲实，令少思。

根据以上内容可作图9-8。

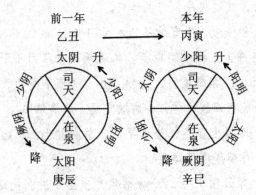

图9-8　丙寅年三年化疫

意思是说，丙寅太过的阳年前一年是乙丑年，太阴司天之气强"犹尚治天"，而在泉的厥阴（辛巳）已经迁正，辛之水运不及，乙辛相会，水运太虚，反受土胜，即土克水，于是导致三年化成水疫。所化之疫的五行属性为前一年"犹尚治天"之土气所胜之。

3. 三年化金疫

《素问·本病论》说：

卯酉之年，太阳升天，主窒天芮（土星别名），胜之不前。又遇阳明未迁正者，即太阳未升天也，土运以至。水欲升天，土运抑之，升之不前，即湿而热蒸，寒生两间。民病注下，食不及化。久而成郁，冷来客热，冰雹卒至。民病厥逆而哕，热生于内，气痹于外，足胫酸疼，反生心悸懊热，暴烦而复厥。

阳明不迁正，则暑化于前，肃杀于后，草木反荣。民病寒热鼽嚏，皮毛折，爪甲枯焦，甚则喘嗽息高，悲伤不乐。热化乃布，燥化未令，即清劲未行，肺金复病。

太阳不迁正，即冬清反寒，易令于春，杀霜在前，寒冰于后，阳光复治，凛冽不作，雾云待时。民病温疠至，喉闭溢干，烦躁而渴，喘息而有音也。寒化待燥，犹治天气，过失序，与民作灾。

阳明不退位，即春生清冷，草木晚荣，寒热间作，民病呕吐暴注，食饮不下，大便干燥，四肢不举，目瞑掉眩。

太阳不迁正，即冬清反寒，易令于春，杀霜在前，寒冰于后，阳光复治，凛冽不作，雾云待时。民病温疠至，喉闭嗌干，烦躁而渴，喘息而有音也。寒化待燥，犹治天，气过失序，与民作灾。

卯酉之岁，太阴降地，主窒地苍（木星别名），胜之不入。又或少阴未退位者，即太阴未得降也，或木运以至。木运承之，降而不下，即黄云见而青霞彰，郁蒸作而大风，雾翳埃胜，折损乃作。久而不降也，伏之化郁，天埃黄气，地布湿蒸，民病四肢不举，昏眩肢节痛，腹满填臆。

少阴不退位，即温生春冬，蛰虫早至，草木发生，民病膈热咽干，血溢惊骇，小便赤涩，丹瘤疹疮疡留毒。

太阴不迁正，即云雨失令，万物枯焦，当生不发。民病手足肢节肿满，大腹水肿，填臆不食，飧泄胁满，四肢不举。雨化欲令，热犹治之，温煦于气，亢而不泽。

假令庚辰阳年太过，如己卯天数有余者，虽交庚辰年也，阳明犹尚治天，地以迁正，太阴司地，去岁少阴以作右间，即天阳明而地太阴也，故地下奉天也。乙巳相会，金运太虚，反受火胜，故非太过也，即姑洗之管，太商不应，火胜热化，水复寒刑，此乙庚失守，其后三年化成金疫也，速至壬午，徐至癸未，金疫至也，大小善恶，推本年天数及太乙也。

又只如庚辰，如庚至辰，且应交司而治天，即下乙未未得迁正者，即地甲午少阴未退位者，且乙庚不合德也，即下乙未，干失刚，亦金运小虚也，有小胜或无复，后三年化疠，名曰金疠，其状如金疫也，治法如前。

《素问·刺法论》说：

假令庚辰，刚柔失守，上位失守，下位无合，乙庚金运，故非相招，布天未退，中运胜来，上下相错，谓之失守，姑洗林钟，商音不应也，如此则天运化易，三年变大疫。详其天数，差有微甚，微即微，三年至，甚即甚，三年至，当先补肝俞，次三日，可刺肺之所行。刺毕，可静神七日，慎勿大怒，怒必真气却散之。又或在下地甲子乙来失守者，即乙柔干，即上庚独治之，亦名失守者，即天运孤主之，三年变疠，名曰金疠，其至待时也，详其地数之等差，亦推其微甚，可知迟速尔。诸位乙庚失守，刺法同，肝欲平，即勿怒。

根据以上内容可作图9-9。

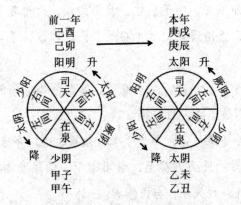

图9-9 庚辰年三年化疫

意思是说，庚辰金运太过，前一年己卯年阳明司天金气强"犹尚治天"不退位，乙己相会，金运太虚，反受火胜，火克金，于是三年化成金疫。

庚辰为太过阳年，虽然得交司天位，但上一年司天的己卯阳明之气还在司天没有退位，而太阳司天年的在泉之气太阴已就位在泉。上一年己卯阳明司天年的在泉之气少阴君火已退位到右间，故出现了己卯阳明司天和乙未太阴在泉的形势。下乙和上己相会，金运不及而虚，反受火克，所以三年化成金疫。

4.三年化木疫

《素问·本病论》说：

己亥之岁，君火升天，主窒天蓬，胜之不前。又厥阴木迁正，则少阴未得升天，水运以至其中者。君火欲升，而中水运抑之，升之不前，即清寒复作，冷生旦暮。民病伏阳，而内生烦热，心神惊悸，寒热间作；日久成郁，即暴热乃至，赤风肿翳，化疫，温疠暖作，赤气彰而化火疫，皆烦而躁渴，渴甚治之，以泄之可止。

厥阴不退位，即大风早举，时雨不降，湿令不化，民病温疫，疵废风生，民病皆肢节痛，头目痛，伏热内烦，咽喉干引饮。

少阴不迁正，即冷气不退，春冷后寒，暄暖不时。民病寒热，四肢烦痛，腰脊强直。木气虽有余，而位不过于君火也。

已亥之岁，阳明降地；主窒地彤，胜而不入。又或遇太阳未退位，即少阳未得降，即火运以至之。火运承之不下，即天清而肃，赤气乃彰，暄热反作。民皆昏倦，夜卧不安，咽干引饮，懊热内烦，天清朝暮，暄还复作。久而不降，伏之化郁，天清薄寒，远生白气。民病掉眩，手足直而不仁，两胁作痛，满目眈眈。

阳明不退位，即春生清冷，草木晚荣，寒热间作，民病呕吐暴注，食饮不下，大便干燥，四肢不举，目暝掉眩。

太阳不迁正，即冬清反寒，易令于春，杀霜在前，寒冰于后，阳光复治，凛冽不作，雾云待时。民病温疠至，喉闭嗌干，烦躁而渴，喘息而有音也。寒化待燥，犹治天气，过失序，与民作灾。

假令壬午阳年太过，如辛巳天数有余者，虽交得壬午年也，厥阴犹尚治天，地已迁正，阳明在泉，去岁丙申少阳以作右间，即天厥阴而地阳明，故地不奉天者也。丁辛相合会，木运太虚，反受金胜，故非太过也，即蕤宾之管，太角不应。金行燥胜，火化热复，甚即速，微即徐，疫至大小善恶，推疫至之年天数及太乙。又只如壬至午，且应交司而治之，即下丁酉未得迁正者，即地下丙申少阳未得退位者，见丁壬不合德也，即丁柔干失刚，亦木运小虚也，有小胜小复。后三年化疠，名曰木疠，其状如风疫，法治如前。

《素问·刺法论》说：

假令壬午，刚柔失守，上壬未迁正，下丁独然，即虽阳年，亏及不同，上下失守，相招其有期，差之微甚，各有其数也，律吕二角，失而不和，同音有日，微甚如见，三年大疫，当刺脾之俞，次三日，可刺肝之所出也。刺毕，静神七日，勿大醉歌乐，其气复散，又勿饱食，勿食生物，欲令脾实，气无滞饱，无久坐，食无太酸，无食一切生物，宜甘宜淡。又或地下甲子、丁酉失守其位，未得中司，即气不当位，下不与壬奉合者，亦名失守，非名合德，故柔不附刚，即地运不合，三年变疠，其刺法一如木疫之法。

根据以上内容可作图 9-10。

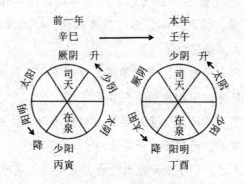

图 9-10　壬午年三年化疫

意思是说，壬午年木运太过，而前一年辛巳年厥阴风木司天气强不退位"犹尚治天"，即天厥阴而地阳明，故地不奉天者也。丁辛相合会，木运太虚，反受金胜，金克木，于是三年化成木疫。

壬午为太过阳年，虽然得交司天位，但上一年司天的辛巳厥阴之气还在司天没有退位。然而少阴司天年的在泉之气阳明已就位在泉。上一年辛巳厥阴司天年的在泉之气少阳相火已退位到右间，出现了辛巳厥阴司天和丁酉阳明在泉的形势，在泉不奉司天，下丁和上辛相会，木运太虚，反受金克，所以三年化成木疫。

5. 三年化火疫

《素问·本病论》说：

丑未之年，少阳升天，主窒天蓬，胜之不前。又或遇太阴未迁正者，即少阳未升天也，水运以至者。升天不前，即寒雾反布，凛冽如冬，水复涸，冰再结，暄暖乍作，冷复布之，寒暄不时。民病伏阳在内，烦热生中，心神惊骇，寒热间争。以成久郁，即暴热乃生，赤风气瞳翳，化成疫疠，乃化作伏热内烦，痹而生厥，甚则血溢。

太阴不退位，而取寒暑不时，埃昏布作，湿令不去，民病四肢少力，食饮不下，泄注淋满，足胫寒，阴萎闭塞，失溺小便数。

少阳不迁正，即炎灼弗令，苗莠不荣，酷暑于秋，肃杀晚至，霜露不时。民病痎疟骨热，心悸惊骇，甚时血溢。

丑未之岁，厥阴降地，主窒地晶，胜而不前。又或遇少阴未退位，即厥阴未降下，金运以至中。金运承之，降之未下，抑之变郁，木欲降下，金运承之，降而不下，苍埃远见，白气承之，风举埃昏，清躁行杀，霜露复下，肃杀布令。久而不降，抑之化郁，即作风躁相伏，暄而反清，草木萌动，杀霜乃下，蛰虫未见，惧清伤脏。

厥阴不退位，即大风早举，时雨不降，湿令不化，民病温疫，疵废风生，民病皆肢节痛，头目痛，伏热内烦，咽喉干引饮。

少阴不迁正，即冷气不退，春冷后寒，暄暖不时。民病寒热，四肢烦痛，腰脊强直。木气虽有余，而位不过于君火也。

假令戊申阳年太过，如丁未天数太过者，虽交得入戊申年也，太阴犹尚治天，地已迁正，厥阴在泉，去岁壬戌太阳以退位作右间，即天丁未，地癸亥，故地不奉天化也。丁癸相会，火运太虚，反受水胜，故非太过也，即夷则之管，上太徵不应，此戊癸失守其会，后三年化疫也，速至庚戌，大小善恶，推疫至之年天数及太乙。又只如戊申，如戊至申，且应交司而治天，即下癸亥未得迁正者，即地下壬戌太阳未退位者，见戊癸未合德也，即下癸柔干失刚，见火运小虚也，有小胜或无复也，后三年化疬，名曰火疬也，治法如前。

《素问·刺法论》说：

假令戊申，刚柔失守，戊癸虽火运，阳年不太过也，上失其刚，柔地独主，其气不正，故有邪干，迭移其位，差有浅深，欲至将合，音律先同，如此天运失时，三年之中，火疫至矣，当刺肺之俞。刺毕，静神七日，勿大悲伤也，悲伤即肺动，而其气复散也，人欲实肺者，要在息气也。又或地下甲子、癸亥失守者，即柔失守位也，即上失其刚也，即亦名戊癸不相合德者也，即运与地虚，后三年变疬，即名火疬。

根据以上内容可作图9-11。

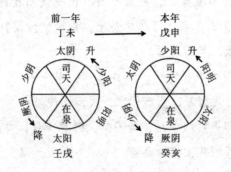

图9-11 戊申年三年化疫

意思是说，戊申年火运太过，前一年丁未年太阴司天土强"犹尚治天"不退位，即天丁未，地癸亥，故地不奉天化也。丁癸相会，火运太虚，反受水胜，水克火，于是三年化成火疫。

戊申为太过阳年，虽然得交司天位，但上一年司天的丁未太阴之气还在司天没有退位。然而少阳司天年的在泉之气厥阴已就位在泉。上一年丁未太阴司天年的在泉之气太阳寒水已退位到右间，出现了丁未太阴司天和癸亥厥阴在泉的形势，在泉不奉司天化气，下癸和上丁相会，火运太虚，反受水克，天运失时，三年之中，火疫至矣。

《素问·刺法论》说这木疫、火疫、土疫、金疫、水疫五种疫病，"只归五行而统之"。可知与《素问·六元正纪大论》以春分、秋分所论疫病完全不一样，不得混为一谈。

6. 五疫成因

苏颖教授说："根据《素问·本病》论述，甲子年，本为土运太过之年份，因土运太过，而上一年癸亥年厥阴之气尚存，而导致土气虚弱，被木气所胜，导致甲己失守，故三年后变生为土疫。丙寅年，本为水运太过之年份，由于前一年乙丑年司天的太阴土气尚有存留之气，导致水运太虚，反被土气所胜，最终三年后被克之水气化生为水疫。庚辰年，本为金运太过年份，前一年己卯年，阳明燥金之气有存留余气，存留的阳明金气司天，乙己相会导致金运太虚，反被火气所胜，三年后最终化生为金疫。壬午年，本为木运太过之年，其前一年为辛巳年，厥阴风木之气尚司天不退位，丁辛相合，导致木运太虚，反被金运所胜，最终三年之后发生木疫。戊申年，本为火运太过之年，其前一年丁未年，太阴湿土之气司天不退位，丁癸相会，导致火运太虚，反被水运所胜，最终三年之后化生为火疫。"❶

7. 五疫成因的三个条件

苏颖教授说：

从《黄帝内经》原文，不难发现三年化疫规律。

三年化疫根源之一在于太过之年的上一年的司天之气尚有存留之余气，

---

❶ 苏颖《〈黄帝内经〉三年化疫理论五疫成因规律探求》，载于《长春中医药大学学报》2016 年 10 月第 32 卷第五期：13463。

与三年化疫密不可分。三年所化的疫气五行属性，主要情况有三种：

一是上一年"犹尚治天"的司天之气五行属性所胜之气的五行属性，即所发之疫五行属性，如甲子、丙寅年。

二是与"犹尚治天"之气的五行属性相同的相应五行之疫，如庚辰、壬午年。

三是与"犹尚治天"之六气五行属性相近之气，所胜之气之五行属性，即为三年化疫所成之疫的五行属性。如戊申年，前一年是丁未年，太阴湿土司天，太阳寒水与太阴湿土常合而为邪，太阳寒水胜火运之气，故发为火疫。

（三）五疫针刺法

《素问·刺法论》和《素问·本病论》中治疗疫病多用针刺疗法，方法简单有效，应当发扬光大。

1.《素问·刺法论》《素问·本病论》针刺法

《素问·刺法论》讲了如下几种运气针法。

第一是五运抑制间气升降的针刺法（先明白客气流转规律，见图9-12），即治运气郁气之原则。《素问·刺法论》提出治郁的原则是"折郁扶运，补弱全真，泻盛蠲余"，意思是泻除郁结之气，补助其虚，即泻实补虚，不可犯"虚虚实实"之弊，并提出用五输穴进行治疗的具体方法。

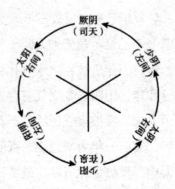

图9-12　客气流转图

（1）五行升法

治上升中"郁气"的针法，以补本气而达到泄本气之郁的目的，谓：

木欲升而天柱窒（金运）抑之，刺足厥阴之井。

天柱，金星别名。木内郁，刺足厥阴之井穴大敦以泻木郁。（金运当指乙卯、乙酉年，再合司天之阳明金，厥阴木为地右间。图9-13）

凡升者，皆指地右间上升为天左间。

若阳明司天年，厥阴风木，应该从地之右间上升为天之左间，而在司天位置上的阳明合乙年金运金气不退位，阻抑厥阴风木的升迁，则木气被郁，郁久而发为害，所以要针刺足厥阴之井穴大敦以泻木郁。

如何泻木郁之气呢？经文告诉我们要针刺足厥阴肝经的井穴大敦。人体十二经脉各有井、荥、输、经、合五个输穴，按顺序阴经合于木、火、土、金、水五行，阳经合于金、水、木、火、土五行，并与人体五脏系统相配，调治人体疾病时可以取用相应的穴位。足厥阴肝经是阴经，属木的同气穴在井穴，故针刺井穴大敦可以泻木郁之气。

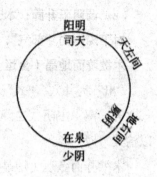

图 9-13　不升图

泻木郁最好配合天时，如一年中的春季，一月中的甲乙日，一日中的早上，或子午流注中的泻肝木法，这些特定的时间段，既是泻木郁、木旺的最佳时刻，也是补木的最佳时刻，不可忘记。

余皆仿此，不再绘图。

火欲升而天蓬窒（水运）抑之，刺手心包络之荥。

天蓬，水星别名。火内郁，刺手心包络之荥穴劳宫泻郁火。（水运当指丙辰、丙戌年，再合司天太阳寒水，少阴火为地右间。水旺可以泻水）

土欲升而天冲窒（木运）抑之，刺足太阴之俞。

天冲，木星别名。土内郁，刺足太阴之俞穴太白泻郁土。（木运为壬子、壬午年，太阴土在天左间。木运为丁巳、丁亥年，太阴土为地右间，再合司天厥阴木。木旺可以泻木）

金欲升而天英窒（火运）抑之，刺手太阴之经。

天英，火星别名。金内郁，刺手太阴之经穴经渠泻郁金。（火运为戊寅、戊申年，阳明燥金在天左间。火运为癸丑、癸未年，阳明金为地右间）

水欲升而天芮窒（土运）抑之，刺足少阴之合。

天芮，土星别名。水内郁，刺足少阴之合穴阴谷泻郁水。（土运当指甲寅、甲申年，太阳在地右间。笔者认为，泻土也可以治水郁）

这里的五输穴井、荥、输、经、合有五行之分，可以配客运客气之五行木、火、土、金、水，哪一行被郁，就在五输穴中的哪一行治之。

（2）调阴阳升降：木升土降法

对下降中的"郁气"，采用泻"胜气"以解放"郁气"。

木欲降而地晶（金运）窒抑之，刺手太阴之出、手阳明之所入。

"出"为井穴，"入"为合穴。阴经井穴为木，阳经合穴为土。风木主阳气之升，湿土主阴气之降。刺阴经井穴木、阳经合穴土，就是调阴阳之升降以治其"抑"者。

木欲降而金运（地晶，金气）抑之，木内郁，刺手太阴之出井穴少商及手阳明之所入合穴曲池泻金气。见图9-14。

凡降者，皆指天右间降到地左间。

此金运当指庚子、庚午年，厥阴在天右间而欲降，受到太过金运及在泉阳明燥金的克制而不得下降，就从肺金系统泄胜气，刺手太阴肺经的井穴少商及手阳明大肠经的合穴曲池。因为井穴为木以泄木郁，合穴为水以泄金之子，故此为实则泻其子。此与上文木不升相反，为木不降，但不升是泻郁滞木气，此不降是泻所胜之金气。

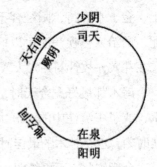

图9-14　不降图

余皆仿此，不再绘图。

火欲降而水运（地玄）抑之，刺足少阴之出、足太阳之所入。

火欲降而水运抑之，火内郁，刺足少阴之出井穴涌泉及足太阳之所入合穴委中泻水气。

土欲降而木运（地苍）抑之，刺足厥阴之出、足少阳之所入。

土欲降而木运抑之，土内郁，刺足厥阴之出井穴大敦及足少阳之所入合穴阳陵泉泻木气。

金欲降而火运（地彤）抑之，刺心包络之出、手少阳之所入。

金欲降而火运抑之，金内郁，刺心包络之出井穴中冲及手少阳之所入合穴天井泻火气。

水欲降而土运（地阜）抑之，刺足太阴之出、足阳明之所入。

水欲降而土运抑之，水内郁，刺足太阴之出井穴隐白及足阳明之所入合穴足三里泻土气。

不降是因为有气抑之，要使其降，必"折其所胜"，即泻其抑气。如何

"折其所胜"？刺抑气所属阴经的"所出"井穴和阳经的"所入"合穴。《难经》说："经言所出为井，所入为合，其法奈何？然：所出为井，井者，东方春也，万物之始生，故言所出为井也；所入为合，合者，北方冬也，阳气入藏，故言所入为合也。"刺阴经之"所出"和阳经之"所入"，是想通过调节其气的生、藏，以达到折其抑气的目的。阴经井穴为木，阳经合穴为土。风木主阳气之升，湿土主阴气之降。刺阴经井穴木、阳经合穴土，就是调阴阳之升降。

五运太过要用泻法，就是取法于五运气化之本源，按照升降的次序，抑制其郁滞的发作，以折减郁滞之气。五运不及要用资助的补法，就是扶植运气，以避免虚邪的产生。

六气司天其气胜，则乘所胜，所胜郁发而生我者受灾，这三者组成了一种自稳协调的三角结构关系。如阳明燥金司天，则乘克风木，风木郁发则克湿土，土为金母，于是金、木、土三者组成了一种自稳协调的三角结构关系，即组成了"三生万物"的格局，见图9-15。

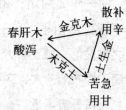

图9-15 金、木、土自稳协调三角结构关系示意图

（3）调阴阳升降：火升水降法

第二是陈述司天在泉迁正、退位的针刺法。

《素问·刺法论》也阐述了六气司天在泉的针刺治疗方法。

1）司天不迁正的针刺法

太阳复布，即厥阴不迁正，不迁正气塞于上，当泻足厥阴之所流。

厥阴复布，少阴不迁正，不迁正即气塞于上，当刺心包络脉之所流。

少阴复布，太阴不迁正，不迁正即气留于上，当刺足太阴之所流。

太阴复布，少阳不迁正，不迁正则气塞未通，当刺手少阳之所流。

少阳复布，则阳明不迁正，不迁正则气未通上，当刺手太阴之所流。

阳明复布，太阳不迁正，不迁正则复塞其气，当刺足少阴之所流。

巳亥之岁……厥阴不退位也。风行于上，木化布天，当刺足厥阴之所入。

子午之岁……少阴不退位也，热行于上，火余化布天，当刺手厥阴之所入。

丑未之岁……太阴不退位也，湿行于上，雨化布天，当刺足太阴之所入。

寅申之岁……少阳不退位也，热行于上，火化布天，当刺手少阳之所入。

卯酉之岁……阳明不退位也，金行于上，燥化布天，当刺手太阴之所入。

辰戌之岁……太阳不退位也，寒行于上，凛水化布天，当刺足少阴之所入。

"流"作溜，溜为荥穴。"入"为合穴。阴经之荥穴为火，阴经之合穴为水。火性炎上主升，水性润下主降。不迁正是不升，故刺阴经荥穴助其升，气胜不退位是气不降，故刺阴经合穴助其降，是一种火升水降法。

太阳司天不退，厥阴不迁正，刺足厥阴所流荥火行间穴。

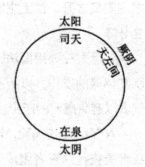

图9-16　不迁正图

迁正，即上一年的司天左间，今年迁为司天行令，或上一年的在泉左间，今年迁为在泉行令。

前一年太阳司天不"退位"，则本年新司天厥阴不能从天左间"迁正"司天之位，于是本年新司天之气被郁，就会影响身体健康，这时要针刺被郁新司大经脉的荥穴，荥穴在五行属火。

厥阴司天不退，少阴不迁正，刺手心包络所流荥火劳宫穴。

少阴司天不退，太阴不迁正，刺足太阴所流荥火大都穴。

太阴司天不退，少阳不迁正，刺手少阳所流荥火液门穴。

少阳司天不退，阳明不迁正，刺手太阴所流荥火鱼际穴。

阳明司天不退，太阳不迁正，刺足少阴所流荥火然谷穴。

请注意，六经不迁正都是心火内郁，所以都泻荥火穴。不迁正之气郁于上，郁久则化火，故治不迁正之郁气，均取其荥火穴泻其郁火。前言六气在地右间被郁不升，都是泻所郁之本气。而此在天左间被郁不迁司天正位，六气都被郁而化火。这可能也是刘河间六气皆能化火说的来源吧。

2）不"退位"的针刺法

巳亥年，厥阴司天不退，刺足厥阴所入合水曲泉穴。

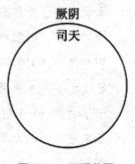

图9-17　不退位图

退位（图9-17），即上一年司天退居今年司天右间，或上一年在泉退居今年在泉右间。

前一年厥阴司天气胜不退位，今年继续行使风木之令，而少阴不迁正，当刺厥阴经的所入合水穴曲泉。

子午年，少阴司天不退，刺手厥阴所入合水曲泽穴。

丑未年，太阴司天不退，刺足太阴所入合水阴陵泉穴。

寅申年，少阳司天不退，刺手少阳所入合水天井穴。

卯酉年，阳明司天不退，刺手太阴所入合水尺泽穴。

辰戌年，太阳司天不退，刺足少阴所入合水阴谷穴。

六气司天不退为胜气，必泻其所胜而除邪之源，所以均取其胜气所属之经刺泻胜气。为什么要取"所入"之穴呢？《难经·六十八难》说："所入为合，合者，北方冬也，阳气入藏，故言所入为合也。"原来刺"所入"穴，是为了使司天位的三之气阳气不藏，衰其势也。

阴经之荥穴为火，合穴为水。火性炎上主升，水性润下主降。不迁正是不升，故刺阴经荥火穴助其升。气胜不退位是气不降，故刺阴经合水穴助其降。不迁正是司天气胜，不退位也是司天气胜，但侧重点不同，故不迁正是泻郁气，不退位是衰胜气。

（4）三年化疫针刺法

第三，述司天在泉的中运天干"刚柔二干"失守造成"三年化疫"的针刺法。

1）五运太过针灸法

五运太过年，因有胜气，必有复气，即乘所胜，所不胜来复。如《素问·五常政大论》说："不恒其德，则所胜来复，政恒其理，则所胜同化。"于是本年胜气，与所克之气，以及来复之气，三者构成一种自稳的三角关系。治疗五运太过的原则是泻本运太过之气，就是"抑其运气，扶其不胜，无使暴过而生其疾"。《素问·刺法论》谓"太过取之，次抑其郁，取其运之化源，令折郁气"。其具体刺法如下：

①甲子少阴司天年，土运太过克水，所以先刺补肾俞，隔三天再刺足太阴肾经之所注俞十太白穴以泻土气。土运太过则乘所胜，致邪之源是土运太过之胜气，所以先刺补肾俞穴，即补水以免受其邪，然后刺足太阴俞土太白穴，以泻土之太过。

子午少阴司天，则卯酉阳明在泉，故云下位己卯（司天、在泉取甲己合化同宗法，下同），其补泻的方法同甲子司天完全一样。

甲子、己卯年（甲午、己酉年同），补肾俞，泻太白，用的是五行生克关系。为什么先补肾俞呢？乃见肝之病，先实脾土之意，先安未病之脏。着眼于甲运土太过，没有考虑子午少阴。甲己合化为同宗土，按子午流注针刺法，当取甲胆原穴丘墟和己脾太白穴。

②丙寅少阳司天年，水运太过克火，所以先刺补心俞，隔五日再刺足少阴肾经之所入合水阴谷穴以泻水气。水运太过则克心火，所以先刺心俞补心火，即补火以免受其邪，然后刺足少阴合水阴谷穴，以泻水之太过。

寅申少阳司天，则巳亥厥阴在泉，故曰下位地辛巳，其补泻的方法同丙寅司天完全一样。

丙寅、辛巳年（丙申、辛亥年同），补心俞，泻阴谷。着眼于丙运水太过，没有考虑寅申少阳。丙辛合化为同宗水，按子午流注针刺法，当取丙小肠原穴腕骨和辛肺太渊穴。

③庚辰太阳司天年，金运太过克木，所以先刺补肝俞，隔三日再刺手太阴肺经所行经金经渠穴以泻金气。金运太过则乘肝木，所以要先刺肝俞补肝木，即补木以免受其邪，然后刺手太阴经金经渠穴，以泻金之太过。

辰戌太阳司天，则丑未太阴在泉，下位地乙未，其补泻的方法同庚辰司天完全一样。

庚辰、乙未年（庚戌、乙丑年同），补肝俞，泻经渠。其着眼于庚运金太过，没有考虑辰戌太阳。乙庚合化为同宗金，按子午流注针刺法，当取庚大肠原穴合谷和乙肝太冲穴，即被称为四关穴的合谷、太冲。

④壬午少阴司天年，木运太过克土，所以先刺补脾俞，隔三日再刺足厥阴肝经所出井木大敦穴以泻木气。木运太过则乘脾土，所以要先刺脾俞补脾土，即补土以免受其邪，然后再刺足厥阴井木大敦穴，泻木之太过。

子午少阴司天，则卯酉阳明在泉，下位地丁酉，其补泻的方法同壬午司天完全一样。

壬午、丁酉年（壬子、丁卯年同），补脾俞，泻大敦。着眼于壬运木太过，没有考虑子午少阴。丁壬合化为同宗木，按子午流注针刺法，当取壬膀胱原穴京骨和丁心神门穴（或大陵穴）。

⑤戊申少阳司天年，火运太过克金，所以先刺补肺俞，再刺手厥阴心包经所流荥火劳宫穴以泻火气，或刺手少阴心经所流荥火少府穴以泻火气。火运太过则克肺金，所以要刺肺俞补肺金，即补金以免受其邪，然后刺手厥阴

荥火劳宫穴或手少阴荥火少府穴，以泻火之太过。

寅申少阳司天，则巳亥厥阴在泉，下位地癸亥，其补泻的方法同戊申司天完全一样。

戊申、癸亥年（戊寅、癸巳年同），补肺俞，泻劳宫。着眼于壬运木太过，没有考虑寅申少阳。戊癸合化为同宗火，按子午流注针刺法，当取戊胃原穴冲阳和癸肾太溪穴。

现将五疫补泻归纳如下：

补	泻
木疫：脾俞	肝经所出井木穴大敦
火疫：肺俞	心经所注荥火穴劳宫（或少府）
土疫：肾俞	脾经所注俞土穴太白
金疫：肝俞	肺经所行经金穴经渠
水疫：心俞	肾经所入合水穴阴谷

请注意，为什么所补都是背俞穴、所泻都是本经五输穴的五行穴？因为背为阳，背俞是三焦元气注入的地方，泻本经五输穴中的五行以泻其胜。

2）五运不及针灸法

五运不及年，则所不胜乘之，所生来复。《素问·五常政大论》说："乘危而行，不速而至，暴虚无德，灾反及之。"同样是一种三角关系。其治疗原则是：泻所不胜，制其侮气，即"折其郁气，资其化源，赞其运气，无使邪胜"。《素问·刺法论》谓"不及扶资，以扶运气，以避虚邪"，即下文"三虚针刺法"。

（5）三虚针刺法

第四，陈述"三虚"致病的针刺方法。

《素问·刺法论》所用运气刺法，都是从合化本经取穴及表里经取穴，与子午流注甲取胆经穴不同。

《素问·刺法论》说：

厥阴失守，天以虚，人气肝虚，感天重虚。即魂游于上，邪干，厥、大气，身温犹可刺之，制其足少阳之所过，次刺肝之俞。

足少阳胆经所过为原穴丘墟，肝俞在背部膀胱经。肝与胆相表里。

人病心虚，又遇君相二火司天失守，感而三虚，遇火不及，黑尸鬼犯之，令人暴亡，可刺手少阳之所过，复刺心俞。

手少阳三焦经所过为原穴阳池，心俞在背部膀胱经。三焦为心君之使而主心。故三焦合于足太阳，即心主太阳。

人脾病，又遇太阴司天失守，感而三虚，又遇土不及，青尸鬼邪，犯之于人，令人暴亡，可刺足阳明之所过，复刺脾之俞。

足阳明胃经所过为原穴冲阳，脾俞在背部膀胱经。脾与胃相表里。

人肺病，遇阳明司天失守，感而三虚，又遇金不及，有赤尸鬼犯人，令人暴亡，可刺手阳明之所过，复刺肺俞。

手阳明大肠经所过为原穴合谷，肺俞在背部膀胱经。肺与大肠相表里。

人肾病，又遇太阳司天失守，感而三虚，又遇水运不及之年，有黄尸鬼，干犯人正气，吸人神魂，致暴亡，可刺足太阳之所过，复刺肾俞。

足太阳膀胱经所过为原穴京骨，肾俞在背部膀胱经。肾与膀胱相表里。

现将"三虚"针刺取穴归纳如下：

五脏	取所过原穴	取背俞
肝虚	胆经原穴丘墟	肝俞
心虚	三焦经原穴阳池	心俞
脾虚	胃经原穴冲阳	脾俞
肺虚	大肠经原穴合谷	肺俞
肾虚	膀胱经原穴京骨	肾俞

五脏虚则补与之相表里阳经的原穴和五脏的背俞，都是补三焦元气。

（6）全真针刺法

第五，陈述"归宗"全神养真针刺法。

《素问·刺法论》说：

是故刺法有全神养真之旨，亦法有修真之道，非治疾也。故要修养和神也，道贵常存，补神固根，精气不散，神守不分，然即神守而虽不去，亦能全真，人神不守，非达至真，至真之要，在乎天玄，神守天息，复入本元，命曰归宗。

天玄，玄生神也，《素问·天元纪大论》说"玄生神"。天息，即《素问·四气调神大论》所说的顺天时。归宗，返归原气。如何归宗复原，当针刺原穴。故云：

心者，君主之官，神明出焉，可刺手少阴之源。（心原是神门穴）

肺者，相傅之官，治节出焉，可刺手太阴之源。（肺原穴是太渊）

肝者，将军之官，谋虑出焉，可刺足厥阴之源。（肝原穴是太冲）

胆者，中正之官，决断出焉，可刺足少阳之源。（胆原穴是丘墟）

膻中者，臣使之官，喜乐出焉，可刺心包络所流。（心包经所流是荥火穴劳宫，疑当取原穴大陵）

脾为谏议之官，知周出焉，可刺脾之源。（脾原穴是太白）

胃为仓廪之官，五味出焉，可刺胃之源。（胃原穴是冲阳）

大肠者，传道之官，变化出焉，可刺大肠之源。（大肠原穴是合谷）

小肠者，受盛之官，化物出焉，可刺小肠之源。（小肠原穴是腕骨）

肾者，作强之官，伎巧出焉，刺其肾之源。（肾原穴是太溪）

三焦者，决渎之官，水道出焉，刺三焦之源。（三焦原穴是阳池）

膀胱者，州都之官，津液藏焉，气化则能出矣，刺膀胱之源。（膀胱原穴是京骨）

这里用的全是原穴，归于三焦原气。

从《素问·刺法论》可以看出，五运六气刺法用的全是五输穴和背俞穴。不难看出，针灸子午流注说是根源于运气理论的，即根源于日月五星运动规律。

杨栗山说："《伤寒论》曰：凡治温病，可刺五十九穴。成氏（成无己）注：以泻诸经之温热，谓泻诸阳之热逆，泻胸中之热，泻胃中之热，泻四肢之热，泻五脏之热也。此论温病治法也……于温病则用刺穴泻热。"[1] 疫病不仅有热，还有水湿，需要治水"五十七刺"。

七、天气变化

天气变化由多种因素引起，其中最主要的是"七曜"二十八宿。太阳主寒温形成1年风寒暑湿燥火六气的变化，月亮主风雨湿度形成五运变化，这是形成旱涝的主因。日月在二十八宿的位置及五星的顺逆留守则造成风雨聚

---

[1] 杨栗山《伤寒瘟疫条辨》，王致谱校点，福建科学技术出版社，2010：34。

集某一地区，加上地理地势以及人为的影响，从而造成了灾害的发生。

八、四柱八字中的用神

一个人的四柱八字由出生时刻的年、月、日、时来定，年、月、日、时由日月运动规律来定，所以四柱八字是科学的，不是迷信。

《素问·六节藏象论》说："**天食人以五气，地食人以五味，五气入鼻，藏于心肺，上使五色修明，音声能彰。五味入口，藏于肠胃，味有所藏，以养五气，气和而生，津液相成，神乃自生。**"神生于天地之气，十天干代表地气，十二地支代表天气，可知是干支在生神，干支的同化、异化、平化产生了不同的神，故有不同的用神。每一个人的用神都不一样，一个人每年每月每日的用神也不一样。

九、本命年

所谓本命年，就是本人出生之年，当你脱离母体之时就成为一个独立的生命体，随着"哇"的一声响，即宣告天地我来了，我们是一家人了，天人合一了，这就是所谓"天地合气命之曰人"的时候。由此可知，在一个人出生之瞬就决定了一个人的运气周期节律，正因为如此，人的体质必然会受到流年气候影响他的健康状况。所以《素问·六节藏象论》说："不知年之所加，气之盛衰，虚实之所起，不可以为工矣。"《素问·五常政大论》说："不知年之所加，气之同异，不足以生化。"《素问·六元正纪大论》说："先立其年，以明其气，金木水火土，运行之数，寒暑燥湿风火，临御之化，则天道可见，民气可调，阴阳卷舒，近而无惑，数之可数者，请遂言之。"所以必须先明运与气的各自特点。

这里必须明确一个问题，即一个人的"生辰八字"是从怀胎算起，还是从出生算起。这就必须建立起"个体人"的标准。独立完整的"个体人"生命体，必须是"天人合一"的，这个时刻就是出生时随着"哇"的一声响，肺呼吸系统打开的那一刻，从此刻起，"鼻口"启用，可以享用"天食人以五气，地食人以五味"了。在出生之前，胎儿属于母体的一部分，"鼻口"没有启用，没有肺呼吸，不能进食，与天地隔离，所以不算是一个完整"个体人"生命体。

（一）五运定位：建立五脏强弱健康和谐三角理论

五运六气学说中，五运是很重要的因素，因为它主全年变化，其变化有平气、太过、不及三气，《素问·气交变大论》详细论述了五运太过、不及10年对五脏关系的影响：

表 9-5　十天干太过不及年出生人病三脏虚实表

出生年	弱脏	强脏	受侮
木运太过年出生人	脾土受邪	肝木太过	肺金来复
火运太过年出生人	肺金受邪	心火太过	肾水来复
土运太过年出生人	肾水受邪	脾土太过	肝木来复
金运太过年出生人	肝木受邪	肺金太过	心火来复
水运太过年出生人	心火受邪	肾水太过	脾土来复
木运不及年出生人	肝木受邪	肺金太过	心火来复
火运不及年出生人	心火受邪	肾水太过	脾土来复
土运不及年出生人	脾土受邪	肝木太过	肺金来复
金运不及年出生人	肺金受邪	心火太过	肾水来复
水运不及年出生人	肾水受邪	脾土太过	肝木来复

田合禄早在 2002 年出版的《中医运气学解秘——医易宝典》中就说过：五脏系统太过、不及有个健康和谐三角形❶，建立了**人体健康三角和谐理论**。从上文得知，共有五个这样的和谐三角形，木运太过和土运不及是一个三角形，火运太过和金运不及是一个三角形，土运太过和水运不及是一个三角形，金运太过和木运不及是一个三角形，水运太过和火运不及是一个三角形。

❶ 田合禄、田蔚《中医运气学解秘——医易宝典》，山西科学技术出版社，2002：330-356。

如厥阴肝木太过，则肝木克脾土，甚则脾土之子肺金来救之，肺金复而克肝木：

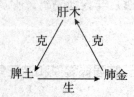

木运不及的和谐三角形是：

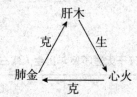

这就是《黄帝内经》治未病预防疾病的思想。

这样就可以用阴阳及五行生克乘侮关系来预测五脏的疾病发展过程了，如《脏气法时论》说：

夫邪气之客于身也，以胜相加，至其所生而愈，至其所不胜而甚，至于所生而持，自得其位而起。必先定五脏之脉，乃可言间甚之时，死生之期也。

"以胜相加"，有阴阳以胜相加和五行以胜相加之分。"其所生"为子，如火为木之子；"其所不胜"为克己者，如金克木；"所生"为母，如水为木之母；"自得其位"为本气位。如《素问·至真要大论》说：

清气大来，燥之胜也，风木受邪，肝病生焉；

热气大来，火之胜也，金燥受邪，肺病生焉；

寒气大来，水之胜也，火热受邪，心病生焉；

湿气大来，土之胜也，寒水受邪，肾病生焉；

风气大来，木之胜也，土湿受邪，脾病生焉。

所谓感邪而生病也。

这就是以五行相加而生病。

它们是用五行生克乘侮来预测疾病发展轻重的。《素问·六节藏象论》说："太过则薄所不胜，而乘所胜也……不及则所胜妄行，而所生受病，所不胜薄之也。"所胜为己克者，如肝木克脾土。所不胜为克己者，如肺金克肝木。所胜妄行是指己克者反来克己，如脾土克肝木不及。所生受病是指其子发病，如肝木不及而心火受病。《素问·五运行大论》也说："气有余，则制己所胜而侮所不胜；其不及，则己所不胜，侮而乘之，己所胜，轻而侮之。侮反受邪，侮而受邪，寡于畏也。"气有余就是太过，太过则克自己所胜者，如肝木太过而克脾土。侮所不胜就是反克克制自己者，如肝木太过反侮肺金。《伤寒论》第108条和109条的乘脾、乘肺就是肝木太盛。肝木不及则肺金克之，就是"己所不胜，侮而乘之"。肝木不及则脾土反来克之，就是"己所胜，轻而侮之"。不管是自己太过去克乘其他脏腑，还是自己不及而被其他脏腑克乘，都是因为弱者没有防御能力所致。根据五运五行生克乘侮理论，每一个人的五脏在他出生时刻都有一个由"年运"决定的最薄弱的一个脏腑，太过之年出生人最薄弱的脏腑是年运所克之脏腑，不及之年出生人最薄弱的脏腑是年运所主之脏腑。

五脏发病与其他四脏的轻重缓急关系，如《素问·玉机真脏论》说：

五脏受气于其所生，传之于其所胜，气舍于其所生，死于其所不胜。病之且死，必先传行，至其所不胜，病乃死。此言气之逆行也，故死。

肝受气于心，传之于脾，气舍于肾，至肺而死。

心受气于脾，传之于肺，气舍于肝，至肾而死。

脾受气于肺，传之于肾，气舍于心，至肝而死。

肺受气于肾，传之于肝，气舍于脾，至心而死。

肾受气于肝，传之于心，气舍于肺，至脾而死。

此皆逆死也，一日一夜，五分之，此所以占死生之早暮也。

受气于所生是传其子，如肝木传心火。

所胜是传其所克，如肝木克脾土。

气舍于所生是传其母，如肝木传肾水。

所不胜是传克己，如肝木传肺金。

五脏配四时，一年五脏系统有不同的强弱变化，如《脏气法时论》说：

病在肝，愈于夏，夏不愈，甚于秋，秋不死，持于冬，起于春。禁当风。

肝病者，愈在丙丁，丙丁不愈，加于庚辛，庚辛不死，持于壬癸，起于甲乙。

肝病者，平旦慧，下哺甚，夜半静。

肝欲散，急食辛以散之，用辛补之，酸泻之。

病在心，愈在长夏，长夏不愈，甚于冬，冬不死，持于春，起于夏。禁温食热衣。

心病者，愈在戊己，戊己不愈，加于壬癸，壬癸不死，持于甲乙，起于丙丁。

心病者，日中慧，夜半甚，平旦静。

心欲软，急食咸以软之；用咸补之，甘泻之。

病在脾，愈在秋，秋不愈；甚于春，春不死，持于夏，起于长夏。禁温食饱食，湿地濡衣。

脾病者愈在庚辛，庚辛不愈，加于甲乙，甲乙不死，持于丙丁，起于戊己。

脾病者，日昳慧，日出甚，下哺静。

脾欲缓，急食甘以缓之，用苦泻之，甘补之。

病在肺，愈于冬。冬不愈，甚于夏，夏不死，持于长夏，起于秋。禁寒饮食，寒衣。

肺病者，愈在壬癸，壬癸不愈，加于丙丁，丙丁不死，持于戊己，起于庚辛。

肺病者，下哺慧，日中甚，夜半静。

肺欲收，急食酸以收之，用酸补之，辛泻之。

病在肾，愈在春，春不愈，甚于长夏，长夏不死，持于秋，起于冬，禁犯焠（火矣）热食，温灸衣。

肾病者，愈在甲乙，甲乙不愈，甚于戊己，戊己不死，持于庚辛，起于壬癸。

肾病者，夜半慧，四季甚，下哺静。

由此可知，一日类似一年，可以分为四季五时五行，用甲乙丙丁戊己庚辛壬癸十天干或十二地支表示如下：

早上	中午	午后	傍晚	夜里
春	夏	长夏	秋	冬
甲乙	丙丁	戊己	庚辛	壬癸
寅卯	巳午	丑未辰戌	申西	亥子
属木	属火	属土	属金	属水

《脏气法时论》不但讲了日周期十二时辰节律、年周期四时节律，还讲了10日的旬节律，谓：

甲乙日属木，

丙丁日属火，

戊己日属土，

庚辛日属金，

壬癸日属水。

这是按五方五行属性来划分十二地支和十天干五行的，不同于五运六气学说中的十二地支和天干的五行分法。

可以归纳如表9-6。

表9-6　脏气法时表 ❶

五脏	愈、慧	甚时	持、静	起时	六经
肝病	夏	秋	冬	春	厥阴 少阳
	丙丁	庚辛	壬癸	甲乙	
	平旦	下晡	夜半		
心病	长夏	冬	春	夏	太阳
	戊己	壬癸	甲乙	丙丁	
	日中	夜半	**平旦**		

❶ 此表中的天干属于地道五方正位配属：甲乙东方木，丙丁南方火，庚辛西方金，壬癸北方水。五运六气中的天干属于天道五行：甲己化土，乙庚化金，丙辛化水，丁壬化木，戊癸化火。

五脏	愈、慧	甚时	持、静	起时	六经
脾病	秋	春	夏	长夏	太阴
	庚辛	甲乙	丙丁	戊己	
	日昳	日出	下晡		
肺病	冬	夏	长夏	秋	阳明
	壬癸	丙丁	戊己	庚辛	
	下晡	日中	夜半		
肾病	春	长夏	秋	冬	少阴
	甲乙	戊己	庚辛	壬癸	
	夜半	四季	**下晡**		
五行	子	克己	母	自己	

这样就可以用阴阳及五行生克乘侮关系来预测五脏的疾病发展过程了，如《脏气法时论》说：

夫邪气之客于身也，以胜相加，至其所生而愈，至其所不胜而甚，至于所生而持，自得其位而起。必先定五脏之脉，乃可言间甚之时，死生之期也。

"以胜相加"，有阴阳以胜相加和五行以胜相加之分。"其所生"为子，如火为木之子；"其所不胜"为克己者，如金克木；"所生"为母，如水为木之母；"自得其位"为本气位。如《素问·至真要大论》说：

清气大来，燥之胜也，风木受邪，肝病生焉；

热气大来，火之胜也，金燥受邪，肺病生焉；

寒气大来，水之胜也，火热受邪，心病生焉；

湿气大来，土之胜也，寒水受邪，肾病生焉；

风气大来，木之胜也，土湿受邪脾病生焉。

所谓感邪而生病也。

这就是以五行相加而生病。

肝病，在早晨本位得到天时木旺之气相助就舒服（平旦慧），傍晚受到金气克木就加重（下晡甚），半夜受到水气生气就安静。

心病，在中午本位得到天时火旺之气相助就舒服（日中慧），半夜受到水气克火就加重（夜半甚），平旦受到木气生气就安静。

脾病，在午后本位得到天时土旺之气相助就舒服（日昳慧），日出受到木气克土就加重（日出甚），下晡受到金气克木之时就安静。

肺病，在傍晚本位得到天时金旺之气相助就舒服（下晡慧），中午受到火气克金就加重（日中甚），半夜受到水气克火之时就安静。

肾病，在半夜本位得到天时水旺之气相助就舒服（夜半慧），在一日中的丑未辰戌四个时辰受到土气克水就加重（四季甚），下晡受到金气生气就安静。

这样就可以定出五脏病之间强弱关系了，若以本脏"胜气"为"旺"，"所生"之子为"休"，生我之母为"相"，"所不胜"为"死"，"所胜"为"囚"，就可以变换成五脏休王相死囚节律周期了。如《运气论奥谚解》说："盖金木水火土并行，其化互有休、囚、王、相，不同之目而已。"

表9-7　五脏休王相死囚节律周期表

时间			五脏休王相死囚节律				
年	昼夜	五行	肝 木	心 火	脾 土	肺 金	肾 水
春	平旦	木	王	相	死	囚	休
夏	日中	火	休	王	相	死	囚
长夏	日昳	土	囚	休	王	相	死
秋	下晡	金	死	囚	休	王	相
冬	夜半	水	相	死	囚	休	王

这正是命理学中所说的生旺死绝规律。

安倍晴明依所得中国秘书《金乌玉兔集》所载《占事略决》则将五脏休王相死囚五行交互作用称为旺、相、死、囚、老五态，老就是休。假定旺（王）为太过，囚、死为不及，休、相为平气，可以将其义解释如下：

旺	木	火	土	金	水	比和：和气	良好	太过
相	火	土	金	水	木	相生：生气	散财	平气
休	水	木	火	土	金	相生：退气	患病	平气
死	土	金	水	木	火	相克：死气	死亡	不及
囚	金	水	木	火	土	相克：杀气	刑囚	不及

《伤寒论·平脉法》说："水行乘火，金行乘木，名曰纵（相克者）。火行乘水，木行乘金，名曰横（反克者）。水行乘金，火行乘木，名曰逆（子及母者）。金行乘水，木行乘火，名曰顺（母及子者）。"

其结果五脏有如下关系：

出生年	病太过脏	病不及脏	平气脏
	强脏	弱脏	平气
		纵、横	顺、逆
	本脏	克、侮	子、母
	旺	囚、死	休、相
风木太过年出生人：	肝	脾、肺	心、肾
火热太过年出生人：	心	肺、肾	脾、肝
湿土太过年出生人：	脾	肾、肝	肺、心
燥金太过年出生人：	肺	肝、心	肾、脾
寒水太过年出生人：	肾	心、脾	肝、肺

不及年出生的人的"病太过脏"与"病不及脏"相反，以"死"为弱脏，"旺、休"为强脏，而"平气脏"相同"相、囚"。其关系如下：

出生年	弱脏	强脏	平气
		横、纵	顺、逆
	本脏	侮、克	母、子
	死	休、旺	相、囚
风木不及年出生人：	肝	脾、肺	肾、心
火热不及年出生人：	心	肺、肾	肝、脾
湿土不及年出生人：	脾	肾、肝	心、肺
燥金不及年出生人：	肺	肝、心	脾、肾
寒水不及年出生人：	肾	心、脾	肺、肝

从此可知，五脏休、王、相、死、囚五行节律周期表，竖看是"太过年"出生人的五脏强弱关系，横看是"不及年"出生人的五脏强弱关系。这就是我们中华民族的优秀传统文化，博大精深。如此，我们就可以预测一个人五脏的健康状态了，弱脏和强脏都容易发病，特别是弱脏必病，平气脏比较安静，但并不是说平气脏就不会生病，而是发病比较轻、缓和。其中弱脏和强

脏之间是一个人体和谐三角关系，也是这个人的病位。这就是我们讲的"**五脏定位**"，切记，切记！

由于不及年出生的人，其"病太过脏"与"病不及脏"相反，而病脏相同，故《内经》用五行概括之：

木行年出生人：病肝、脾、肺

火行年出生人：病心、肺、肾

土行年出生人：病脾、肾、肝

金行年出生人：病肺、肝、心

水行年出生人：病肾、心、脾

由此可知，每年出生的人都会有三个脏系受到疾病影响，我们据此创建了田氏"**五脏三角和谐理论**"，它们是每个人一生重点调理的对象，即养生重点调理的脏系。

由此不难看出，所谓"五运定位"，就是用五行定虚实。

这就是华佗《中藏经》及陶弘景《辅行诀五脏用药法要》所载治疗五脏虚实的依据：实为强脏，虚为弱脏。其治疗原则，《中藏经》依据《内经》旨要说：

夫人有五脏六腑，虚实，寒热，死生逆顺，皆见于形证、脉气，若非诊察，无由识也。虚则补之，实则泻之，寒则温之，热则凉之，不虚不实，以经调之，此乃良医之大法也。❶

《素问·标本病传论》还阐述了脏腑的病危时刻（表9-8）。

表9-8　脏腑病危时刻表

心病……三日不已死。冬夜半，夏日中。

肺病……十日不已死。冬日入，夏日出。

肝病……三日不已死。冬日入，夏早食。

脾病……十日不已死。冬人定，夏晏食。

肾病……三日不已死。冬大晨，夏晏晡。

这是从五脏太过、不及阐述的：

心火不及而心病，最怕寒水旺盛时刻。冬天和夜半都属于寒水时刻，都

---

❶ 华佗《中藏经》，学苑出版社，2007：23。

可以使心火不及的心病加重。若是冬天半夜为重寒，寒水最盛，故"冬夜半"是心火不及患者的病危时刻。

心火太过而心病，最怕火热旺盛时刻。夏天和中午都属于火热时刻，都可以使心火太过的心病加重。若是夏天中午为重火，火热最盛，故"夏日中"是心火太过患者的病危时刻。

肺金太过而肺病，最怕燥金旺盛时刻。日入酉时属于金盛时刻，冬天日入时燥寒更甚，故"冬日入"是肺金太过患者的病危时刻。

肺金不及而肺病，最怕夏天火热旺盛克金及日出木旺侮金时刻，且木旺生火克金，故"夏日出"是肺金不及患者的病危时刻。

肝木不及而肝病，最怕酉时日入金旺克木时刻。肝病不及是阳虚怕寒冷，故"冬日入"是肝木不及患者的病危时刻。

肝木太过而肝病，最怕寅卯早食风木旺盛时刻。夏天火热旺盛而克肺金不能制木，故"夏早食"是肝木太过患者的病危时刻。

脾土太过而脾病，最怕土旺盛时刻。冬天人定在戌亥，戌亥时土旺，十二月卦坤脾在亥，是太阴脾土最"藏寒"之时，冬天又主寒水。故"冬人定"是脾土太过患者的病危时刻。

脾土不及而脾病，最怕木气旺盛时刻。夏天木气最旺，马莳注："夏之晏食在寅，以木来克土也。"故"夏晏食"是脾土不及患者的病危时刻。

肾水太过而肾病，最怕寒水旺盛时刻。冬天寒水最旺盛，大晨在凌晨之后，早上之前，即相当于大寒节前后时刻，是最寒冷时刻。故"冬大晨"是肾水太过患者的病危时刻。

肾水不及而肾病，最怕脾土旺盛时刻。晏晡是戌脾土旺盛时刻，夏天火热旺盛反克肾水。故"夏晏晡"是肾水不及患者的病危时刻。

从《标本病传论》的论述可以看出，人体生病的病危时刻首先都是在冬夏两季，冬天应在丑月大寒节前后，夏天应在未月大暑节前后。其次是在一日的半夜、中午、平旦、日入四个时刻前后，这是为什么？我早在1999年4月出版的《中国古代历法解谜——周易真原》一书中就说过，这是因为冬夏或一月之朔月、望月及一日之夜半、中午是阴阳盛极衰极时刻，是黑道时刻。阳盛极则阴虚极，阴盛极则阳虚极，虚极则死，盛极亦死；而夜半子时、中午午时、日出卯时、日入酉时，就是朔望月的朔月、望月、上弦月、下弦月时刻，就是一年的冬至、夏至、春分、秋分时刻，是最容易发生灾害的时刻，自然灾害的发生如此，人体生病及病危时刻也如此。❶例如，有史学家通过考证发现，明清两朝的二十几个皇帝有90%死于最热的7月、8月和最冷的腊月、正月。

我们在研究中发现，太过年的弱脏，就是不及年的强脏，两者可以互调。五脏的人过病危时刻实是调治五脏病虚的最佳时刻，五脏的不及病危时刻也是调治五脏病实的最佳时刻。现在我们可以将五脏虚实的病危时刻及调理治疗时刻列于下：

肝实病：夏天日出（调治肝虚时刻）；肝虚病：冬天日落（调治肝实时刻）。

心实病：夏天中午（调治心虚时刻）；心虚病：冬天夜半（调治心实时刻）。

脾实病：冬天戌时（调治脾虚时刻）；脾虚病：夏天寅时（调治脾实时刻）。

肺实病：冬天日落（调治肺虚时刻）；肺虚病：夏天日出（调治肺实时刻）。

肾实病：冬天丑时（调治肾虚时刻）；肾虚病：夏天戌时（调治肾实时刻）。

就一日来说，可以去掉冬天、夏天一词，只用十二时辰来养生调治。

冬天、夏天讲的就是以阴阳相加，十二时辰讲的就是以五行相加。

由上述可知，人体有虚实，天道也有虚实，如《灵枢·岁露》说：

乘年之衰，逢月之空，失时之和，因为贼风所伤，是谓三虚。

逢年之盛，遇月之满，得时之和，虽有贼风邪气，不能危之也……命曰三实。

《素问·至真要大论》说：

乘年之虚，则邪甚也。失时之和，亦邪甚也。遇月之空，亦邪甚也。重感于邪，则病危矣。

有虚必有实，此实则彼虚，此虚则彼实，故有《素问·异法方宜论》及

---

❶ 田合禄、田峰《中国古代历法解谜——周易真原》，山西科学技术出版社，1999：68–79。

地势西北高、东南低，有的地方发生水涝，有的地方发生干旱，所以要注意地理。

既然疾病的传变方式有以阴阳相加和以五行相加两种方式，那么预测健康的方法也当以此为标度，当然预测天时的变化也是如此了，如天时又分为五运和六气两种时间段，及月五运和日六气的调谐，以及天人相应等问题。

第一，五运要分以阴阳相加和以五行相加以定位，即生病脏腑之位。

第二，六气要分以阴阳相加和以五行相加以定性，即脏腑寒热虚实之性。

第三，天人加临合一以调治。

其实，疾病还有两种从外向内转变的方式。

第一，《素问·皮部论》所说从皮传腑：

是故百病之始生也，必先于皮毛。邪中之，则腠理开，开则入客于络脉，留而不去，传入于经，留而不去，传入于腑，廪于肠胃。

邪客于皮，则腠理开，开则邪入客于络脉，络脉满，则注于经脉，经脉满，则入舍于腑脏也。

孙思邈《千金要方》引华佗则谓：

夫伤寒始得，一日在皮，当摩膏火灸之即愈。

若不解者，二日在肤，可依法针，服解肌散发汗，汗出即愈。

若不解，至三日在肌，复一发汗即愈。

若不解者，止，勿复发汗也。

至四日在胸，宜服藜芦丸，微吐之则愈。若病困，藜芦丸不能吐者，服小豆瓜蒂散，吐之则愈也。视病尚未醒，醒者，复一法针之。

五日在腹，六日入胃。入胃乃可下也。

若热毒在外，未入于胃，而先下之者，其热乘虚入胃，即烂胃也。然热入胃，要须下去之，不可留于胃中也。胃若实热为病，三死一生，皆不愈。胃虚热入烂胃也，其热微者，赤斑出。此候五死一生；剧者黑斑出，此候十死一生。但论人有强弱，病有难易，得效相倍也。

这种从外传内的病传，最重要的治法是汗、吐、下三法。

第二，《素问·热论》所说的六经传变：

伤寒一日，巨阳受之……二日阳明受之……三日少阳受之……三阳经络，皆受其病，而未入于脏者，故可汗而已。四日太阴受之……五日少阴受之……六日厥阴受之……三阴三阳，五脏六腑皆受病，荣卫不行，五脏不通，则死矣。

（二）六气定性：建立五脏法时寒热虚实体质性质

古人把一年分为六个时间段，称为六步，每一个时间段为两个月，分土一年中的六气，这是每一年的主气划分：

六步	月份	六气	地支
初之气：	一月二月	厥阴风木	寅卯
二之气：	三月四月	少阴君火	辰巳
三之气：	五月六月	少阳相火	午未
四之气：	七月八月	太阴湿土	申酉
五之气：	九月十月	阳明燥金	戌亥
终之气：	十一月十二月	太阳寒水	子丑

这六时主气（以本之六气表示，不用标之六经表示）可以用图 9-18 表示：

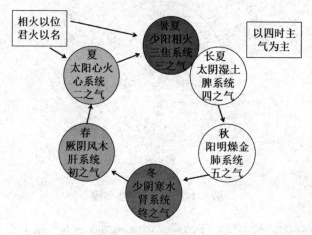

图 9-18 脏气法时图

这里的六时主气与四季一致，请参阅《四气调神大论》和《脏气法时论》等篇的内容。

春季属于肝系统主时，木气旺，风气。

夏季属于心系统主时，火气旺，热气。

长夏属于脾系统主时，湿气旺，湿气。

秋季属于肺系统主时，燥气旺，燥气。

冬季属于肾系统主时，寒气旺，寒气。

气旺属于每一脏系的正常时段，若偏于"太过""不及"就会生病了。

这一四时主气是属于地道的，还有天道的四时主气，见于《至真要大论》病机十九条的前六条：

诸风掉眩，皆属于肝（厥阴风木）；

诸寒收引，皆属于肾（太阳寒水）；

诸气郁膹，皆属于肺（阳明燥金）；

诸湿肿满，皆属于脾（太阴湿土）；

诸热瞀瘛，皆属于火（少阳相火）；

诸痛痒疮，皆属于心（少阴君火）。

将地道和天道四时主气绘成图9-19：

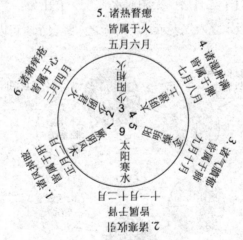

图9-19　天道地道主气图

图中顺时针的四时主气属于地道，逆时针的四时主气属于天道。

我们也可以按照十二地支的五行生克乘侮关系推演。这只是一年中的主气，还有加临的客气，所以在同一年中出生的人，由于不同月份出生，及不同地区的影响，再加上父母遗传因素，其体质秉性也不同。因此，每个人的体质都会受到九种因素的影响：

第一，父母遗传因素。

第二，地理因素。

第三，主一年的大运因素。

第四，一年中的五主运因素。

第五，一年中的五客运因素。

第六，司天之气因素。

第七，在泉之气因素。

第八，六步主气因素。

第九，六步客气因素。

其中最主要的是第三、第六、第七、第八、第九五个因素，并以其间的生克乘侮关系来决定其属性。

主气是年年不变的，而客气年年在变换。客气六气偏盛则有克制作用，如《素问·至真要大论》说：

厥阴司天，风淫所胜……病本于脾。冲阳绝，死不治。

少阴司天，热淫所胜……病本于肺。尺泽绝，死不治。

太阴司天，湿淫所胜……病本于肾。太溪绝，死不治。

少阳司天，火淫所胜……病本于肺。天府绝，死不治。

阳明司天，燥淫所胜……病本于肝。太冲绝，死不治。

太阳司天，寒淫所胜……病本于心。神门绝，死不治。

《素问·五常政大论》说：

少阳司天，火气下临，肺气上从……

阳明司天，燥气下临，肝气上从……

太阳司天，寒气下临，心气上从……

厥阴司天，风气下临，脾气上从……

少阴司天，热气下临，肺气上从……

太阴司天，湿气下临，肾气上从……

这里明确指出，六气司天作为胜气偏盛的时候，与五运为胜气偏盛一样，从五行生克关系来说，克制其所胜之气受邪，即其相克之气受邪：

厥阴风木胜：木克土，脾土病

少阴君火胜：火克金，肺金病

太阴湿土胜：土克水，肾水病

少阳相火胜：火克金，肺金病

阳明燥金胜：金克木，肝木病

太阳寒水胜：水克火，心火病

《素问·至真要大论》还指出，六气胜则其本脏腑之气也会发病：

厥阴之胜，耳鸣头眩，愦愦欲吐，胃鬲如寒。大风数举，倮虫不滋。胠胁气并，化而为热，小便黄赤，胃脘当心而痛，上肢两胁，肠鸣飧泄，少腹痛，注下赤白，甚则呕吐，鬲咽不通。

少阴之胜，心下热，善饥，齐下反动，气游三焦。炎暑至，木乃津，草乃萎。呕逆躁烦，腹满痛，溏泄，传为赤沃。

太阴之胜，火气内郁，疮疡于中，流散于外，病在胠胁，甚则心痛，热格，头痛，喉痹，项强。独胜则湿气内郁，寒迫下焦，痛留顶，互引眉间，胃满。雨数至，燥化乃见。少腹满，腰脽重强，内不便，善注泄，足下温，头重，足胫胕肿，饮发于中，胕肿于上。

少阳之胜，热客于胃，烦心，心痛，目赤，欲呕，呕酸，善饥，耳痛，溺赤，善惊，谵妄。暴热消烁，草萎水涸，介虫乃屈。少腹痛，下沃赤白。

阳明之胜，清发于中，左胠胁痛，溏泄，内为嗌塞，外发癫疝。大凉肃杀，华英改容，毛虫乃殃。胸中不便，嗌塞而咳。

太阳之胜，凝溧且至，非时水冰，羽乃后化。痔疟发，寒厥入胃，则内生心痛，阴中乃疡，隐曲不利，互引阴股，筋肉拘苛，血脉凝泣，络满色变，或为血泄，皮肤否肿，腹满食减，热反上行，头项囟顶脑户中痛，目如脱；寒入下焦，传为濡泻。

由此可知，六气胜气偏盛，一是胜气本脏腑之气发病，类似于五运中的"太过"为病；二是胜气相克之气发病，类似于五运中的"不及"为病。

表9-9　六经司天病性表

胜气　克　病性

厥阴风木胜：木克土，病肝、脾，风湿

少阴君火胜：火克金，病心、肺，燥热

太阴湿土胜：土克水，病脾、肾，寒湿

少阳相火胜：火克金，病心、肺，燥热

阳明燥金胜：金克木，病肺、肝，风燥

太阳寒水胜：水克火，病肾、心，寒热

这样，五运和六气的加临综合，就决定了某年某月出生人的本命体质。

《素问·六元正纪大论》告诉我们，太阳与太阴互为司天在泉，少阴与阳明互为司天在泉，厥阴与少阳互为司天在泉，《素问·六微旨大论》将此概括为"寒湿相遘，燥热相临，风火相值"三大类型，这样就定出了每年司天、在泉二气相结合的寒热属性了，故我们称六气定性，六气定性分为三组：

太阳、太阴：水土合德，民病寒湿，病在肾、脾、心

阳明、少阴：金火合德，民病燥热，病在肺、心、肝

少阳、厥阴：风火同德，民病风火，病在心、肝、肺、脾

这是主一年的司天、在泉二气为病。除此之外，还有左右间气为病，即一年中的六气为病。

由此可知，所谓"六气定性"，就是定阴阳寒热。

十、流年

（一）五运流年

五运太过年的弱脏，就是不及年的强脏，可以互调。

出生年	病太过脏	病不及脏	平气脏
	强脏	弱脏	平气
		纵、横	顺、逆
	本脏	克、侮	子、母
	旺	囚、死	休、相
风木太过年出生人：肝		脾、肺	心、肾
火热太过年出生人：心		肺、肾	脾、肝
湿土太过年出生人：脾		肾、肝	肺、心
燥金太过年出生人：肺		肝、心	肾、脾
寒水太过年出生人：肾		心、脾	肝、肺

不及年出生的人的"病太过脏"与"病不及脏"相反，以"死"为弱脏，"旺、休"为强脏，而"平气脏"相同"相、囚"。其关系如下：

出生年	弱脏	强脏	平气
		横、纵	顺、逆
	本脏	侮、克	母、子
	死	休、旺	相、囚
风木不及年出生人:	肝	脾、肺	肾、心
火热不及年出生人:	心	肺、肾	肝、脾
湿土不及年出生人:	脾	肾、肝	心、肺
燥金不及年出生人:	肺	肝、心	脾、肾
寒水不及年出生人:	肾	心、脾	肺、肝

这就是五运十天干年出生人的五脏盛衰健康情况，其发病脏系是一个人体健康和谐三角形，不计平气两个脏系，据此和谐三角形就可以大概决定出每一个流年中五脏系统的病情了。

五运流年，是按照五运周期来计算的流年。

五运流年是讨论五运周期的扶抑作用给体质及强弱脏功能造成的盛衰影响。第一章中已经讨论过，在此让我们用五脏"相克三角"来做练习。以出生在木运太过和木运不及年生的人为例，讨论如何评估本脏、病脏在流年中受影响的轻重，做出理论上的定位预测：

当出生在天干"壬"年人，即尾数2的年份，遇到尾数2、5、9的流年，即年龄是：10、20、30、40……及13、23、33、43……17、27、37、47岁，是体质的不利年。因为体质会走到强脏更强，弱脏更弱的周期，称为"健康低潮期"，发病概率增高或原有病情会加重：

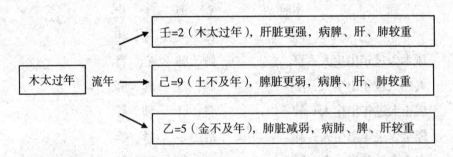

同是农历壬年出生的人，若遇到尾数0、4的流年，则逢凶化吉，是有利年，发病概率降低，原有病情减轻：

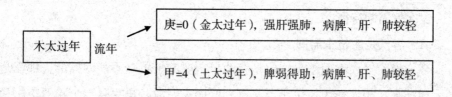

木太过年 —— 流年

庚=0（金太过年），强肝强肺，病脾、肝、肺较轻

甲=4（土太过年），脾弱得助，病脾、肝、肺较轻

再看农历丁年出生的人，遇到尾数是 2、9、5 的流年，是有利年，发病概率降低，或原有病症缓解：

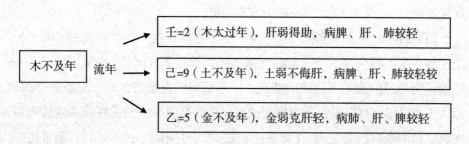

木不及年 —— 流年

壬=2（木太过年），肝弱得助，病脾、肝、肺较轻

己=9（土不及年），土弱不侮肝，病脾、肝、肺较轻较

乙=5（金不及年），金弱克肝轻，病肺、肝、脾较轻

但是农历丁年出生的人，遇到尾数 0、4 的流年，则不利于健康，发病概率反增高：

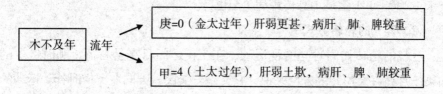

木不及年 —— 流年

庚=0（金太过年）肝弱更甚，病肝、肺、脾较重

甲=4（土太过年），肝弱土欺，病肝、脾、肺较重

这就是中医用五运六气推算流年吉凶的方法，是科学，不是迷信。

年如此，日也如此，时也如此，可以类推。不再赘述。每人都知道自己出生年的尾数，所以不需要推算年龄岁数。

（二）六气流年

六气流年，是用六气周期来讨论体质在流年中受到的影响。六气流年的重点是主气与客气的加临。

1. 主气周期特征

主气为地气，按照一年春夏秋冬的顺序平分为六步之气：风木—君火—相火—湿土—燥金—寒水。一年周期，有常而无变，静而守位。参看图 9-14 中心圆图为主气气位。

2. 客气周期特征

（1）客气是轮值主席制

客气为天气，动而不息。但是有两个重要的位置是不能动摇的，那就是司天和在泉。司天在上，位于三之气，好比主席台，每年有一个轮值主席会坐上来。司天统主上半年的初、二、三之气，其影响延续至下半年。在泉在下，位于终之气，是下半年的轮值主席，统管下半年四、五、终之气。司天、在泉各有一左一右间气，为主席的左膀右臂。

如果到时轮值主席霸权不交，下一任的主席不能上岗，则发生"旧司天"配"新在泉"的失序状态。就是《素问·刺法论》和《素问·本病论》中讲述的司天不退位或是不迁正的情况，三年后将引发瘟疫大患。这就是中医五运六气"三年化疫"说的重要推理依据。例如类似 SARS 的呼吸系统传染病，在此二篇中专有历史记载。《刺法论》说："假令庚辰（2000 年），刚柔失守，上位失守，下位无合……三年变大疫…名曰金疠（肺传染病）。"《本病论》也说："假令庚辰阳年太过……其后三年化成金疫也，速至壬午（2002 年）徐至癸未（2003 年）金疫（肺传染病）至也"。

（2）客气的轮转方式

客气的轮转如同月亮的视运动，在一夜之间月亮是右行（顺时针）的。如果按月亮每天初升的方位来说，它又是一天比一天向左（逆时针）运动的。同样在一年之内，客气是按照"初→终"的方向渐进的；而轮值主席呢，则是去年的司天之气退位到今年的二之气，去年的四之气升迁到司天位成为新主。以此类推。司天和左右间气都在上位，相对于在泉和在泉的左右间气而言称为"天"，后者谓之"地"，也是阴阳相对，天地合德的。如果交司时间之后，五之气不能"升天"为四之气；或是二之气不能"降地"到初之气，也会发生"不升不降"的失衡状态，导致天序不称而引发灾病。

（3）划分三阴三阳的原则

三阴三阳对称，指一个圆中的对角线，为一组阴阳能量对等的互补状态。如外周为六气圆图。

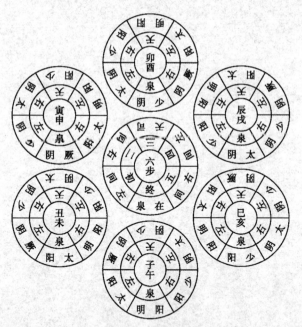

图 9-20　外周为六气圆图

　　客气的三阴三阳按照什么原则划分并且命名的呢？这是一个千古之谜。

　　把天气加在地气的六步气位上，六气名中就涵盖了阴阳、气候和五行三重内容。以六气为本，三阴三阳为标，完成客气的整体命名：

一阴：厥阴风木　　　　**一阳：少阳相火**

二阴：少阴君火　　　　**二阳：阳明燥金**

三阴：太阴湿土　　　　**三阳：太阳寒水**

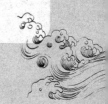

第十章

南北政

一、南北政解读

南北政有天道"六六之节"和地道"地以五为制"之分。地道南北政指五运"地以五为制""地以九九制会"中的南北，《素问·五常致大论》《素问·气交变大论》是讲五运太过、不及、平气三气的，而《灵枢·九宫八风》是讲建中竖旗候八风的，与左右脉无关。只有《素问·五运行大论》和《素问·六元正纪大论》讲天道"天以六为节""司政"之事。

要想弄清楚什么是南北政，首先要确定"南北"及"政"的含义。所谓"南北"，乃古人站在地上来命面南面北；所谓"政"，实指六气中司天的"三之气""天政布"之政。如《素问·六元正纪大论》所载六气"太阳之政""太阳司天之政""三之气，天政布"。故"政"指天气所布之政，即客气中司天之气所布之政。所谓"南北政"，实指以客气六气司天在泉为划分界线。（图10-1）

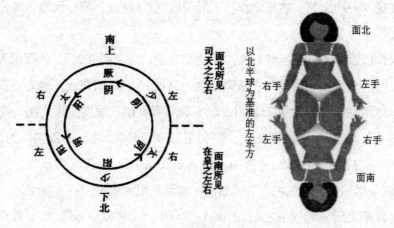

图 10-1　南北政

论言天地者，万物之上下；左右者，阴阳之道路，未知其所谓也。岐伯曰：所谓上下者，岁上下见，阴阳之所在也。左右者，诸上见厥阴，左少阴，右太阳；见少阴，左太阴，右厥阴；见太阴，左少阳，右少阴；见少阳，左阳明，右太阴；见阳明，左太阳，右少阳；见太阳，左厥阴，右阳明；所谓面北而命其位，言其见也。帝曰：何谓下？岐伯曰：厥阴在上，则少阳在下，左阳明，右太阴；少阴在上则阳明在下，左太阳，右少阳；太阴在上，则太阳在下，左厥阴，右阳明；少阳在上，则厥明在下，左少阴，右太阳；阳明在上，则少阴在下，左太阴，右厥阴；太阳在上，则太阴在下，左少阳，右少阴；所谓面南而命其位，言其见也……上者右行，下者左行，左右周天，余而复会也……帝曰：天地之气，何以候之？岐伯曰：天地之气，胜复之作，不形于诊也。《脉法》曰：天地之变，无以脉诊，此之谓也。帝曰：间气何如？岐伯曰：随气所在，期于左右。帝曰：期之奈何？岐伯曰：从其气则和，违其气则病，不当其位者病，迭移其位者病，失守其位者危，尺寸反者死，阴阳交者死。先立其年，以知其气，左右应见，然后乃可以言死生之逆顺。（《素问·五运行大论》）

"上为南为天，下为北为地"，此言岁气中的天气地气，指太阳视周年运动。面南面北指地球的南北。经文说明，"司天"的左右是面向北方时所定，"在泉"的左右是面向南方时所定，故"面北"司天为南政，"面南"在泉为北政。从"尺寸反者死"看，脉"尺寸"反不反是指"间气"的，因为上下司天在泉"天地之气，胜复之作，不形于诊也。《脉法》曰：天地之变，无以脉诊"。

宋代邵康节《皇极经世》说："天之阳在南，天之阴在北"，此指司天的天气在天阳之南，在泉的地气在天阴之北。又说："地之阳在北，地之阴在南"，此指地球的南北。面北见天之阳，北半球之春夏也；面南见天之阴，南半球之秋冬也。故又说："日夏在北，冬在南"，可知"面北"为夏热、为南政，"面南"为冬寒、为北政。《素问·至真要大论》说："初气终三气，天气主之""四气尽终气，地气主之"。《素问·六元正纪大论》说："岁半之前，天气主之，岁半之后，地气主之"，王冰注："岁半，谓之立秋日"，则岁首在立春日。从日月星视运动天象图可以看出，立春对应的是春分点，立秋对应的是秋分点，其实质是以日道上的春分点和秋分点来划分南北政。天道右行，故以寅丑子亥戌酉面北为南政，申未午巳辰卯面南为北政。

二、南北政所应脉象

人气通天，与日月相应。春气通肝，夏气通心，秋气通肺，冬气通肾，长夏通脾。寸脉应司天，尺脉应在泉。

北政之岁，天冷阴气沉，因此三阴司天之时，寸脉沉细难得，三阴在泉，尺脉沉细难得。

南政之岁，天气热，阳气浮，因此三阴司天时，尺脉沉细难得，三阴在泉时，寸脉沉细难得。

南政之岁，天气热，三阴在上司天，何以尺不应？因为厥阴司天，下临三之气少阳相火，风火相值，内伤肝肾之阴，肝肾在左，故"左尺不应"。少阴司天，下临三之气少阳相火，二火为害，伤两肾之阴，故"两尺不应"。太阴司天，下临少阳相火，湿热下注，必伤于肾，脾肾在右，故"右尺不应"。

南政之岁，天气热，三阴在下在泉，何以寸不应？因为厥阴在泉，少阳司天，火克肺金，肺脉在右寸，故"右寸不应"。少阴在泉，阳明司天，燥火上炎心肺，故"两寸不应"。太阴在泉，太阳司天，寒水克火，故"左寸不应"。

北政之岁，天气冷，三阴在上司天，何以寸不应？因为厥阴司天，风寒伤肺，故"右寸不应"。少阴司天，火不胜其寒，故"两寸不应"。太阴司天，寒湿伤心，故"左寸不应"。

北政之岁，天气冷，三阴在下在泉，何以尺不应？因为厥阴在泉，风寒伤左少阴，故"左尺不应"。少阴在泉，火伤两肾，故"两尺不应"。太阴在泉，寒湿过重，故"右尺不应"。

南政之岁，司天应尺，在泉应寸。南政为天阳主事，寸为阳，故南政之岁以寸脉受应为主。

北政之岁，司天应寸，在泉应尺。北政为天阴主事，尺为阴，故北政之岁以尺脉受应为主。（图10-2）

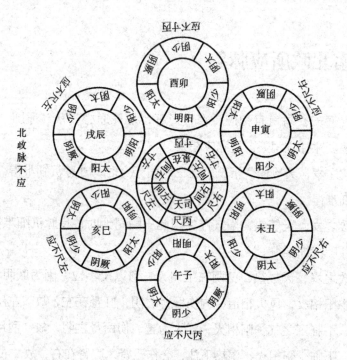

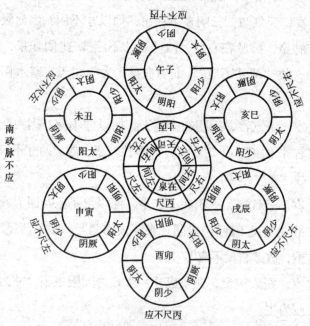

图 10-2　南北政脉不应图

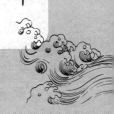

第十一章

常变预测

一、常：360日太阳历永远不变

太阳南北回归线运动立竿测日影获得的360日太阳历是永远不变的，故称万年历。

二、变：永远变化的阴阳合历

（一）365—366日回归年太阳历4年闰1日周期永远在变化

回归年太阳历由于有4年闰1日的周期，所以太阳回归年永远有365—366日的周期变化。

（二）阴阳合历在变，月躔日道在变

月躔日道运动，"日行一度，月行十三度而有奇焉，故大小月三百六十五日而成岁，积气余而盈闰矣"，所以阴阳合历在永远不停变化。

三、五星顺逆留守在变

五大行星视运动在作顺逆快慢留守不停变化。

四、日月行二十八宿在变

日月在二十八宿间运行的位置永远在变。故二十八宿有岁差之变。

五、地理地势在变（《异法方宜论》）

日月星辰运动的投射地理位置在不停地变化。

六、《黄帝内经》阴阳术数预测体系

《素问·上古天真论》提出"法于阴阳，和于术数"的命题，一般人把这解释为气功，不妥。术数又称数术，历法属于数术。在古代，阴阳、术数都有专门人才掌管。《汉书·艺文志》班固在数术六类之后跋语中说："阴阳家者流，盖出于羲和之官，敬顺昊天，历象日月星辰，敬授民时。"又说："数术者，皆明堂羲和史卜之职也。"于此可知：阴阳、数术都掌握在羲和之手，而羲和是掌管天文历法的官员。《尚书·尧典》说"乃命羲和钦若昊天，历象日月星辰，敬授民时"。黄帝正是这样的人。《素问·五运行大论》说："黄帝坐明堂，始正天纲，临观八极，考建五常。"那么黄帝是如何通过阴阳数术掌握天文历法的呢？首先要明白阴阳的本意是什么，其次是如何掌握阴阳，再次是如何应用阴阳数术。

（一）阴阳本意

《素问·阴阳应象大论》说："阴阳者，天地之道也。"《素问·生气通天论》说："天运当以日光明。"《管子·枢言》说"道之在天，日也。"说明日是天的实质内容。天地之道，就是日地之道。日地相互运动产生了四时阴阳。《素问·四气调神大论》说："夫四时阴阳者，万物之根本也，所以圣人春夏养阳，秋冬养阴，以从其根，故与万物沉浮于生长之门。"阴阳是属于春夏秋冬四时的，四时就是日地相互运动产生的，这是天的次序。古人是通过立竿测日影掌握天之序的。

（二）立竿测日影掌握天道阴阳之序

古人是如何掌握四时阴阳的呢？通过立竿测日影。《素问·六微旨大论》和《素问·八正神明论》说："因天之序，盛衰之时，移光定位，正立而待之。"《素问·六节藏象论》说："立端于始，表正于中，推余于终，而天度毕矣。"《素问·著至教论》所言"受树天之度，四时阴阳合之，别星辰与日月光，以彰经术，后世益明。"经文明确指出，古人发明立竿测日影之术，通过立竿测日影掌握日地相互运动所产生的阴阳消长规律。

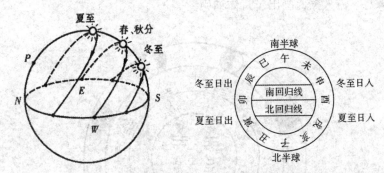

图 11-1　太阳南北回归线三线四点运动示意图

古人通过立竿测日影得到了实测太极图。立竿测日影开始于夏至日中立竿无影时，经过太阳周年视运动再回到夏至日中时就可以获得实测太极图。

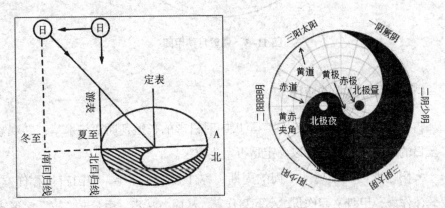

图 11-2　立竿测日影实测太极图

这个太极图来源于立竿实测日影，任何人都可以重复获得，是很科学的。

（三）日月地三体运动

除日地相互运动之外，还有日月地三体相互运动产生的朔望月。《周易参同契》记载了朔望月的运动规律："三日出为爽，震受庚西方。八日兑受丁，上弦平如绳。十五乾体就，盛满甲东方。蟾蜍与兔魄，日月气双明，蟾蜍视卦节，兔魄吐精光。七八道已讫，屈折低下降。十六转受统，巽辛见平明。艮直于丙南，下弦二十三，坤乙三十日，东北丧其明。节尽相禅与，继体复生龙。壬癸配甲乙，乾坤括始终。七八数十五，九六亦相应。四者合三十，阳气索灭藏。"古人据此画出了月体纳甲图。

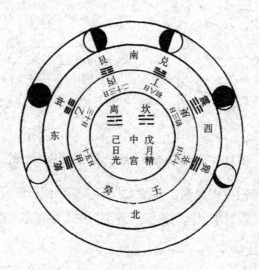

图11-3　朔望月纳甲图

（四）阴阳数术的应用

古人通过立竿测日影观察冬至日中时日影的长短判断寒热水旱，并观察冬至日的风向风力的大小以确定是否发生灾害。

太阳南北回归线运动一周的周期，称作太阳回归年，中国古代称作岁，岁繁体作歲，甲骨文写作𢆶，小篆写作歲，从戊、从步。甲骨文"岁"字像古代的戊、钺，最早是古代帝王权威的象征。命羲和呈报对日月星辰观察的结果，是帝王的权威，体现了对天文历法的垄断。《说文解字》说：步，行也。可借指太阳的运行。在冬至观察的是太阳回归运动周期，称作岁。古代发动战争规定在冬天，战争就是斩首，有钺斩首之象，或冬月狩猎杀兽，故用钺代表冬天。

岁周期：冬至时节点（包括八正时节点）

我国古代多以冬至作为太阳回归年一个天文年度的起算点，冬至时刻点的确定正确与否，关系到对全年自然灾害的预测。《黄帝内经》谨遵古代这一规定，以冬至作为预测气候变化及自然灾害发生的始点。太阳的回归年周期运动永远不变。

1）《灵枢·岁露》

《灵枢·岁露》说：

其有卒然暴死暴病者……候此者，常以冬至之日，太一立于叶蛰之宫，其至也，天必应之以风雨者矣。

风雨从南方来者，为虚风，贼伤人者也。其以夜半至也，万民皆卧而弗犯也，故其岁民少病。其以昼至者，万民懈惰而皆中于虚风，故万民多病……

风从西方来，万民又皆中于虚风，此两邪相抟，经气结代者矣。

故诸逢其风而遇其雨者，命曰遇岁露焉。因岁之和，而少贼风者，民少病而少死；岁多贼风邪气，寒温不和，则民多病而多死矣。

叶蛰宫在冬至，在冬至观察岁和与不和，岁和少贼风，民少病少死；岁不和多贼风，民多病多死。

2）《灵枢·九宫八风》

《灵枢·九宫八风》说：

太一移日，天必应之以风雨，以其日风雨则吉，岁美民安少病矣。先之则多雨，后之则多旱。

太一在冬至之日有变，占在君；

太一在春分之日有变，占在相；

太一在中宫之日有变，占在吏；

太一在秋分之日有变，占在将；

太一在夏至之日有变，占在百姓。

所谓有变者，太一居五宫之日，病风折树木，扬沙石，各以其所主，占贵贱。因视风所从来而占之。风从其所居之乡来为实风，主生长养万物；从其冲后来为虚风，伤人者也，主杀，主害者。谨候虚风而避之，故圣人日避虚邪之道，如避矢石然，邪弗能害，此之谓也。

是故太一入徙立于中宫，乃朝八风，以占吉凶也。

风从南方来，名曰大弱风，其伤人也，内舍于心，外在于脉，其气主为热。

风从西南方来，名曰谋风，其伤人也，内舍于脾，外在于肌，其气主为弱。

风从西方来，名曰刚风，其伤人也，内舍于肺，外在于皮肤，其气主为燥。

风从西北方来，名曰折风，其伤人也，内舍于小肠，外在于手太阳脉，脉绝则溢，脉闭则结不通，善暴死。

风从北方来，名曰大刚风，其伤人也，内舍于肾，外在于骨与肩背之脊筋，其气主为寒也。

风从东北方来，名曰凶风，其伤人也，内舍于大肠，外在于两胁腋骨下及肢节。

风从东方来，名曰婴儿风，其伤人也，内舍于肝，外在于筋纽，其气主为身湿。

风从东南方来，名曰弱风，其伤人也，内舍于胃，外在肌肉，其气主体重。

此八风皆从其虚之乡来，乃能病人，三虚相抟，则为暴病卒死。两实一虚，病则为淋露寒热。犯其雨湿之地，则为痿。故圣人避风，如避矢石焉。其有三虚而偏中于邪风，则为击仆偏枯矣。

这种四时八节候气法，在春秋时代就有了。《管子·轻重己》有记载，谓：

以冬日至始，数四十六日……

以春日至始，数四十六日……

以夏日至始，数四十六日……

以秋日至始，数四十六日……

这种结构也见于银雀山汉简《迎四时》中，谓：

距冬日至四十六日，天子迎春于东堂……

距春分四十六日，天子迎夏于南堂……

距夏至四十六日，天子迎秋于西堂……

距秋分四十六日，天子迎冬于北堂……

经文明确指出是在冬至日观察气候变化，岁美民安少病。并说在冬至日中时刻，日影"先之则多雨，后之则多旱"，是明确在冬至日观察日影的长短。《汉书·天文志》说："夏至至于东井，北近极，故晷短；立八尺之表，而晷景长尺五寸八分。冬至至于牵牛，远极，故晷长；立八尺之表，而晷景长丈三尺一寸四分。春秋分日至娄、角，去极中，而晷中；立八尺之表，而晷景长七尺三寸六分。此日去极远近之差，晷景长短之制也。去极远近难知，要以晷景。晷景者，所以知日之南北也。日，阳也。阳用事则日进而北，昼进而长，阳胜，故为温暑；阴用事则日退而南，昼退而短，阴胜，故为凉寒也。故日进为暑，退为寒。若日之南北失节，晷过而长为常寒，退而短为常燠。此寒燠之表也，故曰为寒暑。一曰，晷长为潦，短为旱……"并且指出，观察风向的标志要立于中宫。

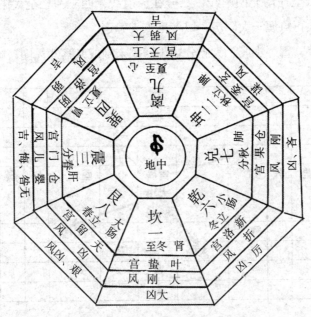

图11-4　九宫八卦吉凶示意图

这是以农历春夏为阳、秋冬为阴分阴阳的。春夏阳气由生到盛则吉，秋冬阴气由生到盛为凶，这说明吉凶反映的是自然科学规律。所以《系辞传》

说："是故法象，莫大乎天地；变通，莫大乎四时；县象著明，莫大乎日月……天垂象，见吉凶，圣人象之；河出图，洛出书，圣人则之。《易》有四象，所以示也；《系辞》焉，所以告也；定之以吉凶，所以断也。"因为"地以五为制"，所以制定出河图五方；因"九九制会"从而制定出洛书。地有五方四象四时八正，以之定吉凶，故云"定之以吉凶，所以断也"。其断语见"系辞"，故云"系辞焉，所以告也"，其用语是吉、吝、凶、厉、艰、悔、无咎、贞等，见九宫八卦吉凶示意图（图11-4）。这是用自然科学"结构思维"解释社会科学，指导社会科学，从而趋吉避凶。

《素问·灵兰秘典论》说：心为君，肺为相，肝为将，而吏和百姓则是脾胃土类多个脏腑的代表。心为君者，确定冬至的准确时刻是君王的权利，所以占变在心君。春分是肝胆风木阳气上升的时候，肺金秋气克春分风木，所以占变在肺相。秋分是凉秋肺金阴气下降的时候，将肝是春天阳气温升，秋分不凉反温，所以占在肝将。夏至炎热万物繁茂生长，夏行冬令则万物不长，所以占在万物百姓。中宫脾胃输送营卫血气于全身如官吏，所以占在吏。

八节，二至在南北回归线，二分在赤道线，四立在二至太阳日出点、日入点，八节八正点属于太阳历，以冬至点来确定。

将中央脾、胃、小肠、大肠分置于四季末则成九宫八风图。

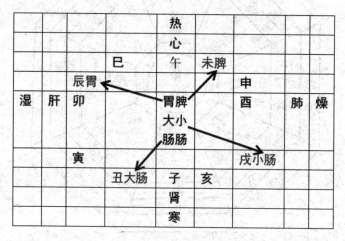

图11-5　脾土分置四季图

《灵枢·九宫八风》图就是依据脾土分置四季图设置的。

		热		
	胃	心	脾	
湿	肝		肺	燥
	大肠	肾	小肠	
		寒		

图 11-6　九宫八风图

发病则左右阴阳反作，上下阴阳更胜，变为下面可以预测的病理图。

		寒		
	胃	心	脾	
燥	肝		肺	湿
	大肠	肾	小肠	
		热		

图 11-7　九宫八风病理示意图

3）灾发四维

《素问·气交变大论》说"土不及""水不及"可以导致气候、物候的同时变化，谓："土不及，四维有埃、云、润、泽之化，则春有鸣、条、鼓、拆之政。四维发振、拉、飘、腾之变，则秋有肃、杀、霖、霪之复。其眚四维，其脏脾，其病内舍心腹，外在肌肉四肢……水不及，四维有湍、润、埃、云之化，则不时有和、风、生、发之应。四维发埃、昏、骤、注之变，则不时有飘、荡、振、拉之复。其眚北，其脏肾，其病内舍腰脊骨髓，外在溪谷踹膝。"《素问·生气通天论》称此为"四维相代，阳气乃竭"，《素问·至真要大论》说"夫气之生，与其化衰盛异也。寒暑温凉盛衰之用，其在四维"，故要"谨按四维"，《九宫八风》的"四维"就是脾、胃、小肠、大肠土类。所谓水土水湿一家也。"土不及"是丑未年，土太过则克水导致"水不及"。

从以上论述可知，《灵枢·九宫八风》《灵枢·岁露论》两篇是五运六气的实战内容，应该归入五运六气里。

4）灾发于冲

《灵枢·九宫八风》说："风从其所居之乡来为实风，主生长养万物；从其冲后来为虚风，伤人者也，主杀，主害者。"灾病起于冲方的原因是什么？原因在于天道之道不同也。

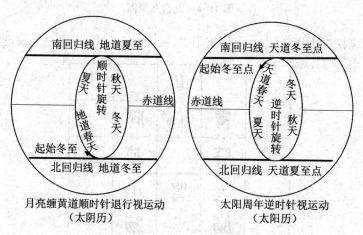

图11-8　天道地道阴阳对应图

如图11-8所示，天道冬至点在南回归线，而地道冬至在北回归线，可知灾病发于冲，是天道之道相冲造成的。

《易纬·通卦验》说：

夫八卦验，常在不（否）望，以今八月八日，不（否）尽、八日候诸卦气，各以用事时，气著明而见（郑玄注：八日者，月弦日也。弦者阴气得正而平，此候气在地属阴。故八日弦时用事者，若乾立冬、坎主冬至之谓也。）。冬至四十五日以次周天三百六十五日复。当卦之气，进则先时，退则后时，皆八卦之效也。夫卦之效也，皆指时卦当应，他卦气及至，其灾各以其冲应之，此天所以示告于人者也。

表 11-1　八卦灾异表

八卦	方位	所主节气	卦气色彩	出值时辰	灾异				
					气出右（后时）	气出左（先时）	卦气不至（不及）	卦气进	卦气退
乾	西北	立冬	白气	人定	气出右，万物半死	气出左，万物伤	乾气不至，则立夏有寒，伤禾稼，万物多死，人民疾疫，应在其冲	乾气见于冬至之分，见阳气火盛，当藏不藏，蛰虫东行。乾为君父、为寒、为冰、为金、为玉。于是岁，是立夏早蛰，夏至寒。乾得坎之蹇，则夏雨雪水冰	乾气退（郑玄注：谓见于秋分之分也），伤万物
坎	北	冬至	黑气	夜半	气出右，天下旱	气出左，涌水出	坎气不至，则夏至大寒、雨雪、涌泉出。岁多大水，应在其冲	坎气见立春之分，则水气乘出。坎为沟渎。于是岁，多水灾，江河决，山水涌出	坎气退，则天下旱
艮	东北	立春	黄气	鸡鸣	气出右，万物霜	气出左，山崩、涌水出	艮气不至，则立秋山陵多崩，万物华实不成，五谷不入，应在其冲	艮气见于春分之分，则万物不成。艮为山、为止、不止，则气过山崩	艮气退，则数有云雾霜
震	东	春分	青气	日出	气出右，万物半死	气出左，蛟龙出	震气不出，则岁中少雷，万物不实，人民疾热，应在其冲	震气见立夏之分，雷气盛，万物蒙而死不实，龙蛇数见，不云而雷，冬至乃止	震气退，岁中少雷，万物不茂
巽	东南	立夏	青气	食时	气出右，风橛木	气出左，万物伤，人民疾湿	巽气不至，则岁中多大风，发气扬沙，禾稼尽	巽气见夏至之分，则风，气过折木	巽气退，是盲风至，万物不成，湿伤人民

八卦	方位	所主节气	卦气色彩	出值时辰	灾异				
					气出右（后时）	气出左（先时）	卦气不至（不及）	卦气进	卦气退
离	南	夏至	赤气	日中	气出右，万物半死	气出左，赤地千里	离气不至，见无日光，五谷不荣，人民病目痛。冬无冰，应在其冲	离见于立秋之分，大热（依《古微书》补）	离气退，则其岁日无光，阴必害之
坤	西南	立秋	黄气	晡时	气出右，万物半死	气出左，地动	坤气不至，则万物不茂，地数震，牛羊多死，应在其冲	坤气见于秋分之分，则其岁地动摇，江河水，乍存乍亡	坤气退，则地分裂，水泉不泯
兑	西	秋分	白气	日入	气出右，万无不生	气出左，则虎害人	兑气不至，则岁中多霜，草木枯落，人民疥瘙，应在其冲	兑气见于立冬之分，则万物不成，虎狼为灾，在泽中	兑气退，则泽枯，万物不成

表 11–2　二十四节气灾异表

二十四节气	晷长	如期而至（平年）	当至不至（退）	未当至而至（进）	灾应所在
冬至	一丈三尺	广莫风至，蘭射干生，麋解，曷旦不鸣。阴气去，阳云出箕，茎末如树木之状	万物大旱大豆不为。人足太阴脉虚，多病、振寒	人足太阴脉盛，多病暴逆胏胀、心痛、大旱	应在夏至
小寒	一丈二尺四分	合冻，虎始定，祭蚘垂首，曷旦入空。仓阳云出氐，南仓北黑	先小旱，后小水。人手太阴脉虚，人多病喉痹	人手太阴脉盛，人多热，来年麻不为	小暑
大寒	一丈二尺八分	雪降，草木多生心，鹊始巢。黑，阳云出心，南黑北黄	则旱，后水。麦不成。人足少阴脉虚，多病蹶逆，惕善惊	人足少阴脉盛，人多病上气嗌肿	大暑

二十四节气	晷长	如期而至（平年）	当至不至（退）	未当至而至（进）	灾应所在
立春	一丈一尺二分	雨水降，冬风至，雉雊乳，冰解，杨柳祎青，阳云出房，如积水	兵起。来年麦不成。人足少阳脉虚，良病疫疟	人足少阳脉盛，人多病粟，疫疫	立秋
雨水	九尺一寸六分	冻冰释，猛风至，獭祭鱼，鸧鹒鸣，蝙蝠出。黄，阳云出亢，南黄北黑	则旱，麦不为。人手少阳脉虚，多病心痛	人手少阳脉盛，人多病目	处暑
惊蛰	八尺二寸	雷候应北。赤，阳云虫翼，南赤北白	则雾，稚禾不为。人足太阳脉虚，人多疫病疟	人足太阳脉盛，多病痈疽胫肿	白露
春分	七尺二寸四分	明庶风至，雷雨行，桃始花，日月同道。正，阳云出张，如积鹄	先旱后水，岁恶，重来不为。人手太阳脉虚，人多病痹痛	人手太阳脉盛，人多病疠疥身痒	秋分
清明	六尺二寸八分	雷鸣雨下，清明风至。元鸟来。白，阳云出，南白北黄	菽豆不为。人足阳明脉虚，人多病疥，虚振寒，洞泄	人足阳明脉盛，人多病温，暴死	寒露
谷雨	五尺三寸二分	田鼠化为驾。太，阳云出张，上如车盖，不如薄	水物稽等不为。人足阳明脉虚，人多病痈疽疟，振寒，霍乱	人足阳明脉盛，人多温黑肿	霜降
立夏	四尺三寸六分	清明风至，而暑鹊声蜇，电见早出，龙升天。当阳云出咀，紫赤如珠	则旱，五谷大伤。牛畜病。人手阳明脉虚，多病寒热齿龋	人手阳明脉盛，多病头肿嗌喉痹	立冬
小满	三尺四寸	雀子蜇，蝼蛄鸣。阳云出七星，赤而饶	多凶，言有大丧。先水后旱。人足太阳脉虚，人多病满筋急痹痛	人足太阳脉盛，人多病冲气、肿	小雪
芒种	二尺四分	蚯蚓发。长阳云集，赤如曼曼	多凶，言国有狂令。人足太阳脉虚，多病血痹	人足太阳脉盛，多蹶眩头痛痹	大雪

二十四 节气	暑长	如期而至 （平年）	当至不至 （退）	未当至而至 （进）	灾应 所在
夏至	四寸 八分	暑风至，暑且湿，蝉鸣，螳螂生，鹿解角，木堇荣。少，阴云出，如水波祟祟	邦有大殃，阴阳并伤，口干嗌痛	人手阳脉盛，多病肩痛	冬至
小暑	二尺 四寸 四分	云五色出，伯劳鸣，虾蟆无声，黑，阴云出，南黄北黑	前小水后小旱，有兵。人足阳明脉虚，多病泄注腹痛	人足阳明脉盛，多病胪肿	小寒
大暑	三尺 四寸	雨湿，半夏生。阴云出，南赤北仓	外兵作。来年饥。人手少阳脉虚，多病筋痹胸痛	人手少阳脉盛，多病筋痹胸痛，恶气	大寒
立秋	三尺 三寸 六分	凉风至，白露下，虎啸，腐草为嗌，蜻蚓鸣，阴云出，上如赤缯列，下黄弊	暴风为灾，年岁不入。人足少阳脉虚，多病疠，少阳气中寒，白芒芒	人足少阳脉盛，多病咳嗽上气，咽喉肿	立春
处暑	五尺 三寸 二分	雨水，寒蝉鸣，赤，阴云出，南黄北黑	国有滔令，四方兵起。人手太阴脉虚，多病胀，身热。来年表不为	人手太阴脉盛，多病胀身热，不汗出	雨水
白露	六尺 二寸 八分	云气五色，蜻蚓上堂，鹰祭鸟，燕子去，室鸟雌雄别，黄，阴云出，南黑北黄	六畜多伤。人足太阴脉虚，人多病痤疽泄	人足太阴脉盛，多病心胀，闭疝瘕	惊蛰
秋分	七尺 二寸 四分	风凉惨，雷始收。鸷鸟击，元鸟归，昌盍风至。白云出，南黄北白	草木复荣。人手少阳脉虚，多病温，悲心痛	人手少阳脉盛，多病胸胁膈痛	春分
寒露	八尺 二寸	霜小下，秋草死，众鸟去。正阴云出，如冠缨	来年谷不成。六畜鸟兽被殃。人足厥阴脉虚，多病疝痛腰痛	人足厥阴脉盛，多病痛，胸中热	清明
霜降	九尺 一寸 六分	候雁南向，豺祭兽，霜天下，草禾死。太阳云出，上如羊，下如磻石	万物大耗，来年多大风。人足厥阴脉虚，多病腰痛	人足厥阴脉盛，多病喉风肿	谷雨

二十四节气	晷长	如期而至（平年）	当至不至（退）	未当至而至（进）	灾应所在
立冬	一丈一寸二分	不周风至，如冰，荞麦生，鹛爵人，水为蛤阴云出接	地气不藏，立夏反寒，早旱晚水，万物不成。人手少阳脉虚，多痛温，心烦	人手少阳脉盛，多病臂掌痛	立夏
小雪	一丈一尺八分	阴寒，熊罴入穴，雉入水为蜃。阴云出而黑	来年五谷伤。蚕表不为。人心主脉虚，多病肘脏痛	人心主脉盛，人多病腹耳痛	小满
大雪	一丈二尺四分	鱼负水，雨雪。长云出，黑如芥	温气泄，夏蝗黑，大水。人手心主脉虚，多病少气，五疸，水肿	人心主脉盛，多病痈疽肿痛	芒种

表 11-3　四季灾异表

四季十二月	候卦气不至之灾	辟卦卦气不至	灾异
春三月	日食无光，君失政，臣有谋，期在其冲，白气应之期，百日二旬，臣有诛者，则多阳	一卦不至（泰）	秋早霜
		二卦不至（大壮）	雷不发蛰
		三卦不至（夬）	三公有忧，在八月
夏三月	大风折木发屋，期百日二旬。多死臣，黑气应之（此句《通卦验》中错简，本文改正之），地动应之，期在其冲	一卦不至（乾）	秋草木早死
		二卦不至（姤）	冬无冰，人民病
		三卦不至（遁）	臣内杀，三公有缞绖之服，崩
秋三月	君私外家，中不慎刑，臣不尽职，大旱而荒，期在其冲，青气应之，期百有二旬	一卦不至（否）	中臣有用事者，春下霜
		二卦不至（观）	霜著木，在二月
		三卦不至（剥）	臣专政，草木春落，臣有免者则已
冬三月	赤气应之，期准百二十日，内有兵、日食之灾。期三百六旬，三公有免者，期在其冲，则已无兵	一卦不至（坤）	夏雨雪
		二卦不至（复）	水
		三卦不至（临）	涌水出，人君之政所致之

（五）五行生克预测法

如《素问·脏气法时论》说："五行者，金木水火土也，更贵更贱，以知死生，以决成败，而定五脏之气，间甚之时，死生之期也……病在肝，愈于夏，夏不愈，甚于秋，秋不死，持于冬，起于春，禁当风；肝病者，愈在丙丁，丙丁不愈，加于庚辛，庚辛不死，持于壬癸，起于甲乙；肝病者，平旦慧，下晡甚，夜半静……夫邪气之客于身也，以胜相加（胜为克，我克者为所胜），至其所生而愈（我生者），至其所不胜而甚（克我者为所不胜），至于所生而持（生我者），自得其位而起。必先定五脏之脉，乃可言间甚之时，死生之期也。"《素问·阴阳应象大论》说："春胜长夏，长夏胜冬，冬胜夏，夏胜秋，秋胜春……何以知其胜……求其至也，皆归始春。未至而至，此谓太过，则薄所不胜，而乘所胜也，命曰气淫。至而不至，此谓不及，则所胜妄行，而所生受病，所不胜薄之也，命曰气迫。……变至则病，所胜则微，所不胜则甚，因而重感于邪，则死矣。故非其时则微，当其时则甚也。"

（六）阴阳预测法

《素问·阴阳别论》说：

死阴之属，不过三日而死；生阳之属，不过四日而死。所谓生阳、死阴者，肝之心，谓之生阳；心之肺，谓之死阴；肺之肾，谓之重阴；肾之脾，谓之辟阴，死不治。

结阳者，肿四肢；结阴者，便血一升，再结二升，三结三升；阴阳结斜，多阴少阳曰石水，少腹肿；二阳结谓之消；三阳结谓之隔；三阴结谓之水；一阴一阳结谓之喉痹。

阴搏阳别，谓之有子；阴阳虚，肠澼死；阳加于阴谓之汗；阴虚阳搏谓之崩。

三阴俱搏，二十日夜半死；二阴俱搏，十三日夕时死；一阴俱搏，十日死；三阳俱搏且鼓，三日死；三阴三阳俱搏，心腹满，发尽，不得隐曲，五日死；二阳俱搏，其病温，死不治，不过十日死。

如《伤寒论》说的欲解时：

三阳——太阳病欲解时，从巳至未上。

二阳——阳明病欲解时，从申至戌上。

一阳——少阳病欲解时，从寅至辰上。

三阴——太阴病欲解时，从亥至丑上。

二阴——少阴病欲解时，从子至寅上。

一阴——厥阴病欲解时，从丑至卯上。

（七）周期预测法

如《素问》中的七七八八法、七岁加九法等。

（八）脉预测法

《素问·脉要精微论》说："阴阳有时，与脉为期，期而相失，知脉所分，分之有期，故知死时。""夫脉者，血之府也。长则气治；短则气病；数则烦心；大则病进；上盛则气高；下盛则气胀；代则气衰；细则气少；涩则心痛；浑浑革至如涌泉，病进而色弊；绵绵其去如弦绝，死。"

《素问·阴阳别论》说："凡持真脉之藏脉者，肝至悬绝急，十八日死；心至悬绝，九日死；肺至悬绝，十二日死；肾至悬绝，七日死；脾至悬绝，四日死。"

《伤寒论》说：

少阴中风，脉阳微阴浮者，为欲愈。

少阴病，脉沉微细，但欲卧，汗出不烦，自欲吐，至五六日自利，复烦躁不得卧寐者死。

厥阴中风，脉微浮为欲愈，不浮为未愈。

伤寒六七日，脉微，手足厥冷，烦躁，灸厥阴，厥不还者，死。

下利，手足厥冷，无脉者，灸之不温，若脉不还，反微喘者，死。

（九）胃气预测法

有胃气则生，无胃气则死……

总之，五运六气理论是中医的核心理论之一，是超前于现代天气预报的自然科学，扼杀否定是错误的，正确的做法是发扬光大，以造福于人类。

（十）年周期：立春时节点

冬至 45 日后的立春是阴阳合历——农历的始点，再到下一个立春的一个周期，古代称作年，表示农耕的过程。年的甲骨文写作🜸，金文写作🜸，像一个人背着稼禾。其本义是年成，五谷成熟，即《说文解字》说："年，谷熟也。"

由上述可知，岁是太阳南北回归运动的一个周期，属于天道太阳历，主寒热，始点终点都在冬至。年是日月地三体运动一周的阴阳合历，属于地道，主万物的生长壮老死，历元年始点终点都在于立春，亦是正月朔日。

农历年周期以太阳回归年为基础，在太阳 19 回归年中有 7 闰年。

（十一）天留宫始于立春

《灵枢·岁露》说：

正月朔日，太一居天留之宫，其日西北风，不雨，人多死矣。

正月朔日，平旦北风，春，民多死。

正月朔日，平旦北风行，民病多者，十有三也。

正月朔日，日中北风，夏，民多死。

正月朔日，夕时北风，秋，民多死。终日北风，大病死者十有六。

正月朔日，风从南方来，命曰旱乡；从西方来，命曰白骨，将国有殃，人多死亡。

正月朔日，风从东方来，发屋，扬沙石，国有大灾也。

正月朔日，风从东南方行，春有死亡。

正月朔日，天和温不风，籴贱，民不病；天寒而风，籴贵，民多病。

此所谓候岁之风伤人者也……诸所谓风者，皆发屋，折树木，扬沙石，起毫毛，发腠理者也。

二月丑不风，民多心腹病；

三月戌不温，民多寒热；

四月巳不暑，民多瘅病；

十月申不寒，民多暴死。

《灵枢·岁露》又说：

虚邪入客于骨而不发于外，至其立春，阳气大发，腠理开，因立春之日。

天留官在立春，阴阳合历历元年的正月朔日在立春。正月朔日的平旦（春）、日中（夏）、夕时（日西，秋），一日分四时观察风向及风力大小，不察日影长短。为什么要在正月朔日观察风呢？因为正月朔日是春天的开始，春主风，和风生万物，风亦能害万物，风为百病之始也。

二月、三月、四月属于春分以后至秋分以前春夏的时间段，其"不风""不温""不暑"指这段时间该热不热而反寒。张仲景继承《灵枢·岁露》这一观点发明了春分秋分二分法疫病观，《伤寒例》称春分后至秋分前的疫病为"寒疫"；十月属于秋分以后至春分以前秋冬的时间段，其"不寒"指这段时间该寒不寒而反热，《伤寒例》称此为"冬温"。

既然始于正月朔日，当然是以观察朔望月为主。《灵枢·岁露论》说：

人与天地相参也，与日月相应也。故月满则海水西盛，人血气积，肌肉充，皮肤致，毛发坚，腠理郄，烟垢著。当是之时，虽遇贼风，其入浅不深。至其月廓空则海水东盛，人气血虚，其卫气去，形独居，肌肉减，皮肤纵，腠理开，毛发残，膲理薄，烟垢落。当是之时，遇贼风则其入深，其病人也卒暴。

《素问·八正神明论》说：

月始生则血气始精，卫气始行。月廓满则血气实，肌肉坚。月廓空则肌肉减，经络虚，卫气去，形独居。

《汉书·天文志》说：

月有九行者：

黑道二，出黄道北；

赤道二，出黄道南；

白道二，出黄道西；

青道二，出黄道东。

立春、春分，月东从青道；

立秋、秋分，西从白道；

立冬、冬至，北从黑道；

立夏、夏至，南从赤道。

然用之，一块房中道。青赤出阳道，白黑出阴道。

若月失节度而妄行，出阳道则旱风，出阴道则阴雨……月为风雨……月出房北为雨为阴……出房南为旱……至月行，则以晦朔决之。日冬则南，夏则北；冬至于牵牛，夏至于东井。日之所行为中道，月、五星皆随之也。

……月去中道，移而东北入箕，若东南入轸，则多风。西方为雨……月失中道，移而西入毕，则多雨。故《诗》云"月离于毕，俾滂沱矣"，言多雨也。

月为风雨，日为寒温。

古人还把日月的行程和二十八宿结合起来测定自然现象，如《诗经》上说"月离于毕，俾滂沱兮"（竺可桢解释为"月离于毕指的是望月多雨"），《洪范》上说"月之从星则以风雨"，《史记·天官书》上说"箕主八风，月宿其野，为风起"，又说"轸为车，主风"。

（十二）六气始于正月朔日

表 11-4　六气疫病发生时间段

年份	疫病发作阴历时段	加临的客气	疫情
子午少阴司天	五之气（9—10月）	少阳相火	其病温
巳亥厥阴司天	终之气（11—12月）	少阳相火	其病温厉
卯酉阳明司天	终之气（11—12月）	少阴君火	其病温
辰戌太阳司天	初之气（1—2月）	少阳相火	温病乃作
寅申少阳司天	初之气（1—2月）	少阴君火	温病乃起
卯酉阳明司天	二之气（3—4月）	少阳相火	厉大行，民善暴死
丑未太阴司天	二之气（3—4月）	少阴君火	温厉大行，远近咸若

这一年六气的划分是以农历为准的，始于正月朔日。《黄帝内经》明确提出六气始于农历每年的正月初一。《素问·六元正纪大论》说："夫六气者，行有次，止有位，故常以正月朔日平旦视之，睹其位而知其所在矣。运有余，其至先；运不及，其至后。此天之道，气之常也。运非有余，非不足，是谓正岁，其至当其时也。"经文明确指出，六气的次序和气位要以"正月朔日"为始点，这是《黄帝内经》原文给出的标准答案。

经文说得明确，六气开始于每年的"正月朔日平旦"，从年来说是"正月朔日"，属于农历年，而"平旦"则是指每日日出时，《黄帝内经》多次言之。如《灵枢·卫气》说人气运行"以平旦为纪，以夜尽为始"。《素问·脉要精微论》说脉诊也开始于平旦，谓："诊法常以平旦，阴气未动，阳气未散，饮食未进，经脉未盛，络脉调匀，气血未乱，故乃可诊有过之脉。"《素问·平人气象论》称这一脉象的人是"平人"，谓："人一呼脉再动，一吸脉亦再动，呼吸定息，脉五动，闰以太息，命曰平人。平人者，不病也。"但是，每日的"平旦"却在不停地变化，有寅、卯、辰之差，并非每日"平旦"都出于寅时，冬至"平旦"出于辰时，夏至"平旦"出于寅时，所以要"睹其位而知其所在"。但"正月朔日平旦"是固定在"正月朔日"的，因为每日昼夜长短不一，故谓有有余与不及。《素问·六微旨大论》说："日行一周，天气始于一刻，日行再周，天气始于二十六刻，日行三周，天气始于五十一刻，日行四周，天气始于七十六刻，日行五周，天气复始于一刻，所谓一纪也。是故寅午戌岁气会同，卯未亥岁气会同，辰申子岁气会同，巳酉丑岁气会同，终而复始。"因为每日"平旦"时间不同，而4年闰1日，故有子丑寅卯或寅卯辰巳等4时周期说，所谓"六气始终"有"早晏"也。也就是说"正月朔日平旦"是有4年周期变化的，不可不知。《素问·六微旨大论》说：

甲子之岁，初之气，天数始于水下一刻，终于八十七刻半；二之气，始于八十七刻六分，终于七十五刻；三之气，始于七十六刻，终于六十二刻半；四之气，始于六十二刻六分，终于五十刻；五之气，始于五十一刻；终于三十七刻半；六之气，始于三十七刻六分，终于二十五刻，所谓初六，天之数也。

乙丑岁，初之气，天数始于二十六刻，终于一十二刻半；二之气，始于一十二刻六分，终于水下百刻；三之气，始于一刻，终于八十七刻半；四之气，始于八十七刻六分，终于七十五刻；五之气，始于七十六刻，终于六十二刻半；六之气，始于六十二刻六分，终于五十刻，所谓六二，天之数也。

丙寅岁，初之气，天数始于五十一刻，终于三十七刻半；二之气，始于三十七刻六分，终于二十五刻；三之气，始于二十六刻，终于一十二刻半；四之气，始于一十二刻六分，终于水下百刻；五之气，始于一刻，终于八十七刻半；六之气，始于八十七刻六分，终于七十五刻，所谓六三，天之数也。

丁卯岁，初之气，天数始于七十六刻，终于六十二刻半；二之气，始于六十二刻六分，终于五十刻；三之气，始于五十一刻，终于三十七刻半；四之气，始于三十七刻六分，终于二十五刻；五之气，始于二十六刻，终于一十二刻半；六之气，始于一十二刻六分，终于水下百刻，所谓六四，天之数也。

次戊辰岁，初之气，复始于一刻，常如是无已，周而复始。

也就是说：

甲子年"正月朔日平旦"初之气始于水下 1 刻，

乙丑年"正月朔日平旦"初之气始于水下 26 刻，

丙寅年"正月朔日平旦"初之气始于水下 51 刻，

丁卯年"正月朔日平旦"初之气始于水下 76 刻，

戊辰年"正月朔日平旦"初之气复始于水下 1 刻。

由此可知，辰戌太阳寒水十年疫病多发生在初之气（阴历 1—2 月），原因是太阳寒水克少阳相火，相火郁极而发所致。卯酉阳明燥金十年疫病多发生在二之气（阴历 3—4 月）和终之气（阴历 11—12 月），原因是，二之气的君火、相火被清凉金气所郁；终之气的少阴君火被太阳寒水所郁。寅申少阳相火十年疫病多发生在初之气（阴历 1—2 月），原因是厥阴风木助君相二火为害。丑未太阴湿土十年疫病多发生在二之气（阴历 3—4 月），原因是主客二君火被寒湿所郁。子午少阴君火十年疫病多发生在五之气（阴历 9—10月），原因是少阳相火被清凉金气所郁。巳亥厥阴风木十年疫病多发生在终之气（阴历 11—12 月），原因是少阳相火被太阳寒水所郁。由此不难看出，疫病的发作原因，主要是少阴君火和少阳相火被太阳寒水、阳明燥金、太阴湿土的寒凉湿三气郁遏所致。《黄帝内经》记载的这一规律只适用于六气主客气的加临，若再加临岁运则会改变这一现象。如戊辰年，岁运是火太过，司天是太阳寒水，火能克水，能使寒水不太过。《伤寒论》继承发展了《黄帝内经》疫病说观点，提出了春分后至秋分前不热为"寒疫"以及秋分后至春分前不寒为"冬温"的发病观点。

（十三）甲子 60 年周期

甲子 60 年周期以七曜周旋与二十八宿来定位。《灵枢·卫气行》说："岁有十二月，日有十二辰，子午为经，卯酉为纬，天周二十八宿，而一面七星，四七二十八星，房昴为纬，虚张为经。是故房至毕为阳，昴至心为阴，阳主昼，阴主夜。"《素问·五运行大论》记载："黄帝坐明堂，始正天纲（天道大纲），临观八极（八方八节），考建五常（五行气运之常）"，其中《素问·天元纪大论》记载《太始天元册》说：

太虚寥廓，肇基化元，万物资始，五运终天，布气真灵，总统坤元，九星悬朗，七曜周旋，曰阴曰阳，曰柔曰刚，幽显既位，寒暑弛张，生生化化，品物咸章。

接着《素问·五运行大论》记载《太始天元册》说：

丹天之气，经于牛女、戊分；

黅天之气，经于心尾、己分；

苍天之气，经于危室、柳鬼；

素天之气，经于亢氐、昴毕；

玄天之气，经于张翼、娄胃。

所谓戊己分者，奎壁、角轸，则天地之门户也。

夫候之所始，道之所生，不可不通也。

是先有"七曜周旋"说，后说五气运经天。接着说看到了"天垂象，地成形，七曜纬虚，五行丽地。地者，所以载生成之形类也。虚者，所以列应天之精气也。形精之动，犹根本之与枝叶也，仰观其象，虽远可知也。"（《素问·五运行大论》）

古人把太阳南北回归线运动周期图和朔望月纳甲图结合起来就成了用于阴阳数术预测的"五气经天图"了，笔者称之为"日月二十八宿天纲图"。此图载于宋代刘温舒《素问入式运气论奥》中。

前文观察冬至和立春正月朔日只是预测岁年的周期变化。古人把太阳的三线四点运动和朔望月结合起来变成"五气经天图"后，则可以预测甲子60年的变化了。

《素问·六微旨大论》说："天气始于甲，地气治于子，子甲相合，命曰岁立，谨候其时，气可与期。"《素问·天元纪大论》说："所以欲知天地之阴阳者，应天之气，动而不息，故五岁而右迁。应地之气，静而守位，故六期而环会。动静相召，上下相临，阴阳相错，而变由生也……天以六为节，地以五为制。周天气者，六期为一备；终地纪者，五岁为一周……五六相合而七百二十气为一纪，凡三十岁，千四百四十气，凡六十岁，而为一周，不及太过，斯皆见矣。"这是五运六气理论大预测，详见《素问·六元正纪大论》。

（十四）朔望月周期

朔望月观察以朔月月空、望月月满为主。《灵枢·岁露论》说：

人与天地相参也，与日月相应也。故月满则海水西盛，人血气积，肌肉充，皮肤致，毛发坚，腠理郄，烟垢著。当是之时，虽遇贼风，其入浅不深。至其月廓空则海水东盛，人气血虚，其卫气去，形独居，肌肉减，皮肤纵，腠理开，毛发残，膲理薄，烟垢落。当是之时，遇贼风则其入深，其病人也卒暴。

朔月为生，望月为死，称作月死生。《素问·缪刺论》说："凡痹往来，行无常处者，在分肉间痛而刺之，以月死生为数……月生一日一痏，二日二痏，渐多之，十五日十五痏，十六日，十四痏，渐少之。"

《灵枢·岁露论》说："卫气一日一夜，常大会于风府，其明日，日下一节，故其日作晏。此其先客于脊背也。故每至于风府则腠理开，腠理开则邪气入，邪气入则病作，此所以日作尚晏也。卫气之行风府，日下一节，二十一日，下至尾底，二十二日，入脊内，注于伏冲之脉，其行九日出于缺盆之中……"卫气从风府21日下至尾骶骨，22日入伏冲脉，再行9日出缺盆，共31日。

（十五）日周期

《黄帝内经》记载许多日周期的预测。

《灵枢·卫气行》说："卫气之行，一日一夜五十周于身，昼日行于阳二十五周，夜行于阴二十五周，周于五脏。是故平旦阴尽，阳气出于目，目张则气上行于头，循项下足太阳，循背下至小指之端。其散者，别于目锐眦，下手太阳，下至手小指之间外侧。其散者，别于目锐眦，下足少阳，注小趾次趾之间。其散者，循手少阳之分，下至小指次指之间。别者以上至耳前，合于颔脉，注足阳明，以下行至跗上，入五指之间。其散者，从耳下下手阳明，入大指之间，入掌中。其至于足也，入足心，出内踝下，行阴分，复合于目，故为一周……常以平旦为纪，以夜尽为始。"这是卫气日周期之运行。

《灵枢·顺气一日分为四时》用十天干计日说：

肝为牝脏……其日甲乙。

心为牝脏……其日丙丁。

脾为牝脏……其口戊己。

肺为牝脏……其日庚辛。

肾为牝脏……其日壬癸。

《素问·脏气法时论》以日说：

肝病者，愈在丙丁，丙丁不愈，加于庚辛，庚辛不死，持于壬癸，起于甲乙。

心病者，愈在戊己，戊己不愈，加于壬癸，壬癸不死，持于甲乙，起于丙丁。

脾病者，愈在庚辛，庚辛不愈，加于甲乙，甲乙不死，持于丙丁，起于戊己。

肺病者，愈在壬癸，壬癸不愈，加于丙丁，丙丁不死，持于戊己，起于庚辛。

肾病者，愈在甲乙，甲乙不愈，甚于戊己，戊己不死，持于庚辛，起于壬癸。

甲乙日属木，丙丁日属火，戊己日属土，庚辛日属金，壬癸日属水。

《素问·平人气象论》说："肝见庚辛死，心见壬癸死，脾见甲乙死，肺见丙丁死，肾见戊己死。是为真脏见，皆死。"

《素问·三部九候论》说：

九候之脉，皆沉细悬绝者为阴，主冬，故以夜半死。

盛躁喘数者为阳，主夏，故以日中死。

是故寒热病者，以平旦死。

热中及热病者，以日中死。

病风者，以日夕死。

病水者，以夜半死。

冬阴和水"夜半死"，夏阳和火热"日中死"，寒热病者"平旦死"，病风者"日夕死"，日中在上，夜半在下，平旦在左，日夕在右，皆一日周期也。

按五方五行属性来划分十天干五行的，不同于五运六气学说天干的五行分法，二者不可混淆。日周期预测以平旦日出为基础点。《素问·六微旨大论》指出，日周期有 4 年闰 1 日的周期。

（十六）小结

《黄帝内经》的阴阳数术应用预测，从岁、年、月、日不同层次加以阐述，并以太阳南北回归线运动周期为 1 岁的冬至点和每日日出点为基准点进行预测。岁主要观察冬至日中日影的长短和风向风力，年观察正月朔日的风向风力，朔望月观察朔月望月的气血虚实，日周期考察五脏五行的胜克。农历有 19 年 7 闰的规律，日周期有 4 年闰 1 日的规律。

需要指出的是，虽然日月二十八宿三大天体之间的常变是研究气候、物候、灾变之候等变化的基本核心内容，但这不是唯一的应象因素，五星顺逆留守之变、日月在二十八宿位置之变、地理地势之变，以及人事之变等都能产生一定的影响，所以只用日月干支往往不能准确预测。

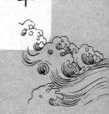

第十二章

日月二十八宿天纲图与汉代式盘两套体系

中国古代有两套观象授时系统，一是面南观日月授时系统，二是面北观北斗授时系统。

一、面南观日月授时系统

面南观日月授时系统有日道二十八宿；"日月二十八宿天纲图"（五气经天图）是其代表。其是日、月、地三体系所构成，地球绕太阳公转，天盘是变动不居的月行五运，地盘是静而守位的太阳日道六气。旋转轴心是黄极，用的是年月干支。面南观象系统看到的是日道日月运行的阴阳合历12个朔望月，反映在地平线上是太阳南北回归线视运动。面南观日月授时系统，有1年360日太阳历和太阳回归年365—366日太阳历、太阴历及阴阳合历。

"日月二十八宿天纲图"用于五运六气系统，变相用于《灵枢·九宫八风》。凡是与九宫格有关的如《奇门遁甲》的九宫、《大六壬》的九宫等，都与"日月二十八宿天纲图"有关系，而多用于军事预测方面。

二、面北观北斗授时系统

面北观北斗授时系统，有赤道二十八宿，汉代式盘（图见前文）是其代表。天盘是变动不居的北斗体系，地盘是赤道二十八宿。旋转轴心是赤极，是地球自转，用的是日时干支。面北观象系统看到的是赤道月建12个月，反映在地平线上不是南北回归线视运动。北斗旋转1周的北斗历是1年360日，无法获得太阳回归年长度365.25日。

式盘系统被历代堪舆家尊崇。

言日周期在《黄帝内经》有论述。《素问·脏气法时论》记述如下。

肝主春，足厥阴少阳主治。其日甲乙……

心主夏，手少阴太阳主治。其日丙丁……

脾主长夏，足太阴阳明主治。其日戊己……

肺主秋，手太阴阳明主治。其日庚辛……

肾主冬，足少阴太阳主治。其日壬癸……

《灵枢·顺气一日分为四时》记述如下。

肝为牡脏，其色青，其时春，其日甲乙……

心为牡脏，其色赤，其时夏，其日丙丁……

脾为牝脏，其色黄，其时长夏，其日戊己……

肺为牝脏，其色白，其时秋，其日庚辛……

肾为牝脏，其色黑，其时冬，其日壬癸……

《灵枢·五禁》记述如下。

甲乙日自乘，无刺头，无发蒙于耳内。

丙丁日自乘，无振埃于肩喉廉泉。

戊己日自乘四季，无刺腹去爪泻水。

庚辛日自乘，无刺关节于股膝。

壬癸日自乘，无刺足胫。

是谓五禁。

这里的十天干主日乃指月体纳甲图中的特定日，1个朔望月30日，见《周易参同契》，谓：

三日出为爽，震受庚西方。

八日兑受丁，上弦平如绳。

十五乾体就，盛满甲东方。蟾蜍与兔魄，日月气双明，蟾蜍视卦节，兔魄吐精光。

七八道已讫，屈折低下降。

十六转受统，巽辛见平明。艮直于丙南，

下弦二十三，

坤乙三十日，东北丧其明。

节尽相禅与，继体复生龙。壬癸配甲乙，乾坤括始终。

七八数十五，九六亦相应。

四者合三十，阳气索灭藏。

从"七八数十五，九六亦相应"看，又用河图、洛书表示。

《灵枢·九针论》记述如下。

左足应立春，其日戊寅己丑。

左胁应春分，其日乙卯。

左手应立夏，其日戊辰己巳。

膺喉首头应夏至，其日丙午。

右手应立秋，其日戊申己未。

右胁应秋分，其日辛酉。

右足应立冬，其日戊戌己亥。

腰尻下窍应冬至，其日壬子。

六腑及膈下三脏应中州，其大禁，大禁太一所在之日，及诸戊己。

凡此九者，善候八正所在之处。所主左右上下身体有痈肿者，欲治之，无以其所直之日溃治之，是谓天忌日也。

"日月二十八宿天纲图"是黄帝坐明堂始正天纲的图，显然是面南观日月授时系统，用的是黄帝二十八宿。面北观北斗系统是看不到日月出入的，二者不能混淆。面北观北斗系统的赤道轴永远绕着面南观日月系统的日道轴旋转，有23度多的夹角，永远不会重合。所以面北式盘的赤道二十八宿与面南日月二十八宿天纲图日道二十八宿永远不会重合。

三、四柱八字系统

"日月二十八宿天纲图"系统是面南观日月授时系统，主年月干支，是地球带月亮做公转运动，地盘以太阳南北回归线视运动为核心基础"六节分""静而守位"，天盘是月躔日道西退永远"变动不居"。式盘系统是面北观北斗授时系统，主日时干支，是地球自转运动，天盘是不停作圆周运动的北斗，地盘是赤道二十八宿。二者不能混淆。

而四柱八字系统，地球自转和公转组成一个系统，日干支主自己，年干支主父母祖宗，但不能用式盘系统或"日月二十八宿天纲图"表达。只能用阴阳五行推演。

第十三章

五运六气将中医标准化

后天生成的神滋养着先天父母给的形体，故《素问·本病论》说"一切邪犯者，皆是神失守位故也"。而神生于天地气味，所以治神要从四时气味调神，故《黄帝内经》统统用药物的气味去治病。因为各地的水土有异而生成不同的药物气味治疗各地不同人的神，这就是《黄帝内经》给出的中医标准。现在人们都认为中医没有标准化，其实，这是一种偏见，他们没有读懂《黄帝内经》，中医有自己的标准，五运六气将中医标准化。我们可以从理论、疾病、技术三方面来论述中医的标准化。

一、中医理论规范化

标准化的中医理论必须是规范化，从理论上去解决"为什么"的问题，即有一个完整的解释理论体系。五运六气理论即具备这个条件，它以"天地合气"生人的观念为基础，创建了一个庞大的"天—地—人三才思维模式"理论体系，去解释中医自身的生理、病理、药理、治疗等问题，这个理论体系理、法、方、药齐备。我们前文说过，五运六气理论属于自然科学，即中医属于自然科学，可知中医理论具有科学的规范化，系统性强，具有逻辑性、严谨性，不能随意解释。其临床验证可见于《伤寒论》，我们据此创建了"中医太极三部六经体系"，将寒温统一于一体，包纳所有中医辨证论治理论，规范化了中医理论。如一年分为六气就有标准范围划分，正月二月为初之气，三月四月为二之气，五月六月为三之气，七月八月为四之气，九月十月为五之气，十一月十二月为终之气，超过此标准的就会出现上下升降，迁正退位等问题（《素问·本病论》）。如同世界卫生组织（WHO）建议使用的血压标准：凡正常成人收缩压小于或等于140mmHg（18.6kPa），舒张压小于或等于90mmHg（12kPa），为正常血压，高于或低于此标准的为不正常血压。

西医的一些规范化，中医没有，可是中医的一些规范化，西医也没有啊，如中医将五脏系统配应于五季五方的规范化，西医就没有。

二、中医疾病规律化

中医疾病规律化，即讲中医发病的规律，解决"是什么"的问题。非难中医的人认为，中医只是经验医学，是建立在"个体化"基础上的，没有理论体系，缺乏"大样本"重复性科学实验。这更是一派胡言。五运六气理论所建起来的样本要比西医样本大得多，是甲子 60 年"大样本"，其重复稳定性要比西医大得多，比如《内经》记载癸未年会发生"金疫"，2003 癸未年就发生了。《素问·六元正纪大论》记载的三阴三阳司天之政要发生的事件，今天仍然能重复见到。因为其重复性很强，所以可以进行预测，而西医的重复性却不能预测。这些规律是我们祖先从科学实验中得到的，如《素问·五运行大论》谓："黄帝坐明堂（天人合一建筑物），始正天纲（天道大纲），临观八极（八方八节），考建五常（五行气运之常）。"《素问·阴阳类论》说："孟春始至，黄帝燕坐，临观八极，正八风之气。"只不过是实验方法不同罢了，西医只是实验室的微观实验，中医却是观天、观地、察人事的宏观大实验。故《内经》说："善言天者，必有验于人"，"善言古者，必有合于今"，"善言人者，必有厌于己。"这种重复性是西医能够比的吗？

三、中医临床技术规格化

中医临床技术规格化，是解决中医标准化在临床应用操作过程的技术问题，解决临床应用"怎么办"的问题。对于那些已经肯定的成熟临床技术要固定下来，不能因医师个人的意愿而随意变更，这在《内经》中有很多记载。如《素问·脏气法时论》五味补泻说：

病在肝……肝欲散，急食辛以散之，用辛补之，酸泻之。

病在心……心欲软，急食咸以软之，用咸补之，甘泻之。

病在脾……脾欲缓，急食甘以缓之，用甘补之，苦泻之。

病在肺……肺欲收，急食酸以收之，用酸补之，辛泻之。

病在肾……肾欲坚，急食苦以坚之，用苦补之，咸泻之。

《素问·至真要大论》说：

司天之气

风淫所胜，平以辛凉，佐以苦甘，以甘缓之，以酸泻之。

热淫所胜，平以咸寒，佐以苦甘，以酸收之。

湿淫所胜，平以苦热，佐以酸辛，以苦燥之，以淡泄之。湿上甚而热，治以苦温，佐以甘辛，以汗为故而止。

火淫所胜，平以酸冷，佐以苦甘，以酸收之，以苦发之，以酸复之。热淫同。

燥淫所胜，平以苦湿，佐以酸辛，以苦下之。

寒淫所胜，平以辛热，佐以甘苦，以咸泻之。

……

诸气在泉

风淫于内，治以辛凉，佐以苦；以甘缓之，以辛散之。

热淫于内，治以咸寒，佐以甘苦，以酸收之，以苦发之。

湿淫于内，治以苦热，佐以酸淡，以苦燥之，以淡泄之。

火淫于内，治以咸冷，佐以苦辛，以酸收之，以苦发之。

燥淫于内，治以苦温，佐以甘辛，以苦下之。

寒淫于内，治以甘热，佐以苦辛，以咸泻之，以辛润之，以苦坚之。

……

厥阴之胜，治以甘清，佐以苦辛，以酸泻之。

少阴之胜，治以辛寒，佐以苦咸，以甘泻之，

太阴之胜，治以咸热，佐以辛甘，以苦泻之。

少阳之胜，治以辛寒，佐以甘咸，以甘泻之。

阳明之胜，治以酸温，佐以辛甘，以苦泄之。

太阳之胜，治以甘热，佐以辛酸，以咸泻之。

……

邪气反胜，治之奈何……

风司于地，清反胜之，治以酸温，佐以苦甘，以辛平之。

热司于地，寒反胜之，治以甘热，佐以苦辛，以咸平之。

湿司于地，热反胜之，治以苦冷，佐以咸甘以苦平之。

火司于地，寒反胜之，治以甘热，佐以苦辛，以咸平之。

燥司于地，热反胜之，治以平寒，佐以苦甘，以酸平之，以和为利。

寒司于地，热反胜之，治以咸冷，佐以甘辛，以苦平之。

……

司天邪胜何如……

风化于天，清反胜之，治以酸温，佐以甘苦。

热化于天，寒反胜之，治以甘温，佐以苦酸辛。

湿化于天，热反胜之，治以苦寒，佐以苦酸。

火化于天，寒反胜之，治以甘热，佐以苦辛。

燥化于天，热反胜之，治以辛寒，佐以苦甘。

寒化于天，热反胜之，治以咸冷，佐以苦辛。

这些临床治疗用药规则都是《内经》对中医临床技术的规格化，是不能随意更改的。每一个中医师都必须严格遵守。这如同西医见了炎症，所有西医师都必须用抗生素一样。至于具体药物，医师可以根据病情选择。

请看，谁说中医没有规格化？而西医却没有组方规格化。

四、中医临床技术的量化

量化也是攻击中医的借口之一，否定中医者认为中医没有量化。其实中医有自己的量化标准。如《素问·至真要大论》说：

君一臣二，奇之制也；君二臣四，偶之制也；君二臣三，奇之制也；君二臣六，偶之制也。

这是对方剂组方规格化的量化。还有对用药分量的量化，如《伤寒论》小承气汤由大黄四两、厚朴二两、枳实三枚三味药组成，而《金匮要略》用同样的三味药组成厚朴三物汤则厚朴变成了八两、枳实变成了五枚，量变则名异。这样的例子在《伤寒论》《金匮要略》中有好多，就不赘述了。

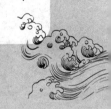

总结纲领图

中国传统文明大纲是推天道以明人事，《黄帝内经》是推天道以明医事。五运六气理论的核心是标本中气，标本中气理论的核心是从本的少阳太阴两气。司天在泉推演天道六气，五运建中以候八风，五运六气预测始于正月朔日。天阳地阴，日阳月阴，昼阳夜阴，故《系辞传》说"阴阳之义配日月"。

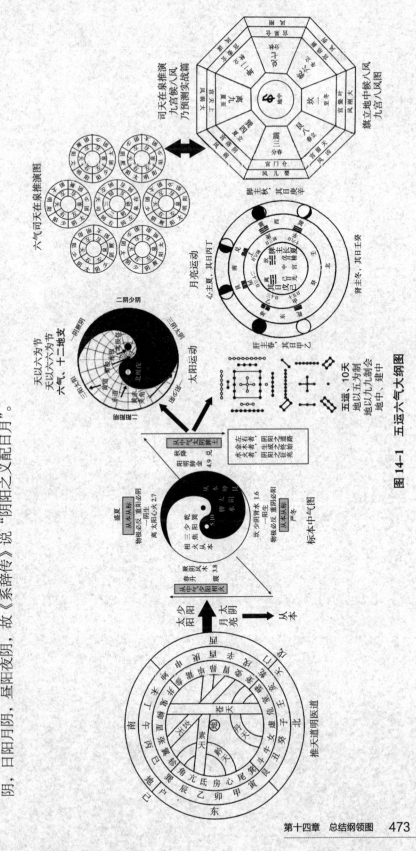

图14-1 五运六气大纲图

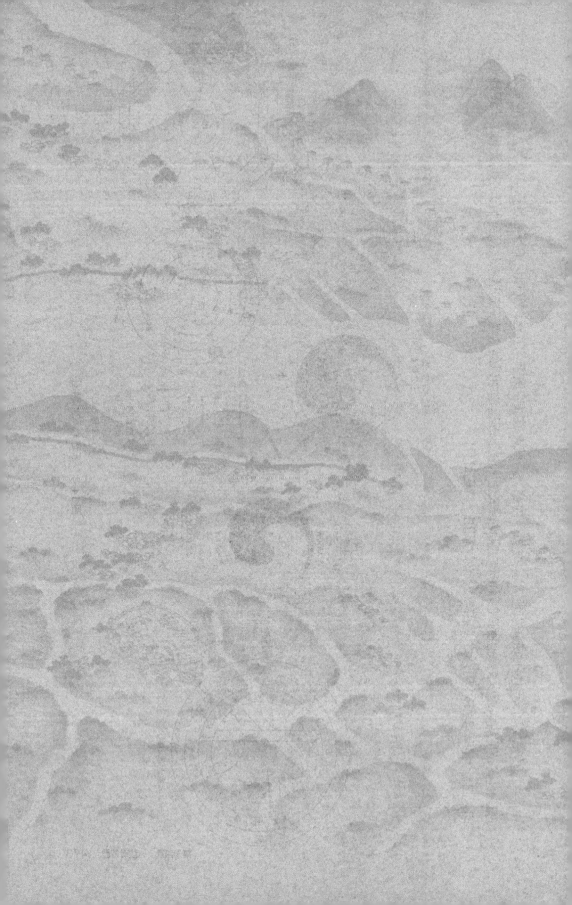

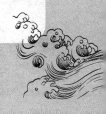

第十五章

五运六气临床应用

一、疫病看天文，发病看体质

2022 年年终六之气主气是太阳寒水，客气是厥阴风木，是冬行春令，是太阳寒和厥阴风杂气合病，二者不得缺一，这是"天时"，任何人都不能违背天时，也不能以自己主观改变"天时"，《伤寒例》命名为"冬温"。除非不懂五运六气理论的人，只能以自己主观去判断。疫病临床也不会违背"天时"。冬温多是太阳寒邪郁闭于表，厥阴风邪怫郁发热，只要发汗解表，郁热散发就愈了，并不难治。疫病不可能违背天时，从《黄帝内经》到明清疫病，每次的疫病都说明了这个问题。《素问·六元正纪大论》说："先立其年，以明其气，金木水火土，运行之数，寒暑燥湿风火，临御之化，则天道可见，民气可调，阴阳卷舒，近而无惑，数之可数者，请遂言之。"所谓"先立其年，以明其气"，就是要知道"天时"。"时立"才能"布气"。太阳寒、厥阴风合为杂气居天是一种气象、天象，即当时的"时立气布"。《素问·五运行大论》说此种"天地之气，胜复之作，不形于诊也。《脉法》曰：天地之变，无以脉诊，此之谓也"，并且"不以数推，以象之谓也"。即以太阳厥阴杂气气象、天象为主。只要"先立其年，以明其气"，就能立马知道其天象气象。《素问·六节藏象论》说："不知年之所加，气之盛衰，虚实之所起，不可以为工矣"。若"不知年之所加，气之盛衰"则不知"天时"之天象及"气布"之气象，即不知"时立气布"，连做个起码的中医师都不够条件。

《黄帝内经》指出疫病由于地区地理地势差异、个人体质差异而患者表现出谁多谁少的问题罢了。《素问·刺法论》说："其气不正，故有邪干……正气存内，邪不可干，避其毒气。"《素问·评热病论》说："邪之所凑，其气必虚。"《素问·上古天真论》说："夫上古圣人之教下也，皆谓之虚邪贼风，避之有时，恬惔虚无，真气从之，精神内守，病安从来？"《素问·本病论》说："一切邪犯者，皆是神失守位故也。此谓得守者生，失守者死；得神者昌，失神者亡。""正气存内"指真气、神气旺盛，精神饱满。真气神气足则能"避其毒气""邪不可干"，"一切邪犯者，皆是神失守位故也"。其谓"避其毒气""避之有时"，是指防疫。

《黄帝内经》阐述疫病都与天文气布有关（表11-4）。

子午少阴司天　　五之气（9—10月）　　少阳相火　　其病温
巳亥厥阴司天　　终之气（11—12月）　　少阳相火　　其病温厉
卯酉阳明司天　　终之气（11—12月）　　少阴君火　　其病温
辰戌太阳司天　　初之气（1—2月）　　少阳相火　　温病乃作
寅申少阳司天　　初之气（1—2月）　　少阴君火　　温病乃起
卯酉阳明司天　　二之气（3—4月）　　少阳相火　　厉大行，民善暴死
丑未太阴司天　　二之气（3—4月）　　少阴君火　　温厉大行，远近咸若

由经文阐述得知，疫病的发生都与君火相火有关，都是寒热错杂证。按照张仲景《伤寒例》分为"寒疫""冬温"。如巳亥年厥阴司天，冬天终之气客气少阳相火加临主气太阳寒水之上，"其病温厉"；卯酉年阳明司天燥热交加，春夏之交二之气少阳相火客气加临主气少阴君火之上，"厉大行，民善暴死"；丑未年太阴司天寒湿交加，春夏之交二之气少阴君火客气加临主气少阴君火之上，"温厉大行，远近咸若"。"先知其年"为巳亥、卯酉、丑未而知"天时"的天文天象，在天文作用下见少阳相火客气加临主气少阴君火之上、少阳相火客气加临主气少阴君火之上、少阴君火客气加临主气少阴君火之上形成的气象天气，从而形成在天文气象投射地域发生"温厉大行"的疫病，即所谓"睹其位而知其所在"。

治疗太阳寒水用辛温药、厥阴风邪用辛凉药，太阳寒多则用辛温药多些辛凉药少些，厥阴风多则用辛凉药多些辛温药少些。张仲景为我们作出了示范，如大青龙汤、麻杏石甘汤、越婢汤、桂枝加葛根汤、葛根汤、白虎汤（炙甘草、粳米甘温）、竹叶石膏汤（人参、炙甘草、粳米、半夏）、白虎加人参汤、白虎加桂枝汤、麻黄升麻汤等都是根据病情在调整辛温药和辛凉药的比例而已。

在疫病临床中千万不要犯瞎子摸象的错误，以偏概全，以"天时""随证治之"。

二、新冠疫病传变

新冠疫病，治疗不得法，根据笔者的临床观察则多有以下传变，笔者在拙著《疫病论》有论述。

（一）风热入肺

风邪郁热最易犯肺。《金匮要略·肺痿肺痈咳嗽上气病脉证治》说："风舍于肺，其人则咳，口干喘满，咽燥不渴，时唾浊沫，时时振寒。热之所过，血为之凝滞，蓄结痈脓，吐如米粥。始萌可救，脓成则死。"风热入肺，轻可有麻杏石甘汤证等，重证气滞、生痰、生瘀，呼吸喘促，多危死亡。

（二）逆传心包

风热入肺，气滞、血凝，热入血分，最易导致"逆传心包"，病危死亡。

（三）风邪传脾胃

风邪多传脾胃，咳喘多痰，或腹泻，或入腠理膜原，或苔白腻，或满舌红芒刺，身体疼痛，乏力，不欲饮食，或外发经络而解，或战汗而解。

三、临床医案

医案 1

2022 年 12 月 18 日初诊

某男，2005 年（乙酉年）11 月 21 日（阳历）生（"先立其年，以明其气"）。

昨天一天体温 39℃，到晚上烧到 39.5℃，大椎放血降了一些，今早又39℃。他头晕厉害，这两天一直晕，现在嗓子吞咽疼痛，浑身酸痛，脊椎尤其腰椎不舒服。昨天一直难受烦躁不能眠，今天能入睡了，精神变差。口渴喜饮。一直但热不寒，手脚温，手心有潮汗。出汗少。昨天开始没有大便，之前都是大便每日一次，成形。小便正常。这两天不想吃东西，也不饿。

处方：葛根50克，麻黄6克，连翘10克，桂枝45克，生姜45克，炙甘草30克，大枣30克，姜半夏30克，茯苓30克，白术30克。3剂，饭后服，必须首服喝粥发汗，禁忌生冷辛辣。

按：患者本命乙酉年出生阳明燥金司天，2022年冬六之气主气太阳寒水，寒燥在表出汗少，客气厥阴风邪怫郁发热，见舌尖红，故用葛根汤解表发汗，葛根、连翘疏散风热，加小半夏加茯苓汤治疗痰饮咳嗽。从舌象看，患者平素肝心阳气不足多痰饮，脾胃阳虚。

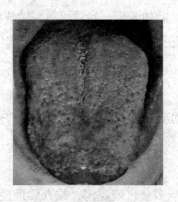

这样的舌象临床常见。

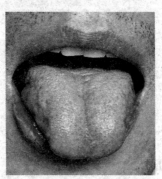

2022年12月20日复诊

服药发汗后体温就完全降下来了。今天发现右脸和右手上有点出疹子，乃从表解现象。

医案 2

2022 年 12 月 17 日初诊

某男，生于 2009 年（己丑年）2 月 17 日（阳历），己丑年初之气。

患者发热 2 天，昨天下午发病，刚开始有发冷发热，肌肉酸痛，今天最高体温 39℃，少许咳嗽、咳痰，痰色黄，查核酸抗原阳性，有明确接触史。

舌红苔薄白，脉浮数。

处方：麻黄 6 克，桂枝 6 克，炙甘草 6 克，杏仁 6 克，芦根 20 克，连翘 6 克，竹叶 10 克，玉竹 10 克，枇杷叶 10 克。3 剂，饭后服，首服喝粥发汗，禁忌生冷辛辣。

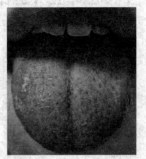

按： 从舌象看，舌质红，满舌红芒刺点，阳气怫郁，有裂纹，少白苔。郁火伤阴明显，加之脉浮数，当用清热解毒药，可是患者出生本命体质是寒湿，故用麻黄汤治疗本命体质，加辛凉风药芦根、连翘、竹叶、玉竹、枇杷叶疏散郁火。从舌象看，满舌红芒刺，郁火必入腠理膜原，故服药 2 天后战汗而解，胃口大开。

本案例告诉我们，临床不能只用八纲辨证、六经辨证，要有本命年体质辨证。

医案 3

2022 年 12 月 23 日初诊

某女，生于 1982 年（壬戌年）11 月 30 日。

患者新冠病毒感染后第 5 天，由于用药后没有好好发汗，目前遗留的主要症状是咳嗽和鼻塞，痰少色白，胃口不好，昨天晚上咳嗽较重，都没睡好觉，二便无殊。

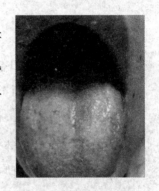

舌淡苔白腻，右关滑。

处方：桂枝 45 克，生白芍 45 克，生姜 45 克，炙甘草30克，大枣30克，姜半夏30克，茯苓30克，白术30克。3剂，饭后服，首服喝粥发汗，禁忌生冷辛辣。

2022年12月25日反馈，服中药后鼻塞有好转，胃口也好些，发了一点点汗，不过咳嗽好多了，晚上基本没咳。

按：患者壬戌年出生本命体质寒湿，又遇2022年六之气太阳厥阴合病，脾胃平素阳虚，病乃传脾胃，故用桂枝汤扶阳解表，小半夏加茯苓汤治疗痰饮，白术温中健脾，效果立竿见影。

医案4

2022年12月23日初诊

某女，出生于农历1983年（癸亥年）11月4日。

患者核酸阳性，现鼻塞，喉咙干痒，咳嗽，晚上怕冷。

处方：麻黄6克，杏仁10克，生石膏50克，炙甘草10克，连翘20克，金银花15克，枇杷叶10克，桂枝6克，生白芍6克，生姜6克，大枣2枚。3剂，饭后服，首服喝粥发汗，禁忌生冷辛辣。

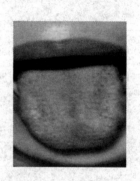

按：本命癸亥年体质，火运不及加风火。2022年流年岁末是太阳厥阴杂气合病，寒邪外束，阳气不足，风邪内郁于肺及腠理，故用麻杏石甘汤加连翘、金银花、枇杷叶首服喝粥发汗，解表宣肺发散郁热，用桂枝汤扶阳扶正，既不能单纯用辛温药，也不能单纯用辛凉药。

医案5

2022年12月12日初诊

某女，出生于农历1979年（己未年）12月。

患者全身肌肉痛，怕冷，流鼻涕打喷嚏，鼻塞，发热体温39℃左右，继咽喉肿痛，干咳明显，食欲下降，胃部不适，核酸抗原检测阳性。

处方：葛根50克，麻黄6克，桂枝10克，生白芍10克，炙甘草6克，生姜10克，大枣6枚。3剂，饭后服，首服喝粥发汗，禁忌生冷辛辣。

按：患者出生于己未年，本命体质寒湿，流年岁末太阳厥阴合病。脾胃主全身肌肉，肌肉中是腠理肌膜。桂枝葛根本为解肌，桂枝汤又扶阳祛寒湿，故选用葛根汤，用桂枝加葛根汤解全身肌肉痛，加麻黄解表。腠理是少阳三焦腑，桂枝汤解肌就是补少阳三焦阳气。

2022年12月15日复诊

患者服用上方中药后全身酸痛，怕冷，鼻塞流鼻涕打喷嚏发热全部好转，已不发热了，现在只有咽喉痛。

处方：芦根30克，牛蒡子15克，桃仁6克，葛根50克，桂枝10克，生白芍10克，炙甘草6克，生姜10克，大枣6枚。6剂，饭后服，禁忌生冷辛辣肉。

医案6

2022年9月12日初诊

某男，出生于农历1961年（辛丑年）8月15日。

患者前一个月左右患**脑出血**，在医院外科手术，术后一个月来一直不苏醒，伴四肢轻微抽搐，前几天还有点轻微发热（37.5℃左右）。

处方：柴胡20克，黄芩10克，炙甘草10克，桂枝10克，干姜10克，天花粉15克，生牡蛎15克，当归20克，生地20克，川芎15克，生白芍10克，石菖蒲20克，生蒲黄20克。6剂，当茶饮，禁忌生冷辛辣。

按：患者本命年体质是寒湿，发病于流年2022年四之气，主气是太阴湿土，客气是阳明燥金，阴火郁血分而沸腾，故导致脑出血。桂枝汤是小阳旦汤，小柴胡汤是小阴旦汤，故用柴胡桂枝干姜汤调左右阴阳升降及少阳太阴；四物汤加蒲黄养心血降阴火并活血化瘀，石菖蒲芳香开窍。

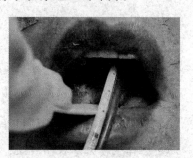

2022 年 10 月 30 日复诊

患者已转入普通病房了。**医院认为这个患者苏醒是创造了奇迹。**

脑出血术后一直昏迷 40 余天，伴发热，抽搐，服用上次开的中药 6 天后苏醒了，创造了奇迹。现在患者主要是全身没力气，站不起来，能说话了，但总是不想说，左侧肢体有点不太灵活，还插着胃管。

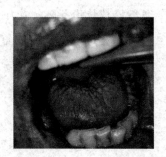

处方：炙黄芪 20 克，党参 30 克，炙甘草 30 克，升麻 30 克，玉竹 30 克，柴胡 20 克，黄连 6 克，黄芩 10 克，羌活 6 克，独活 20 克，防风 6 克，桑枝 30 克，威灵仙 30 克，生山药 50 克，苍术 10 克。6 剂，当茶饮，禁忌生冷辛辣。

按：针对全身乏力、没有精神，用补脾胃泻阴火升阳汤以补脾胃而生神及营卫血气。

医案 7

2022 年 10 月 23 日初诊

某男，出生于农历 1976 年（丙辰年）十一月初四。

患者发热 40 多天了，体温白天发热严重，晚上好转，有微汗出，患者现在怕冷非常明显，有些头晕头痛，微咳，饮食大小便正常。检查脾有些大，患者口干口苦非常明显，全身肌肉痛也是挺明显的。

处方：麻黄 9 克（先煎一、二沸，去上沫后入余药），桂枝 3 克，炙甘草 3 克，茯苓 3 克，生白术 3 克，干姜 3 克，当归 5 克，生白芍 3 克，升麻 5 克，生石膏 4 克，知母 3 克，黄芩 3 克，玉竹 4 克，天门冬 3 克。6 剂，水煎服，饭后服，日 3 次，禁忌生冷辛辣，第 1 次服药后喝粥发汗。

按：患者丙辰年本命年体质是寒湿，2022 年流年风火，合之乃太阳少阳厥阴杂气合病，舌象有裂纹显示营血津液已伤，故用麻黄升麻汤，麻黄桂枝汤去杏仁生姜大枣扶阳解表，苓桂术甘汤加干姜温肠胃去水饮，白虎汤加升麻、黄芩、玉竹、天冬治疗风火清热养阴。

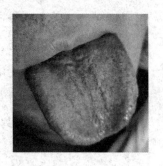

2022年10月26日复诊

服用上方三剂后，患者反馈：发热全退了，退了几个小时后体温有点反弹，但精气神好多了，还是有点寒战及怕冷的表现。查患者体温轻微发热，37.2℃左右。轻微怕冷。

处方：麻黄9克（先煎一、二沸，去上沫后入余药），桂枝6克，炙甘草6克，茯苓3克，生白术3克，干姜6克，当归5克，生白芍3克，升麻5克，生石膏4克，知母3克，黄芩3克，玉竹4克，天门冬3克。6剂，水煎服，饭后服，日3次，禁忌生冷辛辣。

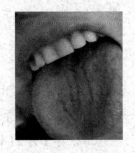

按：有效守方。

医案8

2023年1月12日微信网诊

某女，生于1930年（庚午年）2月15日，94岁，体重35千克多，身高不到1.5米，平日易胃酸胃痛，腰痛，近两年偏瘦，胳膊与腿部肌肉不丰满，其他无既往病史，活动如常。1月1日开始有新冠病毒感染症状第11天仍未转阴。1月5日因自行吃了两粒"提高免疫力的保健品"（后知是阿兹夫定，肝功能不全者、老年人慎用药品），胃痛复发，腹胀甚，食欲明显下降，大便几日未解，1月7日买了一盒气滞胃痛颗粒（四逆散加行气药），吃了三天，第一天自觉堵胀感下去，小便发烫按揉穴位消失，服药第二日大便畅1日3次。第三日大便1次，后又两日未排便。除第一次排便时干，其余排便均不成形。

现口干，鼻子干，有干鼻屎，口苦甚，感觉嘴里要冒火想吃凉的，怕热，今下午心烦甚，热时自觉更加心烦，自服速效救心丸后有轻微缓解，但还是很难受，易困倦3天，总不想睁眼，纳差，腰痛，小便正常。视频的时候觉得她鼻子周围有点发黄。

处方：麻黄6克，葛根30克，生石膏30克，桂枝15克，干姜15克，北五味子15克，北细辛3克，清半夏10克，炙甘草10克，党参30克。3剂，饭后服，首服喝粥发汗，禁忌生冷辛辣。

按：年龄94岁，阳气已衰而困倦，不想睁眼，纳差，面黄，腰痛，时多阴火，加之外感风寒，感染新冠病毒，表束不解，阳气怫郁，更加热郁而见"口干，鼻子干，有干鼻屎，口苦甚，感觉嘴里要冒火想吃凉的，怕热，今下午心烦甚，热时自觉更加心烦"，此时不可清热泻火，必以扶阳为主，故用麻黄、桂枝、干姜、五味子、细辛、炙甘草等辛酸温扶阳发汗解表，以干姜、炙甘草、党参理中温中补胃脘阳气，以辛凉之葛根、石膏散发郁热阴火。

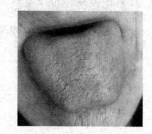

2023年1月21日复诊

已经恢复到新冠病毒感染前的状态，各种症状恢复的都很快，第一次喝药就有变化。

医案9

2022年12月27日初诊

某男，新冠病毒感染，昨天输液后退热，大量出汗，今晨烧退，下午又发热了，气喘，发热38.8℃，咳嗽，出汗非常非常多，拉稀，不怕冷，想喝水，身体不痛，放屁多，小便黄，胃口好。CT检查，严重肺炎（"大白肺"）。

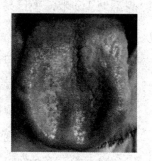

处方：葛根30克，生石膏30克，玉竹30克，党参10克，桂枝10克，生白芍10克，生姜10克，炙甘草6克，大枣2枚，清半夏15克，茯苓15克，五味子10克。3剂，日3次，饭后服，首服喝粥微汗，禁忌生冷辛辣。

按：出汗多，既伤阳，又伤阴，阴阳两伤，阳虚有水饮，所以用小阳旦桂枝汤加五味子、半夏、茯苓扶阳止咳化痰，以葛根、玉竹、石膏清肺养阴。

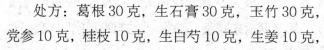

2022年12月28日复诊

患者自诉服药1剂顺利发汗，今晨热退，气喘改善，仍有动则喘促自汗，不动尚可。入院时测指氧94%，给予吸氧，今日腹泻一次，余症同前。

今日再服2剂，下午体温最高38℃（昨日同期最高38.8℃）。

处方：生山药30克，北沙参20克，葛根30克，生石膏30克，玉竹30克，党参20克，桂枝10克，生白芍10克，生姜10克，炙甘草6克，大枣2枚，清半夏15克，茯苓15克，五味子10克。3剂，日3次，饭后服，禁忌生冷辛辣。

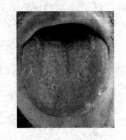

按：*前方有效守方，去麻黄加山药、沙参增强养阴。*

2023年1月1日复诊

近2日大便每日1次，成形。动则气喘较前改善，原先不能侧卧，现在可以正常侧卧。静息状态，未吸氧可以指氧95%(原先93%)，余无明显不适。

昨天胸部CT，和一周前差不多，渗出目前还未吸收。

处方：地龙20克，干姜6克，生山药30克，北沙参20克，葛根30克，生石膏30克，玉竹30克，党参20克，桂枝15克，生白芍15克，生姜15克，炙甘草10克，大枣3枚，清半夏15克，茯苓30克，五味子30克。5剂，日3次，饭后服，禁忌生冷辛辣。

按：*舌象已经明显好转。前方加地龙、干姜。地龙性味咸寒入血分凉血，善走络脉，活血化瘀，通肺络；地龙嗜土，最能走脾经络，通脾大络，从脾入血海冲脉，治疗血分湿热。《本草纲目》记载："性寒而下行，性寒故能解诸热疾，下行故能利小便，治足疾而通经络也。"干姜、桂枝、五味子大枣乃小补肝汤也。*

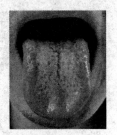

2023年1月10日复诊

每天大便1次成形，已经不喘了，晚上会有虚汗。血氧94%、95%。胃口蛮好，睡眠一般，喉咙有点干，已出院。

处方：桑白皮15克，地骨皮15克，粳米30克，天花粉30克，生牡蛎30克，合欢花20克，干姜6克，生山药30克，北沙参20克，葛根30克，生石膏15克，玉竹30克，党参20克，桂枝15克，生姜15克，炙甘草10克，大枣3枚，茯苓30克，五味子30克。5剂，日3次，饭后服，禁忌生冷辛辣。

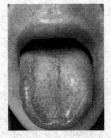

按：*原方加泻白散、栝楼牡蛎散清肺养阴、软坚化*

结。《神农本草经》记载牡蛎："味咸，平。主治伤寒、寒热，温疟洒洒，惊恚怒气，除拘缓，鼠瘘，女子带下赤白。久服强骨节，杀邪鬼。"《神农本草经》记载天花粉："味甘寒。主消渴，身热，烦满，大热，补虚安中，续绝伤。"《明医别录》记载天花粉："无毒。主除肠胃中痼热，八疸身面黄，唇干，口燥，短气。通月水，止小便利。"

《本草衍义补遗》说："栝楼实，《本草》言治胸痹，以味甘性润，甘能补肺，润能降气。胸有痰者，以肺受火逼，失降下之令，今得甘缓润下之助，则痰自降，宜其为治嗽之要药也。又洗涤胸膈中垢腻，治消渴之神药也。"

《本草纲目》说："张仲景治胸痹痛引心背，咳唾喘息，及结胸满痛，皆用栝楼实，乃取其甘寒不犯胃气，能降上焦之火，使痰气下降也。成无己不知此意，乃云苦寒以泻热，盖不尝其味原不苦，而随文附会尔。"

《本草述》说："栝楼实，阴厚而脂润，故于热燥之痰为对待的剂，若用之于寒痰、湿痰、气虚所结之痰，皆无益而有害者也。"

《本经逢原》说："栝楼实，其性较栝楼根稍平，而无寒郁之患。"

《重庆堂随笔》说："栝楼实，润燥开结，荡热涤痰，夫人知之；而不知其舒肝郁，润肝燥，平肝逆，缓肝急之功有独擅也，（魏）玉璜先生言之最详。"

《本草便读》说："瓜蒌，性味与花粉相同，惟润降之功过之。故凡上焦郁热，垢腻痰火咳嗽等证，皆可用之。一切肺痈、肠痈、乳痈之属火者，尤为相宜。"

《本草思辨录》说："栝楼实之长，在导痰浊下行，故结胸胸痹，非此不治。然能导之使行，不能逐之使去，盖其性柔，非济之以刚，则下行不力。是故小陷胸汤则有连、夏，栝楼薤白等汤则有薤、酒、桂、朴，皆伍以辛苦迅利之品，用其所长，又补其所短也。"

《医学衷中参西录》说："栝楼，能开胸间及胃口热痰，故仲景治胸结有小陷胸汤，栝楼与连、夏并用；治胸痹有栝楼薤白等方，栝楼与薤、酒、桂、朴诸药并用。若与山甲同用，善治乳痈；若与赭石同用，善止吐衄；若但用其皮，最能清肺、敛肺、宁嗽、定喘；若但用其瓤，最善滋阴、润燥、化痰、生津；若但用其仁，其开胸降胃之力较大，且善通小便。"

《本草正义》说："蒌实入药，古人本无皮及子仁分用之例，仲景书以枚计，不以分量计，是其确证。盖蒌实能通胸膈之痹塞，而子善涤痰垢黏腻，一举两得。自《日华子本草》，有其子炒用一说，而景岳之《本草正》，只用其仁，张石顽之《逢原》，亦云去壳纸包压去油，则皆不用其壳，大失古人专治胸痹之义。且诸痈阳证，消肿散结，又皆以皮子并用为捷。观濒湖《纲目》附方极多，全用者十之九，古人衣钵，最不可忽。惟近今市肆，以蒌实老时，皮肉不粘，剖之不能成块，凡用全蒌者，皆乘其未老之时，摘取曝干而剖为数块，方能皮肉黏合，以取美观，然力量甚薄，却无功效。所以颐欲用其全者，宁以蒌皮、蒌仁，列为二物，乃能得其老者，始有实验，若但书全瓜蒌三字，则用如不用，此亦治医者不可不知药物之真性情也。即使但用其皮，亦是老而力足，疏通中满，确有奇能。"

2023 年 1 月 18 日复诊

CT 报告出来了，炎症病理产物几乎完全吸收，没有纤维化，肺组织几乎无损伤。

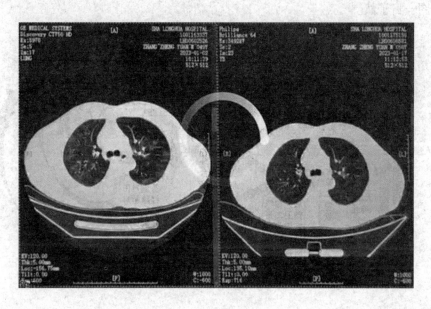

后记

中医基础理论建设

近 10 年来，笔者一直在做中医基础理论建设及中医标准化工作，而且初见成效。

第一，研究《黄帝内经》，**确立了以"形与神俱"为核心创作大纲**，整个《黄帝内经》都是围绕"形神"展开论述的，并由此产生先后天心肺脾三本，一图一目了然。

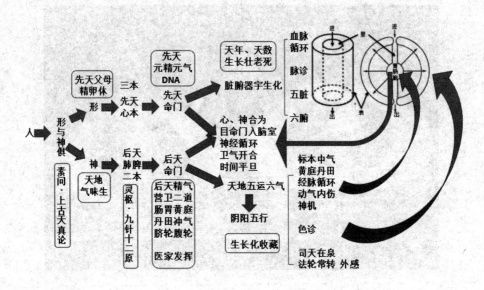

第二，首创破解了《黄帝内经》所载《太始天元册》时代的上古天文历法，是上古人用**肉眼看到的天象天文和用立竿测日影测出来的历法**，破解了**十天干、十二地支的天文历法背景**。

第三，《〈黄帝内经〉"移光定位"天序诞生了太极图》和《从发生学角度探讨〈黄帝内经〉三阴三阳理论》两文阐明，《黄帝内经》的**阴阳学说本源**

于日地相互运动，阴阳是自然科学理论，不是哲学产物，其模型是阴阳鱼太极图。

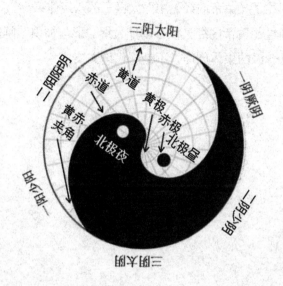

其余阴阳都是比类取象得来的，推之十、百、千、万也。

第四，在《黄帝内经》"形神"心肺脾三本理论指导下，阐明了**经脉理论体系本源于胃腑命门**。阳气本源于脾胃。

第五，在《黄帝内经》"形神"心肺脾三本理论指导下，分别阐明了"形"体系和"神"体系的异同及其相互关系。

第六，《〈黄帝内经〉三焦说探源》和《〈黄帝内经〉腠理论》两文阐明，破解了千古疑案**三焦腑腠理理论**，三焦是一个完整的阳腑，具有阳腑特性容物往来出入，三焦腑腠理是水道、气道、血脉、经脉运行通道，有名有形，只是大象无形，故《难经》说有名无形。腠理是治疗疑难杂病、癌病的基础。

第七，破译了五运六气上古时代的天文历法背景，**有两部太阳历及两套日道理论**。五运六气有司天在泉和标本中气两部分内容，司天在泉理论主外感，标本中气理论主内伤。

第八，阐明了张仲景以《伤寒例》为导论在五运六气理论指导下创作《伤寒论》的核心命题。用天人两套三阴三阳创作了《伤寒论》。

第九，阐明了李东垣继承其师张元素《医学启源》五运六气思想创作了《脾胃论》，其中的核心大纲是标本中气理论。

第十，在《黄帝内经》"形神"心肺脾三本理论指导下，阐明了《黄帝内经》**目命门理论体系**，目命门者阳气之门也。目是心脑连系的枢纽。

第十一，创建了《黄帝内经》中医太极三部六经体系。

第十二，通过《黄帝内经》核心创作大纲"形与神俱"阐明《黄帝内经》是黄帝师徒团队一派的集体创作，不是历代论文集。